康复技术规范化培训系列教材

康复临床思维培训教程

导师带我上临床

主　编　何成奇　　岳寿伟　　周谋望

副主编　敖丽娟　单春雷　冯晓东　唐　强　靳令经　魏　全

人民卫生出版社

·北京·

图书在版编目（CIP）数据

导师带我上临床 / 何成奇，岳寿伟，周谋望主编
. —北京：人民卫生出版社，2024.6
康复临床思维培训教程
ISBN 978-7-117-35450-9

Ⅰ.①导⋯　Ⅱ.①何⋯　②岳⋯　③周⋯　Ⅲ.①康复医
学 – 教材　Ⅳ.①R49

中国国家版本馆 CIP 数据核字（2023）第 219620 号

| 人卫智网 | www.ipmph.com | 医学教育、学术、考试、健康，购书智慧智能综合服务平台 |
| 人卫官网 | www.pmph.com | 人卫官方资讯发布平台 |

康复临床思维培训教程——导师带我上临床
Kangfu Linchuang Siwei Peixun Jiaocheng
——Daoshi Daiwo Shang Linchuang

主　　编：何成奇　岳寿伟　周谋望
出版发行：人民卫生出版社（中继线 010-59780011）
地　　址：北京市朝阳区潘家园南里 19 号
邮　　编：100021
E - mail：pmph @ pmph.com
购书热线：010-59787592　010-59787584　010-65264830
印　　刷：三河市国英印务有限公司
经　　销：新华书店
开　　本：787 × 1092　1/16　印张：26
字　　数：666 千字
版　　次：2024 年 6 月第 1 版
印　　次：2024 年 9 月第 1 次印刷
标准书号：ISBN 978-7-117-35450-9
定　　价：95.00 元

打击盗版举报电话：010-59787491　E-mail：WQ @ pmph.com
质量问题联系电话：010-59787234　E-mail：zhiliang @ pmph.com
数字融合服务电话：4001118166　E-mail：zengzhi @ pmph.com

编 者（按姓氏笔画排序）

丁　桃　昆明医科大学第一附属医院

万春晓　天津医科大学总医院

马跃文　中国医科大学附属第一医院

王玉龙　深圳大学第一附属医院

王宏图　天津市环湖医院

王宝兰　新疆医科大学第一附属医院

王楚怀　中山大学附属第一医院

王德强　滨州医学院附属医院

公维军　首都医科大学附属北京康复医院

白定群　重庆医科大学附属第一医院

丛　芳　中国康复研究中心北京博爱医院

冯晓东　河南中医药大学

朱　宁　宁夏医科大学总医院

刘忠良　吉林大学第二医院

刘遂心　中南大学湘雅医院

闫金玉　内蒙古医科大学第二附属医院

许光旭　南京医科大学康复医学院

许建文　广西医科大学第一附属医院

孙强三　山东大学第二医院

杜　青　上海交通大学医学院附属新华医院

李　哲　郑州大学第五附属医院

李红玲　河北医科大学第二医院

李建华　浙江大学医学院附属邵逸夫医院

吴　毅　复旦大学附属华山医院

吴　霜　贵州医科大学附属医院

何　坚　福建中医药大学

何成奇　四川大学华西医院

何晓宏　青海大学附属医院

宋为群　首都医科大学宣武医院

宋振华　中南大学湘雅医学院附属海口医院

张长杰　中南大学湘雅二医院

张志强　中国医科大学附属盛京医院

张锦明　哈尔滨医科大学附属第一医院

陆　晓　南京医科大学第一附属医院

陈　健　厦门大学附属中山医院

陈　静　大连医科大学附属第一医院

陈丽霞　中国医学科学院北京协和医院

陈卓铭　暨南大学附属第一医院

罗庆禄　广州医科大学附属第五医院

岳寿伟　山东大学齐鲁医院

金荣疆　成都中医药大学

周　君　南华大学附属第一医院

周予婧　湖南中医药大学

周谋望　北京大学第三医院

单春雷　上海交通大学医学院附属同仁医院康复医学中心

胡昔权　中山大学附属第三医院

姜志梅　佳木斯大学康复医学院

胥方元　西南医科大学附属医院

敖丽娟　昆明医科大学康复学院

袁　华　空军军医大学西京医院

郭铁成　华中科技大学同济医学院附属同济医院

唐　强　黑龙江中医药大学附属第二医院暨康复医学院

黄礼群　中国人民解放军中部战区总医院

黄国志　南方医科大学康复医学院

章　荣　四川卫生康复职业学院

梁　英　山西白求恩医院

曾德昕　长沙卫生职业学院

谢　青　上海交通大学医学院附属瑞金医院

谢欲晓　中日友好医院

靳令经　同济大学附属养志康复医院

虞乐华　重庆医科大学附属第二医院

潘　钰　北京清华长庚医院

潘化平　南京医科大学附属江宁医院

魏　全　四川大学华西医院

序

2021年6月4日《国务院办公厅关于推动公立医院高质量发展的意见》明确要求力争通过5年努力，公立医院资源配置从注重物质要素转向更加注重人才技术要素；同年6月8日，国家卫生健康委等八部门发布《关于加快推进康复医疗工作发展的意见》，要求推进康复医疗领域改革创新，推动康复医疗服务高质量发展；随之，2022年2月国务院医改领导小组秘书处印发《关于抓好推动公立医院高质量发展意见落实的通知》。面对医学发展的重大转变与需求，康复医学如何高质量发展成为康复人必须面对的重要课题。

如何实现高质量康复？ 高质量康复的基础是规范。没有规范就没有发展，没有规范就没有高质量。目前康复技术不规范普遍存在于康复医疗、评定、治疗、护理及康复临床路径等诸多方面。同一个行政区域的不同医院对同一个患者所采用的康复医疗、评定、治疗、护理及临床路径都不一致；甚至同一个医院的不同医师、治疗师对同一位患者采取的诊治措施也不统一。所以，必须首先开展规范康复技术的相关工作。

康复技术如何规范？ 康复技术主要包括康复医疗技术（主要关联康复医师）、康复评定技术（关联康复医师与治疗师）与康复治疗技术（主要关联康复治疗师）。要规范康复技术就必须对康复各亚专业从业人员进行规范化培训，而实施规范化培训就必须有规范化培训教材。目前，康复亚专业主要包括神经康复、肌骨康复、呼吸康复、心脏康复、重症康复、儿科康复、盆底康复、物理治疗、作业治疗、语言治疗、假肢矫形技术及肌电图技术等，我们在全国范围内组织各亚专业的优秀专家学者编写本套规范化培训教材。教材读者对象为康复专业的应届毕业生或已工作的康复从业人员，"正其末者端其本，善其后者慎其先"。本套教材重点突出康复医疗技术、评定技术及治疗技术的规范化操作，旨在强化、培训与促进康复从业人员康复技术的规范化与同质化，相信必将在中国康复规范化与高质量发展的进程中发挥积极作用。

自本套教材启动编写以来，康复医学界300余位专家学者共同努力，各分册得以陆续完成。在此，特别感谢中华医学会物理医学与康复学分会第十二届委员会的全体专家及所有参与教材编写的专家和工作人员。

对于教材的错漏与不当之处，敬请各位专家、同道及读者不吝赐教，提出宝贵意见，不胜感激！

何成奇
2023年12月

前　言

康复临床思维基于临床思维而不同于其他学科的临床思维。

康复临床思维以临床思维为基础，必须掌握临床医学的基本知识、基本理论、基本技能及临床思维方式，必须掌握临床常见病与多发病的诊断、鉴别诊断及其临床处置方法。康复临床思维是在临床思维的基础上，基于康复的基本知识、基本理论与基本技能，采用康复思维去处理临床问题。

康复临床思维分以下六步，简称"六步思维法"。

第一步：熟悉病史。熟悉病史是康复临床思维的基础。物理治疗师、作业治疗师、言语治疗师、康复工程技术人员、康复护士及心理治疗师等在对患者实施评定与干预之前，必须首先全面、真实地熟悉患者病史，包括主诉、现病史、既往史、个人生活史、月经生育史、家族史及基础疾病等。重点了解患者现有症状、体征及实验室检查的阳性结果。全面真实了解病史并非易事，因为它涉及与疾病和功能障碍相关的所有资料，如疾病的原因、诱因、既往发病时的临床特点及对药物等相关治疗后的反应等。而这些内容常常对临床决策很重要。

第二步：康复评定。康复评定是指对患者的临床症状、体征及功能障碍进行评定的过程。通常采用量表、徒手和 / 或实验室检查、影像学检查及专门的康复评定设备开展评定。基于国际功能、残疾和健康分类（ICF）理论，康复评定至少包括结构、功能、活动、参与、环境因素与个体因素六个方面。

第三步：确定康复诊断。康复诊断是基于康复评定结果，对评定中发现的问题进行归纳总结而形成的结论，包括结构异常、功能障碍、活动受限与参与受限四个方面的诊断。康复诊断是指导康复医师、物理治疗师、作业治疗师、言语治疗师、假肢矫形技师及康复护士等制定具体康复目标、选择康复方案及实施康复的重要依据。

第四步：确定康复目标。康复目标基于康复诊断而确立，包括近期目标和远期目标，至少包括临床对症的目标，维持、改善或者恢复患者功能障碍的目标，以及针对病因的目标。功能障碍包括结构、功能、活动、参与四个方面。

第五步：制定康复方案。康复方案是基于康复目标而定，是为了实现近期和远期的康复目标而制定的具体康复方案。康复方案至少包括物理治疗方案、作业治疗方案、康复护理方案及心理康复方案。根据患者疾病及功能障碍类型不同，还可能需要言语治疗方案、康复工程方案及中医康复方案等。

第六步：实施康复方案。康复医师应及时组织相关亚专业治疗师与护士基于康复方案实施康复干预。在实施康复方案时，既要重视各种康复治疗时间段的统筹协调安排，又要重视康复治疗记录的及时性与定期康复评定。定期康复评定通常需要初期、中期、末期三次，对住院患者建议每周一次。对病情变化或者危重患者，根据需要随时评定，根据评定结果及时调整康复治疗方案。

本教材基于上述康复临床思维模式，按照系统与亚专业分类，抓取临床病案的应用场景呈现给读者，旨在培养读者康复临床"六步思维法"，并基于"六步思维法"为患者提供规范的康复医疗服务。

本教材的读者对象为康复专科医师、康复专科治疗师、从事康复临床工作的医师、治疗师、护士和爱好康复的朋友们。

由于编者水平有限，错漏与不当之处难免，真诚欢迎各位专家、老师和读者不吝赐教与斧正，不胜感激！

何成奇

2023 年 12 月

目 录

第一章　康复临床思维模式基础 ………………………………………………… 1
　第一节　ICF 以求基 …………………………………………………………… 1
　第二节　六步思维模式 ………………………………………………………… 11
　第三节　循证证据以求真 ……………………………………………………… 14
　第四节　临床路径以同质 ……………………………………………………… 23
　第五节　质量控制以固本 ……………………………………………………… 30
　第六节　创新思维以求进 ……………………………………………………… 35

第二章　循环系统疾病康复临床思维模式 ……………………………………… 42
　第一节　冠心病案例 …………………………………………………………… 42
　第二节　原发性高血压案例 …………………………………………………… 44
　第三节　深静脉血栓案例 ……………………………………………………… 50
　第四节　冠状动脉搭桥术后案例 ……………………………………………… 54
　第五节　心脏起搏器术后案例 ………………………………………………… 57
　第六节　经皮冠状动脉介入治疗术后案例 …………………………………… 59
　第七节　心脏移植手术后案例 ………………………………………………… 63

第三章　呼吸系统疾病康复临床思维模式 ……………………………………… 67
　第一节　肺炎案例 ……………………………………………………………… 67
　第二节　支气管哮喘案例 ……………………………………………………… 69
　第三节　慢性阻塞性肺疾病案例 ……………………………………………… 73
　第四节　胸科手术围术期案例 ………………………………………………… 77
　第五节　肺移植术后案例 ……………………………………………………… 83

第四章　运动系统疾病康复临床思维模式 ……………………………………… 89
　第一节　脊柱骨折脱位案例 …………………………………………………… 89
　第二节　肩部骨折案例 ………………………………………………………… 91
　第三节　肘部骨折案例 ………………………………………………………… 93
　第四节　髋部骨折案例 ………………………………………………………… 96
　第五节　胫骨平台骨折案例 …………………………………………………… 99
　第六节　三踝骨折案例 ………………………………………………………… 104
　第七节　髋关节置换术后案例 ………………………………………………… 109
　第八节　膝关节置换术后案例 ………………………………………………… 112

第九节　肩关节置换术后案例 ··· 115

第十节　颈椎病案例 ··· 117

第十一节　腰椎间盘突出症案例 ·· 119

第十二节　肩袖损伤案例 ··· 122

第十三节　脊柱侧凸案例 ··· 125

第十四节　手外伤案例 ··· 131

第十五节　烧伤案例 ··· 133

第十六节　骨折延迟愈合案例 ·· 140

第十七节　肘关节恐怖三联征案例 ·· 143

第十八节　Pilon 骨折案例 ·· 148

第十九节　胸椎压缩性骨折案例 ·· 150

第五章　神经系统疾病康复临床思维模式 ··· 153

第一节　卒中案例 ··· 153

第二节　颅脑损伤案例 ··· 155

第三节　脊髓损伤案例 ··· 161

第四节　失语症案例 ··· 168

第五节　吞咽障碍案例 ··· 175

第六节　认知障碍案例 ··· 178

第七节　帕金森病案例 ··· 181

第八节　肩手综合征案例 ··· 184

第九节　桡神经损伤案例 ··· 187

第十节　腓总神经损伤案例 ··· 190

第十一节　缺氧缺血性脑病案例 ·· 193

第十二节　卒中精准康复案例 ·· 196

第六章　风湿免疫性疾病康复临床思维模式 ··· 203

第一节　类风湿关节炎案例 ··· 203

第二节　强直性脊柱炎案例 ··· 206

第三节　骨关节炎案例 ··· 209

第七章　消化系统疾病康复临床思维模式 ··· 213

第一节　慢性胃炎案例 ··· 213

第二节　胃及十二指肠溃疡案例 ·· 215

第三节　肝硬化案例 ··· 217

第四节　肝移植术后案例 ··· 219

第五节　腹部微创术后案例 ··· 221

第八章　内分泌系统疾病康复临床思维模式 ··· 226

第一节　糖尿病案例 ··· 226

第二节　骨质疏松症案例 ……………………………………………… 231
第三节　肥胖症案例 …………………………………………………… 234
第四节　痛风案例 ……………………………………………………… 237
第五节　甲状腺疾病案例 ……………………………………………… 242

第九章　泌尿生殖系统疾病康复临床思维模式 ………………………… 244
第一节　神经源性肠道功能障碍案例 ………………………………… 244
第二节　神经源性膀胱案例 …………………………………………… 246
第三节　肾衰竭案例 …………………………………………………… 249
第四节　肾移植术后案例 ……………………………………………… 252

第十章　恶性肿瘤康复临床思维模式 …………………………………… 256
第一节　肺癌案例 ……………………………………………………… 256
第二节　食管癌案例 …………………………………………………… 258
第三节　乳腺癌案例 …………………………………………………… 262
第四节　胃癌案例 ……………………………………………………… 265
第五节　膀胱癌案例 …………………………………………………… 268
第六节　骨恶性肿瘤案例 ……………………………………………… 273

第十一章　慢性疼痛康复临床思维模式 ………………………………… 279
第一节　基本知识 ……………………………………………………… 279
第二节　康复评定 ……………………………………………………… 281
第三节　康复治疗 ……………………………………………………… 284
第四节　患者教育 ……………………………………………………… 286

第十二章　儿童脑瘫康复临床思维模式 ………………………………… 289
第一节　基本知识 ……………………………………………………… 289
第二节　儿童脑瘫案例 ………………………………………………… 296

第十三章　盆底康复临床思维模式 ……………………………………… 302
第一节　基本知识 ……………………………………………………… 302
第二节　盆底康复案例（一）………………………………………… 311
第三节　盆底康复案例（二）………………………………………… 313

第十四章　老年康复临床思维模式 ……………………………………… 317
第一节　基本知识 ……………………………………………………… 317
第二节　老年康复案例 ………………………………………………… 326

第十五章　早期康复临床思维模式 ……………………………………… 330
第一节　基本知识 ……………………………………………………… 330

第二节 早期康复案例 (一) ·································· 335

第三节 早期康复案例 (二) ·································· 338

第十六章 远程康复临床思维模式 ·································· 341

第一节 基本知识 ·································· 341

第二节 远程康复案例 ·································· 348

第十七章 重症康复临床思维模式 ·································· 356

第一节 基本知识 ·································· 356

第二节 心力衰竭案例 ·································· 360

第三节 呼吸衰竭案例 ·································· 364

第四节 多器官功能衰竭案例 ·································· 367

第五节 ICU 获得性肌无力案例 ·································· 372

第六节 重症患者嗜睡谵妄案例 ·································· 378

第七节 重症患者的气道管理与困难撤机 ·································· 384

第八节 重症患者的营养管理与进食管理 ·································· 390

第九节 重症患者膀胱管理与肠道管理 ·································· 397

索引 ·································· 403

第一章

康复临床思维模式基础

第一节　ICF 以求基

一、临床推理、决策与反思

临床推理（clinical reasoning）被定义为医务人员用来收集和评估数据并对患者存在的问题进行诊断和处理作出判断的推理过程。临床推理包括基于理论和证据的认知与技能的应用以及反思的思维过程。研究表明，应用知识和技能，结合直觉能力，根据反思和互动改变检查或治疗，以实现对患者个性化的、成功的医疗结局是区别专家和"新手"的关键。Jensen和他的同事详细描述了"新手"和资深临床医生的特性，并提出了 4 个维度来描述专业物理治疗师的实践能力：①多维度的和以患者为中心的知识；②协同反思性临床推理；③运动中的观察力和动手能力，关注功能；④持之以恒的美德。

临床推理方法的发展源于一种公认的需求，医院是卫生保健领域的"战场"，医生是医院的重要人物，决定着能否"打赢战役"、治愈和使患者活下来并具有生存能力。和军人一样，医务人员必须接受逻辑、批判性思维和决策方面的训练才能打赢这场战争。各种操作技术不应该是临床经验的唯一组成部分，多学科医务人员聚在一起，沟通思想、交换想法、作出决定、采取行动或什么都不做并知道为什么等，也应该是临床经验的重要组成部分。常见的临床决策类型包括：①谁需要治疗以及为什么？②干预的预期结果是什么？③应该如何评估和记录结果？④为了达到这些结果，需要哪些干预、指导、服务和多少就诊次数？⑤患者和护理人员应如何参与决策过程？⑥如何评价干预措施的成功和成本效益？⑦是否需要转介其他保健服务和检查？

临床决策（clinical decision making）是一个非常复杂的、不确定的、需要评估的科学过程，在努力提供最佳医疗服务的过程中，需要大量的直觉，成本可能很高。康复医疗团队作出的决策应包括知识、核心价值观、清晰的临床推理和优秀的临床实践技能，应专注于提供高质量的以患者为中心的医疗服务。

临床反思（clinical reflection）是培养临床推理能力和专业成长的有力工具。反思是学习和元认知的一项必要技能，元认知（metacognition）是指对自己的学习或思考过程的认识或分析。这种关于思考的反思与临床推理策略的培养有关。反思发生在事件过程中或者事件之后的行动中，这两个过程都需要元认知思维，并可以通过特殊的指导技术加强。在特定情况下，无论是学习者还是导师，都可以使用有声思维法（think-aloud approach）的方法来增强行动中的反思。让一个临床新手在临床带教中口述所思所想可以帮助导师识别推理策略中有待改进的领域。此外，临床推理的清晰度也可以促进元认知过程，导师也可以选择在临床带教中应用口述的方法，让临床新手了解他的推理策略。在临床带教中，促进学习和推理的策略包括内在集中反思和外在反思的结合，可以是口头或者是书面表达，外部引导式写作的方法是对行动的反思，可以采取文书或日志的形式。促进反思和改进临床推理的一个关键的指导性技术是结构的使用，结构式反思学习在临床教育中很常用。

临床推理、决策与反思是康复临床思维发展的基石。随着现代康复医学诊疗技术的发展，临床决策的过程也越来越受到重视。反思（reflection）和导师制（mentorship）被广泛认为是促进临床推理技能发展的重要工具，但在繁忙的临床工作中，导师的引导常常是有限的，甚至是不规范的和无法同质化的，需要有一种工具来帮助临床导师、学生和团队其他成员进行深刻的思考和讨论，达成共识并作出决策。这将有助于培养并开发学生的临床推理技能。2001 年 5 月第 54 届世界卫生大会上颁布的"国际功能、残疾和健康分类（International Classification of Functioning，Disability and Health，ICF）"已经被证实是可以用于推动康复临床推理与反思的工具。

二、认识 ICF

ICF 的发展产生了一种共通的语言，所有医疗保健工作者都可以用它来描述和比较健康与功能。更广泛地使用国际疾病分类使我们能够对医疗保健采取更综合和标准化的办法，在康复医疗服务中更是如此。

（一）ICF 的理论框架

ICF 从生物、心理和社会角度认识残损所造成的影响，从个体活动和个体的社会功能上为身体健康状态的评估提供了一种理论框架（图 1-1-1）。ICF 不仅适用于残疾人，也适用于患者和健康人，它认识到环境因素在造成残疾的过程中以及维持健康状况所起的作用。在对功能和残疾进行分类时，不同的健康状况之间并没有明确或隐性的区别，通过将关注点从健康状态转移到功能上，ICF 将所有的健康状况都放在一个平等的基础上，通过一个统一和标准的框架，使健康状态可以通过相关功能进行比较。

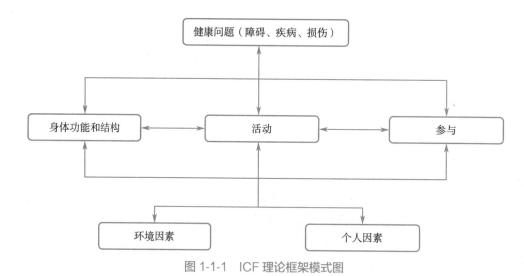

图 1-1-1　ICF 理论框架模式图

（二）ICF 的主要内容

ICF 分为两个部分：第一部分为功能和残疾，包括身体功能和结构、活动和参与；第二部分为背景性因素，包括环境因素和个人因素。

1. 功能和残疾（functioning and disability）

（1）身体功能和结构（body functions and body structures）：身体功能是身体各系统的生理

功能（包括心理功能），身体结构是身体的解剖部位，如器官、肢体及其组成成分。结构损伤可以包括解剖结构上的畸形、缺失或身体结构上的显著变异，代表个体身体及其功能的生物学状况与通常所确认的正常人群的标准状况之间的差异。身体的功能和结构被分类到两个不同的部分但平行使用。如身体功能包括人类的基本感觉，如"视觉功能"，而与身体结构相关的分类则以"眼及其相关结构"的形式出现。

（2）活动和参与（activities and participation）：活动是指个体执行一项任务或行动，参与并投入一种生活情境中。活动受限是个体在进行活动时可能遇到的困难，参与受限是个体投入生活情境中可能经历到的问题。活动和参与的领域包括全部生活的领域，从基本学习或观察到更复杂的领域（如人际交往或就业）；包含学习和应用知识、一般任务与要求、交流、活动、自理、家庭生活、人际交往和关系、接受教育和工作就业等主要生活领域，以及参与社区社会和公民生活，共9个方面。

2. 背景性因素（contextual factors）　背景性因素代表个体生活和生存的全部背景，包括环境因素和个人因素。这些因素对具有健康问题的个体和与健康有关的状况可能会产生影响。这些因素对个体而言是外在的，它对作为社会成员的个体的活动表现、活动能力以及身体功能与结构会产生积极或消极的影响。

（1）环境因素（environmental factors）：包含两个不同层面。

①个体所处的现实环境：包括家庭、工作场所和学校等，环境的自然和物质特征，以及直接接触人群，如家人、熟人、同行和陌生人等。②个体所处的社会环境：社会结构、服务机构和社区体制均会对个体产生影响。包括与工作环境有关的组织、服务机构、社区活动、政府机构、通信和交通服务部门，以及法律、条例、正式或非正式的规定、态度和意识形态等。

（2）个人因素（personal factors）：包括性别、种族、年龄、其他健康状况、生活方式、习惯、教养、应对方式、社会背景、教育、职业、过去与现在的经历（过去的生活事件和现时的事件）、总的行为方式和性格类型、个人心理优势和其他特征等，所有这些因素或其中任何一个因素都可能在任何层次的残疾中发挥作用。ICF未对个人因素进行分类。

（三）ICF 的临床应用

自 WHO 发布 ICF 以来，ICF 不仅成为国际上公认的描述和评估功能的标准，在临床和整个卫生保健系统的应用也得到推行。ICF 在健康保健领域，已经被美国、澳大利亚、加拿大及欧洲等众多国家和地区采用，已被证明在临床和康复实践层面、在服务提供和赔偿层面以及政策和计划制订层面上的应用是适合和可行的。在"2014—2021 年全球残疾行动计划"中，为了加强和扩大小儿康复、辅助技术、援助和支持服务以及社区康复等，ICF 已被 WHO 推荐作为收集关于功能和残疾的综合信息的框架。此外，ICF 在康复实践中已经被纳入了 WHO 和国际物理医学和康复医学学会（ISPRM）的协作计划，即制订和实施一种国家模式，包括合适的临床数据收集工具的规定。ICF 核心分类组合、通用组合及康复组合，都是基于多阶段国际的共识程序而制订，ICF 核心组合与 ICF 清单都是 ICF 作为临床功能评定的实用工具。

1. 通用组合　通用组合（generic set）是 2013 年 WHO 对德国 1998 年国民健康访问和检查研究、美国 2007—2008 年国民健康营养调查及 ICF 核心组合研究中的数据进行分析，最终开发出的通用 ICF 核心组合。与核心组合的开发方法不同，ICF 通用组合通过大量统计学方法得出，仅包括 7 个类目（表 1-1-1），描述普通人群及临床学科最具共性的基本功能问题，目的在于提供最简化而且疾病间通用的 ICF 临床评估工具，可用于各类疾病功能改变的横向比较。

表 1-1-1　ICF 通用组合类目

ICF 成分	ICF 类目
身体功能	b130　能量和驱力功能
	b152　情感功能
	b280　痛觉
活动和参与	d230　执行日常事务
	d450　步行
	d455　到处移动
	d850　有报酬的就业

注：ICF，国际功能、残疾和健康分类。

2. 康复组合　康复组合（rehabilitation set）是 2014 年开发出的，是通用组合的扩展版本，共有 30 个类目（表 1-1-2），由通用组合 7 个类目、15 个与功能障碍相关的类目和 8 个与持续康复护理相关的类目组成。康复组合是世界各地的物理医学与康复医学学会密切合作制订出收集功能相关信息的合适工具，评估不同医疗情境的临床人群，描述治疗过程中变化的功能水平，可作为日常实践报告的基础及实施电子健康记录标准功能信息的起点。

表 1-1-2　ICF 康复组合类目（G= 包括在 ICF 通用组合里）

ICF 成分	ICF 类目
身体功能	b130（G）能量和驱力功能
	b134　睡眠功能
	b152（G）情绪功能
	b280（G）痛觉
	b455　运动耐受功能
	b620　排尿功能
	b640　性功能
	b710　关节活动功能
	b730　肌肉力量功能
活动和参与	d230（G）执行日常事务
	d240　控制应激和其他心理需求
	d410　改变身体的基本姿势
	d415　保持一种身体姿势
	d420　移动自身
	d450（G）步行
	d455（G）到处移动
	d465　利用设备到处移动
	d470　利用交通工具
	d510　盥洗自身
	d520　护理身体各部
	d530　如厕

续表

ICF 成分	ICF 类目
活动和参与	d540 穿着
	d550 吃
	d570 照顾个人健康
	d640 做家务
	d660 帮助别人
	d710 基本人际交往
	d770 亲密关系
	d850（G）有报酬的就业
	d920 娱乐与休闲

注：ICF，国际功能、残疾和健康分类。

3.综合核心组合和简要核心组合 综合核心组合（comprehensive set）和简要核心组合（brief set）是 ICF 进入临床实际应用的关键措施。目前已经开发研究认证并可以应用的核心组合包括肌肉骨骼疾病（18 项）、心肺疾病（12 项）、神经疾病（18 项）、其他健康状况（35 项）。核心组合使相关研究者能够更加实际地将 ICF 应用于临床和研究。

三、基于 ICF 的康复临床思维模式

在我们考虑把 ICF 和临床推理作为促进医务人员之间沟通与交流的语言时，出现了一个问题，即这两种语言之间可以建立什么样的联系。这种联系是否可以帮助学生和临床工作者用 ICF 这种更通用的语言来沟通临床决策？

（一）ICF 与临床推理

连接 ICF 和临床推理的重点在于每一种方法内的动态交互过程，而不是将各部分作为单独的实体或类别进行比较和对比。图 1-1-2 表达了临床推理的各个方面与 ICF 模型的动态联系。

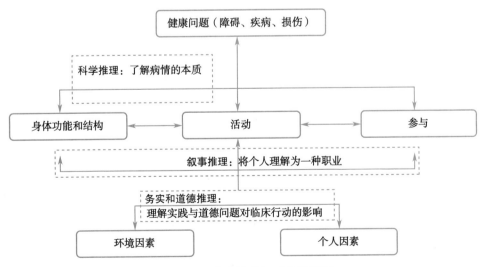

图 1-1-2　临床推理与 ICF 的联系

1.科学推理与身体结构和功能的动态联系 科学推理（scientific reasoning）被 Schell（2003）描述为用来概念化患者的疾病和残疾的推理。治疗师利用这种推理来决定采用何种治疗方案解决问题。科学推理有两种形式：诊断性推理和程序性推理。诊断性推理（diagnostic reasoning）涉及问题感知和问题定义。这个过程在与患者接触之前就开始了，这时治疗师就已经开始假设患者可能有什么临床问题。程序性推理（procedural reasoning）主要关注患者的疾病或残疾及其进展情况。当使用这种推理时，治疗师基于之前对个体治疗的临床经验、评估结果和有关个人状况的信息进行推理。

在科学推理中，治疗师会问一些问题，这些问题直接关系到特定的健康状况对个人身体的影响，进而影响到临床表现。然后，治疗师将开始为个体构建一个可能的陈述和干预的画面。问题包括那些关于疾病或损伤的性质和可能受这类健康问题影响的表现，并将其与 ICF 模型相关联。这样，科学推理就与 ICF 模型中健康问题与身体功能和结构之间的动态变化以及对活动的潜在影响相关联了。

2.叙事推理与活动、参与和背景性因素的动态联系 ICF 和临床推理模型都认识到疾病或失调对个人来说是一种独特的体验。叙事推理（narrative reasoning）需要治疗师思考的不仅仅是疾病过程和器官系统，而是试图从患者的角度理解患者的经历。叙事是治疗师在想要理解作为个体的患者时采用的一种推理形式，目的是根据患者的特定需求和偏好定制治疗方案。Chapparo 和 Ranka（2000 年）将叙事推理称为治疗师努力去理解每个患者背后的故事，从而确保治疗包含有意义的治疗性活动。叙事推理是询问一个人的生活故事以及健康状况对这个故事的影响。治疗师能够更好地理解患者的过去和现在的情况，并协助为其未来创造新的故事。一个人从事的活动和他们在社区中的参与水平受到健康状况的限制，个人生活的限制构成了个人和环境因素的影响。个人和环境因素可能成为活动和参与的障碍，也可能成为促进因素。这些因素包含了个体的年龄、生活经历、兴趣、关系、社会和社区生活等。事实上，患者的生活故事成为活动和参与的动力的一部分，如 ICF 模型所示。作业治疗师在讨论基于叙事推理的干预决策时，通常会提到一个人的生活角色或职业表现领域。这种语言是作业治疗专业所特有的，其他学科的医务人员往往不能很好地理解。使用 ICF 讨论活动和活动受限、参与和参与限制，能够让我们以更广泛接受和理解的语言传递同样的信息。

3.务实和道德推理与背景性因素的动态联系 在 ICF 模型中，背景性因素代表了一个人的生活和生活状况的完整背景，包括环境因素和个人因素两部分。环境因素构成了人们生活和生活的物质、社会和态度环境，这些因素或是人的功能障碍，或是促进人的功能。环境因素包括位置、家庭、产品、技术、服务和系统（WHO，2001 年）。根据 ICF 模型，个人因素包括文化信仰、价值观和个人偏好，可能会影响个人健康状况的其他方面。

在进行务实推理（pragmatic reasoning）时，治疗师使用背景性因素的知识与患者互动，从而对临床干预作出判断。这些因素包括治疗地点、地区或农村环境、实践资源、服务资金、患者的家庭和患者获得支持和服务的机会。背景问题影响治疗设计和交付的许多方面。这些背景知识与 ICF 模型中提出的环境和个人因素相关。

治疗师经常需要平衡一种伦理与另一种伦理的价值，这个过程通常是无意识的，但它在整个治疗过程中驱动着决策。治疗师是个体环境中不可或缺的一部分，因为他们的态度、价值观、承诺、专业水平和沟通都会影响个体的结局。在临床推理框架内考虑这些问题被认为是道德推理（ethical reasoning）。道德推理用于确定可能对临床推理过程产生重大影响的个人因素或价值观。因此，在 ICF 模型中，务实和道德推理被置于与背景性因素相关的动态联系之中。表 1-1-3 说明了在临床推理中询问的问题如何与 ICF 模型的组成部分相关联。

表 1-1-3 临床推理问题与 ICF

推理类型	提出的问题	ICF 相关
科学推理：用于理解疾病的性质	疾病、损伤和发育问题的本质是什么	健康问题
	由这种情况引起的常见残疾有哪些	身体结构与功能的影响
	受这种情况影响的典型表现是什么	
	影响绩效的典型环境因素是什么	背景性因素（个人和环境）
	有什么理论和研究可以指导评估和干预	背景性因素
	适用于个体情况的干预方案是什么	健康问题 对身体结构和功能的影响 背景性因素
叙事推理：用于理解疾病状况对人的意义	个人的人生故事是什么	活动、参与、背景性因素
	这个人的职业性质是什么	背景性因素
	健康问题如何影响一个人的生活故事或继续他的生活故事的能力	对身体结构和功能的影响，背景性因素
	什么样的职业活动对这个人是有意义的，对达到治疗目标是有用的	活动与参与 背景性因素
务实推理：用于理解影响临床行动的实际问题	谁转介这个人来康复？为什么	背景性因素
	谁在为他们的服务买单？他们的期望是什么	
	有什么家庭或照护资源支持干预	
	我的上司和机构对我的期望是什么	
	你有多长时间可以见这个人	
	有哪些治疗空间和设备	
	我的临床胜任力如何	
道德推理：在利益冲突的情况下，用于选择道德上站得住脚的行为	提供服务对个人有什么利益和风险？利益是否与风险相匹配	背景性因素
	面对有限的时间和资源，什么是最公平的优先选择的方案	
	当接受服务的人与照顾者的目标不一致时，我该如何平衡他们的目标	
	我应该在多大程度上量身定制服务文件以改善医疗报销	
	当多学科团队的其他成员的操作方式与接受服务的人的目标相冲突时，我该怎么办	

（二）物理治疗临床推理和反思工具

2011 年，物理治疗临床推理和反思工具（physical therapy clinical reasoning and reflection tool，PT-CRT）被开发并提议用作临床反思工具和指导老师引导临床讨论的指南。PT-CRT 试图将 ICF 框架整合到患者管理模型中，同时纳入假设驱动的临床决策模型。其设计目的是为临床新手和资深的医务工作者探索反思和讨论特定病例的指导工具。临床工作者可以选择相关的部分和问题来指导批判性思维，也可以选择完整地完成工作表。它们还可以通过对证据的回顾或设计一个新的重要的临床问题来帮助确定进一步潜在问题。PT-CRT 的具体内容如下：

1. 初步数据收集／访谈　病史和目前的功能。

反思要点：

（1）评估患者的医疗诊断如何影响你的面谈？

（2）你的个人偏见／假设会如何影响你的面谈？

（3）评估收集的信息，您认为这些症状之间的模式或联系是什么？

（4）你收集的数据有什么价值？

（5）你能从这些数据中得出什么判断？

（6）有没有替代的解决方案？

（7）您如何评估患者／照顾者的知识和对其诊断和物理治疗需求的理解？

（8）您是否验证了患者的目标和可用的资源？

（9）根据所收集的信息，您是否能够评估患者是否需要转诊到其他卫生保健专业人员处？

2. 初步假设的形成　①身体结构和功能；②障碍；③活动受限；④参与受限。

反思要点：

（1）你能基于收集到的信息构建一个假设吗？

（2）这是基于什么（偏见、经验）？

（3）你是怎么得出这个假设的？你怎么解释你的理由？

（4）关于这个患者的及你收集到的信息怎么样可以支撑你的假设？

（5）您对这个患者的预后有何预期？

（6）你的假设会如何影响你的体格检查策略？

（7）你的体格检查方法／计划顺序／策略是什么？

（8）环境因素会如何影响你的体格检查？

（9）其他诊断信息会如何影响你的体格检查？

3. 体格检查　测试和测量。

反思要点：

（1）评鉴你为体格检查选择的测试和测量，你是如何以及为什么选择它们的？

（2）反思这些测试，它们如何支持／否定你的假设？

（3）测试和测量能否帮助您确定状态的变化？是否能够检测出最小的临床差异？

（4）你是如何组织体格检查的？你有什么不同的做法？

（5）描述测试和测量的心理测量特性的注意事项。

（6）讨论其他未测试的可能会影响患者问题的系统。

（7）将这个患者的检查结果与另外有类似诊断的患者进行比较。

（8）您选择的测试和测量如何与患者的目标相关联？

4. 评估　①诊断；②预后（图 1-1-3）。

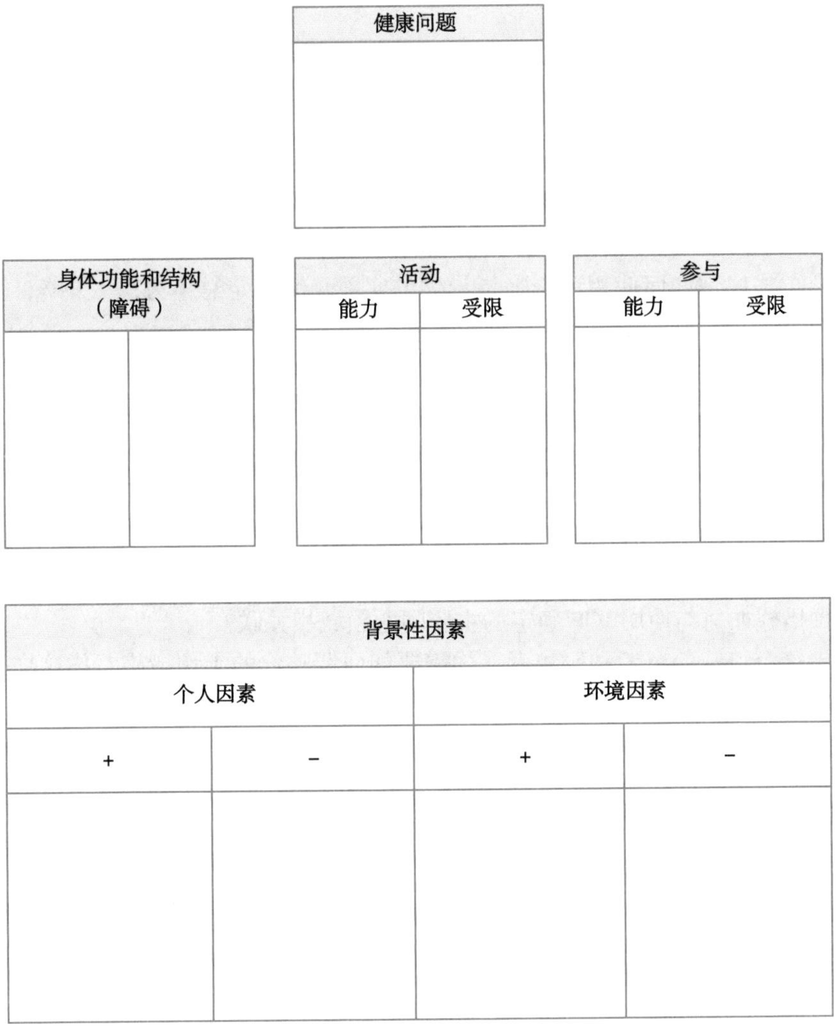

健康问题

身体功能和结构（障碍）	

活动	
能力	受限

参与	
能力	受限

背景性因素			
个人因素		环境因素	
+	−	+	−

图 1-1-3　评估表示例

反思要点：

（1）您是如何确定诊断的？这个患者的诊断是什么？

（2）你的体格检查结果是如何支持或否定你最初的假设的？

（3）你认为最重要的问题是什么？

（4）患者的目标和已确定的问题有什么关系？

（5）哪些因素可能支持或干扰患者的预后？

（6）其他因素如身体功能、环境和社会因素会如何影响患者？

（7）你的预后依据是什么？积极和消极的预后指标是什么？

（8）你将如何发展一种治疗关系？

（9）文化因素会如何影响你对患者的照顾？

（10）你对行为、动机和准备情况的考虑是什么？

（11）你朝着目标前进的决策能力如何？

5. 治疗计划　①确定短期和长期目标；②确定结果测量；③PT 处方（治疗频率、强度，包括关键要素）。

反思要点：

（1）您是如何整合患者和家属的目标的？

（2）这些目标如何反映你的检查和评估（ICF 框架）？

（3）你如何确定 PT 处方或治疗计划（频率、强度、预期服务年限）？

（4）PT 护理计划的关键要素与初级诊断有何关联？

（5）患者的个人和环境因素如何影响物理治疗计划？

6. 干预　①描述你如何使用证据来指导你的实践；②确定总体方法 / 策略；③描述并优先考虑具体的程序性干预；④描述你计划的进展。

反思要点：

（1）讨论你的整体 PT 方法或策略（如运动学习、肌力训练）：你改良这个患者治疗方案的原则是什么？对于这个特定的患者，有什么特别的方面需要记住吗？你的方法与理论和现有证据有什么关系？

（2）当你设计干预计划时，你是如何选择具体策略的？

（3）你采取这些干预策略的理由是什么？

（4）干预措施如何与使用 ICF 确定的主要问题领域相关联？

（5）对于这个特殊的患者和照顾者，你需要如何调整你的干预措施？你这样做的标准是什么？

（6）哪些治疗方面需要协调？

（7）与其他团队成员有什么样的沟通需要？

（8）需要的医疗文书有哪些？

（9）你将如何确保患者安全？

（10）患者 / 照顾者教育：你的教育总体策略是什么？描述教育学习方式 / 障碍以及对患者和照顾者的任何可能的居所。你如何确保理解和参与？哪种沟通策略（口头的和非口头的）可能是最成功的？

7. 再评估　时间和频率。

反思要点：

（1）评估你的干预措施的有效性，你需要修改什么吗？

（2）您对患者 / 照顾者有哪些以前不了解的情况？

（3）使用 ICF，与其他类似诊断的患者相比，该患者朝着目标的进展如何？

（4）你是否忽视、误解、高估或低估了什么？你有什么不同的做法？这能解决你所犯的任何潜在错误吗？

（5）你与患者 / 照顾者的互动有何改变？

（6）你们的治疗关系有什么变化？

（7）是否有任何会影响患者预后的新因素？

（8）患者进展的特点如何影响你的目标、预后和预期结果？

（9）你如何确定患者对其朝着目标的进展的看法（满意 / 沮丧）？

（10）这对你的治疗计划有什么影响？

（11）物理治疗对患者的生活产生了什么样的影响？

8. 结局　出院计划（包括随访、设备、重返学校 / 工作 / 社区等）。

反思要点：

（1）PT 治疗有效吗？你用什么结局测量方法来评估结局？是否存在最小的临床重要差异？

（2）为什么是或为什么不是？

（3）你用什么标准来判断患者是否达到了他的目标？

（4）你如何确定患者准备好返回家庭 / 学校 / 工作 / 社区 / 运动？

（5）有什么障碍（身体的、个人的、环境的），如果有的话，需要消除吗？

（6）预期的寿命需求是什么？它们是基于什么作出的？

（7）PT 进一步的角色是什么？

（8）患者 / 照顾者对未来 PT 需要有何看法？

（9）你如何与患者 / 照顾者一起为患者的健康制订终身计划？

9. 导师的反馈　①优点；②需要改进的方面。

（敖丽娟）

第二节　六步思维模式

临床思维是通过医生与患者充分沟通和交流，进行病史采集、体格检查、实验室检查和影像学检查后，根据相关检查结果，采用合乎逻辑和程序的方法进行综合分析，最后形成诊断、治疗、康复、护理和预防的个性化方案的思维过程。临床思维必须把生命至上、安全第一放在重要位置。

临床思维的基本方法是以患者的症状、体征、实验室检查为导向，基于医学理论、既往经验、人文社会科学和行为科学的动态思维。临床思维具有逻辑性、规律性、程序性及个体性。由于临床疾病与功能障碍具有复杂性、多样性、差异性及动态变化的特点，所以不确定性成为临床思维的基本特征。尽管如此，临床决策必须遵循一定的临床思维模式。康复医学的临床思维是基于临床医学的临床思维而又凸显其核心内涵。

康复医学是以功能为核心的一门学问，所以应该以 ICF 为准绳，以康复评定为基础、以康复诊断为依据、以康复目标为导向、以康复方案为手段，防治各种疾病、伤残引起的身体结构异常、功能障碍、活动受限与参与受限；最终目的是提高患者的日常生活活动能力和社会参与能力，提高患者的生活质量、促进早日回归家庭、回归社会。

以 ICF 为准绳的康复临床思维包括六步：首先熟悉病史，然后进行系统全面的康复评定，归纳总结康复评定发现的问题以明确康复诊断，基于康复诊断确定康复目标，基于目标制订相应的康复方案，最后方可实施康复方案。六步环环相扣，每一步都是下一步的基础。

一、熟悉病史

熟悉病史是康复临床思维的基础。物理治疗师、作业治疗师、言语治疗师、康复工程技术人员、中医师、康复护士及心理治疗师等在对患者实施评定与干预之前必须首先全面、真实地熟悉患者病史，包括主诉、现病史、既往史、个人生活史、月经生育史、家族史及基础疾病等。重点了解患者现有症状、体征及实验室检查的阳性结果。全面真实了解病史并非易事，因为它涉及与疾病和功能障碍相关的所有资料，如疾病的原因、诱因、既往发病时的临床特点及对药物等相关治疗后的反应等，而这些资料常常对临床决策很重要。

临床上，主管医师通常负责患者的医疗管理与决策，常常通过询问病史、体格检查及实验室检查与病历书写熟悉病史。治疗师一般通过查阅病历、康复评定、治疗、与患者交流熟悉病史。护士一般通过接诊患者、书写护理记录、查阅病历、执行医嘱、床旁护理、与患者交流熟悉病史。

为了避免反复询问、查体及评估患者，尤其是一些创伤较重患者或急性期患者，建议除主管医师外，治疗师、护士、进修生、实习生、住培生与研究生通过撰写病史摘要的方式熟悉病史。把一份大病历用 1000 字以内的摘要表述清楚，将有益于提高临床归纳总结能力。

二、康复评定

康复评定是采用量表、徒手和 / 或实验室检查、影像学检查及专门的康复评定设备，对患者的临床症状、体征及功能障碍表现进行评定的过程。基于 ICF 框架，临床康复评定至少包括结构、功能、活动、参与、环境因素与个体因素。

在医生完成患者的初步临床诊治方案后，要组织相关亚专业的治疗师、护士对患者进行分专业评定。评定内容包括：

1. 结构评定　结构是功能的基础，结构决定功能。结构评定是为了评估患者身体结构有无异常，或者异常的程度。通常通过病史、视诊、外观测量、实验室检查及影像学检查等方式进行评估。

2. 功能评定　是为了评估患者生理功能与心理功能障碍的范围与程度。主要内容有神经 - 肌肉 - 运动相关功能、感觉功能、言语功能、心血管 - 血液 - 呼吸系统功能、消化 - 代谢 - 内分泌系统功能、皮肤及相关功能、心理功能等。

3. 活动评定　是为了评估患者日常生活自理能力。主要包括基础性日常生活活动（ADL）与工具性日常生活活动（IADL）两个方面的评定。

4. 参与评定　是为了评估患者社会参与的能力。主要评估病损导致的功能障碍对患者职业活动、学习、社交及休闲娱乐的影响。

5. 环境因素与个体因素评定

相关亚专业的康复治疗师、康复护士需要根据各自亚专业要求，按照上述五方面内容，完成与亚专业相关的评定。例如，物理治疗师重点完成肌骨康复物理治疗评估、神经康复物理治疗评估、心肺康复物理治疗评估等；作业治疗师重点完成基础性日常生活活动，工具性日常生活活动，工作、学习、社交、休闲娱乐等社会参与能力方面的评估，以及环境因素与个人因素评估；言语治疗师重点完成言语障碍、吞咽障碍及认知障碍等评估。各亚专业人员要通力配合，既要考虑局部，也要考虑功能的整体性。

三、明确康复诊断

康复诊断是基于康复评定结果，对评定中发现的问题进行归纳总结而形成的结论，包括结构异常、功能障碍、活动受限与参与受限四个方面的诊断。正确的康复诊断是治疗的前提，是指导康复医师、物理治疗师、作业治疗师、言语治疗师、假肢矫形技师及康复护士等制订具体康复目标、选择康复方案及实施康复的重要依据。康复诊断基本模式如下：

1. 结构异常　描述患者宏观结构、微观结构异常的具体情况。
2. 功能障碍　描述患者运动、感觉、平衡等，以及心理功能障碍的具体情况。
3. 活动受限　描述患者 ADL 能力受限的具体情况。
4. 参与受限　描述患者职业活动、学习、社交及休闲娱乐等参与受限的具体情况。

康复诊断应当重点关注三个细节：明确患者身体结构、功能性损伤与受限的部位和程度；明确患者个体活动（日常生活活动、家务和购物）受限的程度和预后；明确患者参与（职业、社会交往、社区活动、休闲娱乐及生活质量等）受限的程度和预后。

康复诊断是一个相对动态变化的过程。随着康复治疗的不断推进，以及患者本身健康问题的变化及功能状况的变化，康复诊断也会相应变化，且康复治疗会依据康复诊断做相应调整。

四、确定康复目标

康复目标基于康复诊断，由医师、治疗师和护士在与患者及家属充分沟通后共同确定。康复目标至少包括临床对症的目标、维持与改善功能的目标及针对病因的目标等内容。康复目标包括近期目标和远期目标。

1. 近期目标　是指短时间可以达到的康复目标。通常，近期目标的设定有多个目的：①诊断性治疗，观察患者对治疗的反应，为进一步明确诊断或治疗方案提供依据；②阶段性地判断前期的治疗方案是否达到预期，以便对存在的问题及时纠正，为实现远期目标铺平道路；③树立患者的信心，为进一步向远期目标推进做好心理储备。

因此，近期目标的设定应该基于评估，应该具有可测量的标准，具体包括两个方面：①近期目标的时间；②具体的功能指标在治疗后达到的标准，标准应该具有客观性、可测量性。

2. 远期目标　是康复治疗的中轴和方向。康复工作大部分会围绕远期目标来推进。因此，远期目标应该合理、稳定。远期目标制订应该严谨，且需要各个亚专业组共同参与，与患者及家属一起来制订。制订后的远期目标不应轻易变化，除非确实发现了方向性的偏差必须纠正时，才由医疗各亚专业组、患者和家属一起讨论和决策。

五、制订康复方案

康复方案是基于康复目标而定，是为了实现近期和远期的康复目标而制订的具体康复方案。康复方案至少包括物理治疗方案、作业治疗方案、康复护理方案及心理康复方案。根据患者疾病及功能障碍不同，还可能需要言语治疗方案、康复工程方案及中医康复方案等。

康复方案首先需要指向康复治疗目标，尤其是近期目标；同时需要与康复评估、诊断一致。因此，康复方案需要基于康复评定中发现的问题及康复诊断，并围绕康复目标来制订，所选的方法应该基于循证证据。由于涉及多个亚专业人员的参与，方案的拟定过程应该通过小组工作会议完成，确保在制订每一个具体方案时，各亚专业方向之间是一种有序的合作关系。

六、实施康复方案

基于第五步，医生应及时组织相关亚专业治疗师与护士实施康复方案，确保康复治疗的时效性。在实施康复方案时，既要重视治疗时间段的统筹协调安排，又要重视康复治疗记录的及时性与适时康复评定。

根据康复评定、康复诊断、康复目标和康复方案，康复各亚专业组各司其职，推进方案的实施。实施过程应该注意观察患者的反应，在治疗中时刻秉持评估的思维，确定治疗过程中的变化与预期一致。对实施过程中发现的问题应该及时反思，适当调整治疗技术。必要时应该及时与小组成员反馈，商议相应的处理方案。

康复临床思维的六步思维模式，对团队工作模式下的康复医疗工作的重点环节进行了梳理，并构建出康复工作者应有的临床思维模式和规范。康复专业人员可以参考该模式培养康复临床思维、构建团队合作模式，形成默契合作，不断提升以患者为中心的康复服务质量。

（何成奇）

第三节　循证证据以求真

一、康复医疗的健康发展和高效实施需要循证医学

康复医学在中国的发展有近40年的历史，随着我国经济的发展、人民生活水平的提高、民众对健康需求的增强、医学模式从以"疾病"为中心发展到以"健康"为中心，我国政府日益重视康复医学的发展，不断加大对于康复医疗的投入。在《"健康中国2030"规划纲要》、"十四五"规划中都把康复放在重要地位，尤其是2021年6月国家卫生健康委等8部门联合发布的《关于加快推进康复医疗工作发展的意见》，更把康复医疗推到快速发展轨道。

随着慢性病的增加、临床水平的提高，死亡率的降低，存活但伴有功能障碍的患者增多。患者出现的感觉、运动、言语、吞咽、认知、情感、日常活动、社会交往等功能障碍情况各异，康复临床的评定和治疗方法丰富。然而，面对情况各异的患者以及纷繁复杂的功能障碍，如何在有限的医疗资源中选择最适合个体患者的康复诊疗方法从而达到最佳的效果、效率和效益，是值得思考的重要问题。一些研究发现某些常用的康复方法对一定人群的患者并没有明显作用。因此，仅凭康复医疗工作者的个人经验或传统的方法则很难使患者达到理想的功能结局，必须引入循证医学的理念并在康复医疗实践中实施循证医疗，在循证证据中寻求针对个体患者的真正最佳康复方案，达到"求真"与"至善"。

二、循证医学的产生、定义与实施步骤

20世纪80年代后，科学研究发现一些过去认为有效的疗法，实际上是无效的甚至是有害的。这些新的研究证据与传统理论、传统认识不一致的现实使人们意识到，需要有新的理论和原则指导临床实践，循证医学应运而生。

循证医学第一位创始人是英国的内科医生和流行病学家科克伦。他提出，人们对临床研究成果的意义认识不足，使得大量的医学新知识埋没在医学文献的海洋里。由于资源有限，临床工作应该使用已经证明确实有效的证据指导医疗实践。1993年英国成立科克伦协作网

（Cochrane Collaboration），目前已在全世界建立了包括中国（第 14 个科克伦中心）在内的 15 个中心，旨在通过制作、保存、传播和更新对于研究的系统评价，提高医疗卫生服务措施的效率，帮助人们制订遵循证据的医疗卫生决策。

明确提出循证医学概念的是循证医学创始人之一的英国牛津大学循证医学中心主任、著名的临床流行病学家萨科特。萨科特在 1996 年提出，循证医学是指有意识地、明确地、审慎地利用现有最好的证据制订关于个体患者的诊治方案。2005 年他又提出，循证医学是指综合最佳研究证据，临床医生的临床经验和专业技能，患者的权利、价值和期望，患者所处的临床阶段和诊疗场所的条件，制订适合患者的诊断和治疗措施。这也是目前对于循证医学的定义，包含了最佳证据、医生经验技能、患者价值期望、诊疗条件四个方面，最终目标是用最佳临床策略解决患者问题。

循证医学的实践包括 5 个步骤（5A）：

1. 提出明确的临床问题（ask） 临床实践的过程就是解决患者问题的过程，因此首先要确定患者需要解决什么问题，这是循证实践的第一步。

国际上流行用 PICO 模式构建临床问题，即 P（patient or population），关注什么样的患者 / 人群？ I（intervention），采取什么样的干预措施？ C（comparison），对照措施是什么？ O（outcome），结局指标有哪些？ 构建 PICO 问题最大的好处是将问题聚焦，容易找到关键词。

2005 年，美国国立医学图书馆（NLM）基于 PICO 模式设计了 askMedline 搜索引擎，能有效地帮助将要实践循证医学却工作太忙或者缺乏搜索技巧的临床工作者。

此外，确定要解决的临床问题的类型很重要，因为不同的问题类型所对应的最佳、最适合的研究设计不同（表 1-3-1），应尽可能选择最佳研究设计类型的文献去获得最佳的可能解决问题的研究证据。

表 1-3-1 不同临床问题对应的最佳研究设计

type of question 问题类型	suggested best type of study 最佳研究类型
therapy 治疗	RCT>cohort>case control>case series 随机对照试验 > 队列研究 > 病例对照 > 病例系列研究
diagnosis 诊断	prospective，blind comparison to a gold standard 与金标准进行预期和盲比
etiology/harm 病因学 / 危害	RCT>cohort>case control>case series 随机对照试验 > 队列研究 > 病例对照 > 病例系列研究
prognosis 预后	cohort study>case control>case series 队列研究 > 病例对照 > 病例系列研究
prevention 预防	RCT>cohort study>case control>case series 随机对照试验 > 队列研究 > 病例对照 > 病例系列研究
clinical exam 临床检验	prospective，blind comparison to gold standard 与金标准进行预期和盲比

2. 检索当前最佳研究证据（access） 为了解决所提出的临床问题，要通过检索文献来获得证据，因此要先制订检索策略，确定检索资源，再查找文献。

检索文献的首要策略就是查找证据要按照证据级别从高到低的原则，因为高级别的证据是采用更为严谨和科学的方法进行设计研究的科研成果，对临床的可靠性也更高。那么如何来划分研究证据级别的高低呢？

循证医学问世以来，其证据质量先后经历了"老五级"（表1-3-2）、"新五级"（表1-3-3）、"新九级"（图1-3-1）和"GRADE分级"（表1-3-4、表1-3-5）四个阶段。前三者关注研究设计的质量，对过程质量监控和转化的需求重视不够。而"GRADE分级"关注转化质量，从证据分级出发，整合了分类、分级和转化标准，并重视可能会降低证据质量或提高证据质量的因素（表1-3-6）；它代表了当前对研究证据进行分类分级的国际最高水平，意义和影响重大。目前，包括WHO和科伦克协作网等在内的28个国际组织及协会已采纳GRADE分级标准，GRADE分级同样适用于制作系统评价、卫生技术评估及指南。

表1-3-2 老五级标准

分级	内容
Ⅰ级	收集所有质量可靠的随机对照试验后作出的系统评价或荟萃分析结果 大样本多中心随机对照试验
Ⅱ级	单个大样本随机对照试验结果
Ⅲ级	设有对照但未用随机方法分组的研究，如病例对照研究和队列研究
Ⅳ级	无对照的系列病例观察
Ⅴ级	专家意见、描述性研究、病例报告

表1-3-3 新五级标准

推荐分级	证据水平	治疗、预防、病因证据
A	1a	RCT的系统评价
	1b	单项RCT（95%*CI*较窄）
	1c	满足下列要求： ①用传统方法治疗，全部患者残疾或治疗失败；而用新疗法后，有部分患者存活或治愈 或②应用传统方法治疗，许多患者死亡或治疗失败；而用新疗法无死亡或无治疗失败
B	2a	队列研究的系统评价
	2b	单项队列研究（包括质量较差的RCT，如随访率<80%）
	2c	结局研究
	3a	病例对照研究的系统评价
	3b	单项病例对照研究
C	4	病例系统分析及质量较差的病例对照研究
D	5	未经临床流行病学分析评价的专家意见

注：A，非常确信真实疗效接近估计疗效；B，对疗效估计信心一般（真实疗效有可能接近估计疗效，但也有可能差别很大）；C，对疗效估计信心有限（真实疗效可能与估计疗效差别很大）；D，对疗效估计几乎没信心。

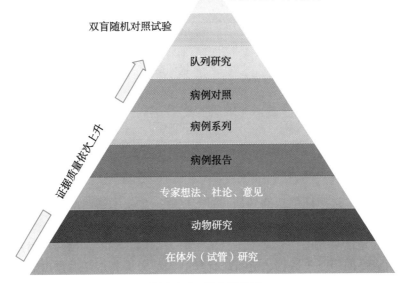

图 1-3-1　新九级标准

表 1-3-4　GRADE 分级

证据质量	定义
高质量	进一步研究也不可能改变该疗效评估结果的可信度
中等质量	进一步研究很可能影响该疗效评估结果的可信度，且可能改变该评估结果
低质量	进一步研究有可能影响该疗效评估结果的可信度，且该评估结果很可能改变
极低质量	任何疗效评估结果很不确定

表 1-3-5　证据质量 GRADE 分级的详情表

分级	具体描述	研究类型	总分／分	表达符号／字母
高级证据	我们非常确信真实值接近效应估计值	• RCT • 质量升高二级的观察性研究	≥0	⊕⊕⊕⊕/A
中级证据	我们对效应估计值有中等程度的信心：真实值有可能接近估计值，但仍存在二者大不相同的可能性	• 质量降低一级的 RCT • 质量升高一级的观察性研究	-1	⊕⊕⊕○/B
低级证据	我们对效应估计值的确信程度有限：真实值可能与估计值大不相同	• 质量降低二级的 RCT • 观察性研究	-2	⊕⊕○○/C
极低级证据	我们对效应估计值几乎没有信心：真实值很可能与估计值大不相同	• 质量降低三级的 RCT • 质量降低一级的观察性研究 • 系列病例观察 • 个案报道	≤-3	⊕○○○/D

表 1-3-6 影响证据级别的因素

项目	因素
可能降低证据质量的因素	研究的局限性 结果不一致 间接证据 精确度不够 发表偏倚
可能提高证据质量的因素	效应值很大 可能的混杂因素会降低疗效 剂量-效应关系

在确定检索策略，选择证据从高到低的研究之后，也要了解对应证据级别的文献资源是哪些，文献资源证据包括原始研究证据和二次研究证据。

原始研究证据是指对直接在患者中进行单个有关病因、诊断、预防、治疗、康复和预后等方面的研究所获得的第一手数据，进行统计学处理、分析和总结后得出的结论。主要包括单个的随机对照试验（randomized controlled trial，RCT）、交叉试验、队列研究、前-后对照研究、病例对照研究、非传统病例对照研究、横断面研究、非随机对照试验和叙述性研究等。

二次研究证据是指对多个原始研究证据进行严格评价、整合处理、分析总结等再加工后得到的更高层次的证据。主要包括系统评价（systematic review，SR）、临床实践指南（clinical practice guidelines，CPG）、临床决策分析（clinical decision analysis）、临床证据手册（handbook of clinical evidence）、卫生技术评估报告（health technology assessment，HTA）和卫生经济学评价等。Cochrane 图书馆、Ovid 循证医学数据库、英国医学杂志（*British Medical Journal*，*BMJ*）的最佳临床实践（Best Practice）、美国国立卫生研究院（National Institutes of Health，NIH）卫生技术评估与导向发布数据库等，属二次研究数据库。

美国宾夕法尼亚大学整理出级别由高到低的"证据资源金字塔"（图 1-3-2），也被称为"5S"证据资源，即：systems（系统证据和循证教科书）、summaries（总结、综合证据和循证

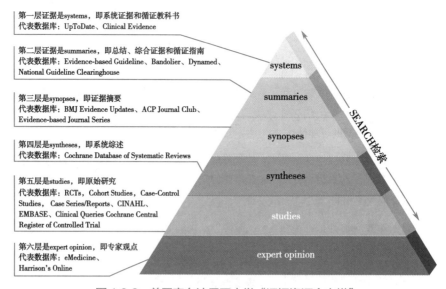

第一层证据是 systems，即系统证据和循证教科书
代表数据库：UpToDate、Clinical Evidence

第二层证据是 summaries，即总结、综合证据和循证指南
代表数据库：Evidence-based Guideline、Bandolier、Dynamed、National Guideline Clearinghouse

第三层证据是 synopses，即证据摘要
代表数据库：BMJ Evidence Updates、ACP Journal Club、Evidence-based Journal Series

第四层证据是 syntheses，即系统综述
代表数据库：Cochrane Database of Systematic Reviews

第五层证据是 studies，即原始研究
代表数据库：RCTs、Cohort Studies、Case-Control Studies、Case Series/Reports、CINAHL、EMBASE、Clinical Queries Cochrane Central Register of Controlled Trial

第六层证据是 expert opinion，即专家观点
代表数据库：eMedicine、Harrison's Online

systems
summaries
synopses
syntheses
studies
expert opinion

SEARCH检索

图 1-3-2 美国宾夕法尼亚大学"证据资源金字塔"

指南）、synopses（证据摘要）、syntheses（系统综述）、studies（原始研究）。常常在"5S"后增加第六层，即专家观点。

2007年加拿大麦克马斯特大学临床流行病学与生物统计学教授R. Brian Haynes提出类似"5S"证据模型（图1-3-3）。

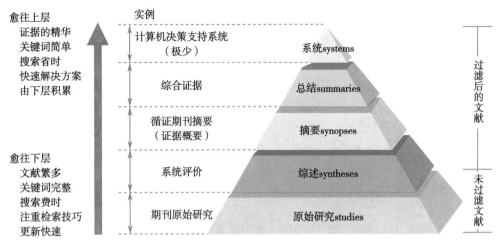

图1-3-3　加拿大麦克马斯特大学"5S"证据模型

检索证据用于指导临床决策时，应首先从"5S"证据的最高层开始。如果拥有的电子病历系统已经整合了计算机决策支持系统（第一级），能够可靠地将患者的特征与当前的循证治疗指南相链接，就可以省略其他的检索步骤，因为临床决策系统是"5S"中最高一级的证据。如果没有条件实现临床决策系统这一层（或系统并不能解决患者的问题），那么就应转向下一层的综合证据（第二级），如Clinical Evidence数据库或ACP Pier数据库以及相关循证指南就属于综合证据这一级。若问题仍得不到解决，可以检索第三级循证期刊摘要，如ACP Journal Club［由ACP和美国内科协会（American Society of Internal Medicine，ASIM）联合主办］，或者Evidence-Based Medicine［由BMJ和美国内科医生学院（American College of Physicians，ACP）联合主办］以及Evidence-Based Nursing（由英国皇家护士学院和BMJ联合主办）。若问题还未得到解决，则再转向下一层，即第四级系统评价，如BMJ Updates、Cochrane图书馆或PubMed Clinical Queries等数据库资源。当上述各层均不能解决问题时，就只有通过EMBASE、PubMed、中国生物医学文献数据库（Chinese Biomedical Literature Database，CBM）、中国期刊网等查找原始研究了。

3. 严格评价，找出最佳证据（appraise）　按照临床问题的不同以及证据质量从高向低检索获得一定证据后，要进行评价，最终确定哪些是最佳的证据，用于指导对患者的临床决策。

除了评价上述的证据等级外，还要进行真实性评价（研究结果的真实性如何）、可靠性评价（是否有偏倚，是否稳定可重复）、临床意义和统计学意义的评价（是否有临床意义，对临床实践影响大小和统计学意义）、临床适用性评价（是否有助于解决患者问题）。

要评价研究目的是否明确，研究设计是否科学合理，研究对象的选择是否适当，疗效的测量方法和观测指标是否正确可靠，采用的统计学分析方法是否适当，是否给出了P值和可信区间，结果分析是否全面深入，质量控制是否严格，研究对象的依从性是否良好，偏倚是否得到了控制，副作用是否进行了详细描述，结果表述是否客观合理，随访期是否足够长等。

专门的对于研究证据的评价方法有系统评价（systemic review，SR），荟萃分析是定量的系统评价。

系统评价：是一种综合文献的研究方法，即按照特定的问题（疾病的病因、诊断、治疗、预后等），系统、全面地收集全世界所有已发表或未发表的临床研究结果，采用临床流行病学严格评价文献的原则和方法，筛选出符合质量标准的文献并进行科学地定性或定量合成，最终得出综合可靠的结论。

荟萃分析：荟萃分析是运用定量方法去概括（总结）多个研究结果的系统评价。可放大统计功效，解决临床分歧意见，增强疗效的可靠性和客观性，引出新见解。荟萃分析也有局限性，如没有纳入全部的相关研究，不能提取全部相关数据，发表偏性（publication bias），用于合并统计的临床终点定义不明确。

4. 应用最佳证据，指导临床实践（apply）　经过分析评价获得针对回答临床问题的最佳研究证据后，要慎重、准确、明智地应用这些证据，毕竟高质量的证据并不等于最恰当的临床决策。

科学研究的结果大都来源于群体比较，因此在应用这些研究证据时，我们要审慎地考虑每位患者的具体情况，考虑患者是否与文献报告的人群相似，如病例的纳入标准和排除标准是否与自己的病例相同，即必须判断该研究结果是否能够外推到自己的患者；也要结合自己团队的临床经验和进行医学实践活动的基本能力，如问诊、查体、与患者沟通的能力，综合判断各种因素进行决策的能力（干预效果与风险）；还要考虑现有的医疗资源和条件，可能出现的风险，并考虑患者和家属的价值、信仰、意愿、关心和期望（诊治方法、费用、效果、副作用等），与其沟通共同决策。同时，要考虑与现行的方案相比，新证据实施的总成本效益是否有优势。因此要综合把握、多方权衡后进行合理实施。

此外，医疗方案的实施应尽可能基于针对患者的证据（patient-oriented evidence that matters，POEM），即那些能帮助患者活得更长或活得更好的治疗结果，包括发病率降低、死亡率下降、疾患症状改善、生活质量提高或治疗费用成本降低等。观察的是终点指标，而不是针对疾病的证据（disease-oriented evidence，DOE），即那些包括组织病理学、生理学或临床试验的中间结果（如血糖、血压、流速、冠状动脉斑块厚度等），它们可能无法反映患者治疗结果的真实改善情况。循证专家指出，当前国际医学界的共识之一是临床决策应尽量采用POEM证据，避免DOE证据。

采用的证据一定注意与时俱进，以最新研究证据为准。临床研究不断产生的新证据，不仅可能否定曾经已被接受的临床诊断标准和治疗方案，也将随时被更强、更准确、更有效和更安全的新证据所取代。

当高质量的研究证据不存在时，前人的或个人的实践经验也可作为决策的依据。

5. 后效评价循证实践和结果（assess）　是指对应用循证医学的理念和证据从事某项医疗活动即解决患者的具体临床问题情况的后果进行评价，总结经验，去伪存真，并提出进一步改进意见以指导新的临床实践。后效评价的过程也是为循证医学积累新的证据、不断提高临床水平和医疗质量的过程。

后效评价也包括对于循证实践能力本身的评价，包括对自己的提问：①是否主动记录临床问题？②是否在合适的信息资源中检索了所有的外部证据？③检索和评价证据的速度如何？④下一次如何能做得更好？⑤在临床实践中使用特定证据的后果以及它对临床实践的影响如何？⑥是否依据新证据改变自己的诊疗习惯？⑦是否与时俱进，能够获得最新的证据指导实践？

三、如何在康复医疗实践中实施循证医学

在康复医学快速发展背景下，要想利用现有资源为患者提供最佳的康复服务需要引入循证医学，不仅因为康复技术日新月异、新证据不断更新，还因为康复医疗更需要患者和家属的参与，患者和家属的因素更能影响患者功能恢复的结局和回归家庭与社会的水平。如何在康复医疗实践中实施循证医学？我们可以按照循证医学实施的"5A"步骤，以发病率高、致残率高的卒中患者的康复举例说明。

1. 如何发现和提出康复问题　在临床上观察到一个与卒中患者功能障碍有关的现象后，首先明确是什么功能障碍，并掌握与该功能障碍有关的关键评估、临床常规治疗、有关的人口学特点（年龄、性别、种族），以及其他有待解决的问题（该疾病的病程、并发症以及其他有临床意义的功能障碍等）。用 PICO 的方式提出要回答的问题。

首先，P（patient）：有一位 55 岁汉族、男性缺血性卒中恢复期患者存在下肢功能障碍，能长时间无辅助地独自站立，具有良好的他动动态平衡但是无法行走。家属目前最关注的问题是该患者无法独立地行走；患者同时是一个感觉性失语症患者，尽管该患者目前也在接受言语治疗师有针对性地干预，但是并不能够完全理解物理治疗师的指令来有效配合完成步行训练等常规物理治疗。其次，I（intervention）：选择现有的哪一种康复干预措施？就该患者而言，目前干预措施的主要问题是，一方面患者受到语言理解功能障碍的限制不能很好配合，另一方面患者本身不能够独立行走而存在摔倒的风险。在物理治疗师所指导和辅助下的步行训练不能够有效进行，因此选择目前能够使用的下肢康复机器人配合物理治疗师来提高患者行走的独立性。然后，C（comparison）：对照的康复干预措施是什么？对照组干预措施是在没有下肢康复机器人辅助情况下的步行训练的常规物理治疗。最后，O（outcome）：康复结局指标的选取。要选择患者和家属最关注的、容易进行评估的指标，对于该患者就是独立步行能力。根据该案例，临床问题便可以被表述为"卒中后下肢运动功能障碍患者采用下肢康复机器人辅助的行走训练，是否比常规物理治疗更能提高患者行走的独立性"。

2. 如何检索和收集最好的证据　尽管许多循证医学专家目前推荐计算机决策支持系统作为首选，然而许多计算机决策支持系统在中国的临床实践中很少。

可以通过公共搜索引擎如 PubMed、中国知网等中外数据库搜寻带有证据等级和推荐力度的卒中康复指南，看是否有对于下肢康复机器人改善卒中患者独立步行能力的证据，以及具体的应用参数等。

如果查不到上述证据，则可以利用以提供综合证据而闻名的循证医学临床决策支持系统（BMJ Best Practice、UpToDate 等）。

许多临床工作者会更关注 Cochrane 图书馆等数据库，以及《内科学年鉴》（*Annals of Internal Medicine*）、《英国医学杂志》（*British Medical Journal*）、《中国循证医学》等循证医学主题期刊所提供的证据。

以 Cochrane 图书馆为例，结合前面的问题检索"stroke""walking""robot"3 个关键词后，很快就可以得到一项重要证据"Do electronic or robotic gait-training devices help people walk better after a stroke"，从文中可以得到结论，即有高质量的证据证明康复机器人辅助的康复训练结合物理治疗能够提高卒中患者独立行走的概率，并且对一开始不能行走的卒中患者可能更有利。但是有中级程度的证据表明该方案不能改善在患者6分钟步行试验中的表现，即对心肺耐力无明显帮助；低级证据提示该方案并不能提高患者的步行速度。然而，该项证据仅纳入了2020年1月之前的研究，对于读者身处的时间段来说，可能已经部分过时，故要通过其他途径获取更新的文献证据，包括检索最新的原始研究，最好是RCT研究或队列研究。

检索和收集证据不仅要求熟悉不同证据等级来源的数据库，而且要灵活切换不同的检索方法，如可能需要查阅《医学主题词表》或《中国中医药学主题词表》的主题词检索和对问题相关专业基础要求比较高的自由词检索，可能会提高查全率和查准率。

3. 如何应用证据制订合理优化的康复方案　选择相对最佳的证据之后，还应联系临床康复实践的实际情况来考虑康复方案的实施。在上述案例中，应当注意从Cochrane图书馆检索出的证据所示优势比（odds ratio）等数据是根据机器人辅助方案与日常护理两种干预措施对应数据计算得来的，是不符合原问题中与"常规物理治疗"做比较的要求的。再加上对证据时效性的考虑，应当再通过"新九级"和"GRADE分级"来选择新的最佳证据后，再根据具体文献中的常规康复治疗、有关的人口学特点，以及疾病病程、病灶性质与位置、并发症等其他有临床意义的因素等，来确定目前最优证据中对该患者最适用的证据来制订方案实施的强度、持续时间、频率、疗程等。

4. 如何评估效果并持续改进　对方案效果评估最直接的方式，是在所应用的证据所述疗程内是否达到了相应的康复目标，即该例患者是否能够尽可能最小地给予辅助或不给予辅助地行走。如果结合真实的客观实际情况患者进步甚微，患者家属也认为没有效果，那么就需要考虑其他原因，如是否存在所应用证据中的康复机器人和实际在临床应用的机器人完全不一样，证据中的机器人内置算法不相同等因素。该种情况可与机器人工程师或研发人员沟通讨论，进行多学科间的交流。临床工作者则在康复团队内部对患者损伤和恢复的神经机制进行讨论并提出假说，利用相应量表或有针对性的评估来验证假说，有条件者可利用脑影像、脑电图等脑功能检测手段来进行假说验证，再通过相应证据的检索与评价进一步对干预手段进行选择。在符合伦理学原则和征得患者或患者家属知情同意的情况下，也可以根据已经被验证的假说来自行设计安全可行的创新方案进行新的康复干预（最好是RCT）。

为实现康复目标，需要综合应用多种手段，并以包容的心态去探索一切可能性，循证医学实践并不是拘泥于文献和不存在的"理想证据"，而是应该不断地推陈出新、产生新证据。如果康复目标可以达到，也不意味着是康复方案的终点，而是要与患者及家属共同明确新的康复问题和康复目标，开展新一轮临床康复的循证医学实践。

四、康复实践循证以求真的展望

尽管循证医学发展至今已二十多年，但在康复医学领域实践循证医学的范围和深度均不够，有很多康复医师或治疗师习惯于仅凭自己的临床经验，而不去获得最新的研究证据去指导更加合理有效的康复干预。因此，如果想获得真正对患者最有利的康复干预，在循证医学实践方面还需要持续改善，才能使康复实践真正"求真""至善"，最终使患者获得真正最佳收益。

1. 广大康复医务工作者要增强循证思维的意识，重视循证医学的价值，关注患者和家属的价值与期待。

2. 要积极学习循证医学相关的理论、方法和技巧，主动实践，要学会提出问题、寻找证据、评价证据、应用最佳证据帮助患者解决问题。

3. 要熟悉康复医学相关的各种数据库，学会各种文献检索的方法，能够灵活、高效、精准、全面地获得自己所需的证据或资料。

4. 要注意判断非华人研究的证据是否适用于中国患者，即注意种族、文化方面的差异。同时也要注意来自群体的平均效应的证据和自己患者的个体差异，既注重循证证据，也注重个体化医疗。

5. 应对实习生、本科生灌输循证医学理念，指导他们早期就有循证医学意识，掌握循证医学方法，并努力进行相关循证实践。这样有利于提高他们自学能力，培养临床循证思维，提高文献资料获得和评价能力，提高理论与实践结合解决复杂临床问题的能力。

6. 呼吁有关部门加大循证医学中心建设，开发相关软件系统，及时高效地提供康复医务工作者相关最新证据的综合评价，指导精准合理的康复干预决策。

7. 计划开展的康复临床研究尽可能是可以提供高级证据的研究，如 RCT 研究或队列研究，注重质量管理与监控，培训研究人员和资料收集人员，能够形成更可信并适用于中国患者康复的研究证据。

8. 康复医务工作者在承担繁忙的医疗任务时要始终站在时代前沿，具有精湛的专业技术同时能够运用最新、最真的证据解决广大患者的康复问题，达到"求真"与"至善"。

（单春雷）

第四节　临床路径以同质

一、概述

临床路径（clinical pathway，CP）是针对某一疾病建立的一套标准化治疗模式与诊疗程序，以循证医学证据和指南为指导来促进治疗和疾病管理的方法，最终起到规范医疗行为、减少变异、降低成本、提高质量的作用。临床路径强调以人为本、以患者为中心、以质量为核心，是目前普遍使用的医疗管理工具。

临床路径起源于 20 世纪 80 年代后期，由美国学者首先提出，此后受到美国医学界的重视并不断发展，逐渐成为既能贯彻医院质量管理标准，又能节约资源的医疗标准化模式。经过几十年的发展，其研究与应用已趋于成熟化。我国临床路径研究始于 20 世纪 90 年代中期，四川大学华西医院将膝关节镜术和人工关节置换术纳入了临床路径管理，随后北京、江苏、浙江和山东等地部分医院相继引入了临床路径管理模式，进行了很多有益的尝试和探索。2009 年，《卫生部关于开展临床路径管理试点工作的通知》决定在北京等 12 个省（直辖市）部分医院开展临床路径管理试点工作，并印发《临床路径管理指导原则（试行）》，指导各医疗机构开展临床路径管理工作，对临床路径的组织管理、文本开发与制订、实施过程、评价与改进流程进行了规范，确保临床路径管理工作取得实效。2016 年 11 月，《国务院深化医药卫生体制改革领导小组关于进一步推广深化医药卫生体制改革经验的若干意见》提出加强公立医院精细化管理，将推进临床路径管理作为一项重要的经验和任务予以强调。2017 年 8 月，国家卫生计生委印发《关于印发医疗机构临床路径管理指导原则的通知》，提出了临床路径管理"四个结合"的要求，即临床路径管理与医疗质量控制和绩效考核相结合、与医疗服务费用调整相结合、与支付方式改革相结合、与医疗机构信息化建设相结合。

我国临床路径制订的主要原则是：兼顾全国整体医疗水平；遵照最新诊疗指南、常规，符合医疗质量与安全管理各项要求（如平均住院日要求）；路径中涉及药品、器械均使用通用名（或化学名），不得出现商品名。临床路径针对疾病特定治疗方法进行制订，例如肿瘤开放手术、腔镜微创手术、介入手术、放化疗等；针对诊断不明确需明确诊断的，如急症昏迷入院的或占位性病变，需要完善相关检查明确诊断，但同时需要进行治疗。目前，我国临床路径累计印发数量达到1212个，涵盖30余个临床专业，基本实现临床常见、多发疾病全覆盖，基本满足临床诊疗需要。全国多数公立医院均已开展临床路径管理工作，提高医疗质量。

由于康复医学科病房的系统化康复治疗主要在疾病的亚急性期和恢复期实施，治疗周期较长，涉及多个学科领域密切合作，因此国内外对于康复临床路径的研究较少，康复临床路径的探索起步较晚。早期发布的高血压脑出血、脑梗死等神经内科疾病临床路径中，均将早期康复治疗纳入其中，以改善疾病临床治疗效果。2016年12月及2017年6月，国家卫生计生委办公厅公布了包括颅脑损伤恢复期康复、脑梗死恢复期康复、人工髋关节置换术后康复、腰椎间盘突出症康复、跟腱断裂术后康复等在内的20个康复医学专业的临床路径。

二、实施临床路径管理的作用及意义

从本质上讲，临床路径就是事先制订好的标准化的流程，相关人员遵循循证医学的基本原则，按照预计住院天数对某种疾病检查、治疗、护理活动等进行标准化安排，并制成表格，依照流程为患者提供医疗护理服务。临床路径作为一种有效的医院质量管理工具、疾病诊疗及评估标准，目的在于：寻找符合成本-效益的最佳诊疗护理模式；缩短住院天数；将诊疗、护理标准化；确定病种的标准住院天数和检查项目；提高服务质量和患者满意度；协调各部门通过临床路径保持一致性，最终目的是提高效率、降低医疗成本和住院费用。作为我国公立医院改革试点工作的重要任务之一，实施临床路径管理对于促进医疗服务管理向科学化、规范化、专业化、精细化发展，落实国家基本药物制度、降低不合理医药费用、和谐医患关系、保障医疗质量和医疗安全等都有着十分重要的意义。

临床路径对于医务人员、患者、医院都会产生有利的作用。对于医务人员，临床路径通过实施标准诊疗和护理，减轻医生、护士的工作量，减少诊疗失误发生；明确医生、护士以及相关人员的责任；增强医务人员在日常医疗、护理工作过程中的协调性；如果治疗或护理偏离标准，易于发现，以便尽早处理。对于患者，通过临床路径可以知晓住院诊疗计划，对疾病治疗有相应的心理准备；有助于提高自身管理意识，改善治疗效果；增加医患沟通，增强患者对医护人员的信任。对于医院，实行临床路径管理便于医院对资料进行归纳整理，改进诊疗方法，提高医疗服务水平。

临床路径在我国已推行多年，但收效不甚理想，主要是因为缺少系统的方法论指导和医护人员循证医学理念薄弱。临床路径推行至今，虽然国家下发的临床路径专业数和病种数在逐年增加，但是在实际实施过程中，进入临床路径的病种数量相对较少，病种较单一。临床路径实施的持续时间较短，各学科的临床路径实施情况也参差不齐。此外，临床路径的考核指标体系过多关注入组率、变异率及完成率指标，对临床路径的质量和病种数量等指标涉及较少。鉴于以上问题，临床路径文本应不断修订，与时俱进，增强其先进性、实用性、可推广性；卫生行政部门应加强临床路径实施质量控制，优化考核指标体系；医院应积极落实国家政策，结合自身特点和专业优势，合理增加实施临床路径的科室和病种数量。

三、康复医学专业临床路径

我国对于康复医学专业临床路径的探索起步较晚。康复临床路径是针对康复科常见病种制订的全程、有时间性的个体化康复诊疗、护理计划，包括从入院到出院对患者开展的康复评估、康复治疗、检查检验、健康教育、饮食指导、心理疏导、出院指导等内容。康复临床路径病种选择多为康复医学专业常见病、多发病，治疗方案相对明确，技术相对成熟，诊疗费用相对稳定，疾病诊疗过程中变异相对较少的疾病。实施康复临床路径，采取最佳的方式开展康复诊疗，减少患者在住院期间因为治疗方法不同产生的康复治疗结果变异性，旨在规范康复专业技术人员的医疗行为，降低医疗成本，使患者了解自身疾病的康复手段以及时限、结果，提高患者满意度。21 世纪初，四川、北京等地的医疗机构探索制订实施了骨关节疾病、卒中、脑血管意外的康复临床路径，积累了一定的经验。

2016 年 12 月，《国家卫生计生委办公厅关于实施有关病种临床路径的通知》首次公布了康复医学专业的临床路径，其中包括颅脑损伤恢复期康复、脑出血恢复期康复、脑梗死恢复期康复、人工髋关节置换术后康复、人工膝关节置换术后康复、手外伤康复、肢体骨折术后康复、腰椎间盘突出症康复、周围神经损伤康复、脊髓损伤恢复期康复、颈椎病康复，共 11 个康复临床路径；2017 年 6 月，又新发布 9 个康复临床路径，包括跟腱断裂术后康复、肱二头肌肌腱损伤和断裂康复、踝部韧带损伤康复、肩关节不稳康复、截肢后康复、腰椎关节突综合征康复、腰椎滑脱症康复、原发性脊柱侧凸（弯）康复、肘关节损伤康复临床路径。截至目前，共发布 20 个病种康复临床路径，这些临床路径实施以后，对于相关病种的康复医疗费用、住院周期、诊疗效果等起到了积极的作用，但关于康复临床路径实施效果评价的文献较少，期待医院和广大康复医务工作者能在临床工作中进一步推动康复临床路径的实施，并总结实施经验。下文简要介绍康复临床路径的组成，并附上国家卫生计生委发布的临床路径 1 篇供学习参考。

（一）标准住院流程

1. 适用对象　即疾病编码，兼具标准化意义，使全国各医疗机构能有统一标准，明确进入临床路径的范围。

2. 诊断依据

3. 康复评定

4. 治疗方案的选择

5. 临床路径标准住院日

6. 进入路径标准

7. 住院后检查的项目

8. 出院标准

9. 变异及原因分析

（二）临床路径表单（表 1-4-1）

附：脊髓损伤恢复期康复临床路径（2016 年版）

脊髓损伤恢复期康复临床路径

（2016年版）

脊髓损伤恢复期康复临床路径标准住院流程

（一）适用对象

第一诊断为脊髓损伤（ICD-10：T09.300）。

（二）诊断依据

根据《临床诊疗指南　物理医学与康复分册》（中华医学会编著，人民卫生出版社）、《临床诊疗指南　神经病学分册》（中华医学会编著，人民卫生出版社）。

1. 临床表现

（1）运动功能障碍。

（2）感觉功能障碍。

（3）自主神经障碍。

（4）疼痛。

（5）呼吸功能障碍。

（6）循环功能障碍。

（7）吞咽功能障碍。

（8）体温调节障碍。

（9）二便功能障碍。

（10）心理障碍。

（11）日常生活活动能力障碍等。

2. 影像学检查　CT、MRI发现的相应脊髓病变或损伤表现。

（三）康复评定

根据《临床诊疗指南　物理医学与康复分册》（中华医学会编著，人民卫生出版社）、《康复医学》（第5版）（人民卫生出版社）、《脊髓损伤功能分类标准（ASIA）》（2011年，美国脊髓损伤学会）。入院后3天内进行初期评定，住院期间根据功能变化情况2周左右进行一次中期评定，出院前进行末期评定。

1. 一般情况　包括生命体征，大小便等基本情况，了解患者总体治疗情况。

2. 康复专科评定　损伤程度分类、躯体功能分类、损伤平面与功能预后、神经损伤平面评定、疼痛评定、循环功能评定、呼吸功能评定、吞咽功能评定、膀胱与肠功能评定、心理评定、日常生活活动能力及职业能力评定、社会能力评定。

（四）治疗方案的选择

根据《临床诊疗指南　物理医学与康复分册》（中华医学会编著，人民卫生出版社）、《康复医学》（第5版）（人民卫生出版社）。

1. 临床常规治疗

2. 康复治疗

（1）体位摆放与处理。

（2）呼吸训练。

（3）运动与作业活动训练。

（4）物理因子治疗。

（5）佩戴矫形器具及其他辅助器具训练。

（6）神经源性膀胱处理。

（7）神经源性肠处理。

（8）痉挛处理。

（9）疼痛处理。

（10）心理治疗。

（11）中医治疗。

3.常见并发症的处理

（1）感染的治疗。

（2）深静脉血栓的治疗。

（3）压疮的治疗。

（4）异位骨化的治疗。

（5）其他并发症的防治：如骨质疏松症、关节挛缩、直立性低血压等的康复。

上述并发症，根据需要请专科会诊治疗，必要时转科行专科诊疗。

（五）标准住院日

标准住院日为 21～28 天。

（六）进入临床路径标准

1.第一诊断必须符合 ICD-10：T09.300 脊髓损伤编码。

2.经急性期完成临床药物治疗和 / 或手术治疗后，生命体征相对稳定，但有持续性神经功能障碍，或出现影响功能活动的并发症，影响生活自理和回归家庭、社会，并符合《卒中等 8 个常见病种（手术）康复医疗双向转诊标准（试行）》(卫办医政函〔2013〕259 号):

（1）生命体征平稳。

（2）骨科或神经外科专科处理结束，脊柱基本稳定。

（3）脊髓损伤相关临床实验室检查指标基本正常或平稳。

（4）接受系统康复诊疗后仍存在功能障碍，需继续住院康复治疗。无严重肺部感染、呼吸功能障碍、尿路感染、压疮、下肢深静脉血栓形成等并发症，或以上并发症已得到较好控制。

3.当患者同时具有其他疾病诊断，但在住院期间不需要特殊处理也不影响第一诊断的临床路径流程实施时，可以进入路径。

（七）住院期间辅助检查项目

1.必需的检查项目

（1）血常规、尿常规、便常规。

（2）肝肾功能、电解质、血糖、凝血功能。

（3）感染性疾病筛查（乙肝、丙肝、梅毒、艾滋病等）。

（4）胸部 X 线片及相关部位 X 线检查。

2.根据具体情况可选择的检查项目

（1）脊柱 X 线、脊髓 CT、磁共振（MRI）。

（2）肌电图。

（3）双下肢 / 髋关节 X 线片，或骨密度。

（4）尿液分析、尿液培养及药物敏感试验。

（5）尿量、残余尿量，膀胱压力与容量，尿动力学检查。

（6）心、肺功能检查。

（7）腹部、泌尿系统、血管超声检查。

（八）康复医学科出院标准

1. 生命体征和临床病情稳定。

2. 已达到预期康复目标，或者功能改善进入平台期。

（九）变异及原因分析

1. 合并其他严重疾病而影响第一诊断者需退出路径。

2. 辅助检查结果异常，需要复查，导致住院时间延长和住院费用增加。

3. 住院期间病情加重，出现并发症，需要进一步诊治，导致住院时间延长和住院费用增加。

4. 既往合并有其他系统疾病，可能导致既往疾病加重而需要治疗，导致住院时间延长和住院费用增加。

表 1-4-1　脊髓损伤恢复期康复临床路径表单

适用对象：第一诊断为脊髓损伤恢复期（ICD-10：T09.300）

患者姓名：_____　性别：_____　年龄：_____　门诊号：_____　住院号：_____

住院日期：___年___月___日　出院日期：___年___月___日

标准住院日：____天

时间	住院第 1 天
主要诊疗工作	□询问病史及体格检查 完成病历书写 完善辅助检查 上级医师查房与入院康复评定 初步确定诊断及治疗方案 安全告知 签订相关医疗文书及项目实施协议
重点医嘱	**长期医嘱：** □康复护理常规；Ⅰ/Ⅱ级护理 □饮食 □基础药物治疗及合并症用药、其他用药 **临时医嘱：** □血常规、尿常规、便常规 □血肝肾功能、血糖、血脂、电解质、凝血功能 □乙肝五项、抗 HCV、抗 HIV、梅毒抗体 □心电图、损伤部位 X 线 □肌电图 □脊髓 CT 或脊髓 MRI（平扫＋增强） □请相关科室会诊
主要护理工作及健康宣教	入院宣教：介绍病房环境、设施和设备 入院护理评估 定时测量体温

续表

时间	住院第 1 天
病情变异 记录	□无　□有，原因： 1. 2.
护士签名	
医师签名	

时间	住院第 2 天	住院第 3 天	住院第 4～7 天
主要诊疗 工作	□上级医师查房 □继续进行相关检查 □根据化验和相关检查结果，排除康复治疗禁忌证 □入院病情评估与康复评定 □开始康复治疗	□上级医师查房 □完成康复评定，调整康复治疗方案 □向患者及家属交代病情及相关治疗方案、检查结果 □复查结果异常的化验检查 □康复治疗 □防治并发症	□上级医师查房 □修订系统康复治疗方案 □相关科室会诊 □完善临床检验 □康复治疗 □防治并发症
重点医嘱	长期医嘱： 康复医学科护理常规 运动疗法 作业治疗 中医治疗 呼吸训练 物理因子治疗 药物治疗 临时医嘱： □复查异常化验 □拟定初期康复评价 □依据病情需要下达	长期医嘱： 康复医学科护理常规 运动疗法 作业治疗 中医治疗 呼吸训练 物理因子治疗 药物治疗 临时医嘱： □复查异常化验 □依据病情需要下达	长期医嘱： 康复医学科护理常规 运动疗法 作业治疗 中医治疗 呼吸训练 物理因子治疗 药物治疗 临时医嘱： □复查异常化验 □依据病情需要下达 □初期康复评定医嘱
主要护理 工作	□正确执行医嘱 □每日护理评估 □心理与生活护理	□正确执行医嘱 □每日护理评估 □心理与生活护理	□正确执行医嘱 □每日护理评估 □心理与生活护理
病情变异 记录	□无　□有，原因： 1. 2.	□无　□有，原因： 1. 2.	□无　□有，原因： 1. 2.
护士签名			
医师签名			

时间	住院第 8～19 天	住院第 20～27 天（出院前日）	住院第 21～28 天（出院日）
主要诊疗 工作	□各级医师查房 □观察病情变化，完善康复评定，调整康复治疗方案 □拟定中期康复评价 □完成中期康复评价，调整康复治疗方案 □落实康复治疗 □相关科室会诊	上级医师查房，末期康复评定明确是否出院 完成出院记录、病案首页、出院证明书等 指导出院后康复训练方法，向患者交代出院后的注意事项 如果患者不能出院，在"病程记录"中说明原因和继续治疗的方案	□再次向患者及家属介绍出院后注意事项，出院后治疗及家庭保健 □患者办理出院手续，出院

续表

时间	住院第 8~19 天	住院第 20~27 天（出院前日）	住院第 21~28 天（出院日）
重点医嘱	**长期医嘱：** 康复医学科护理常规 运动疗法 作业治疗 针灸治疗 呼吸训练 物理因子治疗 药物治疗 **临时医嘱：** □拟定中期康复评定 □依据病情需要下达	**长期医嘱：** □康复医学科护理常规 □二级护理 □基础疾病用药 □依据病情下达 **出院医嘱：** 出院前康复指导 出院带药：神经营养药物 明日出院 门诊复查时间	**出院医嘱：** □通知出院 □依据病情给予出院带药及 出院康复指导 □出院带药
主要护理工作	□正确执行医嘱 □每日护理评估 □心理与生活护理	指导患者办理出院手续 出院康复指导	□出院带药服用指导 □康复护理指导 □告知复诊时间和地点
病情变异记录	□无　□有，原因： 1. 2.	□无　□有，原因： 1. 2.	□无　□有，原因： 1. 2.
护士签名			
医师签名			

（岳寿伟）

第五节　质量控制以固本

一、概述

医疗质量指在现有医疗技术水平及能力、条件下，在职业道德及诊疗规范的要求下，医疗机构及其医务人员在临床诊断及治疗过程中给予患者医疗照顾的程度。医疗质量的主要内容包括：诊断正确、及时、全面；治疗及时、有效；诊疗时间的长短，医疗工作效率的高低，医疗技术使用的合理程度；医疗资源的利用效率及经济效益；患者的满意度（对医疗服务与生活服务）等。现代医疗管理实践中，常将医疗质量分为三个结构层级，即结构质量、环节质量和终末质量。这三者是密切联系、相互制约和相互影响的，必须通过有效的组织管理使体系中各要素有机地组合在一起，才能保证医疗质量结果最优化。

医疗质量管理是指按照医疗质量形成的规律和有关法律、法规等要求，运用现代科学管理方法，对医疗服务的要素、过程和结果进行管理与控制，以实现医疗质量持续改进。2016年，国家卫生计生委颁布了《医疗质量管理办法》，是我国医疗质量管理的纲领性文件。我们要认真学习该文件，不断提升医疗质量管理的科学化、精细化水平，提高不同地区、不同层级、不同类别医疗机构间医疗服务同质化程度，以更好地保障广大人民群众的身体健康和生命安全。《医疗质量管理办法》确立了我国医疗质量管理与控制工作的模式和机制，指明了医疗质量管理的责任主体、组织形式、工作机制和重点环节，明确了相关监督管理和法律责任，标志着我国医疗质量管理进入了法治化轨道。

医疗质量控制是指在医疗管理过程中，依据医疗常规及相应诊疗技术规范的要求，研究设定适宜医疗质量各个项目（环节）的管理指标，并采取适当改进措施使管理指标满足或优于预设目标的过程。医疗质量控制具有明确的规范性和强烈的目标性，是现代医疗管理工作不可缺少的部分；实施医疗质量控制的关键在于如何设定科学、合理的质量指标和标准，这是现代医疗质量管理的重点和难点。我国医疗质量管理与控制的组织体系主要分为三个层级（图1-5-1）：卫生行政部门，是我国卫生事业的领导者和决策者，负责医疗质量管理政策的制订与监督管理，并指导相关行业组织及医疗机构开展具体医疗管理活动。医疗质量控制中心（以下简称质控中心），是由各级卫生行政部门委托、指定的对医疗机构相关专业的医疗质量进行管理与控制的机构。《医疗质量管理办法》第二章第八条指明："国家级各专业质控组织在国家卫生计生委指导下，负责制订全国统一的质控指标、标准和质量管理要求，收集、分析医疗质量数据，定期发布质控信息。"这也是国家康复医学质控中心目前的主要工作内容。医疗机构，是卫生服务体系的基本组成部分，是医疗质量管理的第一责任主体。医疗质量的提高与持续改进是医疗机构生存和发展的永恒主题，是医疗机构管理的核心。医疗质量管理与控制的组织体系除了上述三个方面，还有社会组织及患者对医疗质量管理提供社会监督。

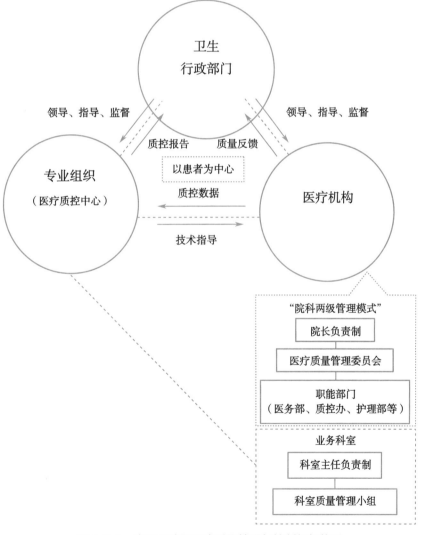

图 1-5-1　我国现阶段医疗质量管理与控制组织体系

我国康复医疗质量在各级政府和卫生行政部门的领导和支持下，通过广大康复医疗工作者的努力和奋斗，取得了较大成绩。康复医学诊疗技术和管理水平不断提高，逐步由慢性病恢复期治疗向早期临床康复发展，康复医学与临床医学及其他相关专业不断融合，密切协作，已成为康复医疗服务的发展趋势。

2016年，受国家卫生计生委委托，北京大学第三医院成为国家级康复医学专业医疗质量控制中心（以下简称康复医学质控中心）。利用国家医疗质量管理与控制信息系统（national clinical improvement system，NCIS）和医院质量监测系统（hospital quality monitoring system，HQMS）两个国家级医疗数据库，康复医学质控中心每年发布《国家医疗服务与质量安全报告（康复医学专业部分）》，从结构质量、环节质量、结局质量和资源消耗等方面，提供了中国康复医学医疗质量权威数据。康复医学质控中心致力于推动全国质控组织架构的建立健全工作，截至2021年已形成32个省级康复医学质控中心、497家哨点医院、9000余家样本医院覆盖的全国质控网络。经过努力，我国康复医学专业医疗质控数据的质量逐年提升，为促进本专业医疗质量管理与控制工作的稳步发展打下了良好的基础。

二、目前康复医学专业医疗服务与质量安全存在的问题

1.康复医学专业技术人才匮乏。根据《综合医院康复医学科建设标准》（以下简称《标准》）要求，综合医院康复医学科每床至少配备0.25名医师、0.5名康复治疗师及0.3名护士。国家康复医学质控中心在NCIS系统调查中发现，2019年全国仅46.80%的综合医院康复医学科每床配置医师达到《标准》要求；仅18.88%的综合医院康复医学科每床配置康复治疗师达到《标准》要求；仅46.82%的综合医院康复医学科每床配置护士达到《标准》要求（各省级行政区每床配置医师、康复治疗师及护士情况见图1-5-2～图1-5-4），而且该项数据自2016年—2019年无明显变化。目前我国康复治疗师人员配备严重不足。结合中国康复医学会和医疗卫生统计年鉴数据，我国现阶段康复治疗师的人数5万～6万人，比例为4人/10万人口。而世界发达国家，美国治疗师从业人员为68.779万人，其中，物理治疗师（PT）人口比例为60人/10万人口，作业治疗师（OT）人口比例为34/10万人口。日本PT从业人员为74236人，人口比例约为37人/10万人口，OT从业人员为43884人，人口比例约为34/10万人口。按照发达国家康复治疗师人均比例计算，预计国内康复治疗师需求数在50万以上。

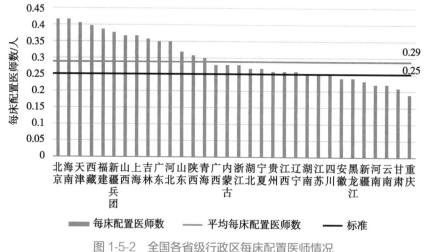

图 1-5-2　全国各省级行政区每床配置医师情况

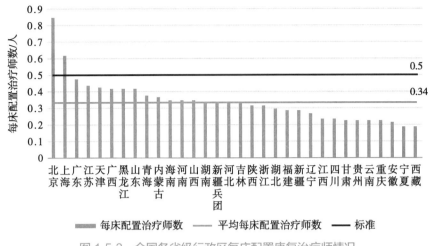

图 1-5-3　全国各省级行政区每床配置康复治疗师情况

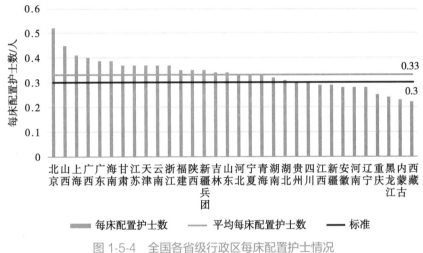

图 1-5-4　全国各省级行政区每床配置护士情况

2. 医疗机构康复医学科病房及床位数量不足。《标准》要求，三级、二级综合医院均应设置康复医学科病房；三级综合医院康复医学科床位数应为医院总床位数的 2%～5%，二级医院则应高于 2.5%。根据 NCIS 调查，全国 68.5% 的综合医院尚未设立康复医学科病房。在有病房的康复医学科中，48.67% 的三级医院康复医学科床位数小于医院总床位数的 2%，19.13% 的二级医院康复医学科床位数小于医院总床位数的 2.5%。

3. 康复治疗人才注册和准入制度存在问题。我国康复医学发展至今仍未解决的一个问题是，我国康复治疗师没有注册制度，准入制度也不明确。康复治疗师是直接落实康复治疗的医学技术人员，独立进行康复治疗技术操作，世界先进国家早已建立完善的注册及准入制度。目前，我国康复治疗人员学历结构和人才质量不高，仅有 0.75% 的治疗师具备高级职称，16.67% 的治疗师具备中级职称。这必将束缚我国康复医学事业的发展。

4. 早期康复介入不足。通过调查发现，2019 年综合医院骨科病房开展早期康复介入服务率为 11.99%，其中髋、膝关节置换手术后开展早期康复介入服务率为 30.25%；脊髓损伤术后开展早期康复介入服务率为 30.25%。神经内科病房开展早期康复介入服务率为 18.81%，其中急性脑梗死开展早期康复介入服务率为 34.83%。重症医学科病房开展康复介入服务率为 19.01%。

5.康复重点评定和操作实施比例不足。通过 NCIS 调查分析发现，康复医学重点评定和操作项目中，对卒中患者的 NIHSS 评定、脑外伤患者的格拉斯哥昏迷评分、脊髓损伤患者脊髓独立性评估的比例不足 70%，吞咽障碍患者进行吞咽造影检查、神经源性膀胱进行尿流动力学检查、住院患者进行 DVT 临床特征评分 /Wells 评分以及 DVT 预防措施、认知障碍患者应用神经调控技术的比例不足 30%。全国尚无权威的重点评定和操作项目实施标准和规范。

三、以康复质控为抓手促进学科发展

通过了解康复医学的现状可以发现，制约康复医疗质量提升的主要矛盾仍然是服务供给能力与人民群众日益增长的服务需求之间的矛盾。主要体现在：康复医疗资源总量不足；专业人才匮乏，不能满足社会需求；临床早期康复医疗服务能力不足；服务和保障制度和体系不完善，患者在不同层级、不同功能的医疗机构以及医疗机构之间双向转诊渠道不通畅等。

1.针对康复医学专业人才匮乏的问题，要加强康复医学相关人才（包括康复医师、康复治疗师及康复护士）的培养。首先，要加强康复医学相关人才的学历教育，尤其是康复治疗相关专业的教育。世界上多数国家对于康复治疗师的学历要求以大学本科为主，一些发达国家要求更高，如美国物理治疗师须获得博士学位、作业治疗师须获得硕士学位才可执业；我国目前很多地区还有大量康复治疗师仅具有中专、大专学历，且仍然有很多康复治疗师所学并非康复治疗相关专业（2019 年全国康复治疗师中有 76.38% 毕业于康复治疗专业）。这将会影响康复医疗服务的质量。其次，还应加强现有康复医学专业人才的毕业后教育。目前全国以及各省级行政区都建立了康复医学住院医师规范化培训制度，设立了国家级及各省市康复医师规范化培训基地，康复医学住院医师的培训已经逐步走向正轨，这是康复医学人才培养的正确之路。康复治疗师的规范化培训也在全国各地逐步开展，如北京等地已率先设立了康复治疗师规范化培训基地。最后，康复从业人员要加强自身专业知识学习，努力提高专业素养。康复医学与临床医学密切相关，康复从业人员必须加强相关临床知识的学习，特别是与康复医学密切相关的神经内 / 外科、骨科、儿科、重症医学等相关临床知识的学习，这样既有利于康复医学科与其他相关临床科室之间的密切合作，提高康复服务能力，又能够有效助力康复医学学科内涵建设。例如：想发展骨科围术期康复，康复医师及康复治疗师就必须认真学习骨科知识，特别是与手术相关的临床知识，这样才能与骨科医生进行良好的、有效的沟通，继而提高骨科围术期康复服务水平。

2.调查发现我国早期康复医疗服务能力不足，早期康复介入率较低，远远不能满足需求。原国家卫生计生委曾颁布《四肢骨折等 9 个常见病种（手术）早期康复诊疗原则》，明确提出了早期康复介入的原则。大量研究及临床实践证实，早期康复介入可有效改善患者的功能、提高患者生活质量。为了提高早期康复介入率，国家康复医学质控中心将 2021 年康复医学专业质控工作改进目标定为"提高住院患者早期康复介入率"。该质控指标已经纳入国家卫生健康委发布的《2021 年质控工作改进目标》，该目标的落实可以逐步提高我国综合医院早期康复介入率，通过早期康复介入率的提高，进一步提高康复医学的学科内涵及康复医疗的服务水平。《三级医院评审标准（2020 年版）》将医院评审标准做了重大的修改，其中平时数据占医院评审的 60%，现场评审占 40%。医疗质量将是医院评审的重要组成部分。早期康复介入率已经纳入 2021 年国家卫生健康委《2021 年质控工作改进目标》。这必将极大地促

进康复医学科与临床的结合，也将促进各级医院对康复医学科的重视。

3.最近几年的国家康复医疗质量控制工作发现，康复病历存在许多不规范的现象，包括疾病诊断、功能诊断以及功能编码不一致等，这应该引起每个康复医疗从业者的注意。诊断不一致、编码混乱给康复质控工作带来了极大的困难，不同省市、不同医院存在同一疾病同一功能障碍诊断不一、诊断编码不一的现象。国家康复质控专家委员会正在起草"康复医学专业住院病案书写规范"，康复专业工作者要认真学习相关知识，坚决执行国家康复质控制订的标准以及病历书写规范，逐步统一相关疾病以及功能障碍诊断及编码，为康复医疗的同质化打下良好的基础。

4.通过调查相关康复评定以及重点操作的执行情况，还发现康复评定在全国开展比例不高，开展项目比较杂乱、不统一。康复评定是康复医学的核心内容之一，康复治疗始于评定、止于评定。康复评定决定着功能障碍的诊断及治疗方案的制订，是康复治疗效果判断的重要依据，还可预测功能障碍预后情况。康复评定是康复医疗质控的重要过程指标，康复评定的标准化、规范化是提升康复医学医疗质量的重要手段。没有规范化的、常规进行的康复评定，不仅会影响康复学科发展，影响康复治疗的效果评价进而影响康复治疗的支付，康复医疗的同质化也无从谈起。《三级综合医院医疗服务能力指南（2016年版）》对康复医学科应当开展的关键技术服务能力有明确要求，其中包括肢体功能评定、生存质量评定、心肺功能评定、言语及吞咽功能评定等十项内容。《关于加快推进康复医疗工作发展的意见》也明确要求，根据不同人群的疾病特点和康复医疗服务迫切需求，积极推动神经康复、骨科康复、心肺康复等康复医学亚专科建设，开展亚专科细化的康复评定、康复治疗、康复指导和康复随访等服务。所以，规范康复评定、严格执行康复评定必须要引起各级康复医学医务人员的重视并落实到日常医疗工作之中。

2020年，国家卫生健康委要求国家医疗质控工作由数据呈现的1.0模式向着目标改进的2.0模式转变，提出让医疗质量改进工作看得见、摸得着、信得过。康复医疗的医务人员，包括医师、治疗师及护士都要严格遵循临床诊疗指南、临床技术操作规范、行业标准和临床路径等有关要求开展诊疗工作，规范开展康复评定并及时准确记录评定结果，严格执行医疗安全核心制度，做到合理检查、合理用药、合理治疗；将患者日常生活活动能力改善率的提高作为重要的结局质量改进目标；提高病历质量，依照功能评定和康复目标，合理制订康复计划；积极参加医疗卫生管理法律法规、医院管理制度、医疗质量管理与控制方法、专业技术规范等相关内容的培训和学习。各医疗机构要积极应用康复信息化管理，为最终实现实时、动态康复质控打下基础。

（周谋望）

第六节　创新思维以求进

创新思维是创新能力的核心因素，是一种具有开创意义的思维活动，表现为发明新技术、形成新观念、提出新方案、创建新理论等。在临床中，无论是新设备的研发、新理论的创立、新方法的创造，还是科学假说的提出与验证、具体研究的讨论与实施等都离不开创新思维。创新思维在构建研究问题、思考解决老问题的新方法和整理思路的过程中都显得尤为重要，创新思维的建立不仅有助于培养研究者勇于探索、严谨求实的优秀品质，还能够造就创新型人才。

21世纪的康复人员已经不应当只具备一定的临床技能和理论基础，更需要具有与时俱进的创新思维，只有这样才能不断紧跟医学科技日新月异的变化，在临床研究中开拓创新，并满足人民日益提高的健康需求。康复医学虽在中国的发展历程较短，但近几年也呈现出较快发展的趋势，从国家自然科学基金的中标项目能窥见一斑，尤其是从2004年开始，中标数量有逐年增加的趋势，反映出高水平康复医学研究的迅猛发展。目前，随着先进康复设备研发的日益加强，康复技术的临床应用也在不断更新，如康复机器人、视觉虚拟康复技术、脑机接口康复技术等。因此，只有重视科技创新，才能推动康复医学的进步。

一、创新思维的定义

创新思维是相对于人们日常使用的习惯性思维而言的一种思维，是指从新的角度、新的思考方向来解决现有问题。创新思维包含多种方式，其中较常见的方式是联想思维、发散思维、逆向思维、批判性思维和灵感思维等。

1. 联想思维　是指人们在头脑中将一个事物与另一个事物联系起来，并在这个过程中发现其类似或者相反的对应关系，是一种由此及彼、举一反三的思维活动。如在临床中经常运用的等速肌力训练作为神经系统疾病康复治疗领域新方法，已证实在肌肉功能测试和肌力训练方面具有较多优点，而目前临床的治疗及研究都较为集中在其对下肢以及膝、肩等大关节功能的作用。基于此，康复人员在临床实践或研究工作中可以触类旁通，灵活运用自身的康复知识和临床经验，通过联想思维去积极探索等速肌力训练对上肢关节和肘、腕、踝等小关节的疗效。

2. 发散思维　是指从不同路径、不同角度、不同层面对某一问题进行全面探索，从而提出新思路、新结论的思维过程。它能使人产生大量创新设想，摆脱思维定式的束缚。如脑性瘫痪（简称脑瘫），是一组持续存在的中枢性运动和姿势发育障碍、活动受限症候群。临床上对脑瘫患儿的语言发育障碍的治疗手段多采用综合性康复治疗的方法，主要包括语言训练、认知训练、音乐疗法、针灸治疗等，当新型的脑科学技术——重复经颅磁刺激技术出现后，也成为脑瘫患儿康复治疗的一项辅助手段。因此，在临床中面对难治性疾病时，康复人员需要充分发挥其发散性思维，将任何可能有助于提高临床疗效的方法都积极运用到疾病的治疗中。

3. 逆向思维　又称反向思维，是指对于现存的事物或观点，运用反常规性的、反方向性的思考方式，从事物的相反方面进行思考，去解决问题的思维过程。它要求康复人员打破常规，反其道而行之，革新康复技能。如骶髂关节炎是一类常见的脊柱关节病变，主要表现为骶髂关节局部疼痛及压痛，并随着神经末梢的分布而向股骨外侧及大腿上1/3方向传导，但部分患者临床表现不典型，往往导致诊断困难。因此可以使用逆向思维从治疗方法入手帮助完成相关临床诊断，通过超声引导下在骶髂关节内注射药物后症状显著得到缓解完成骶髂关节炎的诊断。

4. 批判性思维　是思考者为提高自己对任何问题思考的质量而运用的一种思维方式，是一种有目的的、自我调整的判断过程，主要特征是敢于质疑，不迷信权威，对问题会进行评价、判断与决策。在临床中所遇到的问题越困难，往往越有可能出现推理过程错误，最后导致诊断错误。因此当遇到临床数据前后不一致或者不确定治疗手段是否恰当时，康复人员应当积极主动地去思考和提出疑问，必要时可以与康复团队的其他人员共同进行商讨，以此充分理解患者的治疗方案，并且让患者的病情得到全面评估，从而避免由于个人的认知偏差而延误患者病情。

5. 灵感思维　又称顿悟思维，是人们借助于直觉启示对问题得到突如其来的领悟或理解的一种思维形式。灵感来源于信息的诱导、经验的积累、联想的升华和事业心的催化。灵感的产生并不是凭空的，它是在丰富的实践基础上，经过长期不断地思索而产生的。灵感思维本质上是一种潜意识与显意识之间的相互作用。现代统计方法的运用有助于康复人员从中获得灵感。例如：通过聚类或者关联规则分析能较好地避免临床研究分析过程的一些主观因素，从中发现临床医疗实践中尚未被发现的内在客观规律。

所谓创新思维并不是指某种单一的思维形式，而是不同思维形式的辩证综合，是联想思维、发散思维、逆向思维、批判性思维和灵感思维等多种思维形式的有机结合。

二、创新思维的培养

创新思维需要遵循一定的逻辑思维规律，借助于概念、判断、推理等思维形式，以及特定的分析方法或分析工具，从已知推论出新识。虽然创新思维的培养首先在于思维方法、思维规则和分析工具的训练，但并不是说，遵循特定的思维方法、思维规则或分析工具必然会产生重大创新。创新过程是一个认知主体与认知客体复杂交互的过程，如果学习者缺乏充分的知识储备、相关的专业知识、基本的理论范式等，即便是依靠思维工具，也难以归纳总结出新的规律或理论。

康复一线的医务人员需要具备创新思维，要有挖掘临床问题的意识，探索创新解决问题的能力，这要求从业人员具备良好的基本知识和技能，注意捕捉行业热点，熟悉医工结合的研发路径，同时具备将临床问题转化为临床研究进行科研创新的能力。

1. 临床研究的定义及分类

（1）临床研究的定义：是指以患者为主要研究对象，以疾病的诊断、治疗、预后和病因为主要研究内容，以医疗服务机构为主要研究基地，由多学科人员共同参与组织实施，以研究并解决临床问题为目的的科学研究活动。

（2）临床研究的分类

①根据发起方的不同临床研究分为两类：一类是由制药企业发起的临床研究（industry sponsored trial），通过客观、科学地评价药物的安全性、有效性和不良反应，以达到产品注册上市的目的；另一类是由研究者发起的临床研究（investigator initiated study），由研究者（医务工作者）自主发起或承担的对医疗器械、诊断试剂或新技术应用等探索性的临床研究，以探索疾病的发生和发展规律、提高临床治疗水平为目的。

②依据研究基础的不同临床研究分为原始研究和二次研究（图 1-6-1）：原始研究是指收集原创数据的原创性研究。依据研究中是否进行干预可将原始研究分为观察性研究和试验性研究。依据研究中对事件或现状有无进行分析，可将观察性研究分为描述性研究和分析性研究。描述性研究又分为横断面研究和病例报告；分析性研究可分为病例对照研究和队列研究。试验性研究依据研究对象分组是否随机，可分为随机对照试验（randomized controlled trial, RCT）和非随机对照试验。

二次研究是指在已有的研究基础上进行的在加工，可分为系统综述、荟萃分析、指南和专家共识等。

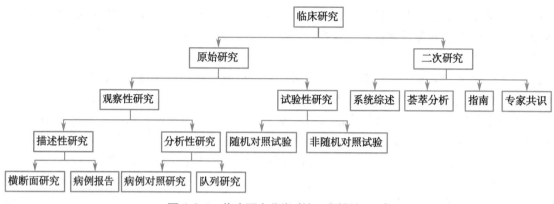

图 1-6-1　临床研究分类（按研究基础不同）

2.临床研究问题的选择及注意事项

（1）如何选择临床研究问题：临床研究问题是指研究者想解决的临床实际问题经转化，变为具体可研究的科学问题，而一个好的临床研究问题应经得起推敲。"FINER"原则代表了一个好的研究问题应该包含的五个基本特征，即可行性、趣味性、创新性、符合伦理和相关性。

F：可行性（feasible），是评价研究项目在现实条件下是否能够顺利展开，如研究对象、研究时间和项目经费是否充足，专业技术是否可操作等。针对可行性的思考使研究者在项目开展前即考虑其限制条件和可能存在的问题，避免研究中断造成的时间和资源的浪费。

I：趣味性（interesting），主要是针对研究者而言，是指临床研究中项目所提出的研究问题是否能够引起研究者及同行的兴趣。兴趣能够影响研究者在研究过程中克服研究困难时的毅力和决心。

N：创新性（novel），是评价临床研究可以证实、否定或扩展已有的发现；或是提供新的发现；或是在研究方法学上有所创新。创新性能够评估该临床研究与现有研究是否存在不同。

E：符合伦理（ethical），是评价研究问题是否符合伦理审查标准。如是否以患者的利益为出发点、是否能确保研究对象不会受到伤害等。

R：相关性（relevant），也可称为意义性，是评价临床研究可能产生的结果是否能对临床、政策或未来研究方向产生影响，是否与学科相关，能否服务于临床等。

明确临床研究问题所应具备的特征，将有助于研究者在提出科学问题时，从各个方面评估、完善研究问题的质量。

（2）如何完善临床研究问题：科研工作有延续性和继承性，提出临床研究问题后必须要查阅文献。一个新研究者应全面检索研究主题相关领域内已经发表的文献，并且精读重要的研究文献。查明该问题的研究现状、国内外的研究动态等，从查阅文献中找出创新点，是确定选题前的重要步骤。一般在研究课题开始之前，必须先充分阅读资料，了解与本课题有关的信息和研究水平。

阅读文献主要目的：①了解研究主题的背景，包括研究现状、水平和动态等；②查看自己的选题内容与前人相似的研究是否完全重复，以便能及时修改研究内容，避免完全重复和减少盲目性；③阅读文献中与自己研究内容有关的理论，可以获得研究问题和撰写论文的某些理论依据；④关注新思想和新技术，从而启发和充实自己的研究思路和方法；⑤对习以为常的观点保持怀疑态度可以激发出好的研究问题。

（3）如何深化临床研究问题：参与学术交流或与该领域专家建立联系有助于拓展思路，发现临床研究问题。此外，对于新研究者来说，追随一名有经验的导师也十分必要。在构思研究问题和选题中，经验是不可替代的。优秀的导师会基于经验给出建议，提高新研究者独立思考能力，提升其视野；可以指导相关主题的前期研究发现，以及研究方法选择和研究设计。

在选题过程中，不论研究预期结果是正效应或负效应，只要有实用性、合理且可行，都是可选择的。如研究某药物有无促进卒中患者康复的作用，若结果是正相则证明有作用，若结果是负相则证明无作用，无论结果如何均是有意义的。选择研究主题是一个反复过程，在研究工作的不断开展过程中，随着研究内容的不断扩大和深入，新的主题会陆续形成，围绕一个中心内容，可以逐步构成一系列研究主题，从而可形成明确的研究方向。

3. 临床研究的设计方法

（1）基于 PICOST 原则的 RCT 研究设计：随机对照试验是采用随机分配的方法将研究对象分为试验组和对照组，在一致的条件和环境下，对试验组施加干预措施，对照组不施加该措施，经随访后评价并分析两组之间试验效应指标差异的前瞻性试验研究方法。RCT 能够评估干预介入是否会"起作用"，以及在多大程度上会"起作用"。相较于病例对照研究和队列研究，RCT 在研究设计上更科学、要求更严格，也能最大程度减少偏倚对研究真实性的影响，被认为是评价预防、治疗和康复疗效的"金方案"，也是流行病学研究中最可靠的因果关系评价方法。

在进行研究设计时，可使用 PICOST 原则使得研究围绕提出的问题进行，具体内容如下：

P：研究对象，即患者或人群（patient/population）。研究对象是研究问题首先要考虑的要素，要依据研究的疾病或病情明确定义，并制订出明确的诊断标准；其次需明确研究的人群和场所。

I/E：干预措施 / 暴露因素（intervention/exposure），即治疗方法与诊断方法。

C：对照措施（comparison/control），即比较因素。明确对照组是否会接受安慰剂或以外的其他干预措施，并评价是否会对干预措施产生重叠效应。

O：观察指标（outcome），即干预措施的诊疗效果。是对相关特定结果的描述，应包括判断结局指标的明确标准。

S：研究设计（study design），即研究设计与类型。不同类型的研究问题宜采用不同的研究设计，如 RCT 往往是研究治疗措施疗效的最佳方案，而病例对照研究和队列研究常用于解决病因或危险因素等相关问题的研究。

T：随访设定（times），即研究所持续的时间。主要结合研究主题和背景来确定。

采用 PICOST 原则可帮助研究者不断修正、完善研究设计，协助研究者确定最合适的研究方法。目前 PICOST 原则多作为检索策略应用于荟萃分析中，而在研究设计方面，已经形成了以 PICOST 为核心的随机对照试验现场质量控制内容和清单，以达到有效保证随机对照试验质量的目的。

（2）真实世界临床研究设计：真实世界临床研究（real world study，RWS）是相对于"理想世界"而言，指在真实临床、社区或家庭环境下，获取多种数据，从而评价某种治疗措施对患者健康真实影响的研究。

真实世界与理想世界二者主要以临床研究实施的环境条件来区分。RWS 是利用病例、理化检测手段、医嘱记录、住院记录等临床诊疗记录所产生的数据开展研究，而理想世界的研究收集数据则通常使用事先确定的、针对研究目标和观察内容的临床观察表特别进行记录的。

RWS可依据研究需要选择方案，既可以是观察性RWS，也可以是试验性RWS。观察性RWS是真实世界研究中广泛使用的类型，又分为描述性研究和分析性研究。试验性研究，即临床试验。相较于RCT，RWS纳入的人群均为临床实际的患者群体，通常纳入和排除标准较为宽泛，样本量较大；不同研究类型的RWS有着不同的样本量计算公式，但由于其纳入和排除标准宽泛，应尽量选择较大的样本量以覆盖更多患者；基于患者意愿或临床的实际选择进行分组，不一定要随机化；RWS数据来源广泛，包括电子医疗记录、药品相关数据、疾控机构数据等，可以收集大量患者的长期随访信息；与传统的前瞻性试验相比，规模更大，证据资源更丰富；RWS多为非随机设计，常采用倾向性评分法和工具变量法，达到事后随机化的效果以控制混杂因素和偏倚。

RWS作为RCT研究的延伸与补充，对改进临床患者的诊治水平具有重要意义。目前对于RWS如何设计实施、如何充分利用多渠道的数据、如何将RWS与医学大数据相结合，均处在探索阶段，其在康复方面的应用也仍需进一步探索试验。

（3）适应性试验设计：适应性试验设计（adaptive design）是指研究开始后，在不破坏试验整体性和有效性的前提下，基于期中分析改变设计，调整后续试验方案，及时发现和更正试验设计不当之处，从而提高研究效率，如改变研究对象的数量、随访时间等。常见的适应性试验设计有三种：样本量再估计、适应性随机化和无缝设计。

三、创新思维的应用

康复医学的发展离不开具有创新能力的人才，因此注重创新思维和创新能力的培养是学科发展的必然。目前创新思维的训练方法主要有：打开思维空间、突破思维定式以及拓展思维能力。

1. 打开思维空间——由今溯古　以太极拳为代表的中国传统功法历史悠久、种类繁多，是我国古代劳动人民在长期的预防和治疗伤病的实践过程中形成的宝贵经验总结，是中华民族传统文化宝库中的珍贵遗产。传统功法有着广泛的群众基础，它不仅适用于养生保健、益寿延年等需求，而且在防病治病方面有着独特作用。因此，如果对这一瑰宝充分挖掘并加以利用，可以使其在康复治疗方面发挥出更多的价值。

目前太极拳功能训练在康复治疗中应用极为广泛，如在心血管康复领域，已有研究发现太极拳可改善心血管疾病的危险因素，提高自主神经功能和有氧运动能力，调节心理状态，是一种安全有效的防治心血管疾病的运动形式；在神经系统康复领域，据《新英格兰医学杂志》报道太极拳训练似乎能改善轻中度帕金森病患者的姿势稳定性和步行能力，并减少跌倒；在骨科康复领域，根据《内科学年鉴》发表的一项临床试验结果，太极拳可以有效改善膝骨关节炎患者的疼痛，而且可显著改善患者生活质量。但这些研究尚缺乏一定的客观量化指标，如今随着穿戴式技术仪器，如穿戴式心电血压监测仪器、足底压力分布测试系统，逐步引入到太极拳的临床研究中，将获取更多的长周期的生物学观察指标。

2. 突破思维定式——旧法新用　中枢性偏瘫，是指因卒中、脑外伤、脑瘫等一侧大脑损伤造成对侧肢体运动及感觉功能障碍的一类疾病。其中，痉挛性上肢偏瘫是严重影响生活的常见后遗症，单纯依靠康复训练治疗也难以解决瘫痪上肢屈曲痉挛，恢复患者劳动能力和日常生活自理能力。

徐文东教授和顾玉东院士率领课题组潜心研究十余年，率先在国际上提出脑科学领域的全新观点，即一侧大脑具有同时控制双侧上肢的潜能；并基于该理论成功实现临床转化，将原本用于治疗全臂丛根性撕脱伤的健侧第七颈神经根移位术首次应用于中枢性上肢痉挛瘫的治疗，并获得了惊人的效果，为卒中后偏瘫恢复开创了新途径。该手术是将健侧上肢颈神经移位至瘫痪侧的颈神经，通过避开损伤侧大脑半球，让偏瘫上肢与同侧健康大脑半球相连接，从而激发健康大脑半球的潜能，促使瘫痪上肢恢复功能。

此项手术为国内外第一例，创造性地利用外周神经移位解决中枢神经系统疾病，为卒中后偏瘫手术作出了新的突破，给卒中后痉挛性偏瘫的患者的功能改善带来了新的希望。

3. 拓展思维能力——交叉融合　随着生物-心理-社会医学模式的提出和应用，一种新的治疗理念——加速康复外科（ERAS）逐渐成为热点话题。1997年丹麦学者 Kehlet 首次提出了 ERAS 的概念，即应用循证医学的证据，优化围术期处理，减少创伤应激，减少并发症，缩短住院时间，加速患者的康复。

ERAS 最早在普外科实施，近几年来范围不断扩大，在胃肠外科、肝胆胰外科、骨科、泌尿外科、妇科等领域都有所应用，并获得了较好的临床效果。与传统方法相比，ERAS 可帮助患者更早出院，同时也明显降低内科并发症发生率。ERAS 还可以更多地去关注如何消除术后早期出院的相关阻碍因素，例如：如何减少出院前及出院后的肌肉功能的丢失，以及如何评估康复锻炼的合理性等。这些对于患者的整体康复及卫生经济学均有重要意义。

尽管 ERAS 的理念及原则很简单，但其临床推广依然缓慢，主要原因可能是 ERAS 的实施需要多学科协作，多学科协作是 ERAS 方案的重要组成部分，更是成功进行 ERAS 的前提，还需要改变许多传统方法及相关的心理和组织因素。尽管 ERAS 取得了许多进展，但在中国有关 ERAS 的临床研究与应用仍处于起步阶段，未来需要通过多学科的不断交叉、融合及创新推动 ERAS 的发展。

（靳令经）

第二章

循环系统疾病康复临床思维模式

第一节　冠心病案例

　　冠心病（coronary heart disease，CHD）是指冠状动脉发生粥样硬化引起血管腔狭窄或闭塞，导致心肌缺血缺氧或坏死而引起的心脏病，是现代社会最常见的一种心血管疾病，常表现为无症状性心肌缺血、心绞痛、缺血性心肌病、心肌梗死以及猝死五种类型。中国心血管病患病率及死亡率仍处于上升阶段，2020 年冠心病现患人数有 1139 万。全球冠心病负担报告显示，2019 年全球估计有 914 万人因冠心病死亡，其中中国的冠心病死亡人数最多，为 187 万。冠心病导致的主要功能障碍包括循环功能障碍、呼吸功能障碍、全身运动耐力减退、代谢功能障碍以及行为障碍。美国心肺康复协会 / 美国心脏协会 / 美国心脏病学会心脏康复指南（第六版）及中华医学会《冠心病心脏康复基层指南（2020 年）》均强调康复治疗是冠心病诊治中必不可少的一环。

一、病史摘要

　　患者，男，65 岁，因"胸闷、胸痛 6 年，加重 1 个月"入院。

　　现病史：6 年前患者在爬楼梯时突感胸骨后不适，呈压迫憋闷感，停止运动 3～5 分钟后，症状缓解，之后胸闷胸痛间断发作，上坡行走或爬楼时加重，休息后可缓解，因症状不影响生活工作故未治疗。1 个月前，患者骑自行车过程中出现胸闷痛，以心前区憋闷痛为主，伴冷汗，疼痛程度较前剧烈，持续时间较前增加。为求进一步治疗来院，门诊以"冠心病"收入院。

　　患者自患病以来，精神、饮食、睡眠可，大小便正常，体重未见明显减轻。

　　入院查体：体温 36.7℃，脉搏 75 次 /min，呼吸 18 次 /min，血压 150/110mmHg。神志清楚，口唇无发绀，颈静脉无怒张，双肺呼吸音清晰，未闻及干湿啰音。心界不大，心率 75 次 /min，心律不齐，心音减弱，未闻及杂音。腹平软，肝脾肋下未触及，双下肢无水肿。

　　专科查体：腹式呼吸；心前区皮肤无损伤，皮温正常，腹部无压痛、反跳痛及肌紧张，四肢关节活动度正常，肌力正常，肌张力正常，双侧腱反射正常；病理反射未引出。

　　既往史：有高脂血症病史 8 年；有高血压病史 10 年，最高血压达 170/110mmHg，未规律服用药物治疗，血压控制欠佳。

　　个人生活史：已婚，初中文化，已退休，居住成都市区，平素有骑自行车的习惯，性格平和，偶有吸烟，无嗜酒史，经济状况一般，家住 5 楼。

　　辅助检查：

　　心电图：I、aVL、V_5～V_6 导联 ST-T 压低 0.5mV。

　　冠状动脉计算机体层血管成像（CTA）：左冠前降支近段、中段多发混合性、非钙化性斑块，最窄处狭窄率约大于 80%。左冠第一对角支（D_1）近段非钙化性斑块，狭窄率 25%～50%；中远段段壁冠状动脉 - 心肌桥。右冠状动脉管壁毛糙、不规则伴多发非钙化性斑块，狭窄率小于 25%，伴中段小钙化灶。左冠回旋支及钝缘支远端壁冠状动脉 - 心肌桥。右冠优势型。心影稍大。

超声心动图：左心房、右心房增大，左心室稍大（左心室内径 51mm），左心室壁运动节段性异常改变，考虑冠心病，二尖瓣、三尖瓣及主动脉瓣少量反流，左心室收缩功能尚可（射血分数 61%）。

实验室检查：胆固醇 5.93mmol/L，甘油三酯 1.77mmol/L，低密度脂蛋白胆固醇 4.27mmol/L，动态复查心肌酶、肌钙蛋白 I 正常。

诊断：①冠心病；②高血压；③高脂血症。

二、康复评定

（一）功能评定

1.感觉功能评定　视觉模拟评分法（VAS）评分胸痛静息时 0 分，活动时 7 分。

2.心功能评定　纽约心脏病学会心功能分级（NYHA）为 I 级。

3.运动功能评定　6 分钟步行试验的步行距离为 546m，代谢当量为 5METs。

4.心理功能评定　表现为焦虑情绪，担心影响生活和旅行。

（二）结构评定

多支冠状动脉血管管腔狭窄，最窄处狭窄率约大于 80%。有冠状动脉 - 心肌桥结构改变。心脏左心房、右心房增大，左心室稍大（左心室内径 51mm），左心室壁运动节段性异常改变。

（三）活动评定

采用改良 Barthel 指数（MBI），ADL 得分 95 分。其中上下楼梯 5 分，其余均为满分。

（四）参与评定

患者已退休，职业无影响。初中文化程度，平素有骑自行车习惯，喜欢旅行。自患病以来，骑车、休闲、旅游活动明显受限。

（五）环境与个人因素

1.患者居住市区，家住 5 楼，无电梯，患者出行活动受限。

2.患者初中文化，性格平和，依从性较好，配合度较好。

三、康复诊断

（一）功能障碍

1.感觉功能受限　主要表现为活动时胸痛。

2.心功能受限　主要表现为心输出量下降。

3.运动功能受限　主要表现为运动耐量下降。

4.心理功能障碍　焦虑情绪。

（二）结构异常

表现为多支冠状动脉血管管腔狭窄，最窄处狭窄率约大于 80%；冠状动脉 - 心肌桥结构改变；心脏左心房、右心房增大，左心室稍大，左心室壁运动节段性异常改变。

（三）活动受限

表现为上下楼梯受限。

（四）参与受限

表现为社交、休闲娱乐及户外活动受限。

四、康复目标

1. 近期目标 缓解胸闷胸痛，提高运动耐力，消除焦虑情绪，改善上下楼能力。

2. 远期目标 恢复上下楼梯、骑自行车的能力；恢复休闲、娱乐能力；稳定 / 逆转动脉粥样硬化的进展。

五、康复方案

1. 物理治疗 有氧运动（3～5d/ 周），抗阻运动（2～3d/ 周），柔韧性运动（3～5d/ 周），神经肌肉训练（2～3d/ 周），呼吸训练（1 次 /d），增强型体外反搏（1 次 /d）。

2. 作业治疗 ADL 能力训练（1 次 /d），平衡功能训练（1 次 /d）。

3. 康复辅具 无。

4. 心理治疗 安抚焦虑情绪，增强疾病认知。

5. 康复护理 冠心病专科康复护理和康复宣教，包括饮食管理、戒烟支持、生活方式干预、心理支持、睡眠管理等。

6. 药物治疗 阿司匹林肠溶片 0.1g，1 次 /d；氯吡格雷片 75mg，1 次 /d；普伐他汀钠片 20mg，每晚 1 次；比索洛尔片 1.25mg，1 次 /d；福辛普利钠片 10mg，1 次 /d；非洛地平缓释片（Ⅱ）5mg，1 次 /d；单硝酸异山梨酯缓释片 50mg，1 次 /d。

六、实施康复治疗

医护治一体化查房，医护治共同制订治疗方案，管床医生统筹安排治疗时间，PT、OT 治疗师具体实施治疗方案，管床护士实施护理方案及健康宣教。

（魏　全）

第二节　原发性高血压案例

高血压（hypertension）是以体循环动脉收缩压和 / 或舒张压的持续增高为主要表现的临床综合征。高血压可分为原发性与继发性两类。绝大多数患者，高血压的病因不明，称之为原发性高血压（primary hypertension），占高血压患者的 95% 以上。继发性高血压的病因涉及全身各个系统，血压的升高是某些疾病的临床表现之一，血压的升高有明确的病因可循，称之为继发性高血压（secondary hypertension），约占高血压患者的 5%。《中国心血管健康与疾病报告 2019》显示，我国高血压患病人数已达 2.45 亿，包括卒中、冠心病、心力衰竭、肾脏疾病在内的高血压严重并发症致残和致死率高，已成为我国家庭和社会的沉重负担，是重大公共卫生问题。原发性高血压导致的主要功能障碍包括患者身体活动能力与精神心理障碍，并可影响患者日常生活活动及社会参与能力。《国家基层高血压防治管理指南 2020 版》与《中国老年高血压管理指南 2019 版》中均指出运动治疗是防治高血压的重要方法。

一、病史摘要

患者，男，68 岁，职员。因"发现血压高 10 年，头晕、头痛 6 年，加重 3 天"入院。

现病史：患者 10 年前单位健康体检时测血压 149/94mmHg，当时无不适症状，未服药治疗。6 年前无诱因出现头晕、头痛，呈持续胀痛，多次测血压波动在 146～172/90～104mmHg，当时不伴恶心、呕吐、肢体麻木、乏力、心悸、气短、胸闷、胸痛、夜间阵发性呼吸困难、血尿、水肿等症，曾就诊本市其他三级医疗机构，诊断为高血压，其后不规则服药。3 天前，患者头晕、头痛明显加剧，性质为胀痛，疼痛程度较前剧烈，持续时间较前增加伴乏力、性格急躁、睡眠欠佳，自测血压 190/102mmHg。为求进一步治疗来院，门诊以"高血压"收入康复科。患者自患病以来，精神差，饮食可，睡眠差，大小便正常，体重未明显减轻。

入院查体：体温 36℃，脉搏 64 次 /min，呼吸 18 次 /min，左上肢血压 192/102mmHg，右上肢血压 198/103mmHg，身高 171cm，体重 72kg，腹围 96cm，神志清晰，发育正常，双眼睑无水肿；双侧甲状腺无肿大；双肺呼吸音清晰；心率 64 次 /min，心律齐，各瓣膜听诊区未闻及病理性杂音，$A_2>P_2$；腹部平软，肝脾肋下未触及，未闻及血管杂音，双下肢无水肿。

既往史：体健，否认冠心病、糖尿病、肾病、脑血管疾病；否认药物食物过敏史。

个人生活史：居住市区，初中文化程度，生活较有规律，经常体育锻炼，喜欢爬山，性格较急躁。吸烟 40 余年，每日 1 包（20 支 / 包），平素喜饮酒，口味较重。经济状况一般，家住 2 楼。

辅助检查：

心电图：窦性心律、左心室高电压。

超声心动图：主动脉硬化、左心室壁及室间隔肥厚、轻度二尖瓣反流。

动态血压：白天，收缩压 126～201mmHg，舒张压 68～105mmHg。夜间，收缩压 105～182mmHg，舒张压 61～96mmHg。

实验室检查：血常规（-），尿常规（-），粪便常规（-）

诊断：①高血压 3 级（极高危险组）；②高血压心脏病。

二、康复评定

评定内容包括病史、体格检查及辅助检查。病史包括：既往是否有糖尿病、卒中、冠心病、心力衰竭、心房颤动、肾脏疾病、外周动脉粥样硬化病等合并症，高血压、糖尿病、血脂异常及早发心血管病家族史，吸烟、饮酒史。体格检查包括：血压、体温、呼吸、心率、心律、身高、体重、腰围、有无下肢水肿等。辅助检查：建议做血常规、尿常规、生化检查（肌酐、尿酸、谷丙转氨酶、血钾、血钠、血氯、血糖、血脂）、心电图（识别有无左心室肥厚、心肌梗死、心律失常等）。有条件者可选做动态血压监测、超声心动图、颈动脉超声、尿白蛋白 / 肌酐、胸部 X 线片、眼底检查等。

康复评定主要包括功能评定、结构评定、活动评定、参与评定、环境与个人因素。

（一）功能评定

1. 血压与动态血压测定　临床上通常采用间接方法在上臂肱动脉部位测得血压值。推荐使用经认证的上臂式医用电子血压计，不建议使用传统的台式水银柱血压计，不推荐使用腕式或手指式电子血压计。诊室血压、家庭自测血压与动态血压监测为常用的三种评价血压水平方法。

诊室血压作为确诊高血压的主要依据；家庭自测血压作为患者自我管理的主要手段，也可用于辅助诊断；动态血压监测作为辅助诊断及调整药物治疗的依据。

2. 高血压诊断标准　首诊发现收缩压≥140mmHg 和 / 或舒张压≥90mmHg（"和 / 或"表示包括 3 种情况，即收缩压≥140mmHg 且舒张压≥90mmHg、收缩压≥140mmHg 且舒张压 <90mmHg、收缩压 <140mmHg 且舒张压≥90mmHg，下文中出现的"和 / 或"意义相同），

建议在 4 周内复查两次，非同日 3 次测量均达到上述诊断界值，即可确诊。若首诊收缩压≥180mmHg 和 / 或舒张压≥110mmHg，伴有急性症状者建议立即转诊；无明显症状者，排除其他可能的诱因，并安静休息后复测仍达此标准，即可确诊。

诊断不确定，或怀疑"白大衣高血压"或"隐蔽性高血压"，有条件的可结合动态血压监测或家庭自测血压辅助诊断。家庭自测血压用于辅助诊断时应谨慎，确保使用经认证的上臂式电子血压计，且符合操作要求。

白大衣高血压和隐蔽性高血压：反复出现的诊室血压升高，而诊室外的动态血压监测或家庭自测血压正常，为白大衣高血压；相反，诊室血压正常，诊室外血压升高，为隐蔽性高血压。

单纯收缩期高血压：收缩压≥140mmHg 且舒张压 <90mmHg。

注意鉴别伴有紧急或危重情况、怀疑继发性高血压等需转诊的情况。

3. 靶器官损害程度评定

（1）心：长期血压升高可致左心室肥厚、扩大，最终导致充血性心力衰竭。高血压促进冠状动脉粥样硬化的形成及发展，部分患者可有心绞痛、心肌梗死的表现。

（2）脑：长期高血压可导致脑出血，它也可引起短暂性脑缺血发作及脑动脉血栓形成，血压极度升高可发生高血压脑病。

（3）肾：长期的血压升高可致进行性肾硬化，加速肾动脉粥样硬化的发生，可出现蛋白尿、肾功能损害。

（4）血管和瓣膜病变：严重高血压可促使形成主动脉夹层并破裂，并可导致主动脉瓣与二尖瓣的关闭不全。

4. 原发性高血压分级、分期　见表 2-2-1、表 2-2-2。

表 2-2-1　1999 年世界卫生组织 / 国际高血压联盟对血压水平的定义和分类

分类	收缩压 /mmHg	舒张压 /mmHg
理想血压	<120	<80
正常血压	<130	<85
正常高限血压	130～139	85～89
1 级高血压	140～159	90～99
亚组：临界高血压	140～149	90～94
2 级高血压	160～179	100～109
3 级高血压	≥180	≥110
单纯性收缩期高血压	≥140	<90
亚组：临界收缩期高血压	140～149	<90

注：当受检者的收缩压和舒张压处在不同的类别时，取较高一个类别。

表 2-2-2　按器官损害程度的高血压分期

分期	主要表现
Ⅰ 期	无器质性改变的客观体征
Ⅱ 期	至少存在下列器官受累体征之一： 左心室肥厚（X 线、心电图、超声心动图证实） 视网膜动脉普遍或局限性狭窄 微量蛋白尿、蛋白尿和 / 或血浆肌酐浓度轻度升高（106～177μmol/L 或 1.2～2.0mg/dl） 超声或 X 线检查发现动脉粥样硬化斑块的证据（主动脉、颈动脉、髂动脉或股动脉）

分期	主要表现
Ⅲ期	器官损害的症状和体征均已经显露 心脏：心绞痛、心肌梗死、心力衰竭 脑：脑血管意外、高血压脑病、血管性痴呆 眼底：视网膜出血和渗出，伴或不伴视神经乳头水肿 肾：血浆肌酐浓度大于 177μmol/L（2.0mg/dl），肾衰竭 血管：动脉瘤破裂、症状性动脉闭塞性疾病

5. 原发性高血压危险度的分层　原发性高血压的严重程度不仅与血压升高的水平有关，还与患者总的心血管疾病危险因素、心血管疾病及相关疾病、所合并的靶器官损害有关（表 2-2-3～表 2-2-7）。

表 2-2-3　用于危险度分层的心血管疾病危险因素

收缩压和舒张压的水平（1～3 级）

男性 >55 岁，女性 >65 岁

吸烟

血脂异常：TC>6.24mmol/L（240mg/dl）；或 LDL-C>4.16mmol/L（160mg/dl）；或 HDL-C 男性 <1.04mmol/L（40mg/dl），女性 <1.17mmol/L（45mg/dl）

早发心血管疾病家族史（男性 <55 岁，女性 <65 岁）

向心性肥胖（腰围：男性 ≥102cm，女性 ≥88cm）

缺少锻炼

注：TC，血清总胆固醇；LDL-C，低密度脂蛋白胆固醇；HDL-C，高密度脂蛋白胆固醇。

表 2-2-4　心血管疾病及相关疾病

糖尿病：空腹血糖 >7.0mmol/L（126mg/dl）和 / 或餐后血糖 >11.0mmol/L（198mg/dl）

脑血管病

　缺血性卒中

　脑出血

　短暂性脑缺血发作

心脏疾病：心肌梗死、心绞痛、冠状动脉血运重建、充血性心力衰竭

肾脏疾病

　糖尿病肾病

　肾功能不全［血清肌酐：男性 >133μmol/L（1.5mg/dl），女性 >124μmol/L（1.4mg/dl）］

　蛋白尿（>300mg/24h）

外周血管病

晚期视网膜病变：出血或渗出；视神经乳头水肿

表 2-2-5　靶器官损害

左心室肥厚：心电图或超声心动图（LVMI：男性 ≥125g/m²，女性 ≥110g/m²）

广泛动脉粥样硬化斑块

肾功能受损，血清肌酐轻度升高，男性 115～133μmol/L（1.3～1.5mg/dl），女性 107～124μmol/L（1.2～1.4mg/dl）

微量白蛋白尿（20～300mg/d）

注：LVMI，左心室质量指数。

表 2-2-6　高血压患者危险度分层

其他危险因素和相关病史	血压 /mmHg				
	正常血压	正常高值血压	1 级高血压	2 级高血压	3 级高血压
无其他危险因素	平均危险	平均危险	危险低度增加	危险中度增加	危险高度增加
1～2 个危险因素	危险低度增加	危险低度增加	危险中度增加	危险中度增加	危险极度增加
≥3 个危险因素或靶器官损害	危险中度增加	危险高度增加	危险高度增加	危险高度增加	危险极度增加
或糖尿病或心血管疾病	危险高度增加	危险极度增加	危险极度增加	危险极度增加	危险极度增加

表 2-2-7　不同患者的危险度与降压治疗的效益

危险度分层	10 年内心血管事件的绝对危险	降压治疗绝对效益（每治疗 1000 例患者预防心血管事件数）	
		降 10/5mmHg	降 20/10mmHg
低危	<15%	<5	<8
中危	15%～20%	5～7	8～11
高危	21%～30%	8～10	12～17
极高危	>30%	>10	>17

6.生理功能评定　高血压可产生多种症状，如头晕、头痛、耳鸣、记忆力下降、胸闷、心悸、气短、失眠、多梦、易醒、活动能力下降、工作效率低下等。患者出现靶器官损害时，还可出现相应症状。如高血压心脏病左心衰竭时可出现呼吸困难；发生急性脑血管病时可出现肢体偏瘫；发生肾功能不全时可出现尿少、肢体水肿。

7.运动试验　运动试验主要用于心血管疾病的康复评定，常用的运动试验有 6 分钟步行试验、踏车运动试验和固定跑台运动试验。

8.心理功能评定　表现为焦虑情绪，担心以后会出现卒中、肾衰竭。

（二）结构评定

1.心电图　窦性心律、左心室高电压。

2.超声心动图　主动脉硬化、左心房增大、左心室壁及室间隔肥厚、轻度二尖瓣反流。

3.头部 CT　未见异常。

4.动态血压　白天：收缩压 126～201mmHg，舒张压 68～105mmHg。夜间：收缩压 105～182mmHg，舒张压 61～96mmHg。

（三）活动评定

采用 MBI 量表，ADL 得分 100 分。

（四）参与评定

患者已退休，职业无影响。初中文化程度，生活有规律，经常体育锻炼，喜欢同学聚会。患病以来休闲、娱乐及同学聚会活动轻度受限。

（五）环境与个人因素

1.患者居住市区，购物方便，家住 2 楼，患者户外活动轻度受限。

2.初中文化，性格急躁易怒，依从性不好，配合度较差。

3.患者平素喜吸烟、饮酒，饮食口味较重。

三、康复诊断

（一）功能障碍

1. 生理功能障碍　主要表现为头晕、头痛、乏力。

2. 心理功能障碍　焦虑与急躁情绪，睡眠欠佳。

（二）结构异常

1. 心电图　窦性心律、左心室高电压。

2. 超声心动图　主动脉硬化、左心房增大、左心室壁及室间隔肥厚、轻度二尖瓣反流。

3. 动态血压　白天：收缩压 126～201mmHg，舒张压 68～105mmHg。夜间：收缩压 105～182mmHg，舒张压 61～96mmHg。

（三）活动受限

该患者无明显活动受限。

（四）参与受限

该患者社交、休闲娱乐及户外活动无明显受限。

四、康复目标

1. 近期目标　降低血压，使血压降至正常范围，消除焦虑情绪。

2. 远期目标　防止或减少心脑血管及肾脏并发症；降低病死率和病残率。

康复治疗是原发性高血压治疗的必要组成部分，康复治疗可协助降低血压，减少药物用量及靶器官损害，提高体力活动能力和生活质量。

五、康复方案

1. 运动疗法　在有效控制血压的基础上，可给予患者运动疗法。

（1）有氧训练：采用中小强度、持续一定时间的、大肌群、动力性、周期性运动，以提高机体有氧代谢运动能力和全身耐力的训练方式。常用方式为步行、踏车、游泳、慢节奏的交谊舞等。运动时间为 15～40 分钟，一般为每天或隔天一次（3～5 次 / 周），4～8 周为基本疗程，但最好长期坚持。

（2）中小强度的循环抗阻运动。

（3）放松训练：常用太极拳、徒手操和瑜伽等。要求锻炼时动作柔和、舒展、有节律、意念集中、姿势放松、思绪宁静。动作与呼吸相结合，强调动作的均衡和协调。

2. 物理因子治疗　超短波疗法（1 次 /d）、超声波疗法（1 次 /d）、直流电离子导入疗法（1 次 /d）、生物反馈疗法（1 次 /d）、磁疗法（1 次 /d）、水疗法（1 次 /d）等。

3. 心理治疗　以疏导和支持为主。

4. 康复护理　康复宣教与高血压专科康复护理。

5. 药物治疗　口服苯磺酸氨氯地平片 5mg，1 次 /d；缬沙坦 80mg，1 次 /d；阿司匹林 100mg，1 次 /d。

6. 纠正危险因素

（1）改善行为方式。

（2）减轻体重。

（3）限制钠盐摄入。

（4）戒烟。

（5）限制饮酒。

（6）减少膳食脂肪，补充适量蛋白质，多吃蔬菜和水果，摄入足量钾、镁、钙。

六、实施康复治疗

医护治一体化查房，共同制订治疗方案；管床医生统筹安排治疗时间，PT、OT 治疗师具体实施治疗方案，管床护士实施护理方案及健康宣教。

（陈 健）

第三节　深静脉血栓案例

深静脉血栓形成（deep venous thrombosis，DVT）是血液在深静脉内不正常凝结引起的静脉回流障碍性疾病，最常见于下肢静脉，也可见于下腔静脉、颈内静脉和上肢静脉等。血栓脱落可引起肺栓塞（pulmonary embolism，PE），DVT 与 PE 统称为静脉血栓栓塞症（venous thromboembolism，VTE），两者具有相同的易患因素，是 VTE 在不同部位、不同阶段的两种临床表现形式。DVT 的主要不良后果是 PE 和血栓形成后综合征（post-thrombotic syndrome，PTS），将显著影响患者的生活质量，甚至导致死亡。

DVT 的主要原因是静脉壁损伤、血流缓慢和血液高凝状态，多见于大手术或严重创伤后、长期卧床、肢体制动、肿瘤患者等。根据发病时间，DVT 分为急性期、亚急性期和慢性期。急性期指发病 14 天以内；亚急性期是指发病 15～30 天；发病 30 天以后进入慢性期。

急性下肢 DVT 主要表现为患肢的突然肿胀、疼痛等，查体患肢呈凹陷性水肿、软组织张力增高、皮肤温度增高，在小腿后侧和 / 或大腿内侧、股三角区及患侧髂窝有压痛。发病 1～2 周后，患肢可出现浅静脉显露或扩张。血栓位于小腿肌间静脉丛时，Homans 征和 Neuhof 征阳性。严重的下肢 DVT，患者可出现股青肿，是下肢 DVT 中最严重的情况。

根据病变部位，DVT 可分为周围型、中央型和混合型 3 型。周围型包括小腿肌间静脉丛血栓形成及小腿深静脉血栓形成两型，起病隐匿，患者表现为小腿疼痛，Homans 征阳性。中央型为髂 - 股静脉血栓形成，发病急骤，患者出现股三角区压痛、下肢广泛性肿胀，Homans 征阴性。混合型为全下肢深静脉血栓形成，患肢皮肤呈暗红色，全下肢广泛粗肿、胀痛，股三角区压痛，Homans 征阳性。

康复科患者多为高龄、血管条件较差，部分患者原发病重、合并症众多，且多存在肢体活动不灵等短期内无法解除的 DVT 危险因素，出现深静脉血栓形成后，需要严格遵照国内外权威临床指南，通过多学科会诊，制订安全、适用、有效的综合治疗方案。

一、病史摘要

患者，女，63 岁，因"右侧肢体活动不灵 2 个月，右下肢肿胀 3 天"入院。

现病史：患者 2 个月前晨起后无明显诱因出现右侧肢体无力，行走不能，无头晕、头痛，无恶心、呕吐，无言语不清，无抽搐发作等。家人将其送至当地医院急诊，完善头颅 MRI 检查提示左侧基底节区急性脑梗死，后收入神经内科给予改善循环、营养神经、控制血压等对症治疗 3 周，患者住院期间右侧肢体活动不灵较前部分缓解，可独坐、辅助下站立约 5 分钟，不能行走。出院后居家康复 1 个月。3 天前患者辅助下站立约半小时后出现右小腿、足踝部肿胀，伴皮温增高，休息后未见明显缓解，现门诊收入院进一步诊治。患者病来精神、饮食、睡眠可，无发热、肢体抽搐、肩痛等不适，二便正常，体重未见明显减轻。

入院查体：体温 36.5℃，脉搏 78 次 /min，呼吸 20 次 /min，血压 150/90mmHg。皮肤巩膜无黄染，全身浅表淋巴结未扪及肿大。颈静脉正常。心界不大，心律齐，各瓣膜区未闻及杂音。全腹柔软，无压痛及反跳痛，腹部未触及包块，肝脏肋下未触及。

神经科查体：患者神志清楚，自发言语及听理解未见异常，交流对答自如，记忆力、定向力、计算力粗测正常。双侧瞳孔等大等圆，对光反射灵敏，眼球各向活动充分，右侧鼻唇沟变浅、示齿口角左偏，右侧面部针刺觉减退。双侧软腭上抬对称，伸舌居中。右上肢近端肌力 3 级、远端肌力 0 级，右下肢近端肌力 3 级、远端肌力 2 级，肌张力正常，右侧肢体深浅感觉减退，腱反射正常，Babinski 征（左 -，右 +），Hoffman 征（左 -，右 -），双侧髌阵挛、踝阵挛未引出，足内翻，跟腱稍短缩。坐位平衡三级，立位平衡一级，不能步行。

专科查体：患者右小腿肿胀，为凹陷性水肿，皮肤温度增高（右 37.3℃，左 36.1℃），未见皮色发红，无皮肤营养状态不良及破溃，小腿后侧轻度压痛，Homans 征阳性，足背动脉搏动双侧对称。双下肢周径测量：髌上 10cm 周径（左 43cm，右 43.5cm），髌下 10cm 周径（左 30cm，右 34cm）。踝关节周径（左 20cm，右 22.5cm）。

既往史：患者既往高血压病史 10 年，血压最高 180/100mmHg，自服苯磺酸氨氯地平片 5mg（1 次 /d）降压，血压可控制在 150/90mmHg 左右。否认糖尿病、冠心病、肿瘤等慢性病病史。否认手术、外伤及输血史。

个人史：长期居于本地，生活作息规律，文化程度大专，退休前为小学老师，长期伏案工作。右利手。家住 9 楼，有电梯。平素无特殊爱好，性格平和。无烟酒嗜好。

辅助检查：院外 MRI 示，左侧基底节区新发脑梗死。

门诊实验室检查：D- 二聚体 1230μg/L；其余凝血指标、肝肾功能指标正常。

彩色多普勒超声检查：右腘静脉增宽，不可压闭，管腔内可见低弱回声充填，彩色血流充盈缺损，提示右腘静脉血栓形成。

二、临床评分
（一）DVT 的临床可能性评估（Wells 评分）

患者存在瘫痪（1 分）；与健侧相比，小腿肿胀，长周径大于 3cm（1 分）；凹陷性水肿（1 分），Wells 评分 3 分，根据诊断标准，患者具有发生下肢深静脉血栓高度临床可能性。

（二）出血风险评估（HAS-BLED）评分

患者存在卒中（1 分），合并应用阿司匹林进行二级预防（1 分），根据诊断标准，患者为出血低风险患者。

三、康复评定
（一）功能评定

1. 疼痛评定　VAS 评分 3 分，小腿活动后出现胀痛，休息后可大部分缓解，不影响睡眠。

2. 关节活动度评定　患者因关节周围水肿，右踝各方向被动关节活动度均小于对侧，被动关节活动度：背屈 0°～5°，跖屈 0°～15°，内翻 15°～20°，外翻 -15°。

3. 卒中后运动功能评定　Fugl-Meyer 运动功能评定：上肢 23 分，下肢 15 分。

4. 心理功能评定　抑郁自评量表（SDS）评分 50 分，焦虑自评量表（SAS）评分 59 分，提示存在轻度焦虑状态。

（二）结构评定

双下肢周径测量：髌上 10cm 周径（左 43cm，右 43.5cm），髌下 10cm 周径（左 30cm，右 34cm）。踝关节周径（左 20cm，右 22.5cm）。

（三）活动评定

采用 MBI 量表，ADL 得分 30 分，其中进食、穿衣稍依赖，大小便控制自理，其余为完全依赖。

（四）参与评定

患者已退休，职业无影响。大专文化程度，生活作息规律，偶有体育锻炼，平素无特殊爱好。患病以来休闲、社区附近活动明显受限。

（五）环境与个人因素

1. 患者居住市区，家住 9 楼，可电梯上下楼，患者户外活动受限。

2. 大专文化，性格平和，依从性较好，配合度较好。

四、康复诊断

（一）功能障碍

1. 感觉功能受限　主要表现为右小腿活动后疼痛，休息可大部分缓解。

2. 运动功能受限　主要表现为右侧肢体卒中后偏瘫，目前肢体肌力部分恢复，肢体运动以联带运动为主。受下肢深静脉血栓形成影响，患者小腿肿胀，足踝部被动关节活动度受限，进一步加重运动功能受限。

3. 心理功能障碍　焦虑情绪。

（二）结构异常

右侧髌骨下、踝关节周径均明显超过左侧同一水平面测量结果，提示右侧小腿、足踝部明显肿胀。

（三）活动受限

表现为床椅转移、如厕、行走、上下楼梯受限。

（四）参与受限

表现为社交、休闲娱乐及户外活动受限。

五、康复目标

1. 近期目标　通过以抗凝治疗为基础的综合康复治疗抑制血栓蔓延，利于血栓自溶和管腔再通，预防肺栓塞发生；并通过对症治疗改善患者右小腿肿胀不适，通过心理疏导改善焦虑情绪等。

2. 远期目标　下肢深静脉血栓稳定后，通过适当的康复治疗预防血栓形成后综合征；进一步改善患者的运动功能，促进转移、行走功能的恢复；恢复社区内活动及休闲、娱乐能力，提高社会参与等。

六、康复方案

1. 康复护理　早期应提倡多采用直立姿势，如坐位或半卧位，每次时间 30 分钟以内。平卧时采取下肢抬高的体位，一般抬高患肢在心脏平面 20～30cm 之上，以促进静脉回流，减轻肢体肿胀。每日在相同位置监测肢体周径。建议患者适当饮水和补充体液流失，预防血容量不足、血流淤滞加重深静脉血栓形成。注意避免便秘、腹压增高。向患者家属做好告知和宣教工作。

2. 药物抗凝治疗 抗凝是下肢深静脉血栓形成的基本治疗，综合考虑患者的全身状态、凝血与出血指标、依从性、经济能力等，可选择低分子量肝素皮下注射、口服华法林或新型口服抗凝血药治疗。为达到快速抗凝的目的，华法林治疗需与低分子量肝素重叠应用 5 天以上，直到国际标准化比值（INR）达到 2.0～3.0，且持续 24 小时以上可停用低分子量肝素。华法林起始剂量为 1～3mg，1 次 /d，口服，根据 INR 稳定性可数天至 1 周监测 1 次，出院后可每 4 周监测 1 次，如 INR 超过目标范围，可升高或降低原剂量 5%～20%，调整后加强监测。新型口服抗凝血药可选择口服利伐沙班 15mg（2 次 /d）治疗 3 周，维持剂量 20mg（1 次 /d）持续 3 个月；或达比加群酯 150mg，2 次 /d，口服，出血高危人群可减量至 110mg，2 次 /d，口服，长期抗凝至少 3 个月。如患者需接受长期抗凝治疗，最新指南建议患者应口服小剂量新型抗凝血药而不是应用阿司匹林；对于不明原因的近端 DVT 或 PE 患者，停用抗凝治疗后可考虑使用阿司匹林预防 VTE 复发，本例不符合此类情况。抗凝治疗期间需密切观察患者有无齿龈出血、皮肤出血、血尿等出血倾向，定期复查凝血功能、下肢深静脉超声等检查，必要时调整药物用法、用量。

3. 溶栓治疗 对于近期急性近端 DVT（髂、股、腘静脉）、全身状况好、预期生命超过 1 年和低出血并发症风险的患者可以考虑溶栓治疗，本例患者因有缺血性卒中病史，为溶栓治疗的禁忌证，因此暂不考虑。

4. 下腔静脉滤器 最新指南推荐，对于单纯抗凝治疗的 DVT 患者，不推荐常规应用下腔静脉滤器，对于抗凝治疗有禁忌或有并发症，或在充分抗凝治疗的前提下仍发生 PE 者，建议植入下腔静脉滤器。本例患者无抗凝治疗禁忌证，暂行单纯抗凝治疗，必要时可考虑滤器植入。

5. 静脉活性药物 包括七叶皂苷类（如马栗种子提取物片等），具有抗炎，减少渗出，增加静脉血管张力等作用；黄酮类（如地奥司明），具有抗炎、促进静脉血液回流等作用。根据患肢肿胀情况，适当选用此类药物可减轻肿胀和疼痛，从而改善症状。

6. 物理因子治疗 血栓稳定后可采用超短波、直流电、音频电、超声波等物理因子治疗改善血栓形成后综合征。DVT 后期、血栓稳定或清除后，通过谨慎评估后可使用间歇加压充气治疗。

7. 运动疗法 急性期患者下肢以制动、抬高为主，鼓励卒中后偏瘫患者多进行上肢和非受累下肢的活动，促进上肢主动运动功能的恢复。随患者口服抗凝血药达到有效浓度、D- 二聚体指标下降至正常范围，复查下肢深静脉超声提示血栓稳定后可以循序渐进地增加下肢运动，早期以血栓形成部位远端肢体的不抗阻力的等长收缩运动为主，逐渐加入不抗阻力的踏车运动，再根据患者情况加入转移、站立、行走等功能训练。

8. 手法治疗 DVT 进入后期，临床判断血栓稳定的情况下，患者仍有下肢肿胀，可采用促进淋巴回流的手法治疗，轻柔、表浅地进行远端到近端的向心性按摩，禁用深部和发力的手法。

9. 心理治疗 以疏导和支持为主，必要时药物干预。

10. 随访 建议患者出院后继续进行口服药物抗凝治疗，根据具体的药物选择设定复查时间，定期完善凝血功能检查及下肢深静脉超声检查。

七、实施康复治疗

患者入院后由医生、护士、治疗师共同制订综合性、个体化治疗方案，住院过程中由医护治定期一体化查房，治疗方案和时间规划由管床医生统筹安排，治疗师具体实施治疗方案，管床护士实施护理方案及健康宣教。

（张志强）

第四节　冠状动脉搭桥术后案例

　　冠心病（coronary heart disease，CHD），全称冠状动脉粥样硬化性心脏病，有时也称缺血性心脏病，是指冠状动脉粥样硬化导致心肌缺血、缺氧而引起的心脏病。冠心病是中老年人的常见病、多发病，严重危及人的生命。我国冠心病发病率及死亡率目前仍处于上升阶段，冠心病的现代医学治疗方法主要有药物治疗、经皮冠状动脉介入治疗和冠状动脉搭桥术（coronary artery bypass graft，CABG）。冠状动脉搭桥术亦称冠状动脉旁路移植术，是使直接供应缺血心肌组织的冠状动脉重新灌流的一种手术，是目前治疗冠心病最有效的方法之一。CABG 术中麻醉、手术操作、创伤等因素导致患者的血压产生剧烈波动，心肌摄氧量增加，可加重心肌缺血缺氧症状，进一步影响患者术后心功能的恢复。此外，冠心病对患者的损伤不仅局限于心功能，还可影响肺功能、骨骼肌肉及运动功能。因此，需要通过有效的康复训练，改善患者术后的健康状态和生活质量。研究报道，术后有效的康复方案能够使冠状动脉血流及心功能贮量有效增加 10%～30%。2020 年国家心血管病中心制定了《冠状动脉旁路移植术后心脏康复专家共识》。大量循证医学证明 CABG 后进行Ⅱ期心脏康复可使患者获益，规律的康复干预有助于提高桥血管的通畅率，降低再住院率和相关的医疗费用，提高患者运动能力和生活质量。所有符合条件的 CABG 后患者都应该进行心脏康复。本节案例选取了冠状动脉搭桥术后Ⅱ期康复患者实施心脏康复方案。

一、病史摘要

　　患者，男，57 岁，因"间断胸闷、胸痛、气短 1 年，CABG 后 6 周"就诊。

　　现病史：1 年前患者活动后出现胸闷、胸痛、气短，持续数秒，口服速效救心丸后缓解；8 周前患者上述症状再次加重，胸闷、胸痛，无肩背部放射痛，伴气短、乏力，口服速效救心丸后不能缓解，遂呼叫 120 至医院，大约 10 分钟后症状缓解。行冠状动脉造影示：左主干严重狭窄加三支病变，累及前降支及回旋支开口。介入风险大，遂转至笔者所在医院心血管外科病区就诊，行"冠状动脉搭桥术"，术中无血压剧烈波动。术后 6 周患者伤口恢复可，无渗血渗液，为求进一步康复来诊，门诊以"冠状动脉搭桥术后"为诊断收入院，现患者神志清楚，精神一般，胸闷，饮食睡眠可，大小便未见明显异常。

　　患者自患病以来，精神、饮食、睡眠可，大小便正常，体重未见明显减轻。

　　入院查体：体温 36.8℃，脉搏 68 次 /min，呼吸 18 次 /min，血压 106/65mmHg。神志清楚，慢性病病容，轮椅推入病房。皮肤巩膜无黄染，全身浅表淋巴结未扪及肿大。颈静脉正常。心界不大，心律齐，各瓣膜区未闻及杂音。全腹柔软，无压痛及反跳痛，腹部未触及包块，肝脏肋下未触及。双下肢无水肿。

　　专科查体：患者胸部正中可见一长约 20cm 手术瘢痕，愈合可，无渗血渗液。

　　既往史：既往有高血压病史 1 年余，收缩压最高 160mmHg，规律口服复方利血平治疗，血压控制可。

个人生活史：居住市区，生活有规律，中学文化程度，性格平和。经济状况一般。

实验室检查：血常规，红细胞计数 $3.22×10^9$/L，血小板计数 $474×10^9$/L。生化全项：白蛋白 35.6g/L，谷丙转氨酶 81.3U/L，肌钙蛋白 0.3ng/L。脑钠肽（BNP）238ng/L。

影像学检查：心电图示 V_5～V_8 导联 ST 段压低。超声心动图提示射血分数 31%。

冠状动脉造影：左主干严重狭窄加三支病变。

诊断：①冠状动脉粥样硬化性心脏病，冠状动脉搭桥术后；②高血压 2 级（很高危）；③低蛋白血症；④肝功能异常。

二、康复评定

（一）功能评定

1. 心功能评定　NYHA 分级 Ⅱ级。

2. 肺功能评定　第 1 秒用力呼气容积 71%，肺活量 74%。

3. 认知功能评定　简易精神状态检查（MMSE）：26 分。

4. 运动功能评定

（1）6 分钟步行试验：6 分钟步行 385m。

（2）肌肉力量评估：双上肢肌力及双下肢肌力 4⁺ 级。

5. 平衡功能评定　采用 Berg 平衡量表评定，得分 40 分（总分 56 分）。表现为站立位上肢前伸、站立位从地上拾物、转身向后看、双足交替踏台阶、单腿站立困难。

6. 心理评估　表现为焦虑情绪，担心以后不能走路或者剧烈活动。SAS 评分 59 分，轻度焦虑。

（二）结构评定

术后胸骨稳定性好，无胸骨移位发生。患者胸部正中可见一长约 20cm 手术瘢痕，愈合可，无渗血渗液。乳房发育正常，胸壁无静脉曲张，无皮下气肿，无胸骨压痛，无胸骨叩痛。

心电图示 V_5～V_8 导联 ST 段压低。超声心动图提示射血分数 31%。

（三）活动评定

ADL 得分 75 分：步行 10 分，上下楼梯 0 分，洗澡 0 分，其余均为满分。

（四）参与评定

患者已退休，职业无影响。初中文化水平，生活有规律，体力劳动比较多，平日里下地劳作比较多。患病以来一直居家，步行、劳作明显受限。

三、康复诊断

（一）功能障碍

1. 心功能障碍　伴有心力衰竭患者伴不同程度心功能障碍。

2. 运动功能障碍　主要表现为部分肌力减弱。

3. 肺功能障碍　主要表现术后胸廓运动受限，肺活量及第 1 秒用力呼气容积降低。

4. 平衡功能障碍　主要表现为立位平衡障碍。

5. 心理功能障碍　主要表现为焦虑、恐惧情绪。

（二）结构异常

患者胸部正中可见一长约 20cm 手术瘢痕，愈合可，无渗血渗液。

（三）活动受限

上下楼梯、洗澡、步行活动受限。

（四）参与受限

社会参与活动明显受限。

四、康复目标

1. 近期目标　促进伤口愈合，改善患者心功能、肺功能、平衡功能。

2. 远期目标　恢复行走、上下楼梯和洗澡功能，恢复休闲、娱乐活动能力。

五、康复方案

1. 物理治疗　物理治疗以运动疗法为主。有氧运动是基础，抗阻训练、柔韧性训练和平衡训练是有效补充。如无禁忌证，大多数患者可在出院后 1～3 周内开始门诊运动康复，即有医师参与、心电监护下的运动康复方案，一般每周 3 次，持续 36 次或更长时间。

（1）有氧运动训练：应根据心肺运动试验结果，制订有氧运动处方。通常规定患者采用中等强度运动，如 40%～60% 的峰值摄氧量，随着时间的推移，患者表现出耐受性，可以适当增加运动持续时间，当心率反应随着训练强度的增加而降低时，运动强度可以增加，逐渐达到 80% 的峰值摄氧量。

（2）抗阻训练：CABG 后患者进行呼吸肌训练＋有氧运动＋抗阻训练，包括 30 分钟跑步机和功率踏车的有氧训练、20 分钟抗阻训练（哑铃、脚踝负重训练）、10 分钟伸展和放松训练，连续 12 周，每周 2 次，可改善患者最大吸气量、最大呼气压、峰值摄氧量及生活质量评分。按照运动处方的要求，每次训练 8～10 组肌群，上肢、下肢及躯干肌群可交替训练，应注意训练前必须有 5～10 分钟的热身或拉伸运动，切忌运动过程中出现 Valsalva 动作。

（3）柔性训练：以上肢、下肢、躯干大肌群为主，以缓慢的方式进行拉伸。逐渐加大活动范围，每个部位拉伸时间 6～15 秒，逐渐增至 30～90 秒，其间正常呼吸；强度为有牵拉感但不感觉疼痛，每个动作重复 3～5 次，总时间为 10 分钟左右，3～7 次 / 周。

2. 作业治疗　ADL 能力训练（1 次 /d），平衡功能训练（1 次 /d）。

3. 心理训练　患者社会心理危险因素的治疗可以抵消社会心理压力、抑郁和焦虑，从而促进行为改变，改善生活质量和预后。为了改善社会心理健康，建议在患有心血管疾病和存在社会心理症状的患者中进行多模式行为干预，将健康教育、运动训练和心理治疗结合起来，用于社会心理风险因素管理和应对疾病；对于有抑郁、焦虑或敌意的临床显著症状，积极进行心理治疗、药物治疗或协作护理。

4. 其他治疗　原发病药物治疗，给予阿托伐他汀钙片调脂稳斑，琥珀酸美托洛尔缓释片控制心率、减轻心肌摄氧量，单硝酸异山梨酯扩冠。

六、实施康复治疗

医护治一体化评估、共同制订治疗方案，管床医生统筹安排治疗时间，PT、OT 人员等具体实施治疗方案，管床护士实施护理措施、健康宣教及心理疏导。

CABG 术后必须改变不良的生活习惯和饮食习惯。首先，要戒烟，吸烟对血管内皮的损伤大，围术期戒烟毫无疑问成为首个应该被控制的因素。其次，避免酒精、咖啡等对心脏有刺激的饮料和食物。最后，饮食应该低盐低脂、营养均衡，多吃蔬菜和水果，忌油炸及高热量食品。如有高胆固醇血症或高甘油三酯血症，可以多吃鱼类食物或摄入 ω-3 脂肪酸；糖尿病患者应遵照医嘱，严格控制碳水化合物和糖分的摄入量；应当控制体重指数（BMI）<25kg/m^2。

（冯晓东）

第五节　心脏起搏器术后案例

心血管疾病是全球死亡的主要原因，每年约有 1730 万例死于心血管疾病，预计到 2030年这一数字将上升至 2360 万例。截至 2022 年，我国心血管疾病患病人数已达 3.3 亿例，心血管疾病成为我国居民的首位死因。因此人们也在持续探索不同的治疗方法，而心脏起搏器的使用实现了心血管疾病治疗的新突破。心脏起搏器可模拟正常心脏发出的冲动和传导，刺激心脏活动，临床上多用于纠正心动过缓、防止心搏骤停、预防猝死以及心脏起搏传导系统的不可逆病变。据估计，全世界约有 300 万人拥有心脏起搏器，每年新增的植入心脏起搏器约有 60 万个。植入心脏起搏器后可能会导致患者出现运动功能、心理功能、日常生活活动能力以及社会参与受限，开展心脏起搏器术后康复对改善患者的活动能力以及提高生活质量具有重要意义。

一、病史摘要

患者，女，60 岁，因"反复胸闷、心悸，伴气促、乏力 1 年，加重 1 个月"入院。

现病史：患者近 1 年来无明显诱因出现反复胸闷、心悸，伴气促、乏力，无发热、咳嗽、咳痰、胸痛。近 1 个月来，患者感上述症状加重，为进一步诊治就诊，以"心律失常"收住院。病程中，患者精神、饮食、睡眠欠佳，大小便正常，体重无明显变化。入院后完善相关辅助检查：动态心电图显示窦性心律；频发室性期前收缩（有时伴成对出现）；二联律或三联律，短阵房性心动过速；频发室性期前收缩有时呈三联律，间位性；P-R 间期持续性延长；心率变异性时阈值正常。冠状动脉 CTA 未见明显异常，CAD-RADS O 级。超声心动图显示轻度二尖瓣反流，左心室舒张功能减退，主动脉瓣钙化并少许反流，轻度三尖瓣反流。患者行永久双腔心脏起搏器植入术，手术顺利，现患者病情平稳，建议康复医学科介入治疗。

专科查体：体温 36.5℃，脉搏 75 次 /min，呼吸 20 次 /min，血压 115/81mmHg；口唇无发绀，双肺呼吸音清晰，未闻及干湿啰音，心前区无隆起，心尖搏动未见增强、弥散，无震颤及心包摩擦感，心浊音界无扩大，心率 75 次 /min，律齐，各瓣膜听诊区未闻及杂音，无心包摩擦音。腹部柔软，无压痛、无反跳痛。颜面、双下肢无水肿。

既往史：否认结核病史，否认高血压、糖尿病、心脏病史，无外伤史。

个人生活史：生于昆明，久居本地，否认疫区、疫情、疫水接触史。否认牧区、矿山、高氟区、低碘区居住史。否认化学物质、放射物质、有毒物质接触史。否认吸毒史，否认饮酒吸烟史，否认冶游史。

辅助检查：入院心电图示，窦性心律，一度房室传导阻滞，$V_4 \sim V_6$ 导联 ST 段压低 >0.05mV。心肌损伤标志物未见异常。血常规、急诊生化、凝血四项 +D- 二聚体 + 抗凝血酶Ⅲ＋纤维蛋白原降解产物、生化全套、同型半胱氨酸、血栓弹力图、肝炎（定性)+HIV+梅毒、甲状腺功能未见异常。

诊断：①病态窦房结综合征；②永久心脏起搏器植入术后。

二、康复评定

(一) 功能评定

1. 心肺功能评估　脉搏 65 次 /min，呼吸 20 次 /min，血压 110/80mmHg，$SpO_2$98%。胸廓扩张度 2cm，腹式呼吸，听诊双肺呼吸音清晰，未闻及干湿啰音。咳嗽效度减弱，因患者伤口疼痛未进行 6 分钟步行试验。

2. 运动功能评定　左、右侧肘关节、腕关节屈伸肌力 4 级，双肩关节肌力待查，双下肢肌力均 4 级。

3. 心理功能评定　表现为焦虑，担心以后不能做剧烈运动。

(二) 结构评定

术口未见红肿，伤口疼痛，VAS 评分为 4 分；上肢无水肿，BMI 为 24.56kg/m²。

(三) 活动评定

患者可自主翻身，坐起，可在床旁步行，步行时主观用力程度（RPE）评分 13 分，气短指数 4 分。采用 MBI 量表，ADL 得分 90 分，上楼梯 5 分，修饰 0 分，其余均满分。

(四) 参与评定

患者已退休，职业无影响。初中文化程度，热爱打羽毛球和网球，喜欢跳广场舞。患病以来休闲、娱乐活动明显受限。

(五) 环境与个人因素

1. 患者居住市区，生活方便，家住 5 楼；家中有电磁设备：电磁炉、电热毯。

2. 左利手，患者依从性较好，配合度高。

三、康复诊断

(一) 功能障碍

1. 心肺功能受限　主要表现为活动时气促，咳嗽效度减弱。

2. 运动功能受限　主要表现为上下肢肌力下降。

3. 心理功能障碍　焦虑情绪。

(二) 结构异常

伤口疼痛。

(三) 活动受限

表现为抬手取物、上下楼梯和高强度活动受限。

(四) 参与受限

表现为社交、休闲娱乐及户外活动受限。

四、康复目标

1. 近期目标　缓解伤口疼痛，缩短住院时间；改善气促，增强咳嗽效度；增强四肢肌力，改善上下楼梯能力；促进日常生活活动的恢复，减轻焦虑情绪。

2. 远期目标　提高患者的心肺耐力；恢复休闲、娱乐能力。

五、康复方案

1. 物理治疗　呼吸控制及呼吸肌训练；手指操；上肢活动训练（肩关节活动度 <90°）及肌力训练；体位适应性训练；下肢肌力训练；床旁踏步和步行训练（40%～60% peakVO₂）。以上活动建议有氧及关节活动范围运动，5～7 次 / 周，每次 30～40 分钟，抗阻运动 2～3d/ 周，可隔天一次或上下肢交替，每次 10～15 分钟。

2. 作业治疗　ADL 训练及生活方式管理。隔天一次，每次 15～20 分钟。

3. 心理治疗　认知行为疗法（CBT），以疏导和支持为主。

4. 康复护理及康复宣教。

5. 强调心血管疾病危险因素管理及饮食营养的管理。

六、实施康复治疗

医护治一体化查房，医护治共同制订治疗方案，管床医生统筹安排治疗时间，PT、OT 治疗师具体实施治疗方案，管床护士实施护理方案及健康宣教。

（敖丽娟）

第六节　经皮冠状动脉介入治疗术后案例

经皮冠状动脉介入治疗（percutaneous coronary intervention，PCI）是冠心病患者血运重建的主要手段，PCI 技术的不断发展，大大提升了冠心病急性心肌梗死的抢救成功率和心绞痛的治疗效果。遗憾的是 PCI 并不能解决心血管疾病的所有问题，如术后冠状动脉再狭窄问题，介入手术不能开通所有狭窄的血管，无法预防新的血管病变发生；加上术后部分患者不敢活动导致体能下降，以及焦虑与抑郁等负性情绪的影响，导致患者难以回归正常生活和工作，不仅严重影响生活质量，也给家庭及社会带来经济负担。因此，PCI 术后患者仍然需要心脏康复。

大量循证医学证据表明：PCI 术后康复可显著降低全因死亡率和心血管疾病相关死亡率；降低再住院率及再次血管重建术的发生率；改善患者负性情绪；明显提高患者运动能力并减少相关功能障碍，改善患者预后。目前多国指南均推荐（Ⅰ A 类）PCI 术后患者参与心脏康复计划，具体内容包括循证药物治疗、运动训练、心理干预、营养指导及强化生活指导，且参与运动康复的安全性也得到公认。

一、病史摘要

患者，男，44 岁，司机。因"心前区疼痛 2 个月，突发加重剧烈胸痛 16 小时"入院。

现病史：住院冠状动脉造影显示，左主干：未见狭窄；左前降支：近段以远完全闭塞；左回旋支：开口狭窄 25%，远段狭窄 75%；右冠状动脉：近段狭窄 25%，中段狭窄 50%。于左前降支近段及中段植入 2 枚药物支架。出院后坚持服用比索洛尔 2.5mg，1 次 /d；阿托伐他汀 20mg，每晚 1 次；替格瑞洛 90mg，2 次 /d；阿司匹林 0.1g，1 次 /d；曲美他嗪 20mg，3 次 /d。出院后胸痛明显减轻，但仍感胸闷、乏力，活动能力严重下降，日常生活受限，睡眠差、情绪不佳，大小便正常，体重无明显变化。术后 1 个月患者为进一步康复治疗就诊于心血管康复门诊。

既往史：高血压病史 6 个月，未服药，未监测血压；高脂血症 3 年余、痛风 3 年，未给予治疗；无糖尿病病史。

家族史：无特殊。

个人生活史：嗜烟 25 年，20 支 /d，少量饮酒史；饮食油腻，经常熬夜，无运动习惯。

查体：脉搏 73 次 /min，呼吸 15 次 /min，血压 95/62mmHg。双肺呼吸音清，未闻及干湿啰音。腹软，肝脾未触及，肝颈静脉回流征 (−)，腹部 (−)，双下肢无水肿。

专科查体：心前区无隆起，心尖搏动正常。心率 73 次 /min，心律齐，未闻及期前收缩，各瓣膜区未闻及杂音。周围血管征阴性，未闻及血管杂音。四肢活动正常。

辅助检查：

血生化：TG 3.56mmol/L↑，TC 7.67mmol/L↑，LDL 5.08mmol/L↑，HDL 2.06mmol/L↑。肝肾功能正常。心肌酶正常。

心电图：陈旧性广泛前壁心肌梗死心电图改变，肢导联低电压。

超声心动图：RV 15mm，LV 48mm，LA 34mm，RA 正常，EF 56%。左心房高值，余房室大小正常。主动脉及主肺动脉内径正常。室间隔及左心室后壁厚度正常，呈逆向运动，前间隔及部分前壁的中间段及心尖段室壁运动幅度减低；余室壁运动幅度尚可。心包腔内未见明显液性暗区。检查提示：PCI 术后、节段性室壁运动异常、左心房高值、主动脉瓣钙化、左心室顺应性减退。

诊断：①冠心病；②陈旧性广泛前壁心肌梗死；③冠状动脉支架植入术后；④高血压；⑤高脂血症。

二、康复评定

（一）心血管疾病病史及其合并症治疗史

1. 现病史　胸痛 2 个月，突发心肌梗死，冠状动脉造影后行支架植入，于左前降支近段及中段植入 2 枚药物支架。术后胸痛明显缓解，但仍感胸闷、心悸，一般体力活动受限。

2. 体格检查　无特殊。

3. 危险因素　高脂血症 3 年、高血压 6 个月。

4. 家族史　无糖尿病及冠心病家族史，以及其他疾病家族史等。

5. 其他器官水平功能　患者无肌肉骨骼系统病史以及影响运动的其他病史。

6. 生活方式评价　饮食偏油腻，偏咸，吸烟 25 年，每日 20 支，少量饮酒，司机经常熬夜开夜车，睡眠不规律，日常无明显运动习惯。

7. 身高 160cm，体重 70kg，BMI 27.34kg/m²。

8. 腰臀比、上臂肱三头肌部和肩胛下角部皮褶厚度，有条件的可行身体成分分析仪检测体重、脂肪重量、体脂百分比、去脂体重、内脏脂肪面积和含量等，尤其超重及肥胖患者。

9. 生化指标检测　血脂异常（甘油三酯、总胆固醇、低密度脂蛋白胆固醇均高），心肌损伤标志物未见异常，肝肾功能正常。

10. 常规心血管功能评估　了解冠状动脉缺血程度，尤其是无症状性心肌缺血，有无恶性心律失常、左心室收缩功能等，常用检查方法包括心电图、动态心电图、超声心动图、运动负荷试验、冠状动脉造影检查等。患者冠状动脉造影显示：左主干未见狭窄；左前降支，近段以远完全闭塞；左回旋支，开口狭窄 25%，远段狭窄 75%；右冠状动脉，近段狭窄 25%，中段狭窄 50%。超声心动图提示：PCI 术后、节段性室壁运动异常、左心房高值、主动脉瓣钙化、左心室顺应性减退。

（二）运动能力评定

运动能力评定内容主要包括心肺功能、肌力肌耐力、平衡功能及柔韧性评定等，评估方式有仪器评定及徒手评定等。

1. 心肺功能评定——运动心肺负荷试验　峰值：摄氧量 1.05L/min，相对摄氧量 15ml/（kg·min），功率 72W，运动负荷 4.3METs；无氧阈水平：相对摄氧量 13.9ml/（kg·min），功率 63W，负荷 4.0METs，心率 101 次/min。

结论：

运动前：前壁、侧壁 ST-T 改变；运动中、后：同运动前，运动达无氧阈，运动耐量重度下降。

当患者病情不能耐受器械评估或缺少设备，可酌情用徒手心肺功能评定方法进行评估，常用方法包括：6 分钟步行试验、2 分钟踏步试验、200m 快速步行试验。

2. 肌力肌耐力评定　等速肌力测试方法可准确评定患者各肌群单次最大负荷（1RM），由于 1RM 测试具有一定的风险，临床上常采用重复多次测试推算患者 1RM 值。也可采用徒手进行评定，常用方法包括：30 秒椅子站立试验、30 秒前臂屈曲、原地坐下站立试验、握力计测试等。

3. 柔韧性评定　常用方法包括抓背试验、改良转体试验以及座椅前伸试验等。

4. 平衡功能评定　通常采用平衡测试仪对患者平衡能力进行精确评定。也可采用徒手评定方法替代，常用方法包括功能性前伸、单腿直立平衡试验和 2.4m 起身行走试验等。

（三）心理状况评定

冠心病常合并各种心理障碍，主要表现为焦虑症、强迫症、恐惧症和抑郁症等。常用各种量表进行评定，如汉密尔顿焦虑量表、汉密尔顿抑郁量表、焦虑自评量表、抑郁自评量表和症状自评量表等。患者健康问卷 9 项（PHQ-9）6 分（阳性≥5 分）；广泛焦虑问卷 7 项（GAD-7）8 分（阳性≥5 分）；躯体化症状自评量表（SSS）41 分（≥40 分）；医院焦虑抑郁量表（HADS）8 分（≥8 分）；症状自评量表（SCL-90）186 分（阳性≥160 分）。患者表现为心肌梗死后，担心心肌梗死再发、支架脱落、心肌梗死后心功能下降无法回归工作岗位，存在焦虑等负性情绪。

（四）日常生活活动能力评定及社会参与能力评定

常用下列量表进行生活质量评定及社会参与能力评定：

①通用生活质量评定量表：健康调查量表 -36（SF-36）、MBI、功能独立性评定量表、国际体力活动问卷。②冠心病相关量表：西雅图心绞痛量表（Seattle angina questionaire，SAQ）。该患者 SF-36：生理功能 40 分，生理职能 0 分，躯体疼痛 74 分，一般健康状况 20 分，精力 10 分，社会功能 12.5 分，情感职能 0 分，精神健康 40 分。SAQ：总分 54 分；躯体活动受限程度 33.33 分，心绞痛稳定状态 25 分，心绞痛发作情况 80 分，治疗满意程度 58.82 分，疾病认识程度 8.33 分。患者生活质量较支架植入手术前有明显下降，术后参与社交活动较前明显较少，生活质量下降。

（五）冠心病心脏康复危险分层

见表 2-6-1。

表 2-6-1　冠心病患者心脏康复的危险分层

危险分层	运动或恢复期症状及心电图改变	心律失常	再血管化后并发症	心理障碍	LVEF/%	功能储备/METs	血肌钙蛋白浓度
低危	运动或恢复期无心绞痛症状或心电图缺血改变	无休息或运动引起的复杂心律失常	AMI 溶栓血管再通，PCI 或 CABG 后血管再通且无合并症	无心理障碍（抑郁、焦虑等）	LVEF>50	≥7.0	正常
中危	中度运动（5.0～6.9METs）或恢复期出现心绞痛症状或心电图缺血改变	休息或运动时未出现复杂室性心律失常	AMI、PCI 或 CABG 后无合并心源性休克或心力衰竭	无严重心理障碍（抑郁、焦虑等）	LVEF 40～49	5.0～7.0	正常
高危	低水平运动（<5.0METs）或恢复期出现心绞痛症状或心电图缺血改变	休息或运动时出现的复杂室性心律失常	AMI、PCI 或 CABG 后合并心源性休克或心力衰竭	严重心理障碍	LVEF<40	≤5.0	升高

注：低危指每一项都存在时为低危；高危指存在任何一项为高危；AMI，急性心肌梗死；PCI，经皮冠状动脉介入治疗；CABG，冠状动脉搭桥术；METs，代谢当量；LVEF，左心室射血分数。

　　根据危险分层，该患者属于中高危患者，建议在心脏康复中心监护下进行运动康复治疗。

三、康复诊断

（一）功能障碍

心肺耐力下降，日常生活活动下降明显，轻微体力活动即感到明显的心悸胸闷、乏力等不适。

（二）结构异常

患者超声心动图提示：心脏节段性室壁运动异常，左心房增大，左心室顺应性减退。

（三）活动受限

轻度体力活动感到不适，胸闷、心悸。

（四）参与受限

患者轻度体力活动受限，无法参加社交活动，不能开车无法返回工作岗位。

四、康复目标

1. 近期目标　缓解胸闷、乏力等症状，改善睡眠，缓解焦虑情绪，改善心肺功能，提高运动耐量。

2. 远期目标　控制危险因素，预防血管再狭窄，预防再发心肌梗死，预防再次支架植入，回归家庭、重新工作。

五、康复方案

1. 循证药物治疗　完善药物处方，首先评估患者目前服用药物，进行完善；增加改善心肌重构的药物，氯沙坦钾 25mg，1 次 /d。

2. 健康教育，改变生活方式，控制危险因素　针对目前患者生活方式，进行自身疾病知识健康教育和饮食指导及干预，制订营养处方，并进行生活方式指导，指导戒烟。

3.运动处方　根据患者心肺运动试验结果，制订个体化的运动康复计划并酌情调整。

4.心理咨询和疏导　患者负性情绪筛查中发现存在抑郁和焦虑等负性情绪，给予心理疏导和咨询以及支持治疗，缓解压力，鼓励患者重返社会和工作岗位。

六、实施康复治疗

医师、治疗师、心理咨询师、营养师共同制订患者康复方案，医师统筹安排总的治疗计划和时间，治疗师、心理咨询师、营养师分别进行运动治疗、心理咨询、营养处方制订等相关治疗以及健康宣教，进行标准的36次心脏康复程序后，制订家庭康复计划，并进行长期追踪随访。

（刘遂心）

第七节　心脏移植手术后案例

心脏移植（heart transplantation，HT）是挽救终末期心力衰竭（常见于扩张型心肌病、肥厚型心肌病、致心律失常性心肌病、复杂性先天性心血管病等）患者生命并改善其生活质量的重要方法。目前全球每年约有4000例以上的心脏移植手术，移植后第1、3、5年的存活率分别为90%、80%和75%。

心脏移植术后常见并发症有感染、术后出血、低心排血量综合征、急性右心衰竭、心律失常、消化道并发症、中枢神经系统并发症、急性肾衰竭、心肺耐力降低、骨骼肌肉功能障碍等。

目前有多项临床研究证实，围术期心肺物理治疗及长期综合性心脏康复计划对心脏移植患者降低心肺系统和骨骼肌肉系统相关并发症，提高生活品质和社会适应能力有重要作用。

一、病史摘要

患者，男，21岁，因"心悸3年，活动后腹痛10个月"入院。

现病史：3年前，患者无明显诱因出现心悸，伴上腹部腹胀，无胸痛、心前区压榨感、黑矇、晕厥、活动后气促等，诊断"阵发性心房扑动"，行射频消融术，术后持续口服"利伐沙班片、胺碘酮、琥珀酸美托洛尔缓释片、辅酶Q10、培哚普利叔丁胺片"；后长期口服"琥珀酸美托洛尔缓释片、沙库巴曲缬沙坦片"治疗，后偶有心悸发作，口服药物可缓解。10个月前患者活动后出现上腹部疼痛，疼痛性质为闷痛，休息数秒后症状可缓解，伴恶心，无呕吐、气促、头晕，无咳嗽、咳痰，无明显阵发性呼吸困难及端坐呼吸，无腹痛、腹泻，无发热、盗汗。诊断考虑为"心脏瓣膜病，三尖瓣反流"，建议手术治疗，患者犹豫，未住院治疗。4个月前再次就诊，完善相关检查后考虑诊断：①致心律失常性右心室心肌病，全心增大；②心脏瓣膜病，三尖瓣关闭不全（重度），二尖瓣关闭不全（轻-中度）；③慢性心力衰竭，心功能Ⅱ～Ⅲ级，行置入式单腔心脏复律除颤仪安置术，建议心脏移植。近期入院完善相关术前检查，排除手术禁忌证后，行全身麻醉下经体外循环心脏移植+临时起搏导线安置术，术后安返ICU继续治疗，予有创呼吸机辅助通气，拔管顺利，予改善心功能，抗感染、维持水电解质平衡等治疗，后转回心脏外科普通病房继续治疗。

入院查体：体温36.5℃，心率51次/min，呼吸20次/min，血压112/69mmHg，身高190cm，体重78kg。

一般情况：神志清醒，表情自如，无病容，发育正常，营养良好，自主体位，步态正常，查体合作。

皮肤黏膜：全身皮肤未见皮疹，无皮下出血，全身浅表淋巴结未扪及肿大。

头部：头颅大小正常，无畸形，眉毛、眼睑、结膜、眼球未见异常，双侧巩膜无黄染，双耳外观未见异常，乳突无压痛，外耳道未见分泌物，鼻部外观未见异常，无鼻翼扇动，鼻旁窦无压痛，鼻腔无分泌物，唇、舌、牙齿、牙龈正常。扁桃体未见肿大，表面无脓性分泌物，咽喉部未见异常，声音正常。

颈部：颈软无抵抗，颈动脉搏动正常，颈静脉充盈，肝颈静脉回流征阳性，甲状腺未见肿大，无压痛，未闻及血管杂音。

胸部：胸廓未见异常，双侧呼吸动度稍减弱，双侧乳房对称，未见异常，双肺触觉语颤对称无异常，未触及胸膜摩擦感，双肺叩诊呈清音，双肺呼吸音稍减弱，未闻及干湿啰音。

腹部：腹部外形正常，全腹软，无压痛及反跳痛，腹部未触及包块，肝脏肋下未触及，脾脏肋下未触及，双肾未触及。

泌尿及生殖系统：未见异常。

专科查体：颈静脉充盈，肝颈静脉回流征阳性，胸廓正常，心尖无抬举样搏动，心界向两侧扩大以右下为著，心音清，律不齐，阵发性室性心动过速，胸骨左缘未闻及收缩杂音。双下肢无水肿。

既往史：无特殊。

个人生活史：长期居住于原籍，无业人员，未到过牧场及疫区，无冶游史，无吸毒史，无吸烟史，无饮酒史。

实验室与影像学检查：

输血前全套（量）：乙肝表面抗体定量阳性。

心肌酶＋脑钠肽：肌红蛋白 78.39ng/ml，肌酸激酶同工酶（CK-MB）25.32ng/ml，N 端脑钠肽前体（NT-proBNP）2448ng/L，肌钙蛋白 T 712.9ng/L。

血细胞分析：血红蛋白 107g/L，中性分叶核粒细胞百分比 82.0%，中性杆状核粒细胞绝对值 0.10×10^9/L。

常规超声心动图：起搏器术后 1 个月，右心明显增大，左心增大，三尖瓣反流（重度），二尖瓣反流（轻 - 中度），右心室收缩功能测值明显减低，左心室收缩功能测值正常低限。

腹部普通超声：肝静脉增粗，胆囊壁增厚。

胸部 X 线：心影明显增大，左胸见起搏器影。

颈动脉超声（双侧颈总、颈内、颈外动脉）：肝静脉增粗。胆囊壁增厚。

MRI 心脏功能增强扫描：心脏各房室明显增大，心腔扩大，以右心室增大为著，心肌壁变薄。心肌搏动幅度明显降低。心脏电影序列示二尖瓣、三尖瓣轻度反流信号影。心肌首过灌注强化均匀，延迟灌注见左心室游离壁、室间隔多发延迟强化，累及心肌全层，右心室壁明显变薄，呈线状高信号。主动脉及肺动脉管径、信号未见异常。心包少量积液。左心室射血分数为 46.0%，舒张末期容积为 238.4ml，收缩末期容积为 128.8ml，每搏输出量为 109.6ml。右心室射血分数为 31.6%，舒张末期容积为 453.8ml，收缩末期容积为 310.6ml，每搏输出量为 143.2ml。心脏增大，以右心房室增大为著，左心室游离壁、室间隔延迟强化，右心室壁延迟强化可能，上述考虑非缺血性心肌病可能，请结合临床及其他检查。左心室收缩功能轻度降低，右心室收缩功能重度降低。二尖瓣、三尖瓣轻度反流。

术后胸部 X 线：胸壁投影区见心脏起搏器影，心影明显增大。双肺纹理增多，模糊，少许炎症。

床旁超声心动图：心脏移植＋临时起搏导线安置，左心室肥厚，余房室大小正常。主、肺动脉可视段管腔未见明显异常。室间隔与左心室后壁增厚，二者搏动正常。三尖瓣少量反流，V_{max}=2.4m/s，PG=22mmHg；二尖瓣及主动脉瓣微量反流。心包腔未见明显积液。双室收缩功能检测值正常。

诊断：①致心律失常性右心室心肌病，全心增大；②心脏瓣膜病，三尖瓣关闭不全（重度），二尖瓣关闭不全（轻 - 中度）；③慢性心力衰竭，心功能Ⅱ～Ⅲ级；④阵发性心房颤动，阵发性心房扑动，射频消融术后；⑤心脏移植状态；⑥消化道出血。

二、康复评定
（一）功能评定

1.感觉功能评定　伤口处数字分级评分法（NRS）评分静息时 3 分，活动时 5 分。

2.运动功能评定　关节活动度：右屈肩 50°、伸 15°，左屈肩 40°、伸 10°，右屈肘 120°、伸 0°，左屈肘 110°、伸 0°，右屈膝 120°、伸 0°，左屈膝 120°、伸 0°，右屈髋 100°、左屈髋 100°。肌力：右屈肩 4⁻ 级、伸 3⁺ 级，左屈肩 3⁺ 级、伸 3⁺ 级，右屈肘 4⁺ 级、伸 4⁻ 级，左屈肘 4 级、伸 4 级，右屈膝 3⁺ 级、伸 4 级，左屈膝 3⁺ 级、伸 4⁻ 级，右屈髋 4 级、左屈髋 4⁻ 级。

3.平衡功能评定　Bobath 分级：坐位平衡二级，立位平衡二级。

4.心肺功能评定　血氧饱和度 95%（鼻导管吸氧 3L/min），浅快呼吸模式；胸廓活动度降低，肺容量降低，咳嗽效力降低，痰液量中等（浅黄色浓痰）；左下肺呼吸音降低，左右肺底有湿啰音，活动时轻度呼吸困难；四肢无水肿，肢端皮温正常。

5.心理功能评定　SAS 评分 31 分，为正常无焦虑情绪；SDS 评分 28 分，为正常无抑郁情绪。

（二）结构评定

胸骨正中切口，伤口恢复可。超声心动图示心脏移植状态，左心房增大肥厚，左心室舒张功能减低，三尖瓣少量反流。胸部 X 线片示双肺纹理增多，左下肺少量胸腔积液、轻度肺不张。

（三）活动评定

1.基础性日常生活活动（BADL）受限　MBI 量表评分为 78 分，表现为上下楼梯、洗澡、如厕、转移等需要部分帮助。

2.工具性日常生活活动（IADL）受限　IADL 评分为 17 分，表现为外出活动、家务维持、洗衣服等部分受限。

（四）参与评定

患者无职业。高中文化水平，有运动习惯，喜欢进行篮球等体育活动。患病以来，活动参与明显受限。

（五）环境与个人因素

1.患者居住农村，交通较便捷。

2.高中文化水平，依从性良好，配合度较高。

三、康复诊断

(一)功能障碍

1. 感觉功能障碍　主要表现为伤口静息时轻度疼痛，活动时中度疼痛。

2. 运动功能障碍　主要表现为屈伸肩关节活动度降低，屈肩、伸肩、伸肘、屈膝、伸膝、屈髋肌力减弱。

3. 平衡功能障碍　坐位和站位他动平衡无法完成。

4. 心肺功能障碍　心肺耐力降低，呼吸模式异常，肺容量降低，气道廓清障碍。

(二)结构异常

胸骨正中切口，心脏移植状态、左心房增大肥厚、左心室舒张功能减低，左下肺少量胸腔积液、轻度肺不张。

(三)活动受限

表现为 BADL 和 IADL 轻度活动受限。

(四)参与受限

表现为休闲娱乐及户外活动受限。

四、康复目标

1. 近期目标　缓解伤口处疼痛；增加肩关节活动度及胸廓扩张度，提高膝关节周围肌群肌力，恢复坐位及站位平衡；纠正呼吸模式，促进肺复张，促进痰液排出，提高血氧饱和度，改善心肺耐力；提高转移、上下楼等部分 BADL 能力。

2. 远期目标　提高四肢肌力、心肺耐力，以及上下楼、做家务等日常活动能力，恢复休闲、娱乐能力，回归家庭和社会。

五、康复方案

1. 物理治疗　伤口保护技巧、呼吸控制（2 次 /d）、胸廓扩张训练（下胸廓为主，2 次 /d）、体位引流（左右侧卧位各 15 分钟，结合叩拍，2 次 /d）、咳嗽训练（2 次 /d）、雾化指导、氧疗指导、容量激励式肺量计训练（2 次 /d）、主动关节活动（肩关节 2 次 /d）、肌力训练（膝关节 1 次 /d）、兼顾伤口保护的转移训练（1 次 /d）、平衡训练（坐位、站位他动平衡，1 次 /d）、运动（床边踏步＋行走，每次 15 分钟，RPE 评分 13 分，2 次 /d），教会患者对心率和 RPE 的自我监测技术，教会患者观察排斥和其他潜在并发症发展的迹象和症状，给予安慰、鼓励等心理支持。

2. 作业治疗　ADL 能力训练（1 次 /d）。

3. 康复辅具　无。

4. 康复护理　康复宣教，心脏移植专科康复护理。

5. 药物治疗　免疫抑制等药物。

六、实施康复治疗

医护治一体化查房并共同制订治疗方案，管床医师统筹安排治疗时间，PT、OT 治疗师具体实施治疗方案，管床护士实施护理方案及健康宣教。

（何成奇）

第三章

呼吸系统疾病康复临床思维模式

第一节 肺炎案例

重症肺炎（severe pneumonia，SP）是因各种病因、各种病原菌所导致的肺组织（细支气管、肺泡、间质）炎症发展到一定疾病阶段恶化加重形成的。社区获得性肺炎、医院获得性肺炎、健康护理（医疗）相关性肺炎和呼吸机相关性肺炎均可引起重症肺炎。《中国急诊重症肺炎临床实践专家共识》（2016 版）指出重症肺炎的病死率高达 30%～50%，导致严重的并发症，加重医疗经济负担。

一、病史摘要

患者，男，51 岁，因"寒战、发热 6 天，加重伴呼吸困难 3 天"入院。

现病史：6 天前患者无明显诱因出现寒战、发热（体温 38℃），伴言语不清，四肢乏力，无法自行起身，无咳嗽、咳痰，无头晕、视物旋转、黑矇、意识障碍，无恶心、呕吐、昏迷、抽搐等不适，于某骨科医院就诊，行 CT 检查后考虑右肺大叶性肺炎、左侧基底节腔隙性脑梗死，收入院予"头孢"（具体不详）抗感染治疗。3 天前患者上述症状加重，双手不自主颤动，发热（体温最高 39℃），伴呼吸困难，并出现心房颤动，无咳嗽、咳痰，无胸闷、胸痛等。为求进一步诊治，入急诊科。入急诊科后患者血氧饱和度不能维持，遂行气管插管，转入 EICU，给予有创呼吸机辅助呼吸，美罗培南抗感染、氨溴索化痰等治疗后，转入 ICU。

患者自患病以来，精神、饮食、睡眠差，大小便正常，体重未见明显减轻。

入院查体：体温 36.2℃，脉搏 99 次 /min，呼吸 20 次 /min，血压 136/83mmHg。表情痛苦，急性病容，营养中等，被动体位，步态不正常，查体不合作。

专科查体：皮肤巩膜无特殊，双瞳孔等大等圆，光反射迟钝。咽部不充血，扁桃体无肿大。心音正常，律齐，心脏各瓣膜区无杂音。双侧肺呼吸音不对称，右肺呼吸音低，双下肺可闻及湿啰音，触诊全腹软，全腹无压痛及反跳痛。肝脾未触及，肠鸣音未见明显异常，双侧病理征阴性，脑膜刺激征阴性，四肢肌力 5 级，双下肢无水肿。

既往史：高血压病史 10 年，自诉规律服用缬沙坦胶囊，血压控制可。2012 年诊断焦虑症，长期口服抗焦虑药物（舍曲林及枸橼酸坦度螺酮）。

个人生活史：无特殊。

辅助检查：

胸部 CT：双肺散在感染灶，合并肺水肿可能，合并其他待排除；双侧胸腔少量积液，邻近肺组织压缩、不张。左肺少许小结节，多为炎性。

胸部 X 线片：双肺散在斑片、条索影，右肺为著，考虑为炎症。

诊断：①重症肺炎；②右侧胸腔积液，肺不张；③高血压；④腔隙性脑梗死。

二、康复评定

（一）呼吸功能评估

1.气短、气急症状分级　根据 Borg 呼吸困难评分为 5 级，气短、气急严重，不能耐受。

2.呼吸功能改善或恶化程度　分值半定量化为 5 分，明显加重。

（二）活动评定

日常生活活动为 5 级，讲话或穿衣等轻微动作时即有气短。

采用 MBI 量表，ADL 得分 62 分。其中转移、行走 8 分，进食、穿衣、如厕 5 分，洗澡、个人卫生 3 分，其余为满分。

（三）参与评定

患者目前无职业需求，生活规律，患病以来日常社交活动及轻微体力活动受限。

三、康复诊断

（一）功能障碍

肺功能下降。

（二）结构异常

双肺散在感染灶，合并肺水肿。双侧胸腔少量积液，邻近肺组织压缩、不张。

（三）活动受限

表现静息状态下偶有呼吸困难。

（四）参与受限

表现为日常社交活动及轻微体力劳动受限。

四、康复目标

1.近期目标　缓解呼吸困难，控制患者肺部炎症，改善呼吸功能、增加呼吸肌力量，提高心肺功能。

2.远期目标　使患者提高日常生活活动耐力，生活自理，回归家庭和社会。

五、康复方案

1.呼吸训练　重建腹式呼吸模式，采用深呼吸训练法、缩唇呼吸法、吸气肌训练法及胸廓扩张运动改善心肺功能，帮助患者尽早脱机。

2.排痰训练　加强体位引流、胸部叩击或震颤、咳嗽训练等。

3.运动训练　上肢、下肢训练，逐渐改变体位，使患者坐起来或站起来。

4.并发症控制　良肢位摆放，改善和预防患者长期卧床可能产生的并发症，如深静脉血栓、压疮等。

5.康复护理　日常生活活动指导，能量节约技术、加强营养、心理行为矫正。

6.健康教育　氧气的使用、感冒预防。

7.药物治疗　美罗培南抗感染、氨溴索化痰治疗。

六、实施康复治疗

医护治一体化查房，共同制订治疗方案；管床医师统筹安排治疗时间，治疗师具体实施治疗方案，管床护士实施护理方案及健康宣教。

（魏　全）

第二节　支气管哮喘案例

支气管哮喘（bronchial asthma，OA）是一种常见慢性气道过敏性病变，由多种细胞及细胞组分参与的慢性气道炎症性疾病。临床表现为反复发作的喘息、气急，伴或不伴胸闷或咳嗽等症状，同时伴有气道高反应性和可变的气流受限；随着病程延长可导致气道结构改变，即气道重塑。全世界约有4.2%的人患有支气管哮喘，我国该病的发生率呈逐年上升趋势。支气管哮喘临床主要表现为反复喘息、气急、胸闷或咳嗽等症状，与气候、运动、呼吸道感染或药物等因素相关，常在夜间症状发作或加重，好发于有支气管哮喘家族史、肥胖、吸烟、变应原暴露及有过敏性鼻炎等的人群。中华医学会呼吸病学分会哮喘学组组织国内专家发布《支气管哮喘防治指南（2020年版）》，提出对支气管哮喘进行更规范地评估、诊断和治疗。

一、病史摘要

患者，女，31岁，因"发作性喘息、胸闷2年，再发伴咳嗽、咳痰1个月"入院。

现病史：2年前患者受凉感冒后出现喘息、胸闷，发作时（呈呼气性呼吸困难）不能平卧，讲话常有中断，可耐受平地行走，伴有咳嗽、咳痰，为黄色黏痰，有出汗，伴焦虑、烦躁，无嗜睡、意识模糊、皮疹、鼻塞，无流涕、打喷嚏、发热、心悸、胸痛、咳粉红色泡沫痰、咯血，持续1天，就诊于当地医院，行肺功能检查，诊断为"支气管哮喘"，予解痉平喘治疗，症状缓解。此后症状反复发作，性质同前，多发于春季及秋季，夜间尤为显著，患者不规律应用药物治疗。发作时，到当地医院吸氧，注射抗生素，口服解痉平喘的药物，症状当天可缓解。近1个月前患者由于疲劳、身体虚弱，频繁出现上述症状，每周1次，伴有咳嗽、咳痰（黄痰、量不多），不易咳出，自觉有发热，体温未测，现为进一步诊治，门诊以"支气管哮喘"收入院。

患者自患病以来，精神可，睡眠欠佳，饮食较前无明显改变，二便正常。

入院查体：体温36.3℃，脉搏76次/min，呼吸18次/min，血压105/67mmHg。发育正常，神志清楚，查体合作，口唇发绀，端坐呼吸，表现为呼气性呼吸困难。

专科查体：胸廓无畸形，胸部局部无隆起或凹陷，乳房发育正常，胸壁无静脉曲张，无皮下气肿，无胸骨压痛、叩痛。呼吸运动双侧增强，呼吸节律均匀整齐，呼吸频率正常，肋间隙正常，语颤正常，无胸膜摩擦感，无皮下捻发感；肺下界肩胛下角线：右侧第10肋间，左侧第10肋间；移动度：右6cm，左6cm；双肺呼吸音粗，双肺未闻及哮鸣音，未闻及湿啰音，未闻及胸膜摩擦音，呼气相延长，语音传导对称。

既往史：无特殊。

个人生活史：居住市区，生活有规律，大学文化程度，性格平和。经济状况一般。

辅助检查：血常规+CRP示，红细胞5.12×10^{12}/L，血红蛋白151g/L，血细胞比容47.5%，CRP 5.4mg/L。呼吸道感染相关项目检查：沙眼衣原体抗体阳性（+）。TB/NK淋巴细胞亚群测定、免疫球蛋白＋补体＋轻链（含T细胞亚群）：T细胞$CD3^+CD8^+$ 17.20%，CD4/CD8 2.63%，T细胞$CD3^+$ 731.18/μl，T细胞$CD3^+CD8^+$ 193.36/μl，CD4/CD8 2.63%。肺部高分辨CT：支气管炎改变。

诊断：支气管哮喘。

二、康复评定

（一）功能评定

1. 支气管舒张试验　第1秒用力呼气容积与用药前相比较增加>12%，并且绝对值增加>200ml。

2. 呼气流量峰值变异率　日变异率超过20%。

3. 通气功能评定　通气功能显著减退，中度混合性通气功能障碍，小气道阻塞明显；弥散功能减退。

4. 呼吸功能评定　2级，（总共6级）平地步行无气短，速度较快或登楼、上坡时，同行的同龄健康人不感到气短而患者本人有气短。

5. 6分钟步行试验结果　2分（总共10分），轻微呼吸困难。

（二）结构评定

胸廓无畸形，胸部局部无隆起或凹陷，胸壁无静脉曲张，无皮下气肿，无胸骨压痛，无胸骨叩痛。

（三）活动评定

日常生活活动评估：较好。

（四）参与评定

患者办公室工作，职业无影响。大学文化程度，生活有规律，患病以来休闲、娱乐及同学聚会活动未明显受限。

（五）环境与个人因素

1. 患者居住市区，生活便利。

2. 大学文化，性格平和，依从性较好，配合度较好。

3. 营养评估　1分（总共3分），3个月内体重减轻>5%。

4. 心理评估　正常。

5. 睡眠质量评估　正常。

三、康复诊断

（一）功能障碍

通气功能障碍：端坐呼吸，呼吸运动幅度增强呼吸音粗，表现为呼气性呼吸困难。

（二）活动受限

表现为步行速度较快或登楼、上坡时呼吸受限。

四、康复目标

1. 近期目标　显著改善肺功能，帮助痰液排出，缓解气流受限程度，改善呼吸困难。减轻气道炎症，解除气道痉挛，促进痰液引流，提高通气效率，降低呼吸运动能耗。

2. 远期目标　提高呼吸运动能力，延缓病情发展，提高呼吸运动耐力，减少发作，改善生活质量。

五、康复方案

因患者发病情况不同，需要个人配合医生制订相应的治疗计划。康复训练需在发作间歇期进行。

1. 改善肺通气与肺容量训练

（1）呼吸控制：通过特殊的促进和抑制技术来诱发，如调整合适的体位和姿势、嗅气、Scoop 技术、上胸廓抑制技术等。

（2）缩唇呼吸。

（3）腹式呼吸：当吸气时放松腹壁，腹部缓慢隆起，当呼气时腹肌收缩，双手轻加压，腹壁渐趋平坦；腹式呼吸可增加潮气量，提高肺泡通气量，减少功能残气量，从而缓解呼吸困难。

（4）胸廓松动：松动紧张的肌肉或肌群，如胸大肌、胸小肌、肋间肌、斜方肌等，之后可对紧张的肋骨节段进行逐一松动和胸廓的捻转。

（5）神经生理促通技术：口周刺激法、压迫上胸段脊柱法、压迫下胸段脊柱法、前拉底部抬举法、腹部协同收缩法、肋间牵拉法、徒手压迫法。

（6）胸廓扩张训练：可以是双侧同时进行，也可以强调某一侧。在以肋间呼吸为主的活动中，向下胸部外侧扩张能促进膈肌和肋间肌运动。

（7）膈肌松解：手法松动膈肌来改善膈肌活动度、运动能力和吸气能力。

（8）呼吸操。

（9）吹气球训练。

2. 气道廓清技术

（1）咳嗽：深吸气后关闭声门，同时腹肌收缩，增加胸膜腔内压和腹压，接着声门突然开放，腹肌用力收缩，将肺内的空气快速向外排出。

自主咳嗽：双咳嗽法、控制咳嗽法、连续 3 个咳嗽。

辅助咳嗽：海姆利希式、前胸壁压迫法、利用体位辅助咳嗽。

（2）主动循环呼吸技术：呼吸控制、胸廓扩张运动、用力呼气技术。注意每 1 个用力呼气后都需进行 1 次呼吸控制，以免引起气道痉挛。

（3）自主引流：包括 3 个阶段。①松动：低潮气量下呼吸用来移除外周分泌物；②聚集：潮气容积位呼吸用来聚集中间气道的分泌物；③排出：高肺容积位呼吸使分泌物从中心气道排出。每个阶段的持续时间取决于分泌物的位置，每个周期的时间取决于分泌物的数量和黏度。

（4）叩拍：在涉及的肺段部分，双手呈杯状对胸部做有节律的叩拍，120～180 次 /min。在患者的胸部与治疗师的手之间叩住空气，以便分泌物可以通过吸气或呼气而被清除。可在呼吸的呼气和吸气阶段同时进行，叩拍期间应注意监测患者的血氧饱和度。

（5）震动：照顾者对胸壁施加压力时上肢的持续共同收缩传递产生的振动力，频率是12～20Hz；只在呼吸的呼气阶段进行。

3. 呼吸肌训练

（1）吸气肌训练：患者端坐位或站立位，使用训练仪进行吸气肌训练，患者夹上鼻塞，通过连接1个吸气滤嘴用嘴进行呼吸。根据提示指导患者进行吸气训练，训练仪根据患者的吸气肌负荷自动施加阻力。每次训练30次，2次/d，安排在早餐和中餐后进行训练。

（2）体外膈肌起搏治疗：通过体表电极片对膈神经进行低频脉冲电刺激，使膈肌移动度增加，进而增加通气量，促进肺内 CO_2 排出。

（3）传统腹部加沙袋或徒手膈肌力量抗阻训练。

4. 运动训练

（1）运动处方的制订应遵循安全、有效、个性化、全面的原则。运动处方内容一般包括运动类型、运动频率、运动时间、运动强度。

运动类型：走路、慢跑、快跑、骑自行车、游泳、跳绳、划船和爬楼梯等。运动频率：合理的运动频率是每周3～4次。运动时间：目前推荐20～60分钟的有氧运动，但不包括热身和结束后的整理活动。运动强度：运动强度是运动处方中最重要的因素，运动强度应根据患者的目标量身定制。

（2）肺病推拿法：①患者仰卧位，按顺时针与逆时针方向按摩其腹部与丹田，运用一指禅手法按顺序推按患者阑门穴、建里穴、中脘穴、上脘穴、巨阙穴、关元穴、中府穴、云门穴等穴位，并对患者的胸大肌进行拿揉、拇指平推及掌根按压。②患者俯卧位，随着其呼吸节奏规律推按患者肺俞穴、肾俞穴、气海俞及关元俞等穴位，并根据患者吸气时的轻重，掌握推拿的力度，用双掌由下至上交替轻叩患者的背部，以加快患者肺部痰液的排出。

（3）六字诀、八段锦、太极拳、易筋经等。

5. 健康教育　主要是慢性病患者的日常自我管理，如规律服药、避免接触变应原、正确使用吸入装置、早期识别急性加重、减少摄氧性活动等。

6. 心理治疗　支气管哮喘患者在发作期呼吸困难，常有濒死感，如病情多次反复发作易产生自卑、焦虑、恐惧心理，对治疗缺乏信心。医务人员需根据患者特点提供治疗计划，及时了解患者反馈情况，指导患者坚持康复训练，锻炼呼吸功能，尽可能控制、消除症状，预防和控制哮喘的发作，使就医次数达到最低限度，增加患者对疾病康复的信心，配合治疗，提高生存质量。

7. 药物治疗　①控制药物：吸入性糖皮质激素、全身性激素、白三烯调节剂、长效 β_2 受体激动剂、缓释茶碱等；②缓解药物：速效吸入和短效口服 β_2 受体激动剂、短效茶碱等；③抗感染、纠正水电解质及酸碱失衡、维持内环境稳定等。

六、实施康复治疗

医护共同制订治疗方案，管床医师统筹安排治疗时间，治疗师具体实施治疗方案，管床护士实施护理方案及健康宣教。

（冯晓东）

第三节 慢性阻塞性肺疾病案例

慢性阻塞性肺疾病（chronic obstructive pulmonary disease，COPD），简称慢阻肺，是一种进行性的不可逆气流受限的呼吸系统疾病。中国成人肺部健康研究显示，全国约有 9900 万慢阻肺患者，40 岁以上人群患病率为 13.7%。慢阻肺不仅导致肺功能持续受损，随着病情发展还将累及心脏、骨骼肌等其他脏器，影响患者的劳动能力和生活质量，甚至造成残疾。由于其高患病率、致残率和死亡率，慢阻肺给我国的公共卫生带来了巨大的疾病负担。肺康复是在戒烟、药物、氧疗等常规治疗以外被证实有效的综合干预措施，可以改善慢阻肺患者的活动耐力、焦虑情绪和生活质量，从而降低再住院率、致残率和死亡率。慢阻肺全球倡议（GOLD）、美国胸科学会（ATS）和欧洲呼吸病学会（ERS）的多个指南共识，以及我国制订的《慢性阻塞性肺疾病临床康复循证实践指南》（2021 版），均提倡将肺康复应用于慢阻肺的综合管理。

一、病史摘要

患者，男，69 岁，因"咳嗽、咳痰、气喘 10 年，加重 1 个月"入院。

现病史：患者 10 年前开始常于秋冬季节出现咳嗽、咳痰，伴胸闷气喘，活动后明显。多次就诊并完善肺功能检查、胸部 CT，诊断为"慢阻肺"，长期吸入布地奈德福莫特罗粉吸入剂、噻托溴铵，间断口服茶碱缓释片。近 2 年活动耐力进行性下降，时有咳嗽、咳痰，稍活动即明显气喘。近 1 年因急性加重住院 2 次。1 个月前，咳嗽、咳痰加剧，痰量增多，咳痰无力，伴胸闷、气喘加剧，无发热、畏寒。目前穿脱衣服感呼吸困难，吸氧状态可步行数步。患者近 1 个月精神可，食欲、睡眠欠佳，二便正常，体重无明显变化。

入院查体：神志清楚，轮椅入病房，体温 36.7℃，脉搏 104 次 /min，呼吸 36 次 /min，血压 139/86mmHg，SpO_2 76%。

专科查体：口唇发绀，颈静脉充盈，呼吸急促，胸腹矛盾运动，双肺呼吸音低，右下肺可闻及少量湿啰音；心率 104 次 /min，$A_2>P_2$，未闻及心脏杂音；腹部稍膨隆，四肢可自主活动，双手可见杵状指，双下肢轻度凹陷性水肿。

既往史：高血压、2 型糖尿病、冠状动脉粥样硬化性心脏病。

个人生活史：吸烟每日 20 根，已戒烟 10 年。

辅助检查：白细胞计数 $10.97×10^9$/L，中性粒细胞计数 $9.3×10^9$/L，血红蛋白 141g/L，血小板计数 $276×10^9$/L；CRP、PCT、ESR、心肌梗死四项正常。动脉血气分析：FiO_2 0.29，pH 7.40，PCO_2 46.5mmHg，PO_2 85.8mmHg，乳酸 1.4mmol/L，BE 3.8mmol/L，HCO_3^- 27.4mmol/L。心电图：ST-T 改变，后续复查无动态变化。超声心动图：LVEF 68%，主动脉硬化、主动脉瓣硬化、三尖瓣轻度关闭不全，肺动脉压力轻度增高。肺功能：FEV_1/FVC 48.4%，FEV_1 占预计值百分比 16.7%。

诊断：①慢阻肺急性加重（GOLD 4 级，D 组）；②高血压（2 级，很高危）；③2 型糖尿病；④冠状动脉粥样硬化性心脏病。

处理：经鼻高流量吸氧（呼吸困难症状改善后改为低流量吸氧），抗感染治疗（哌拉西林他唑巴坦 4.5g，1 次 /8h），支气管扩张剂（布地奈德福莫特罗粉吸入剂 2 吸，2 次 /d 吸入；噻托溴铵 5μg，1 次 /d 吸入），祛痰药（乙酰半胱氨酸 0.3g，2 次 /d 雾化吸入；福多司坦 0.4g，3 次 /d 口服）。

二、康复评定

(一）功能评定

1. 症状评估　改良呼吸困难指数（mMRC）评定 4 级（因严重呼吸困难以致不能离开家，或在穿衣、脱衣时出现呼吸困难）；圣乔治呼吸量表（SGRQ）症状评分 100 分；BODE 指数 10 分。

2. 营养评估　身高 172cm，体重 60.6kg，BMI 20.5kg/m²；NRS2002 2 分。

3. 肌肉力量评定　双上肢肌力 4 级，双下肢肌力 4⁻级。

4. 活动耐力评定　6 分钟步行试验无法完成。

5. 社会心理评估　HAMA 21 分；HAMD 7 分。

(二）结构评定

口唇发绀，颈静脉充盈，呼吸急促，胸腹矛盾运动，双肺呼吸音低，右下肺可闻及少量湿啰音。肺功能提示 FEV_1/FVC 48.4%，FEV_1 占预计值百分比 16.7%。膈肌超声提示双侧膈肌厚度变薄，左侧未见吸气相收缩（增厚分数 0%），右侧吸气增厚分数（113%）明显升高。

(三）活动评定

基础性日常生活活动评定：MBI 量表评分 50 分（进食 10 分，洗澡 0 分，修饰 5 分，穿衣 5 分，控制大便 5 分，控制小便 10 分，如厕 5 分，床椅转移 5 分，平地行走 5 分，上下楼梯 0 分）；SGRQ 活动能力评分 93.3 分；CAT 35 分。

(四）参与评定

SGRQ 日常生活影响评分 58.67 分。

三、康复诊断

(一）功能障碍

1. 阻塞性通气功能障碍（重度）

2. 廓清功能障碍（中度）

3. 膈肌功能障碍（中度）

4. 四肢运动功能障碍（轻度）

5. 焦虑心理（中度）

(二）结构异常

肺功能提示 FEV_1/FVC 48.4%，通气障碍类型为阻塞性，FEV_1 占预计值百分比 16.7%，GOLD 4 级，属于重度障碍。膈肌超声提示左侧膈肌吸气相无收缩，右侧膈肌代偿性吸气增强，最大吸气压（MIP）为 25cmH₂O。

(三）活动受限

1. BADL 受限（中度），MBI 量表评分为 50 分，进食、修饰、床椅转移和控制小便尚可完成，但控制大便、如厕及平地行走需部分辅助，且无法洗澡或上下楼梯。

2. IADL 受限（重度），表现为无法完成交通出行、购物等大部分工具性日常生活活动。

(四）参与受限

SGRQ 日常生活影响评分 58.67 分，工作及社交活动均无法正常参与。

四、康复目标

1. 近期目标　缓解呼吸困难和排痰困难症状，尽早离床，恢复步行能力；改善胃肠功能和营养状况；调节不良情绪。

2. 远期目标　缓解症状，减少急性发作和再住院率；提高运动耐力，改善心肺功能；提高生活质量，回归家庭；延长生命。

五、康复方案

1. 物理治疗

（1）呼吸控制训练：指导腹式呼吸和缩唇呼吸方式，让患者学会控制呼吸节律，延长呼气相使得呼吸频率达到（2～3）：1。

（2）胸廓牵伸训练：早期在卧位状态，通过手法被动放松患者的胸廓周围肌群；逐步过渡至半坐位和坐位状态，引导患者自身对吸气肌的牵拉训练。

（3）呼吸操：早期在卧位状态下指导主动肢体活动，配合呼吸节律，采取握拳、举臂、扩胸、桥式、屈髋、屈膝、伸膝、踝泵等动作，维持躯干和四肢肌肉的容量。后期可以在坐位和立位状态下，让患者跟随治疗师进行主动的全身抗重力动作训练，注意做操期间应避免憋气。

（4）抗阻运动：借助弹力带和沙袋，进行上下肢的抗阻力量训练，提高四肢肌力；使用呼吸训练器，针对患者吸气肌力量减退的问题进行多组阈值负荷训练，初始强度为30%～50% MIP，30 个动作 / 次，频率 2 次 /d。

（5）耐力训练：卧位踏车训练是一种早期适用的极低强度有氧运动形式，可根据患者耐力水平逐步提高踏车功率，或者延长间歇训练时长和增加训练组数。当患者具备独立的床椅转移能力后可指导患者进行坐位耐力训练，踏车训练也可过渡至坐位形式。根据条件合理利用起立床或高位助行器进行立位耐力训练，并择期启动步行训练，逐渐提高患者的步行耐力和步行速度。注意训练期间提供氧疗可以缓解气促症状，保障患者的 $SpO_2 \geqslant 88\%$ 为宜。

2. 作业治疗

（1）节能技术指导：除了利用腹式呼吸提高呼吸效率，治疗师还可以指导患者力学策略、场景策略和时序策略，以减少各种日常生活活动的能量消耗。

（2）认知行为疗法：加强患者对慢阻肺和肺康复的认识，使其了解康复的重要性，并结合一系列的干预获益强化患者对肺康复的认可。

3. 康复护理

（1）氧疗使用教育：指导患者及家属正确使用氧疗设备，包括经鼻高流量吸氧、经鼻低流量吸氧、氧流量调整、加湿器添水方法等。

（2）药物使用教育：指导患者及家属如何正确使用吸入装置和雾化祛痰装置，提供详尽的口服药物的剂量和时间说明。

（3）肺廓清技术：评估患者的咳嗽咳痰能力，指导主动循环技术（ACBT），以及合理地应用振荡呼气正压训练器、振动排痰仪、经胸壁高频振荡等设备。

4. 营养支持

（1）改善胃肠功能：使用促进胃肠道蠕动的食物或肠道菌群药物，嘱患者减少卧床时长，配合运动训练改善患者的腹胀症状、促进食欲恢复。

（2）肠内营养补剂：必要时可采用肠内营养补剂，纠正营养不良状况。

5. 心理干预

（1）放松训练：结合评估分析内容，利用呼吸训练和主被动牵伸训练等技术，疏导患者的焦虑情绪。

（2）正念引导：根据肺康复的获益，结合患者的疗效反馈，提供正向的言语激励。

（3）抗焦虑抑郁药物：如果非药物干预无效，有条件的情况下可请精神心理科医师会诊评估及指导药物方案。

六、实施康复治疗

（一）住院期康复治疗

患者住院 3 周，期间先后接受了床旁肺康复和离床肺康复干预措施，每阶段的干预时长约 10 天。

（二）阶段性评估结果

比较住院期间的各项评估结果可知（表 3-3-1），患者接受了为期 3 周的肺康复治疗后，有效肺容量和廓清功能改善，气促症状部分缓解，吸气肌力和四肢肌力均有所提高。出院时的 6 分钟步行距离达到了 89m，显著高于入院水平，日常生活活动能力和生活质量不同程度地提高，患者的焦虑情绪也得到了明显改善。

表 3-3-1 慢阻肺患者住院期间实施肺康复的评估结果

内容	项目	5月12日	5月21日	5月31日
肺功能	FEV_1 占预计值百分比 /%	16.7	22.1	22.5
	FEV_1/FVC/%	48.4	32.2	32.0
症状评估	mMRC/ 级	4	3	3
	BODE/ 分	10	9	9
肌力评估	MIP/cmH_2O	25	28	46
	上肢 / 级	4	4	5^-
	下肢 / 级	4^-	4	5^-
运动评估	6MWT/m	不能完成	43	89
日常生活活动能力评估	CAT/ 分	35	21	20
	MBI/ 分	50	70	75
生活质量	SGRQ 总分 / 分	76	46	40
营养评估	NRS2002/ 分	2	1	1
心理评估	HAMA/ 分	21	7	6

注：FEV_1，第 1 秒用力呼气容积；FEV_1/FVC，一秒率；mMRC，改良呼吸困难指数；BODE，COPD 患者生存状况评估；MIP，最大吸气压；6MWT，6 分钟步行试验；CAT，慢阻肺患者自我评估测试；MBI，改良 Barthel 指数；SGRQ，圣乔治呼吸量表；NRS2002，营养风险筛查 2002；HAMA，汉密尔顿焦虑量表。

（三）居家康复治疗

1. 药物方案　布地奈德福莫特罗粉吸入剂 2 吸，2 次 /d 吸入；噻托溴铵 5μg，1 次 /d 吸入；乙酰半胱氨酸 0.6g，2 次 /d 口服；福多司坦 0.4g，3 次 /d 口服。

2. 氧疗方案　鼻导管吸氧（1～2L/min）15h/d，建议训练中氧疗。

3. 训练方案　呼吸控制：缩唇呼吸 + 腹式呼吸，呼吸节律比 =（2～3）:1，10 分钟，2 次 /d；

呼吸操训练：10 分钟，2 次 /d；吸气肌力训练：初始强度 23cmH$_2$O，5 吸 / 组 ×6 组 / 次，2 次 /d，强度通过每周使用电子训练器复测 MIP 的 50% 调整；踏步训练：50 步 / 组 ×4 组 / 次，间歇休息，频率从 1 次 /d 逐渐递增；步行训练：100m/ 次，频率从 1 次 /d 逐渐递增；终止指征：SpO$_2$%<88%，心率 >130 次 /min，或 Borg 呼吸困难评分 >5 分；监督方式：训练日记 + 远程网络督导相结合。

4. 随访计划　每月随访 1 次，肺康复计划总时长 10 周。

随访结局：该患者通过院内常规治疗及宣教后，可以完成自我监督的居家康复治疗。患者慢阻肺无急性加重，仅因咳嗽（轻度肺部感染）住院治疗过 2 次（均 1 周左右），活动能力评估、生活质量评估及肺功能结果较两年前无明显下降。

（谢欲晓）

第四节　胸科手术围术期案例

常见胸科手术围术期并发症包括肺部并发症、静脉血栓栓塞症、消化道并发症、泌尿系统并发症等，围术期康复干预是降低肺部及其他并发症的重要方法。患者接受胸科手术的主要原因是肺小结节和肺癌，其中肺癌是全球发病率和死亡率最高的癌症，可根据癌细胞类型分型如下：

1. 鳞状细胞癌　占肺癌的 40%～50%，与吸烟密切相关，好发于男性，一般生长速度比较缓慢，病程较长，手术切除机会相对多。

2. 腺癌　占肺癌的 30%～50%，腺癌和吸烟的相关性不大并且多发于女性，肿瘤生长一般较为缓慢，但在早期就可发生远处转移。

3. 大细胞癌　高度恶性，特征是具有外表不正常且体型较大的细胞，手术切除机会较大。

4. 小细胞癌　高度恶性，约占肺恶性肿瘤的 1/4，好发于 40～50 岁，多有吸烟史，对放疗和化疗比较敏感，但预后最差。

对于非小细胞癌而言，手术外科治疗是其治疗的首选方案。肺癌手术治疗原则在于完整切除整个肿瘤及其周边组织并保留足量有功能的肺组织。外科切除肺癌的标准模式包括全肺切除术、肺叶切除术、肺段切除术和肺楔形切除术。现代肺叶切除术多使用胸腔镜外科手术的方式，尽可能减少对患者的损伤。对于肺叶切除术后的患者，预防并发症、保护患者各项功能往往是改善其预后、提高其生存率的关键所在。

加速康复外科（enhanced recovery after surgery，ERAS）以循证医学为基础，以减少手术患者生理、心理的创伤应激为目的，通过外科、麻醉、护理、营养、康复等多学科合作，对围术期处理的临床路径予以优化，从而减少围术期应激反应以及术后并发症，促进患者康复。围术期康复干预的核心在于 ERAS 的应用，包括术前、术中及术后部分，其中与康复相关联的主要是术前与术后部分。术前部分包括术前宣教、戒烟戒酒、访视与评估、营养支持治疗、肠道准备及禁食禁饮等；术后部分包括术后疼痛管理、恶心呕吐预防与治疗、营养支持、早期下床活动、出院标准及随访。

围术期康复治疗的最终目标是尽可能恢复和提升患者的功能水平，减少并发症，降低死亡率，缩短 ICU 住院时间。为了保证 ERAS 的正确实施，需要医生、护士、治疗师、营养师等多学科参与。干预团队在围术期整个过程中需进行反复评估、对比、分析，确保患者从ICU向普通病房的安全交接。

一、病史摘要

患者，男，66岁，因"反复咳嗽1个月"入院。

现病史：患者近1个月反复咳嗽，呈阵发性连声咳，咳剧时可伴胸闷不适，咳少许白黏痰，无痰中带血，无咯血，无胸痛，无发热，自服止咳药物，症状无好转，未诉其他特殊不适。1周前就诊，胸部CT提示右肺中叶占位性病变。近期体重无明显下降。

体格检查：体温36.1℃，脉搏76次/min，呼吸17次/min，血压125/71mmHg。生命体征平稳，神志清，桶状胸，肋间隙增宽，双肺呼吸音清晰，未闻及明显干湿啰音。心脏、腹部查体未见特殊阳性体征。双下肢无水肿，无杵状指/趾。心电图、超声心动图未见明显异常，血气分析结果提示轻度呼吸性酸中毒，无其他异常。

实验室检查：①血尿便常规、血生化、凝血功能未见特殊异常；②肿瘤标志物：细胞角蛋白19片段4.59mg/L（参考值：0～3.3mg/L）；③纤维支气管镜（简称纤支镜）刷片及灌洗液抗酸染色、结核抗体等相关检测均阴性。

辅助检查：

胸部CT平扫+增强：右肺中叶可见一软组织肿块，边界清晰，有分叶及毛刺，大小约2.3cm×3.6cm×2.5cm，病灶密度不均匀，其内未见空洞或钙化灶。增强扫描可见病灶强化，以边缘明显，周围可见条索状血管影，瘤体内未见坏死灶。右肺中叶支气管闭塞。肺门影不大，纵隔结构清晰，未见占位性病变。

纤支镜：右肺中叶开口处见新生物，完全阻塞管腔，触之易出血，表面可见坏死组织，此处取病检。活检病理提示鳞状细胞癌。

PET/CT：右肺中叶团状实变影伴周围磨玻璃影，^{18}F-氟代脱氧葡萄糖（^{18}F-FDG）代谢增高，考虑恶性肿瘤病变可能性大。颅脑、腹部脏器及全身骨骼系统均未见明确转移征象。

既往史：既往体健，否认慢性病史，有吸烟史20余年，20支/d。

个人史：居住于上海市区，高中文化水平，已退休，生活有规律，爱好广场舞、打扑克。

诊断：①右肺中叶鳞癌（$cT_{2a}N_0M_0$，IB期）；②慢阻肺。

处理：患者入院后完善相关检查，排除手术禁忌证，签署知情同意书，计划在胸椎旁阻滞及双腔支气管插管全身麻醉下行"右肺中叶切除+淋巴结清扫术+右侧胸腔闭式引流术"。

二、术前康复评定

（一）功能评定

1. 感觉功能评定　患者无明显感觉功能异常。

2. 运动功能评定　患者无明显运动功能异常。

3. 平衡功能评定　采用Berg平衡量表进行评定，得分56分，平衡功能良好。

4. 术前肺功能检查　术前肺功能检查，可以通过多个参数对患者的手术风险和预后进行评价。患者用力肺活量（FVC）=2.29L（64%），第1秒用力呼气容积（FEV_1）=1.35L（占预计值百分比47%）（当<50%时手术风险上升），一秒率（FEV_1/FVC）=70.8%（为预测值的65%），呼气流量峰值（PEF）=76.2%，最大通气量（MVV）=65%，肺一氧化碳弥散量/肺泡通气量

（DLCO/VA mean）=75.2%。存在中度混合性通气功能障碍，肺储备耐力轻度下降，肺弥散功能轻度下降，咳嗽效能轻微下降。

5. 术前心肺功能测试　术前心肺功能测试，可以通过最大摄氧量（VO_{2max}）、相对摄氧量等参数对手术风险及患者预后进行评估。VO_{2max}=66%，VO_{2max}/kg=18.2ml/（kg·min）[当10~20ml/（kg·min）时，需要根据患者情况确定手术切除范围]。

6. 术前营养评估　营养风险筛查 2002（NRS2002）得分 0 分，无明显营养不良。

7. 心理功能评定　汉密尔顿焦虑量表（HAMA）17 分，存在确实焦虑情况，担心手术成功率及术后恢复情况。

（二）结构评定

患者无明显结构异常。

（三）活动评定

采用改良 Barthel 指数（modified Barthel index，MBI）量表进行评估，患者得分 100 分。

（四）参与评定

患者呼吸功能、运动耐力下降，外出聚会等娱乐活动受限，无法参加广场舞等高强度运动。

（五）环境和个人因素

患者居住市区，家住 3 楼，坐便，无电梯。

患者大学本科毕业，建筑设计师，依从性好，配合度较高。患者已退休，职业无影响。生活有规律，高中文化水平，爱好广场舞，有较大的运动强度。

三、术前康复诊断

（一）功能障碍

1. 肺功能障碍　中度混合性通气功能障碍。

2. 心理功能障碍　存在轻度焦虑。

（二）活动受限

日常生活活动受限，表现为患者因运动耐力下降无法连贯完成洗漱等日常生活活动。

（三）参与受限

患者无法正常外出聚会、参与广场舞等运动性活动。

四、术前康复目标

1. 近期目标（1 天）　完成术前患者宣教，改善患者心理状态，提高患者肺功能，降低手术风险。

2. 远期目标（术后）　降低 ICU 住院时间，尽快安全转入普通病房。

五、术前康复方案

1. 物理治疗　呼吸训练（2 次 /d）、运动疗法（2 次 /d）、有氧训练（2 次 /d）、平衡训练（2 次 /d）。

2. 康复护理　康复宣教，肺癌患者专科护理。

3. 心理治疗　以缓解患者焦虑，加强患者认知与配合为主。

4.营养支持 口服高蛋白质食物和口服营养补充（ONS）。

六、术前实施康复治疗

当患者入院时，医护治一体化团队应在对患者进行检查及评估后进行讨论，制订第一期（术前）患者康复支持的相关方案，并依照方案对患者进行治疗干预直到手术开始进行。

（一）医生团队

1.宣教 术前至少戒烟1周，告知手术流程和注意事项。

2.药物治疗 ①吸入性糖皮质激素、β_2受体激动剂以及黏液溶解剂（降低气道反应性，减少气道分泌物）；②抗生素：预防性使用头孢类抗生素（减轻术后肺部感染率）。

（二）物理治疗

1.宣教 围术期物理治疗，包括主动上肢活动、踝泵运动和有效咳嗽。

2.肺功能检查与心肺功能测试

3.肺康复训练 ①清洁气道：机械辅助排痰、体位引流、主动训练30min/（次·d）；②咳嗽训练：3个/组，3组/次，3次/d；③呼吸训练：抗阻吸气、呼气肌肌力训练，3个/组，3组/次，3次/d。

（三）康复护理

1.对患者及其家属有针对性地进行术前健康知识宣教。

2.术前6小时嘱咐患者除营养科要求外禁食禁水，防止麻醉或手术过程中呕吐引起窒息或吸入性肺炎。

（四）心理支持

进行心理咨询，缓解患者的焦虑情绪。

（五）营养支持

1.在术前10小时和2小时分别口服12.5%碳水化合物饮品800ml和400ml。

2.在麻醉诱导前2小时口服≤500ml透明液体是安全的。

七、术中管理

1.麻醉前用药 托烷司琼5mg静脉滴注+地塞米松5mg静脉注射，预防术后恶心、呕吐。

2.麻醉实施前 静脉泵注右美托咪定0.5μg/kg后行超声引导下右胸$T_5 \sim T_8$椎旁阻滞。局部麻醉药为0.5%盐酸罗哌卡因20ml。

3.麻醉诱导 行常规麻醉诱导，采用丙泊酚2~2.5mg/kg、舒芬太尼0.4~0.5μg/kg和罗库溴铵0.9mg/kg。缓慢静脉注射，待患者肌肉松弛后插入双腔支气管导管行机械通气，采用纤支镜确定正确导管位置。

4.患者左侧卧位，全身麻醉下行"右肺中叶切除+淋巴结清扫术+右侧胸腔闭式引流术"。

5.麻醉维持 采用泵注1%丙泊酚15~20ml/h联合吸入1.5%~2%七氟烷（氧流量为1.5L/min）。

6.术中体温控制 通过保温措施（如补液及冲洗液均加温至37℃，调节室温至24℃左右，采用充气式升温毯保温）将患者体温控制在正常范围。

7.术中液体管理 采用"目标导向液体治疗"策略，行血流动力学监测，避免容量过负荷及组织水肿。术中首选补充平衡盐晶体溶液。

八、术后康复评定（术后6小时）

术后病史摘要

患者手术顺利，术后转移至重症监护病房给予抗感染补液保护胃黏膜及对症治疗。转入重症监护病房后，维持呼吸及循环稳定、抗感染、呼吸道管理和调节内环境稳态及对症支持治疗。患者术后接受面罩给氧，嗜睡状态。

（一）功能评定

1. 生命体征　体温36.6℃，脉搏77次/min，呼吸24次/min，血压126/88mmHg，SpO_2 96%，吸入气氧浓度（FiO_2）29%，吸氧流量2L/min。心电图、血气分析无异常。

2. 感觉评估　使用镇痛泵深呼吸时VAS评分3分，重症监护室疼痛观察工具法（CPOT）1分，改良呼吸困难指数（mMRC）评定2级。

3. 肺功能评估　患者咳嗽无力，气道廓清能力下降。听诊肺下叶散布湿啰音。

4. 胸廓稳定性评估　经超声探查患者胸廓稳定性尚可，胸骨不稳定性量表（SIS）分级为1级（最小分离的胸骨）。

5. 运动功能评定　关节活动度：患者左上肢主被动活动度均正常，右上肢主动肩前屈90°，被动前屈0°~110°创口即感疼痛。肌力：下肢双侧屈髋4$^+$级，伸髋4$^+$级，屈伸膝4级，踝背屈4$^+$级，跖屈4级，右侧肩前屈3$^+$级，左侧肩前屈4级。

6. 功能性活动评定　床头可摇起至90°，一人辅助下能完成卧坐转移，二人辅助坐站转移，站位下能进行部分下肢活动。

7. 耐力评估　辅助下站立5分钟，Borg呼吸困难评分6分，主观用力程度（RPE）13分。

8. 心理功能评定　HAMA 8分，存在轻微焦虑，偶尔担心恢复情况。

9. 吞咽功能评定　多伦多床旁吞咽筛查（TOR-BSST）：舌肌活动无异常，饮水试验无呛咳、无嗓音改变、无流涎。容积-黏度测试（V-VST）：吞咽不同性状（水、糖浆、蜂蜜、布丁），不同容积（5ml、10ml、20ml）食物，无安全性及有效性问题。

（二）结构评定

患者30°仰卧位，腹式呼吸，呼吸浅快，胸廓活动度下降。患者躯干右侧腋中线第8肋间可见一1cm小切口，锁骨中线第6肋间可见一5cm切口，背阔肌前缘4cm可见一4cm切口。躯干右侧还可见一引流管，采用水封瓶引流，可见淡红色引流液。

（三）活动评定

患者处于卧床状态，床头抬高30°。可少量辅助下完成卧坐转移，坐站转移，术后MBI量表评分30分。

九、术后康复诊断

（一）功能障碍

1. 感觉功能受限　呼吸困难，创口疼痛。

2. 运动功能受限　上肢主动关节活动度下降，肌力下降。

3. 功能性活动下降　功能性步行能力下降。

4. 肺功能障碍　气道廓清功能下降，潮气量下降，咳嗽效能低下，无法有效排痰。

5. 心肺系统功能　患者心血管系统功能及耐力下降。

6. 心理功能障碍　存在轻微的焦虑状态。

（二）结构异常

存在多处手术创口。

（三）活动受限

生活无法自理。

十、术后康复目标

1. 近期目标　改善患者的咳痰能力，保持气道清洁，肺叶复张，帮助患者脱机、移除胸腔闭式引流。维持患者肌力及关节活动度，并帮助患者独立完成卧坐、坐站转移，防止出现废用。

2. 远期目标　患者顺利出院，日常生活基本独立，帮助其回归正常生活。

十一、术后康复方案

1. 物理治疗　关节松动术（肩2次/d），关节松动术（脊柱2次/d），运动疗法（2次/d），有氧训练（2次/d），呼吸训练（2次/d），冷疗（2次/d），经皮神经电刺激（2次/d）。

2. 作业治疗　作业疗法（2次/d），ADL能力训练（2次/d）。

3. 康复护理　术后专科护理，康复护理宣教。

4. 康复辅具　框式助行器一副，交流板。

5. 心理治疗　以提供情感支持为主。

十二、术后实施康复治疗

医护治一体化查房，共同制订治疗方案，由管床医师统筹安排治疗时间，由PT、OT治疗师具体实施治疗方案，管床护士实施护理及健康宣教。

（一）医生团队

1. 确定干预时间　应在生命体征相对稳定后开始物理治疗，如患者平均动脉压（MAP）<60mmHg，或FiO_2>60%，或PaO_2/FiO_2<200，或呼吸>30次/min，以及体温超过40℃，提示不稳定，应定时进行再评估，保证患者尽早开始物理治疗。

2. 最大化氧运输　①调整氧流量来保证氧供应；②必要时可采用俯卧位通气或气囊辅助徒手过度通气技术。

3. 疼痛管理　指导患者自控镇痛（PICA）（舒芬太尼100μg加生理盐水至100ml，无负荷剂量，背景剂量2ml/h，单次注射剂量2ml，锁定时间15分钟）。

4. 药物治疗　雾化吸入性糖皮质激素、$β_2$受体激动剂以及黏液溶解剂。

5. 闭式引流移除　组织多学科参与确定患者移除引流管的时间。

6. 宣教　尽早转入普通病房进行后续的康复治疗。与普通病房医务团队做好交接，以保证治疗的连续性、质量以及患者满意度。

（二）物理治疗

1. 肢体活动　①上肢自我活动：肩关节屈曲、外展；肘关节屈曲、伸展；腕关节屈曲、伸展，10个/组，3组/d；②治疗师辅助锻炼，主被动肢体活动：30min/次，2次/d。

2. 床边活动　辅助保护下完成卧坐转移、坐站转移（使用框式助行器，两位治疗师辅助），活动的时间与强度根据患者主观感受（Borg 呼吸困难评分 5～6 分，RPE 评分约 13 分）及生命体征的变化决定；辅助保护下步行 10m，2 次 /d（使用框式助行器，两位治疗师）。

3. 呼吸支持与训练　①机械辅助排痰：20Hz，5min/ 次，2 次 /d。②体位引流：根据听诊结果决定体位摆放，2 次 /d，每次 15 分钟。③呼吸肌训练：抗阻吸气训练，10 个 / 组，3 组 / 次，2 次 /d；抗阻呼气训练，10 个 / 组，3 组 / 次，2 次 /d。④胸廓活动度训练：引导患者进行胸廓扩张，5～7 个 / 组，2 次 /d，注意疼痛及患者生命体征；注意患者的创口和引流管的保护，局部使用束缚带或者枕头等进行支撑保护。

4. 疼痛管理　当患者出现疼痛时，使用经皮神经电刺激（TENS）等方法进行镇痛，15min/ 次，2～3 次 /d。

5. 预防性下肢深静脉血栓　穿戴弹力袜（直至可主动下床活动）及空气波压力治疗（20min/ 次，2 次 /d）。

（三）作业治疗

1. 为患者设计扑克游戏桌，并使用交流板与患者进行交流。

2. 日常生活活动能力训练　教导患者学习日常生活活动中保护创口及减少疼痛，30min/ 次，2 次 /d。

（四）心理干预

医务团队应尽可能营造利于沟通的环境，同时做好家属宣教，家属在探视时鼓励患者，提升患者主观能动性，积极参与康复治疗。

（五）营养干预

1. 吞咽管理　言语语言治疗师床旁监护患者进食一餐半流质无明显异常，逐渐更改为普食。

2. 营养干预　患者术后 6 小时可饮水，手术当日可恢复流食。患者当天通过餐食或 ONS 摄入高蛋白质营养，使用成品营养制剂。

（六）护理干预

1. 密切观察患者生命体征、血氧饱和度、手术切口情况。妥善固定、防止引流管受压、折曲、阻塞，保持导管密闭与无菌，维持引流通畅，观察并记录引流液色、质、量。每小时引流量超过 100ml 等，应及时通知医生。

2. 尿管护理　会阴护理 2 次 /d，术后 24 小时拔除尿管。

3. 鼓励和协助患者勤翻身防止压疮、多做深呼吸及咳嗽动作，实施常规预防感染措施预防术后感染。

4. 体位管理　全身麻醉未完全清醒时给予去枕平卧位，头偏一侧。麻醉完全清醒后生命体征平稳，改为 30° 以上半卧位，病情稳定后鼓励下床活动。

（靳令经）

第五节　肺移植术后案例

肺移植（lung transplantation）是指医生用健康肺脏替换一侧或双侧病变肺脏的手术。医生会在肺移植前首先尝试其他所有治疗，只有当其他所有治疗都失败并且肺部疾病严重到可能在今后 1～2 年引起死亡时，医生才会推荐肺移植。自 1985 年起，肺移植手术的年实施量就稳步增长，但器官数量限制了其进一步增长。全球肺移植每年 4500 多例，双肺移植占 3/4，单肺移植占 1/4。肺移植主要适应证有间质性肺疾病（ILD）（包括特发性肺纤维化）、慢阻肺（COPD）、囊性纤维化（CF）、$α_1$- 抗胰蛋白酶缺乏症及特发性肺动脉高压等。2021 年美国器官移植科学注册组织（Scientific Registry of Transplant Recipient）报告，肺移植患者 1 年生存率 85.3%，3 年生存率 67.0%。肺移植患者导致的主要功能障碍包括呼吸困难、排痰费力、肌力弱、有氧活动障碍、日常活动受限及社会参与受限等。肺移植患者除了接受难度很大的器官保存转运及外科手术、生命支持技术、免疫抑制技术等治疗，还需要经验丰富的肺康复团队介入，以提高存活率，减少术前和术后各种功能障碍和并发症。

一、病史摘要

患者，男，62 岁，因"咳嗽咳痰，伴活动后气短、喘憋 7 年余，加重 1 年"入院。

现病史：患者 7 年前无明显诱因出现咳嗽、咳痰，夜晚及晨起咳嗽频繁，痰量多，以白色泡沫痰为主，痰较易咳出；喘憋多于劳累后出现，日常活动尚无受限，无胸痛、心悸、黑矇、晕厥，无头痛、头晕、恶心、呕吐、大汗，无反酸、烧心、腹痛、腹泻，无发热、咯血，无双下肢水肿等不适，就诊于当地医院，诊断为肺间质纤维化，未予特殊治疗。患者咳嗽、咳痰、喘憋逐渐加重，痰量增多，白痰为主，近 3 年平地走 1000m 即出现气短、喘憋；近 1 年来因咳嗽、咳痰、喘憋加重，3 次于当地医院住院治疗，肺部 CT 提示两肺底蜂窝状阴影，予抗感染、止咳、化痰治疗（具体不详），患者咳嗽、咳痰、喘憋症状无明显好转；患者低于日常活动量即出现胸闷喘憋，平地走路不超过 20m 即出现喘息气急、血氧明显下降，长期家庭氧疗，氧流量 3L/min；现为行肺移植手术就诊，门诊以"肺间质纤维化"收入移植病房。

患者自患病以来，食欲差，睡眠可，夜间可平卧入睡，无夜间阵发性呼吸困难，二便正常，体力受限，体重减轻约 25kg。

入院查体：体温 36.5℃，脉搏 84 次 /min，呼吸 18 次 /min，血压 104/55mmHg。营养不良，神志清楚，自主体位，表情自如，平车入室，查体合作。口唇发绀，舟状腹，双侧足背动脉搏动正常、对称，杵状指。

专科查体：胸骨无压痛，双侧呼吸动度均等，肋间隙正常，双侧触觉语颤对称，无胸膜摩擦感，无皮下捻发感。左肺叩诊清音，左肺下界位于腋中线第 6 肋间、肩胛下角线第 8 肋间，右肺叩诊清音，右肺下界位于右锁骨中线第 5 肋间、腋中线第 6 肋间、肩胛下角线第 8 肋间。呼吸节律规整，双上肺呼吸音粗，未闻及干湿啰音；双下肺可闻及散在爆裂音。

既往史：否认冠心病、高血压、糖尿病、高脂血症；否认心律失常史、其他系统疾病史、传染病史、手术外伤史、输血史、药物及食物过敏史。

个人生活史：吸烟史 35 年，约 10 支 /d，已戒烟 7 年；饮酒史 15 年，平均每周饮酒 3～4 天，每天约 500ml，已戒酒 7 年。疫区接触史、地方性疾病史、冶游史、毒品和放射线接触史。目前儿子在医院内陪护，家庭生活和睦，手术医疗费用由某基金会支持，但是对今后排异药物的支出仍有经济顾虑。家住 4 层，没有电梯。患者手术预期达到生活自理。

辅助检查：

胸部 CT：双肺多发大小不等透亮影，纹理增多，小叶间隔增厚，呈蜂窝肺改变。两肺门不大，结构清晰，气管、左右支气管及其大分支通畅。两侧肺门、纵隔及两侧腋窝内未见明确肿大淋巴结。心影不大，主动脉及冠脉钙化，两侧胸壁软组织未见异常。影像学印象：双肺间质纤维化，双肺气肿，肺大疱，主动脉及冠脉钙化（图 3-5-1）。

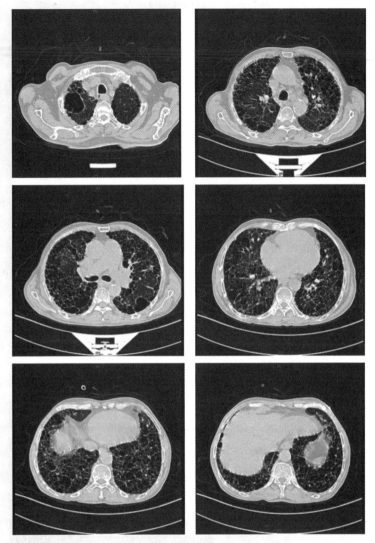

图 3-5-1　患者术前胸部 CT

血气分析：pH 7.419，PCO_2 47.2mmHg，PO_2 70.2mmHg，HCO_3^- 29.8mmol/L

肺通气功能 + 弥散功能：

（1）轻度限制性通气功能障碍：最大肺活量占预计值百分比 60.8%；FEV_1/FVC 92.51%；FEV_1：1.72L，FEV_1 占预计值百分比 71.1%（支气管扩张前 69.7%）。

（2）肺通气储备功能轻度下降：最大通气量占预计值百分比 64.7%。

（3）肺弥散功能中度下降：一口气呼吸法肺一氧化碳弥散量（DLCO/SB）21.8%；DLCO/VA 17.1%。

超声心动图：右心增大；主动脉瓣钙化；三尖瓣少 - 中量反流，肺动脉收缩压增高 61mmHg；左心室射血分数正常范围；右心室收缩功能减低。

N 端脑钠肽前体（NT-proBNP）：1416ng/L ↑。

痰培养：肺炎克雷伯菌。

骨密度检测：T 值≤-2.5，骨质疏松。

6分钟步行试验：160m。

诊断：①弥漫性肺间质纤维化；②Ⅰ型呼吸衰竭；③肺气肿；④肺动脉高压；⑤肺源性心脏病；⑥动脉粥样硬化；⑦骨质疏松。

处理：体外膜氧合（ECMO）安装术；右侧肺移植术。右侧胸腔引流管于术后9天拔除，但之后胸腔积液增多，于术后14天再次进行胸腔穿刺引流，3天引流血性胸腔积液700ml左右后拔管。

二、康复评定

（一）功能评定

1. 呼吸功能评定　患者肺移植术后10天，目前已拔除气管插管，间断性呼吸机辅助呼吸，呼吸模式为胸式呼吸，呼吸浅快。脱氧2分钟后血氧下降到89%。能够自主咳痰。

2. 运动功能评定　患者因伤口疼痛，右肩关节前屈150°、外展100°活动受限伴伤口疼痛，VAS评分8分，双侧上肢肌力因输液及疼痛无法查，双下肢肌力5⁻级，活动时有轻微喘憋，身体耐力测试不能完成。

3. 感觉功能评定　伤口持续疼痛VAS评分6分。

4. 平衡功能评定　坐位保持5小时，轮椅坐位，坐位平衡二级，立位平衡0级，一人帮助可转移。

5. 吞咽功能评定　洼田饮水试验1级，改良曼恩吞咽能力评估量表（MASA）87分，独立进食，存在肺内炎症和口舌肌肉力量下降。

6. 情绪、睡眠评定　匹兹堡睡眠量表16分，睡眠质量很差；SAS评分52分，轻度焦虑；SDS评分12分，没有抑郁。

（二）结构评定

右侧胸壁可见长度约20cm的弧形手术瘢痕，胸部X线及CT显示右肺渗出；右侧胸腔积液、右肺膨胀不全，右侧皮下积气，左肺间质纤维化，左肺气肿，肺大疱（图3-5-2）。

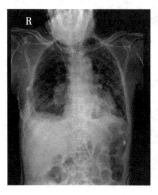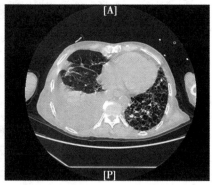

图3-5-2　患者术后胸部X线及CT

（三）活动评定

基础性日常生活活动评定采用MBI量表，ADL得分25分，大小便功能正常，吃饭、转移、穿衣5分，修饰、如厕、活动、上下楼梯及洗澡0分。

（四）参与评定

患者已退休，无职业影响。小学文化程度，平时活动少，喜欢打牌。患病以来休闲、娱乐明显受限。

（五）环境与个人因素

1. 家住 4 层，没有电梯；患者户外活动受限。

2. 小学文化，性格平和，依从性好，配合度较好。

三、康复诊断

（一）功能障碍

1. 呼吸功能障碍　圣乔治呼吸量表（SGRQ）49 分，呼吸困难症状明显影响患者的睡眠和日常生活，且因呼吸困难无法从事正常工作和娱乐活动。

呼吸模式表现为胸式呼吸为主，呼吸浅快。间断性呼吸机辅助呼吸，不能脱氧。

2. 运动功能障碍　右肩关节活动受限伴伤口疼痛，四肢肌力及耐力差。上肢握力：左侧 10.3kg，右侧不能完成；双下肢肌力 5⁻ 级，耐力试验不能完成。

3. 感觉功能障碍　伤口持续疼痛，VAS 评分 6 分，右肩关节活动时疼痛加重，影响夜间睡眠。

4. 平衡功能障碍　坐位平衡二级，可以独立保持坐位；立位平衡 0 级，不能独立站立和步行，Berg 平衡量表评分 4 分，患者存在跌倒风险，生活和转移需要大部分辅助。

5. 吞咽功能障碍　存在肺内感染，口舌肌肉力量下降。洼田饮水试验 1 级，MASA 87 分。

6. 心理功能障碍　轻度焦虑，睡眠质量很差。匹兹堡睡眠量表 16 分，每天平均睡眠 4 小时，睡眠时间不足，入睡困难且夜间易醒；SAS 评分 52 分，轻度焦虑；SDS 评分 12 分，没有抑郁。

（二）结构异常

右侧胸壁可见弧形手术瘢痕，右侧胸腔积液、右肺膨胀不全，左肺间质纤维化，左肺气肿，肺大疱。

（三）活动受限

ADL 受限，表现为吃饭需要他人盛饭及洗涤、一人辅助下才能完成床到轮椅转移、脱穿衣服需要他人辅助，没有独立完成修饰、如厕、活动、上下楼梯及洗澡等动作。

（四）参与受限

圣乔治呼吸量表（SGRQ）第二部分 33 分，患者有明显呼吸困难和咳嗽，影响睡眠，体力明显不足和精神状态较差，无法正常参与社交、休闲娱乐及户外活动，大部分时间为居家卧床状态。

四、康复目标

1. 近期目标　改善肺通气功能，改善血氧饱和度，改善身体肌力及耐力，缓解伤口疼痛，增加活动量，消除焦虑情绪，独立完成转移、坐站、修饰、穿衣动作，改善如厕、步行能力。

2. 远期目标　恢复下楼、如厕能力；恢复休闲、娱乐能力；延缓/阻止肺移植后各种并发症。

五、康复方案

1. 物理治疗

（1）呼吸训练：包括腹式呼吸训练、缩唇呼吸、手法引导胸廓扩张训练、气道廓清训练、膈肌训练、保护伤口的咳嗽训练等，2 次/d。

（2）关节活动训练：四肢关节活动训练，2 次 /d。

（3）核心及体位转移训练：包括臀桥训练、卧坐转移训练、坐站转移训练、轮椅移乘训练等，2 次 /d。

（4）主动肌力训练：四肢，2 次 /d。

（5）有氧运动：根据患者情况，双下肢康复踏车，2 次 /d。

（6）ADL 能力训练：穿衣、转移动作指导，情况允许时，室内步行动作指导。

2. 吞咽治疗　吞咽器官训练（舌肌力量训练、唇部运动训练）1 次 /d、声带闭合训练 1 次 /d、喉上抬训练 1 次 /d、舌制动吞咽法训练（Masake 训练）1 次 /d、摄食指导 1 次 /d。

3. 康复辅具　配轮椅一部、助行器一个。

4. 心理治疗　心理咨询师在术前及术后每周对患者进行心理测评，了解患者的心理动态，分析患者各类心理问题发生的原因，并及时给予针对性干预，如心理疏导及药物治疗。

5. 康复护理　根据肺移植手术的要求，成立了肺移植个案管理护士小组，由三名专业护理护士组成，包括胸外科、ICU 以及康复护士。其中，胸外科及 ICU 护士负责患者的术前以及术后危重时期的监护护理。肺康复管理护士负责执行围术期肺康复锻炼和护理措施，并为术后患者提供长期随访管理。康复护士的主要职责是延续胸外科专科护士的监测生命体征及动态观察检查指标的工作，配合康复治疗师督促患者进行呼吸操锻炼、有效排痰锻炼、肢体康复功能锻炼等综合康复护理措施。康复护士在肺移植患者出院前要进行健康宣教和出院后的定期随访。康复护士发放疾病宣传手册，包括肺移植患者术后康复指南和自我监测手册，内容主要包括肺康复、每天康复计划、三餐营养膳食指导、生命体征自我监测、用药配伍禁忌、排斥反应先兆观察、心理护理、移植术后并发症的自我观察、回院复查时间等相关知识。指导患者正确填写肺移植患者的自我监测手册，记录每天生命体征测量、体重、FEV_1/FVC；记录各类实验室检查结果、免疫抑制剂血药浓度、服药情况、出入量情况、睡眠质量、呼吸康复锻炼、体能康复锻炼及不适症状等内容。通过定期随访，及时解决患者的生活质量和用药问题，同步上报和反馈医生，对其进行针对性的教育和指引。

6. 营养支持　肺移植术后患者应进行全面营养评估，营养师根据康复训练运动完成情况、患者吞咽功能、肠内外营养方式，计算出满足能量及营养的需要量。移植后的营养目标是维护和优化营养方案，提供足够的营养供给以纠正或预防营养不良；支持吻合和手术伤口的愈合过程的高营养需求；有效地加强免疫系统抵抗感染，促进康复。随着移植术后时间的增加，营养目标逐渐转向与肺移植相关的并发症的预防和护理，如肥胖、高血压、血脂异常、结节病、骨质疏松和肾功能不全。

7. 药物治疗　根据药敏试验选用抗生素，口服盐酸氨溴索片化痰治疗和雾化治疗。

8. 机械辅助通气治疗和氧疗　术后早期呼吸机辅助通气治疗，呼吸功能改善后停止呼吸机辅助通气，改为经面罩吸氧和经鼻导管吸氧。

六、实施康复治疗

管床医师、康复医师、治疗师、护士一体化查房，医护治共同制订治疗方案；管床医师统筹安排用药及治疗时间，康复医师设置治疗方案及康复目标，治疗师具体实施治疗方案，管床护士实施护理方案及健康宣教。

（潘　钰）

第四章

运动系统疾病康复临床思维模式

第一节　脊柱骨折脱位案例

　　脊柱骨折（spinal fracture）占全身骨折的 5%～6%，常因交通事故、高空坠落、重物撞击、塌方事件被泥土或矿石掩埋等引起。脊柱骨折多发于脊柱活动度较大、应力相对集中的部位，以胸腰段骨折多见，下颈段也是较易发生骨折的部位。单纯的、稳定的椎体骨折和附件骨折可引起疼痛及活动受限，早期可通过保守治疗进行复位。脊柱骨折可并发脊髓或马尾神经损伤，特别是颈椎骨折-脱位合并脊髓损伤或臂丛损伤者，能严重致残甚至丧失生命，应考虑手术治疗，术后根据功能障碍情况进行系统康复治疗。

一、病史摘要

　　患者，男，52 岁，因"摔倒致颈部疼痛伴活动受限 4 天"入院。

　　现病史：患者 4 天前不慎摔倒，伤及颈部，当即感颈部疼痛伴活动受限，无明显头痛、头晕，无明显肢体活动不灵及感觉异常，未行特殊治疗。1 天前颈部疼痛逐渐加重，至门诊就诊，行颈椎 CT 示 C_7 骨折。患者为进一步治疗，于康复医学科门诊就诊，以"颈椎骨折"收入院。患者自发病以来，饮食、睡眠可，二便正常，体重无明显增减。

　　入院查体：体温 36.3℃，脉搏 83 次/min，呼吸 20 次/min，血压 128/75mmHg。中年男性，发育正常，营养中等，正常体型。神志清楚，自主体位，查体合作。全身皮肤黏膜未见黄染、出血点，浅表淋巴结无肿大。颈部无抵抗感，双侧颈动脉搏动正常，颈静脉无怒张。气管居中，甲状腺无肿大。胸廓无畸形，双侧呼吸运动正常，触觉语颤正常，双肺呼吸音清，未闻及干湿啰音。心前区无隆起，心尖搏动位置正常，心律齐，心脏各瓣膜区未闻及杂音。腹软，无压痛及反跳痛，肝脾肋下未及。脊柱四肢无畸形。

　　专科查体：颈部支具固定状态。去除支具后颈椎生理曲度直，强迫中立位，前屈后伸受限，前屈 10°～15°，后伸 10°～20°，侧屈、旋转不能。C_7 棘突压痛（+）。四肢肌张力正常，四肢肌力 5 级，四肢深浅感觉无明显异常。双侧膝反射、踝反射（++），双侧髌阵挛（-）、踝阵挛（-）。双侧 Hoffmann 征（-），双侧 Babinski 征（-）、Chaddock 征（-）。

　　既往史：右前臂骨折史 40 余年，保守治疗，无明显活动受限。否认高血压、冠心病、糖尿病等慢性病病史。否认肝炎、结核等传染病病史，否认其他外伤史及手术史，否认药物及食物过敏史，否认输血史，预防接种史随当地。

　　个人生活史：生于原籍，无长期外地久居史，无疫区接触史，生活规律，否认烟酒等不良嗜好。

　　辅助检查：颈椎 CT 提示 C_6 椎体略前移，C_7 左侧上关节突骨质不连续。

　　诊断：颈椎骨折。

　　处理：早期颈托固定，物理治疗；骨科随诊，必要时手术治疗。

二、康复评定

（一）功能评定

1.感觉功能评定　NRS 评分颈部静息时 3 分，活动时 6 分。

2.运动功能评定　颈椎前屈后伸受限，前屈 10°～15°，后伸 10°～20°，侧屈、旋转不能。

3.平衡功能评定　采用 Berg 平衡量表评定，得分 56 分（总分 56 分）。

4.心理功能评定　因可能需手术治疗，表现为焦虑情绪。

（二）结构评定

颈椎生理曲度变直，C_6 椎体略前移，C_7 左侧上关节突骨质不连续。

（三）活动评定

MBI 量表，得分 100；IADL 量表，得分 100 分。

（四）参与评定

患者为个体经营者，因颈部疼痛暂停经营。大学文化程度，生活有规律，经常体育锻炼，患病以来打篮球、跑步等活动明显受限。

（五）环境与个人因素

患者居住市区，购物方便，无明显日常活动受限。大学文化，性格平和，依从性较好，配合度较好。

三、康复诊断

（一）功能障碍

1.感觉功能障碍　主要表现为颈部静息时轻度疼痛，活动时中度疼痛。

2.运动功能障碍　主要表现为颈部前屈、后伸、侧屈及旋转活动受限。

3.平衡功能障碍　无明显平衡功能障碍。

4.心理功能障碍　焦虑情绪。

（二）结构异常

颈椎生理曲度变直，C_6 椎体略前移，C_7 左侧上关节突骨质不连续。

（三）活动受限

ADL 无明显受限。

（四）参与受限

休闲、娱乐活动明显受限。

四、康复目标

1.近期目标　缓解颈部疼痛，改善颈椎活动度。

2.远期目标　恢复日常娱乐、休闲活动，回归工作。

五、康复方案

1.物理治疗　射频电疗（颈部 1 次 /d），低频电刺激治疗（颈部 1 次 /d），磁疗（颈部 1 次 /d）。

2.康复辅具　颈部颈托固定。

3.康复护理　康复宣教，颈椎骨折专科康复护理。

4.心理治疗　以疏导和支持为主。

六、实施康复治疗

医护治一体化查房并共同制订治疗方案；管床医师统筹安排治疗时间，治疗师具体实施治疗方案，管床护士实施护理方案及健康宣教。

（岳寿伟）

第二节　肩部骨折案例

肩部骨折指由于外伤或病理等原因致使肩部骨质部分或完全断裂。临床常见的肩部骨折包括肱骨大结节骨折、肱骨外科颈骨折、肩胛骨骨折、锁骨肩峰端骨折等。肱骨骨折发病率最高，占全身骨折的 8%～10%；肱骨近端骨折是创伤骨科最常见的骨折之一，国外文献报道其发生率占全身骨折的 4%～5%，国内文献报道约占 2.5%；锁骨骨折可占全身骨折的 2.6%～10%；肩胛骨骨折发病率最低，仅占肩部骨折的 3%～5%。肩部骨折导致的主要功能障碍包括关节疼痛、关节运动功能障碍、关节感觉功能障碍、精神心理障碍、日常生活活动及社会参与受限。随着加速康复外科（ERAS）理念引入我国并迅速推向众多学科，康复医师及治疗师参与的 ERAS 临床路径可对围术期的处理措施进行全面优化。《加速康复外科理念下肱骨髁间骨折诊疗规范专家共识》和《加速康复外科理念下肱骨近端骨折诊疗规范的专家共识》均指出骨折术后康复治疗的重要性。

一、病史摘要

患者，女，51 岁，因"右肩部疼痛、活动不利 4 个月"就诊。

现病史：患者自诉 4 个月前洗澡途中不慎摔倒，当即感右上肢疼痛，伴活动受限，无其他关节不适，遂立即就诊于当地医院完善 X 线片，提示右肱骨上段骨折。入院后完善相关检查，在全身麻醉下行"右侧肱骨近端骨折切开复位钢板内固定术"，术程顺利。出院后患者未进行系统康复训练，于诊所行推拿按摩治疗。现仍诉右肩部疼痛剧烈，右上肢活动障碍。为求进一步治疗，门诊以"肱骨骨折术后"收入院。

患者自患病以来，精神焦虑、饮食、睡眠欠佳，大小便正常，体重未见明显减轻。

入院查体：体温 36.5℃，脉搏 72 次 /min，呼吸 20 次 /min，血压 134/94mmHg。神志清楚，痛苦病容，步入病房。皮肤巩膜无黄染，全身浅表淋巴结未扪及肿大。颈静脉正常。心界不大，心律齐，各瓣膜区未闻及杂音。全腹柔软，无压痛及反跳痛，腹部未触及包块，肝脏肋下未触及。双下肢无水肿。

专科查体：右肩部无明显发红、肿胀，皮温正常，局部压痛，感觉正常，关节活动度受限，肌力减退，肌张力正常，右手轻微肿胀，掌指关节及指间关节屈曲活动度受限。

既往史：一般健康状况良好。高血压病史 14 年，最高血压 210/110mmHg，不规律口服"苯磺酸氨氯地平片 1 片，1 次 /d"降压治疗，自诉血压控制可。剖宫产术后 19 年。其余无特殊。

个人生活史：居住银川市区，生活有规律，高中文化程度，职业为公司职员，经济状况一般，家住 10 楼，已婚，育有 1 子，否认家族中有遗传病及传染病史。

辅助检查：院外 X 线片示，右侧肱骨近端骨折切开复位钢板内固定术后。

诊断：肱骨骨折术后。

二、康复评定

(一) 功能评定

1. 感觉功能评定　NRS 评分右肩静息时 2 分，活动时 5 分。

2. 运动功能评定　主动关节活动度：右肩前屈 120°、后伸 0°、外展 70°、内旋 30°、外旋 30°，肘关节及腕关节活动正常，右手掌指关节屈曲 70°，近端指间关节屈曲 70°，远端指间关节屈曲 50°。肌力：右上肢各组关键肌肌力均为 4～4$^+$ 级，右手握力 6.12kg，右手指捏力在 0.91～1.36kg 之间。

3. 心理功能评定　SAS 评分为 58 分，轻度焦虑状态，睡眠障碍。

(二) 结构评定

右手轻度肿胀，右肩手术瘢痕。X 线片：右侧肱骨近端骨折切开复位钢板内固定术后，骨痂生成，骨折线模糊。

(三) 活动评定

采用 MBI 量表，ADL 得分 95 分。其中穿衣 5 分（不能独立穿脱内衣），其余均为满分。

(四) 参与评定

患者职业为公司职员，目前右手无法灵活写字、使用计算机，影响正常工作。患病以来休闲、娱乐及同学聚会活动明显受限。

(五) 环境与个人因素

1. 患者居住市区，出行方便，家住 10 楼，有电梯。

2. 高中文化，目前焦虑状态，睡眠障碍，康复积极性高，以往爱好养花、养鱼。

三、康复诊断

(一) 功能障碍

1. 感觉功能受限　主要表现为右肩关节、右手静息时轻度疼痛，活动时中度疼痛。

2. 运动功能受限　主要表现为右肩关节各方向活动受限，右手屈曲活动受限，右上肢整体肌力减弱。

3. 心理功能障碍　焦虑状态，睡眠障碍。

(二) 结构异常

右手轻度肿胀，右肩手术瘢痕。X 线片：右侧肱骨近端骨折切开复位钢板内固定术后，骨痂生成，骨折线模糊。

(三) 活动受限

表现为穿脱内衣活动受限。

(四) 参与受限

表现为右手无法灵活写字、使用计算机，正常工作受限。休闲、社交及户外活动明显受限。

四、康复目标

1. 近期目标　缓解右肩部疼痛，右肩前屈角度达 150°、外展角度达 120°，缓解患者睡眠障碍。

2. 远期目标　恢复患者独立穿脱内衣活动能力，恢复右上肢写字、使用电脑能力，重返工作岗位，恢复患者休闲、社交及娱乐能力。

五、康复方案

1. 物理治疗　关节松动术（右肩、右手 2 次 /d）、肌力训练（右肩周围肌群 2 次 /d）。

2. 作业治疗　ADL 能力训练（1 次 /d）、职业康复训练（写字、使用计算机，1 次 /d）、园艺治疗（1 次 / 周）。

3. 物理因子治疗　低频电刺激治疗（缓解疼痛，20min/ 次，1 次 /d），聚焦超声波疗法（软化瘢痕，右肩移动法，0.8W/cm^2，10min/ 次，1 次 /d），重复经颅磁刺激（1 次 /d）。

4. 康复护理　康复宣教、专科康复护理。

5. 心理治疗　以疏导和支持为主。

6. 药物治疗　必要时口服塞来昔布 200mg。

六、实施康复治疗

医护治一体化查房并共同制订治疗方案，管床医师统筹安排治疗时间，PT、OT 治疗师具体实施治疗方案，管床护士实施护理方案及健康宣教。

（朱　宁）

第三节　肘部骨折案例

肘部骨折多由暴力所致，常合并关节周围软组织损伤，其发病率约占所有骨折的 14%，主要包括肱骨远端骨折、桡骨小头或桡骨颈骨折、尺骨鹰嘴骨折、孟氏骨折等几种类型，其中肱骨远端骨折、桡骨头骨折、尺骨鹰嘴骨折较为常见，各占肘部骨折的 33%、33%、20% 左右。肘部损伤可以为单一骨的单纯骨折，也可以是多发性骨折和脱位。桡骨头和尺骨冠突骨折伴有肘关节后脱位称为肘关节恐怖三联征，属于肘关节内复杂骨折脱位的一种类型，常伴有侧副韧带损伤。手术治疗是肘部骨折后常用的治疗方案，有利于骨折部位的良好复位与可靠固定。肘关节由肱尺、肱桡、近端桡尺关节构成，三个关节共用一个关节囊，且与周围韧带、肌肉等软组织联系紧密，行手术治疗后易引起关节挛缩和僵硬。多发性损伤，除关节挛缩及僵硬外，还常见肘关节固定不稳、创伤性关节炎、畸形愈合、愈合不良、异位骨化、尺神经损伤等并发症。

肘部骨折导致的主要功能障碍包括关节疼痛、关节运动功能障碍、心理障碍、日常生活活动及社会参与受限。康复治疗是骨折治疗的三大原则之一，是防止并发症及功能恢复的重要保证。目前，国际上暂无肘部骨折康复的指南，但已有文献资料显示，肘部骨折术后康复大致可分为三个阶段。①炎症 / 保护期（术后第 0~2 周）：以控制疼痛肿胀、保护为主，活动周围未损伤关节的全范围活动，可做肘关节周围肌群等长收缩训练；②纤维形成 / 骨折稳定期（术后第 2~8 周）：以无痛范围内肘关节及前臂活动度训练为主，增加上肢肌群肌力；③瘢痕成熟与骨折愈合期（术后第 8 周~6 个月）：以全范围活动度巩固、肌力及耐力训练强化为主，进一步提高整体上肢功能。具体康复实践中，要根据患者个人情况、损伤部位、骨折愈合情况、关节稳定性等因素进行个性化的康复方案制订，早期以保护损伤部位、防止并发症为主，后期逐渐过渡到以功能恢复训练为主。

一、病史摘要

患者，女，39岁，因"右肘关节活动受限2个月"入院。

现病史：2个月前患者骑车时不慎摔倒，右肘着地，伤后即感右肘活动受限，右手手指活动尚可，伴右肘疼痛，肿胀明显，局部皮肤青紫，皮肤无破损，无活动性出血，无头晕头痛、无恶心呕吐，无大小便失禁等。至当地医院急诊，右肘X线检查提示"右侧桡骨小头粉碎性骨折，右侧尺骨冠突骨折，右侧肘关节脱位"，收入骨科，完善相关检查，待右肘肿胀明显消退后，于8周前在麻醉下行"右肘关节脱位开放复位＋桡骨小头骨折开放复位Herbert螺钉内固定＋尺骨冠突骨折开放复位锚钉内固定＋关节囊修复＋侧副韧带修复术"。术后予以消肿、抗感染及被动持续活动（CPM）训练，治疗后好转，无明显疼痛及肿胀，左肘无复发性脱位。患者于4周前出院，在家中自行锻炼。患者目前右肘活动仍受限，右上肢梳头、洗脸、穿衣等日常活动受限，为求进一步功能改善，来康复医学科就诊，门诊拟"右肘关节脱位开放复位、右桡骨小头及尺骨冠突骨折内固定术后"收住入院。

患者自本次患病以来一般情况良好，精神、饮食、睡眠可，大小便正常。近期体重及体力无明显变化。

入院查体：体温36.7℃，脉搏85次/min，呼吸19次/min，血压113/71mmHg。神志清楚，查体配合，步入病房。皮肤巩膜未见黄染，全身浅表淋巴结未触及肿大。头颅检查、心肺检查、腹部检查无明显异常。脊柱、左侧肢体及右下肢无畸形，活动自如，无杵状指/趾，双下肢无水肿。

专科查体：右肘无明显红肿、畸形，右肘背侧见长约14cm长的手术瘢痕，内侧见10cm长手术瘢痕，愈合良好。右肘关节局部皮温正常，无压痛，无纵向叩击痛，未触及异常活动及骨擦音。右肘关节屈伸活动、右前臂旋前旋后活动受限。主动关节活动度（AROM）：屈伸15°～85°、旋前10°、旋后50°；被动关节活动度（PROM）：屈伸10°～90°、旋前15°、旋后55°；余关节活动正常。右上肢肌肉未见明显萎缩，右肘屈伸肌群、前臂旋前旋后肌群肌力4级，余肢体肌力5级。右肘关节肘后三角检查（-）、内外侧应力试验（-）、后外侧轴移反应试验（-）。双侧肢体肌张力正常，腱反射对称存在，病理反射未引出。右上肢末端血运及感觉无明显异常。

既往史：无特殊。

个人生活史：保险公司文员，右利手，本科文化，已婚，育有一子，日常需做家务，喜欢打麻将，喜欢聚会。经济状况良好，有市医保。

右肘关节X线片：右桡骨小头及尺骨冠突骨折内固定术后改变，原骨折端对位对线良好，骨折线模糊，内固定在位，所示关节间隙在正常范围内。

诊断：右肘关节脱位开放复位、右桡骨小头及尺骨冠突骨折内固定术后，右上肢运动功能障碍。

二、康复评定

（一）功能评定

1.感觉功能评定　偶有轻微疼痛，视觉模拟评分法（VAS）评分2分。温度觉、本体感觉未见明显异常。

2. 运动功能评定　AROM：右肘屈伸 15°~85°，右前臂旋前 10°，旋后 50°；PROM：右肘屈伸 10°~90°，右前臂旋前 15°，旋后 55°。肌力评定：右肘屈肌肌群 4 级、右肘伸肌肌群 4 级；右前臂旋前肌群 4 级，右前臂旋后肌群 4 级。改良 An 和 Mayo 肘关节功能评分 61 分，功能差，主要为活动度差。

3. 平衡功能评定　正常

4. 心理功能评定　焦虑自评量表（SAS）评分 51 分，轻度焦虑，希望早日回归工作岗位。

（二）结构评定

1. 右肘背侧见长约 14cm 长的手术瘢痕，内侧见 10cm 长手术瘢痕。温哥华瘢痕评定量表得分 8 分，其中色泽 2 分（混合色泽）、血管分布 1 分（肤色偏粉色）、厚度 1 分（高于皮肤≤2mm）、柔软性 2 分（柔顺，在压力下能变形）、疼痛 1 分（偶或轻微疼痛）、瘙痒 1 分（偶或轻微瘙痒）。

2. X 线片　右桡骨小头及尺骨冠突骨折内固定术后改变，原骨折端对位对线良好，骨折线模糊，内固定在位，所示关节间隙在正常范围内。

（三）活动评定

1. 基础性日常生活活动评定　Barthel 指数评分 90 分，其中穿衣 5 分，洗澡 0 分，其余项均为满分。患者右利手，右上肢独立进食、修饰受限。

2. 工具性日常生活活动评定　采用 Lawton 工具性日常生活活动能力量表进行评定，其中外出活动、食物烹调、做家务、洗衣服需要协助。

（四）参与评定

患者保险公司文员，右利手，工作内容含大量文案工作。本科文化，喜欢打麻将，喜欢聚会。患病以来工作、社交及休闲娱乐活动明显受限。

（五）环境与个人因素

1. 患者居住在市区，购物方便，电梯房，家居环境未明显限制患者功能，患者仍能独立购买日常生活用品。

2. 性格平和，依从性好，治疗配合度高。

三、康复诊断

（一）功能障碍

1. 运动功能障碍　主要表现为右肘屈伸活动受限、屈伸肌肌力减弱；右前臂旋前旋后受限、旋前旋后肌力减弱。

2. 心理功能障碍　焦虑情绪。

（二）结构异常

1. 右肘手术瘢痕粘连。

2. 右肘关节脱位开放复位、右桡骨小头及尺骨冠突骨折内固定术后改变。

（三）活动受限

基础性日常生活活动整体基本自理，但穿衣、洗澡活动受限；工具性日常生活活动轻度失能，外出活动、食物烹调、做家务、洗衣服需要协助。

（四）参与受限

表现为工作、社交及休闲娱乐活动受限。

四、康复目标

1. 近期目标

（1）功能方面：①2周内改善右肘关节屈伸AROM至5°～100°、右前臂旋前AROM至20°、旋后AROM至60°；②2周内提高右肘及前臂肌群的肌力至5级；③2周内消除焦虑情绪，SAS评分标准分降至49分以下。

（2）结构方面：2周内缓解右肘手术瘢痕粘连，温哥华瘢痕评定量表6分。

（3）活动方面：3周内提高右上肢独立进食、修饰能力，提高穿衣、洗澡能力。

2. 远期目标　恢复穿衣、洗澡能力；外出活动、食物烹调、做家务、洗衣服可完全自理，无须帮助；恢复工作相关技能及休闲、娱乐活动。

五、康复方案

1. 物理治疗　运动疗法（右侧肘关节，2次/d）、关节松动训练（右侧肘关节，1次/d）、超声波治疗（右侧肘关节，1次/d）、蜡疗（右侧肘关节，1次/d）。

2. 作业治疗　日常生活活动能力训练（1次/d）、工具性日常生活活动能力训练（1次/d）。

3. 康复辅具　右肘关节支具。

4. 康复护理　康复宣教，均衡营养，防止跌倒等意外发生，以免造成二次损伤。

5. 心理治疗　对患者进行心理辅导，缓解焦虑，克服心理阴影。

六、实施康复治疗

医护治一体化查房并共同制订治疗方案，管床医师统筹安排治疗时间，物理治疗师、作业治疗师、假肢矫形师具体实施治疗方案，管床护士实施护理方案及健康宣教。

（周予婧）

第四节　髋部骨折案例

髋关节由股骨与髋臼组成，髋关节骨折可发生在股骨颈、粗隆间、股骨头及髋臼。其中股骨头及髋臼骨折多合并髋关节脱位或更为严重的骨盆骨折，力学结构改变、临床及康复治疗与股骨颈及粗隆间骨折有较大差异。本节主要讨论发病率更高的股骨颈及粗隆间骨折。

股骨颈骨折是指股骨头以下至股骨颈基底部之间的骨折，分为头下型、经颈型和基底型，常见于60岁以上的老年人，多合并有骨质疏松症。股骨颈骨折占全身骨折的3.6%。头下型和经颈型易发生骨折不愈合及股骨头缺血坏死，临床治疗常采用人工股骨头或全髋关节置换。股骨颈骨折基底型血运较好，临床处理与粗隆间骨折相似。股骨粗隆间骨折较股骨颈骨折患者的平均年龄大5～6岁。由于粗隆间骨折发生在松质骨为主的部分，血供丰富，往往骨折愈合好。手术固定多选用髓内或髓外固定系统。股骨颈骨折及粗隆间骨折多由间接暴力所致，骨折后患者不能行走，髋关节出现外旋畸形，粗隆间骨折因位于关节囊外，外旋畸形更为明显且伴有明显肢体短缩。髋周骨折患者由于高龄、长期卧床，易发生多种并发症，死亡率较高，有人称之为"老年人最后一次骨折"。对于两种骨折中的不稳定骨折，为缩短患者卧床时间，在没有手术禁忌的情况下，优先推荐手术治疗。术后积极合理的康复对避免卧床并发症、恢复患者功能、预防再骨折均非常重要。2020年《老年股骨转子间骨折诊疗指南》提出在术后24小时内即可开始康复，并尽早下床、患肢负重。

一、病史摘要

患者，女，68岁，因"跌倒后右髋疼痛活动受限不能行走6周，闭合复位内固定术后5周余"入院。

现病史：6周前患者起夜时被杂物绊倒，臀部着地，即感右髋疼痛不能活动，畸形，不能自行站起行走。家属急送至当地医院，X线检查为"右髋粗隆间骨折"，于伤后2天行"右髋粗隆间骨折闭合复位带锁髓内固定术"。术后患者口服塞来昔布、术区局部行冰敷等理疗控制炎症反应，行髋关节主被动活动度训练、髋周及下肢肌力训练等床旁康复治疗，并于术后4周开始右下肢部分负重站立。现右髋仍存在活动范围受限、无力，右下肢可负重10kg，尚不能独立行走。为求进一步治疗来院，门诊以"右髋粗隆间骨折内固定术后"收入院。患者自患病以来，精神欠佳，饮食、睡眠差，大小便正常，体重未见明显减轻。

入院检查：体温36.4℃，脉搏88次/min，呼吸20次/min，血压100/65mmHg。神志清楚，言语流利，轮椅推入病房。皮肤巩膜无黄染，全身浅表淋巴结未扪及肿大。颈静脉正常。心界不大，心律齐，各瓣膜区未闻及杂音。全腹柔软，无压痛及反跳痛，腹部未触及包块，肝脏肋下未触及。

专科查体：右髋周及大腿稍肿胀，右髋后外侧可见手术瘢痕，愈合佳。右下肢皮温正常，髋周未及压痛，大转子叩痛（−），下肢纵向叩痛（−），双侧足背动脉搏动对称可及。右髋活动度稍受限，左髋活动度正常，右侧髋周肌力减低，肌张力正常。双下肢等长。双下肢膝反射、跟腱反射正常，病理征阴性。

既往史：骨质疏松症病史3年，未规律服药治疗。1个月前骨密度检查：腰椎T值−3.0，股骨近端T值−2.8。否认其他慢性病史。否认激素用药史。

个人生活史：久居北京，生活规律，无体育锻炼习惯，高中文化程度，日常活动主要为采购及家务劳动，每日在社区内散步一次，常与邻居聊天。经济状况可，丧偶独居，子女不在国内，家住13楼，有电梯，住宅楼有无障碍通道。

辅助检查：X线片示右髋粗隆间骨折，骨折线可见，部分骨痂通过，髓内固定术后改变，内固定位置可，小转子游离。双下肢静脉超声未见血栓形成。

诊断：右股骨粗隆间骨折术后，严重骨质疏松症。

二、康复评定

（一）功能评定

1. 感觉功能评定　VAS评分右髋静息时0分，活动时2.4分，夜间2.0分。

2. 运动功能评定　双髋主动关节活动度：右髋屈曲90°，伸髋25°，外展35°，内旋10°，外旋30°；左髋屈曲110°，伸髋25°，外展35°，内旋20°，外旋40°。双髋被动关节活动度：右髋屈曲100°，伸髋30°，外展40°，内旋20°，外旋35°；左髋屈曲115°，伸髋30°，外展40°，内旋30°，外旋45°。肌力：右髋屈髋5级，伸髋3$^+$级，外展3$^+$级，内收4级；左髋屈伸、外展、内收肌力5级。

3. 平衡功能评定　Bobath 法评定，坐位平衡三级，立位平衡二级；Berg 平衡量表评定，得分 26 分。其中站立位下从地面捡物、原地旋转 360°、将一只脚放在凳子上、无支撑情况下两脚前后站立、单腿站立未得分。

4. 骨折愈合评定　局部无压痛，下肢无纵向叩痛，右髋无异常活动，X 线片中骨折线仍较清晰，有少量骨痂，不扶拐不能独立行走。骨折尚未愈合。

5. 心理功能评定　易怒，汉密尔顿焦虑量表得分 12 分，活动意愿低，进食少，夜间易醒。

（二）结构评定

右髋周稍肿胀，右大腿周径 47.5cm，左大腿周径 46.0cm，双下肢相对长度 69cm、等长，右髋后外侧可见手术瘢痕，右髋粗隆间骨折，髓内固定术后改变，内固定位置可，小转子游离。

（三）活动评定

采用 MBI 量表，ADL 得分 70 分。其中上下楼梯、洗澡 0 分，如厕 5 分，转移 10 分，其余均为满分。

（四）参与评定

患者已退休，职业无影响。外出购物、做饭、洗涤和打扫受到影响。无特殊爱好，休闲娱乐不受影响。社区人际交往受限。

（五）个人因素与环境因素

患者独居市区，虽家住 13 楼，但住宅楼有电梯及无障碍设施，轮椅及助行器移动不受限；购物方便，周边商区可送货上门。患者高中文化，有一定知识理解能力，但配合训练积极性不高。

三、康复诊断

（一）功能障碍

1. 感觉功能障碍　主要表现为右髋活动时轻度疼痛。

2. 运动功能障碍　主要表现为右髋关节屈曲、内外旋受限、屈伸髋、髋外展肌力减弱、髋周肌肉耐力减弱。

3. 平衡功能障碍　功能性行走受限。

4. 心理功能障碍　心理稳定性障碍、能量驱动障碍、食欲障碍、维持睡眠障碍。

（二）结构异常

右大腿及髋周肿胀，粗隆间骨折未愈合，小转子游离。

（三）活动受限

表现为上下楼梯、洗澡、如厕、转移受限。

（四）参与受限

表现为获取商品和服务受限，准备饭菜、做家务功能受限，社区生活受限。

四、康复目标

1. 近期目标　缓解右髋关节疼痛，恢复右髋关节屈曲、内外旋功能，恢复右髋屈伸及外展肌力，恢复功能性行走，改善平衡功能，改善食欲及睡眠，改善上下楼、洗澡、如厕及转移能力。

2. 远期目标　恢复上下楼、洗澡、如厕及转移能力；恢复购物、做饭及家务能力。恢复社区交往能力。预防跌倒及再骨折。

五、康复方案

1. 物理治疗 干扰电疗法（右髋 1 次 /d）、半导体激光（右髋 1 次 /d）、脉冲磁疗（右髋 1 次 /d）、低频电刺激治疗（右侧臀肌 1 次 /d）、气压式血液循环仪（右下肢）；关节松动术（右髋 2 次 /d）、肌力训练（右髋、核心 2 次 /d）、踝泵练习（随时）。

2. 作业治疗 ADL 能力训练（1 次 /d），平衡功能训练（1 次 /d），减重下肢机器人步行训练（1 次 /d），家庭环境改造指导（出院时）。

3. 康复辅具 下肢弹力袜一双，助行器一架。

4. 康复护理 下肢深静脉血栓、压疮、坠积性肺炎等并发症预防的康复宣教；骨质疏松症的健康宣教；髋关节骨折专科康复护理。

5. 心理治疗 以疏导和支持为主，可尝试采用认知行为疗法。

6. 药物治疗 抗骨质疏松治疗：碳酸钙 600～1000mg，1 次 /d；骨化三醇 0.25 ～0.5μg，1 次 /d（或维生素 D_3 1000U，1 次 /d）；阿仑膦酸钠 70mg/ 次，每周 1 次（或地舒单抗 60mg/ 半年）；必要时口服双氯芬酸钠 75mg，1 次 /d，消炎镇痛。

六、实施康复治疗

医护治一体化查房并共同制订治疗方案，管床医师统筹安排治疗时间，PT、OT 治疗师具体实施治疗方案，管床护士实施护理方案及健康宣教。

（周谋望）

第五节 胫骨平台骨折案例

胫骨平台为胫骨近端关节髁，参与构成膝关节远端关节面。解剖结构上，胫骨平台由髁间粗隆分为内外两侧浅凹形平面，分别由膝关节内外侧半月板增加关节面深度后，与股骨远端内外侧髁共同构成胫股关节。胫骨平台骨折是创伤外科中最为复杂的骨折类型之一，通常为关节内骨折。

胫骨平台骨折较为复杂，占所有骨折种类的 1.2%。发病人群分布广泛，可发生于青年、中年、老年等各个阶段。青中年人群中的胫骨平台骨折常由高能量创伤导致，如交通损伤、严重撞击伤。老年群体特别是老年女性的骨折占总骨折类型的 8%，因其存在骨质疏松，多为低能量创伤导致，如运动伤、跌倒、坠落及其他轻度暴力伤。亦有报道显示胫骨平台骨折高发年龄为 40～60 岁，无性别差异。

在解剖形态学上，胫骨平台外侧部分比内侧部分略高，在冠状面内存在大约 3° 的内翻角。内侧部较外侧部更为宽大、凹陷，内侧部常规承受约 60% 的负荷，不均匀的承重分布使胫骨平台内侧部骨质更为致密结实。因此，胫骨平台骨折 55%～70% 累及外侧部，10%～25% 累及内侧部，剩余约 15% 累及内外侧平台。

由高能量损伤所致的胫骨平台骨折可合并神经血管损伤，骨筋膜隔室综合征，深静脉血栓，软组织挫伤、挤压伤或开放伤，脊髓损伤和脏器损伤。约 30% 的胫骨平台骨折伴有韧带损伤，半月板撕裂损伤的比例达 50%。90% 的高能量损伤所致的胫骨平台骨折均伴有不同程度的软组织损伤，其中 1%～3% 为严重的开放性骨折。

以影像学资料为依据，根据骨折的具体位置和胫骨骨骺损伤的严重程度，Schatzker 将胫骨平台骨折分为六种类型，具体如下：

Ⅰ型：为单纯外侧平台劈裂骨折，典型的楔形非粉碎性骨折块向下劈裂移位，此型骨折常见于较年轻的骨质疏松患者。如有移位，常用横行松质骨螺钉固定。

Ⅱ型：为外侧平台劈裂合并压缩骨折，侧方楔形骨块劈裂分离合并关节面向下压缩陷入干骺端，此型骨折常见于老年患者。若压缩超过 3～8mm 或存在膝关节不稳，常切开复位，在干骺端植骨垫高压缩平台，用松质骨螺钉和外侧皮质支撑钢板固定。

Ⅲ型：为单纯外侧或中央压缩性骨折，单纯关节面压缩陷入平台，易发生于骨质疏松患者。如果压缩严重或证实关节不稳，应植骨垫高压缩的关节面，支撑钢板固定外侧皮质骨。

Ⅳ型：为内侧平台骨折，此型骨折可以是单纯的内侧髁楔形劈裂、粉碎或压缩骨折，常累及胫骨棘。这种骨折倾向于内翻成角，常行切开复位，内侧支撑钢板及松质骨螺钉固定。

Ⅴ型：为双髁骨折，两侧胫骨平台劈裂，但干骺端和骨干仍保持连续性。双髁都可用支撑钢板及松质骨螺钉固定。

Ⅵ型：为伴有干骺端和骨干分离的平台骨折，除单髁或双髁及关节面骨折外，还存在胫骨近端横行或斜行骨折。大部分应用支撑钢板及松质骨螺钉固定。

胫骨平台骨折对于患者的日常生活活动及生活健康质量影响较大。患者伤后 3～4 个月内难以回归到正常生活状态和工作岗位。术后伤口愈合困难、感染、出血、金属固定物等多种手术并发症，都会影响预后功能。膝关节创伤性关节炎、关节僵硬、肌肉和骨骼萎缩、滑膜粘连、关节囊挛缩等也是胫骨平台骨折患者最为常见的并发症。

预防制动和负重限制所致并发症的有效康复治疗方法是术后早期活动与可耐受承重，但早期活动方式，如被动、辅助主动和主动运动，以及负重时机和分量，还未达成共识。过早负重训练可能会增加骨折部位塌陷和不愈合的风险，但正确合理的早期负重训练，具有降低患者体能退化、减少住院天数、加速功能恢复和重返工作等优势。

在胫骨平台骨折患者的负重方面，目前建议至少需要 9～12 周才能完全负重。术后至全负重期间，负重剂量及保护性支具的佩戴需根据患者手术方式、骨折愈合状态以及患者可耐受度等多种因素综合调整。鼓励尽早实施术后关节活动度训练。根据患者手术方案和疼痛状况，治疗师指导患者开展被动、辅助主动和主动活动度练习。胫骨平台骨折对患者生活状态以及体育活动影响长远，针对患者出现的本体感觉障碍、肌力障碍以及步态异常等情况，采取个性化综合康复治疗方案，有助于提升患者的生活质量。

一、病史摘要

患者，女，25 岁，因"右胫骨平台骨折术后伴步行障碍 3 个月"入院。

现病史：患者于 3 个月前在骑自行车过程中不慎被撞倒，随即出现右膝疼痛，活动受限，当时无头晕头痛、胸闷气急、恶心呕吐、腹痛腹胀，急送当地医院。右膝 X 线片示，右胫骨平台骨折，Schatzker 分型Ⅳ型。排除手术禁忌后行"右胫骨平台骨折切开复位内固定术"。术后未进行康复介入，持续卧床患肢制动，目前右膝关节僵硬明显，为求进一步治疗来院。患者自患病以来，精神、饮食、睡眠可，大小便正常，体重未见明显减轻。

入院查体：体温 36.7℃，脉搏 68 次 /min，呼吸 19 次 /min，血压 126/75mmHg。神志清楚，精神可，平车推入病房。皮肤巩膜无黄染，全身浅表淋巴结未扪及肿大。颈静脉正常。心界不大，心律齐，各瓣膜区未闻及杂音。双肺呼吸音清，未闻及干湿啰音。腹平软，无压痛及反跳痛，腹部未触及包块，肝脏肋下未触及。

专科查体：右膝稍肿胀、无明显发红，内侧可见约 15cm 手术瘢痕，股四头肌明显萎缩；皮温正常，手术瘢痕附近稍压痛，髌骨活动性差，浮髌试验阴性，侧方应力试验阴性，前后抽屉试验阴性，麦氏征阴性。趾端血运感觉正常。关节活动度：膝关节屈曲左 135°、右 80°；伸膝左 0°、右 0°；伸膝位踝背屈左 20°、右 0°，跖屈左 50°、右 50°；屈膝位踝背屈左 30°、右 10°。肌力：右髋外展 4 级、伸展 4 级，右踝背屈 5 级、跖屈 5 级；左髋外展 5 级、伸展 5级，左踝背屈 5 级、跖屈 5 级。肌张力正常，病理反射未引出。

既往史：无特殊。

个人生活史：居住在上海市，生活有规律，偶尔体育锻炼，大学文化程度，性格平和。经济状况一般，家住 3 楼。

辅助检查：院外 X 线片示，右胫骨平台骨折切开复位内固定术后改变，骨折线模糊。

诊断：右膝关节僵硬，右胫骨平台骨折术后。

二、康复评定
（一）功能评定
1.感觉功能评定　NRS 评分，右膝静息时 1 分，主动屈曲末端时 3 分。
2.运动功能评定　关节活动度与肌力评定见专科查体。
3.步行功能评定　Holden 步行能力分级 1 级，一人持续有力地搀扶下步行。
4.心理功能评定　采用焦虑自评量表（SAS），得分 56 分，表现为轻度焦虑。
（二）结构评定
1.肿胀评定　右侧膝关节周径 38cm，左侧膝关节周径 36cm。
2.影像学评定　X 线片显示骨折对位对线良好，骨折线模糊。Schatzker 分型为Ⅳ型。
（三）活动评定
采用改良 Barthel 指数（MBI）评分，日常生活活动（ADL）能力得分 83 分，其中上下楼梯 0 分，行走 8 分，其余均为满分。
（四）参与评定
因无法往返工作地点，导致无法复工。
（五）环境与个人因素
1.患者居住市区，家住 3 楼，有坐便器，无电梯。公司位于 13 楼，有电梯，卫生间配有坐便器。需乘坐 30 分钟地铁、骑行 5 分钟、步行 10 分钟前往公司。
2.大学本科毕业，建筑设计师，依从性好，配合度较高。

三、康复诊断
（一）功能障碍
1.感觉功能障碍　主要表现为右膝屈曲末端时轻度疼痛。
2.运动功能障碍　主要表现为右膝关节屈曲伸展、右踝关节背屈受限，右髋外展、伸展肌力减弱。

3. 步行功能障碍　Holden 步行能力分级 1 级，一人持续有力地搀扶下步行。

4. 心理功能障碍　患者表现出轻度焦虑。

（二）结构异常

右胫骨平台骨折术后内固定，对位对线良好，骨折线模糊；右侧膝关节肿胀。

（三）活动受限

表现为上下楼梯、活动受限。

（四）参与受限

患者步行、上下楼梯功能受限、导致工作参与能力受限。

四、康复目标

1. 近期目标　缓解右膝关节疼痛，右膝关节屈曲活动度至 90°，伸直 0°；消除焦虑情绪；患肢脚尖踮地负重下双拐治疗性步行。

2. 远期目标　恢复上下 3 层楼梯，能够步行 10 分钟、骑行 5 分钟、坐地铁 30 分钟返回工作岗位。

五、康复方案

（一）物理治疗

1. 关节松动治疗　①右髌股关节松动，各个方向，Ⅱ级，2min/ 组；②右胫股关节松动，前后向，Ⅱ级，2min/ 组，3 组 /d；③右胫距关节松动，前后向，Ⅲ级，2min/ 组，3 组 /d。

2. 关节活动度训练　①仰卧位 / 坐位下，足跟滑动训练，各 10 次 / 组，3 组 /d；②右踝关节背屈牵伸训练，10 次 / 组，3 组 /d。

3. 肌力训练　①侧卧位，右髋关节外展训练，20 次 / 组，3 组 /d；②俯卧位，右髋关节后伸训练，20 次 / 组，3 组 /d；③健侧臀大肌、臀中肌、股四头肌肌力训练，各 20 次 / 组，3 组 /d。

4. 有氧训练　功率自行车训练，15min/ 次，2 次 /d。

5. 减重步行训练　反重力平板步行训练，20% 负重，每周负重增加 10%，10min/ 次，2 次 /d。

6. 物理因子治疗　①右膝关节冷疗：15 分钟，膝关节训练后，2 次 /d；②电子生物反馈治疗：右膝股内侧肌，10min/ 次，1 次 /d；③经皮神经电刺激治疗：右膝，10min/ 次，1 次 /d。

（二）作业治疗

1. 步行训练　双肘拐下，两点步，患侧脚尖踮地负重步行训练（由室内逐步过渡至室外），20min/d。

2. 台阶训练　患侧脚尖踮地负重，双拐下上下台阶训练，20min/d。

（三）康复护理

1. 康复宣教　①避免膝关节下垫枕而导致的屈曲挛缩；②注意转移与步行安全，防跌倒。

2. 右膝关节肿胀护理　①注意抬高患肢；②膝关节弹力绷带的使用。

3. 右膝关节活动度病房延续训练　①仰卧位，右膝关节足跟滑动训练，10 次 / 组，3 组 /d；②仰卧位，右膝关节末端伸膝训练，20 次 / 组，3 组 /d；③仰卧位，右踝关节踝泵训练，

20 次 / 组，3 组 /d。

4. 病房延续 训练后冷疗，15min/ 次。

（四）心理治疗

情绪行为疗法调整患者情绪，重塑身份认同，提升患者主观能动性，积极参与康复治疗。

六、实施康复治疗

医护治一体化查房并共同制订治疗方案，管床医师统筹安排治疗时间，PT、OT 治疗师具体实施治疗方案，管床护士实施护理及健康宣教。

七、康复再评定（治疗 4 周）

（一）结构评定

1. 肿胀评定 右侧膝关节周径 36.5cm，左侧膝关节周径 36cm。

2. 影像学评定 X 线片显示骨折对位对线良好，骨折线模糊，Schatzker 分型为Ⅳ型。

（二）功能评定

1. 感觉功能评定 NRS 评分：右膝静息时 0 分，主动屈曲末端时 2 分。

2. 运动功能评定

关节活动度：右膝屈曲 90°、伸展 0°；左膝屈曲 135°、伸展 0°；右踝伸膝位背屈 20°、屈膝位背屈 30°、伸膝位跖屈 50°；左踝伸膝位背屈 20°、屈膝位背屈 30°、伸膝位跖屈 50°。

肌力：右髋外展 5 级、伸展 5 级、右踝背屈 5 级、跖屈 5 级；左髋外展 5 级、伸展 5 级，左踝背屈 5 级、跖屈 5 级。

3. 步行功能评定 Holden 步行能力分级 1 级，需使用双拐才能步行。

4. 心理功能评定 采用 SAS 评分为 56 分，表现为轻度焦虑。

（三）活动评定

采用 MBI 量表，ADL 得分 95 分。其中上下楼梯 5 分，其余均为满分。

八、康复诊断调整

（一）功能障碍

1. 感觉功能障碍 主要表现为右膝屈曲末端时轻度疼痛。

2. 运动功能障碍 主要表现为右膝关节屈曲受限。

3. 步行功能障碍 步行能力分级 1 级，需使用双拐搀扶步行。

4. 心理功能障碍 患者表现出轻度焦虑。

（二）结构异常

右胫骨平台骨折术后内固定，对位对线良好，骨折线模糊。

（三）活动受限

活动能力改善，仅表现为上下楼梯受限。

（四）参与受限

患者步行、上下楼梯功能受限，导致工作参与能力受限。

九、康复目标调整

1. 近期目标　进一步增加右膝关节屈曲活动度至 120°；消除焦虑情绪；患者入院后 4 周且骨折线模糊，可逐渐增加至完全负重治疗性步行，单手杖上下楼梯。

2. 远期目标　恢复上下 3 层楼梯，能够步行 10 分钟、骑行 5 分钟、坐地铁 30 分钟返回原工作岗位。

十、康复方案调整

（一）物理治疗

1. 关节松动治疗　①右髌股关节松动，各个方向，Ⅱ级，2min/ 组；②右胫股关节松动，前后向，Ⅱ级，2min/ 组，3 组 /d；③右胫距关节松动，前后向，Ⅲ级，2min/ 组，3 组 /d。

2. 关节活动度训练　①仰卧位，滑墙训练，20min/ 组，3 组 /d；②右膝关节屈曲牵伸训练，10 次 / 组，3 组 /d。

3. 肌力训练　①站立位，右髋关节外展训练，20 次 / 组，3 组 /d；②站立位，右髋关节后伸训练，20 次 / 组，3 组 /d；③健侧臀大肌、臀中肌、股四头肌肌力训练，各 20 次 / 组，3 组 /d；④站立位，50% 负重下提踵训练，15 次 / 组，3 组 /d；⑤站立位，部分负重下床边下蹲训练，10 次 / 组，3 组 /d。

4. 有氧训练　功率自行车训练，15min/ 次，2 组 /d。

5. 核心训练　臀桥训练，15 次 / 组，3 组 /d。

6. 减重步行训练　反重力平板步行训练，50% 负重，每周增加 10%，10min/ 次，2 次 /d。

7. 物理因子治疗　①训练后右膝关节冷疗，15 分钟，2 次 /d；②经皮神经电刺激治疗，右膝，10min/ 次，1 次 /d。

（二）作业治疗

1. 步行训练　50% 部分至全负重，步行训练（室内＋室外），20min/d。

2. 台阶训练　肘拐逐渐过渡到手杖下独立上下台阶训练，20min/d。

（三）康复护理

1. 康复宣教　①避免膝关节下垫枕而导致的屈曲挛缩；②注意转移与步行安全，防跌倒。

2. 右膝关节肿胀护理　①注意抬高患肢；②膝关节弹力绷带的使用。

3. 右膝关节活动度病房延续训练　①仰卧位，右膝关节足跟滑动训练，10 次 / 组，3 组 /d；②仰卧位，右膝关节末端伸膝训练，20 次 / 组，3 组 /d；③左位，右膝关节屈曲训练，10 次 / 组，3 组 /d。

4. 病房延续　训练后冷疗，15min/ 次。

（四）心理治疗

情绪行为疗法，调整患者情绪，鼓励患者接触原工作内容。

（靳令经）

第六节　三踝骨折案例

踝关节骨折即构成踝关节的胫骨和 / 或腓骨远端骨折，临床常见，常合并踝关节周围韧带等软组织损伤。老年女性常因跌倒致踝关节骨折，而年轻和中年男性病因常为高冲击创伤。三踝骨折（trimalleolar fracture，TF）是指踝关节的外踝、内踝和后踝三部分同时发生骨折。踝关节骨折的发生率约为每年 187 例 /10 万人，其中三踝骨折约占 7%。

　　三踝骨折导致的主要功能障碍包括骨折处剧烈疼痛、踝关节运动功能障碍、平衡功能障碍、步行功能障碍、患者精神心理障碍、日常生活活动及社会参与受限。英国骨科协会（British Orthopaedic Association，BOA）和美国骨外科协会（American Academy of Orthopaedic Surgeons，AAOS）指南均建议此类不稳定骨折采用手术治疗，并指出物理治疗和有规律的家庭锻炼对踝关节骨折术后功能恢复是非常重要的。

一、病史摘要

　　患者，女，30 岁，因"左踝关节活动受限 2 年"入院。

　　现病史：2 年前因外伤致左踝关节肿胀、疼痛伴活动受限第一次入住医院骨科，诊断为"左踝关节骨折"，予行"左踝关节切开复位钢板螺钉内固定术"（图 4-6-1）。术后伤口恢复可，出院后定期复查并行功能锻炼。1 个月前于骨科行"左踝关节内固定取出术"，出院后踝关节仍存在疼痛、乏力、活动受限等功能障碍，现为求进一步功能恢复，来康复医学科就诊，门诊以"左踝关节活动受限"收入院。

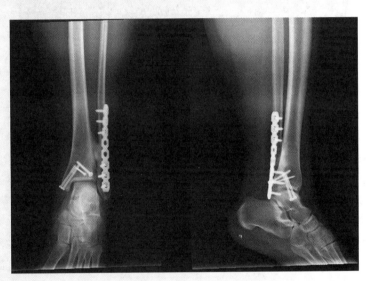

图 4-6-1　左踝关节内固定术后

　　入院查体：体温 36.2℃，脉搏 83 次 /min，呼吸 19 次 /min，血压 129/98mmHg。神志清楚，精神尚可，扶双腋拐由家属陪同步入病房。皮肤巩膜无黄染，全身浅表淋巴结未扪及肿大。颈静脉无怒张。心界不大，心律齐，各瓣膜区未闻及杂音。全腹柔软，无压痛及反跳痛，腹部未触及包块，肝脏肋下未触及。双下肢无水肿。

　　专科查体：左踝关节后外侧可见一长约 8cm 手术切口瘢痕，左踝内侧可见约 4cm 手术瘢痕，愈合可，切口周围有压痛，踝关节外翻、背伸活动受限，左足背动脉搏动可扪及，左侧肢端血运、感觉及各足趾运动正常。

　　既往史：无特殊。

　　个人生活史：居住市区，经常参加体育活动，大学文化。喜欢户外活动，性格开朗。经济情况良好，住房配有电梯。

辅助检查：X线片示左腓骨下段、左内踝骨折内固定取出术后（图4-6-2）。

诊断：左踝骨折内固定取出术后。

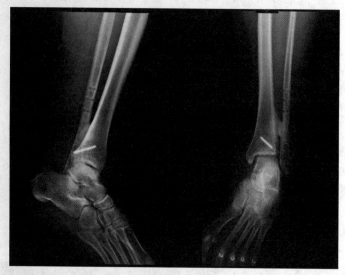

图4-6-2　左踝关节内固定取出术后

二、康复评定

（一）功能评定

1.感觉功能评定　左踝手术切口周围疼痛，数字分级评分法（NRS）静息时2分，活动时2分；本体感觉评定，患侧位置觉、振动觉减退。

2.运动功能评定　关节活动度：左踝关节跖屈主动15°，被动25°；背伸：主动5°，被动10°；内翻：主动15°，被动15°；外翻：主动5°，被动15°。

3.肌力　左踝关节跖屈4级、背伸4+级、内翻5级、外翻4+级。

4.平衡功能评定　采用Berg平衡量表评定，得分51分（总分56分）。表现为单腿站立不能；无支撑双脚前后站需帮助；无支持站立时将一只脚放在台阶或凳子上需要帮助，转身360°需要帮助。

5.心理功能评定　采用SAS评分为52分，表现为焦虑情绪，希望尽快回归工作岗位。

（二）结构评定

1.左腓骨下段、左内踝骨折内固定取出术后，骨折愈合良好。

2.肢体围度　踝关节"8"字缠绕法测量维度（左／右）：40.0cm/38.5cm。

3.皮肤　左踝后外侧及左踝内侧见手术瘢痕。

（三）活动评定

1.基础性日常生活活动评定　采用MBI量表。其中ADL得分87分，表现为上下楼梯（5分）、转移功能（8分）受限。

2.工具性日常生活活动评定　采用IADL。结果为轻度失能，主要表现在上街购物、家务维持、外出活动有困难。

（四）参与评定

患者职业为临床内科医师，术后因行走不便，无法完成诊疗活动，很少参加朋友聚会活动，无法去健身房进行体能锻炼，目前独自在家。

（五）环境与个人因素

大学文化，性格开朗，对功能恢复期望值高，治疗时配合度较好。患者居住市区，电梯房，交通便利，出行时有家属帮助。

三、康复诊断

（一）功能障碍

1.感觉功能障碍　主要表现为左侧踝关节手术切口周围疼痛。

2.运动功能障碍　主要表现为左侧踝关节跖屈、背伸、内翻、外翻活动受限；踝关节周围肌群（除内翻肌群）肌力减退。

3.平衡功能障碍　功能性行走受限。

4.心理功能障碍　焦虑情绪。

（二）结构异常

左腓骨下段、左内踝骨折内固定取出术后。左侧踝关节较右侧稍肿胀。

（三）活动受限

1.ADL 受限　表现为转移功能受限、上下楼梯受限。

2.IADL 受限　表现为上街购物、外出活动、家务维持受限。

（四）参与受限

表现为工作、社交、休闲、娱乐活动受限。

四、康复目标

1.近期目标　减轻左侧踝关节疼痛，减轻左踝肿胀，增加左侧踝关节背伸角度，提高左侧踝关节周围肌群肌力，改善平衡功能，消除焦虑情绪，提高日常生活活动能力。

2.远期目标　重返工作岗位，恢复娱乐、社交、休闲活动。

五、康复方案

1.物理治疗　蜡疗（左侧踝关节、20 分钟、1 次 /d），超声波治疗（左侧踝关节、10 分钟、1 次 /d），低频脉冲磁疗（左侧踝关节、30 分钟、1 次 /d），关节松动训练（左侧踝关节、15 分钟、1 次 /d），肌力训练（左侧踝关节、25 分钟、1 次 /d），平衡训练（站立位、10 分钟、1 次 /d）。

2.作业治疗　ADL 能力训练（20 分钟、1 次 /d），IADL 训练（20 分钟、1 次 /d）。

3.康复辅具　适配活动踝足矫形器（ankle foot orthoses，AFO）。

4.康复护理　康复宣教，踝关节骨折内固定取出术后专科康复护理。

5.心理治疗　以疏导和支持为主。

六、实施康复治疗

医护治一体化查房，医护治共同制订康复治疗方案，管床医师统筹安排治疗时间，物理治疗师（PT）、作业治疗师（OT）具体实施治疗方案，管床护士实施康复护理方案及健康宣教。

（一）物理治疗师

1.实施物理因子治疗，如超声波治疗，缓解踝关节疼痛。

2.实施淋巴引流手法（图4-6-3）、关节松动手法（图4-6-4）、指导患者行软组织释放手法（图4-6-5），减轻踝关节肿胀，增加踝关节活动度。

3.实施肌力训练（图4-6-6），增加踝关节周围肌群肌力。

4.实施平衡训练（图4-6-7），提高平衡能力。

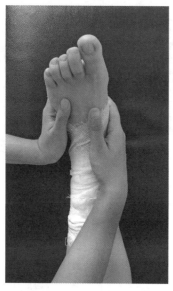

图 4-6-3　淋巴引流手法

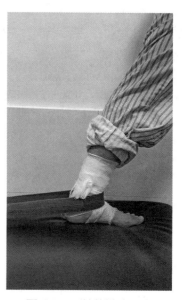

图 4-6-4　关节松动手法

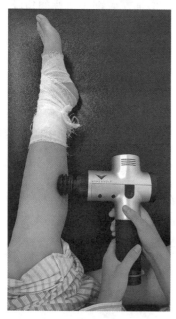

图 4-6-5　软组织释放手法

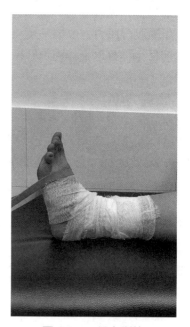

图 4-6-6　肌力训练

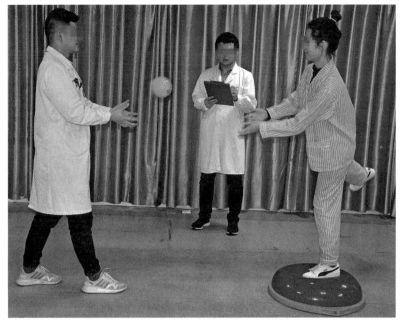

图 4-6-7 平衡训练

（二）作业治疗师

根据患者目前康复需求及功能状况，实施上下楼梯、转移、步行等日常生活活动能力训练。为患者提供辅具建议和指导、环境改造（如厕所安装扶手、放置防滑垫、清除障碍物等），使患者在该环境下更安全地参与活动、融入生活。

（三）支具矫形师

针对患者病情及需求，实施形体学及力学测量，制作适配于患者的踝足支具。

（四）康复护士

针对患者目前病情，实施防跌倒、防血栓等高危因素宣教，引导患者做踝泵运动、直腿抬高运动等，促进患者功能恢复。

（五）心理治疗师

实施系统的心理疏导，运用行为认知疗法"ABC 理论"，告知"患者受伤不能重返工作岗位（A）"的事件"不是"导致"心理焦虑（C）"的主要原因，而其"极端想法、歪曲理念（B）"是直接原因。实施团体交流、团体活动，减轻内心负担，增加患者积极面对疾病的信心。

（周　君）

第七节　髋关节置换术后案例

髋关节置换术目前已成为治疗髋部关节疾病（退行性髋关节炎、股骨头坏死、髋关节发育不良、股骨颈骨折等）的最有效的治疗方法之一，可以缓解髋关节周围疼痛、改善髋关节活动度、恢复关节功能、提高患者生活质量。在我国，髋关节置换术起步于 20 世纪 60 年代，以首例应用 Judet 型塑料人工股骨头治疗内收型股骨颈骨折为起点，该技术因其治疗效果显著，很快得到认可，20世纪90年代末该技术在全国范围内普及。近年来，髋关节置换术更趋成熟，随着我国人口老龄化进程的发展，该手术的实施数量也呈上升趋势。髋关节置换术后患者的功能障碍，主要是躯体功能（如肌力、关节活动度、步态等）障碍；社会功能的受限，如日常生活活动能力、生活质量等下降。一般择期的髋关节置换康复介入通常包括术前康复和术后康复两个阶段，涉及的内容和方法主要包括运动疗法、物理因子治疗、辅具的应用等。

一、病史摘要

患者，女，70岁，因"双髋关节疼痛10余年，加重1年，术后5天"入院。

现病史：患者10余年前无明显诱因出现双侧髋关节疼痛，右侧为著，长距离步行后酸胀痛明显，休息后可部分缓解。4年前患者自觉右髋关节逐渐出现活动受限，以屈曲、外展为主，左髋逐渐疼痛加重、尚无活动受限，蹲起及上下楼梯困难，就诊于外院，考虑"髋关节发育不良"，建议手术治疗，患者拒绝。1年前右髋关节疼痛明显较前加重，伴有右髋关节屈曲受限、屈髋力弱，步行约100m即感双髋酸胀痛、需要休息，上下楼梯及穿衣困难，就诊于笔者所在医院骨科，髋关节正侧位X线片提示"双髋关节退行性骨关节病，右侧著，右髋关节半脱位"。遂入住骨科，于5天前行计算机导航下右侧全髋关节置换术，术后仍有右下肢运动障碍、疼痛、肿胀，生活不能自理。以"右髋关节置换术后"由骨科转康复科病房。患者自发病以来，精神、睡眠、饮食可，大小便正常，体重无明显变化。

入院查体：体温36.3℃，脉搏63次/min，呼吸18次/min，血压132/71mmHg。神清语利，轮椅推入病房。皮肤巩膜无黄染，全身浅表淋巴结未扪及肿大。颈静脉正常。心界不大，心律齐，各瓣膜区未闻及明显杂音。全腹柔软，无压痛及反跳痛，腹部未触及包块，肝脏肋下未触及。

专科查体：右髋关节外侧可见15cm手术切口，敷料覆盖，无渗血渗液。无明显皮下出血。伤口周围无明显红肿。右侧下肢皮温正常。右髋关节周围轻度肿胀。肌力：右髂腰肌4级，右臀中肌4级，右腘绳肌4级，右股四头肌4级，右踝背屈及跖屈肌力5级，左下肢肌力5级。髋关节主动活动因伤口疼痛明显受限。右髋关节PROM：屈曲0°～90°，外展0°～30°，内收、内旋未查。下肢长度（左/右）：82cm/83cm。数字分级评分法（NRS）：静息2～3分，活动6～7分，夜间4～5分。坐位平衡三级，立位平衡一级，穿脱衣物、步行、转移、洗漱等部分依赖。

既往史：有高血压20余年，最高血压170/90mmHg，平素口服苯磺酸氨氯地平片5mg，1次/d，血压控制在110～120/60～70mmHg。余无特殊。

个人生活史：生于北京市，久居本地，所住楼房有电梯。

辅助检查：术后右髋关节正侧位X线片示，右髋关节置换术后改变，假体位置可，未见松动、断裂征象，关节对位可，关节间隙未见狭窄、增宽。

术后双下肢静脉超声：双下肢静脉未见明显血栓形成。

诊断：右髋关节置换术后、疼痛、肿胀、平衡障碍、右髋关节功能障碍、日常生活活动能力障碍、社会参与能力障碍。

二、康复评定

（一）功能评定

1.感觉功能评定　NRS评分：静息2～3分，活动6～7分，夜间4～5分。

2. 运动功能评定　肌力：右髂腰肌 4 级，右臀中肌 4 级，右腘绳肌 4 级，右股四头肌 4 级，右踝背屈及跖屈肌力 5 级，左下肢肌力 5 级。关节活动度：髋关节主动活动因伤口疼痛明显受限。右髋关节 PROM：屈曲 0°～90°，外展 0°～30°，内收、内旋未查。下肢长度（左 / 右）：82cm/83cm。

3. 平衡功能评定　采用 Bobath 法评定，坐位平衡三级，立位平衡一级。

4. 心理功能评定　由于伤口周围疼痛、活动受限等，表现为轻度焦虑状态。

（二）结构评定

右髋关节置换术后关节对位可，关节间隙未见狭窄、增宽。

（三）活动评定

采用改良 Barthel 指数（MBI）评价日常生活活动能力，得分 65 分。其中如厕 5 分，转移 5 分，平地行走 10 分，穿衣 5 分，上下楼梯 0 分，洗澡 0 分，其余均为满分。

（四）参与评定

患者已退休，职业无影响。初中文化程度，生活有规律，体育锻炼不多，喜欢聚会。手术以后尚未参与休闲、娱乐及聚会活动。

（五）环境与个人因素

1. 患者居住市区，购物方便，所住楼房有电梯。

2. 初中文化，性格平和，依从性较好，配合度较好。

三、康复诊断

（一）功能障碍

1. 感觉功能受限　主要表现为右髋关节伤口周围静息时轻度疼痛，活动时中重度疼痛，夜间中度疼痛。

2. 运动功能受限　主要表现为右髋关节活动受限、髋周及膝周肌力减弱。

3. 平衡功能受限　立位平衡较差，影响行走。

4. 心理功能障碍　焦虑状态。

（二）结构异常

右髋人工关节假体无异常。

（三）活动受限

表现为如厕、转移、平地行走、穿衣、上下楼梯、洗澡受限。

（四）参与受限

表现为社交、休闲娱乐及户外活动受限。

四、康复目标

1. 近期目标　缓解右髋关节伤口周围疼痛肿胀，改善右髋关节活动度，增加右下肢肌力，提高站立平衡能力，消除焦虑状态，改善如厕、转移、平地行走、穿衣、上下楼梯、洗澡能力。

2. 远期目标　恢复日常生活活动能力；恢复休闲、娱乐能力；重返家庭和社会。

五、康复方案

1. 物理治疗　激光照射（右髋关节伤口 1 次 /d）、肌肉电刺激治疗（1 次 /d）；关节松动术

（右髋关节 2 次 /d）、肌力训练（右下肢 2 次 /d）；借助康复机器人、情景互动等新型治疗技术辅助治疗。

2. 作业治疗　ADL 能力训练（1 次 /d），平衡功能训练（1 次 /d）。

3. 康复辅具　配助行器一个。

4. 心理治疗　以疏导和支持为主。

5. 康复护理　康复宣教，髋关节置换专科康复护理。

6. 药物治疗　术后早期常规使用抗凝血药，必要时口服消炎镇痛药。

六、实施康复治疗

（一）术前康复

髋关节置换术前康复的目的，一方面是对患者进行有关手术和术后情况的信息支持，另一方面是对患者术后功能练习进行指导与教育。患者由于不了解手术和术后情况，有可能产生焦虑、羞涩、自卑等情绪。术前明确地、针对性地进行信息沟通，并配合相关教育，可以使患者了解这些不确定因素，并清楚如何应对及配合，减轻患者术前和术后的焦虑程度。

术前康复教育及练习，可改善患者的心理状态，有利于患者早日康复。指导患者进行术前功能锻炼，如患肢股四头肌的静力性收缩练习等。指导患者进行术后适应性锻炼，如进行咳痰指导，教会患者如何在床上排尿、排便及使用便器的方法、在床上如何用力等相关知识，教会患者及家属在搬运、翻身、生活护理、肢体功能锻炼过程中的操作技巧，教会患者如何使用辅具，如助行器等。

经过术前教育，患者掌握了手术后如何正确地进行功能锻炼，也了解了如何避免一些不正确的姿势及不适当的锻炼方式，从而避免术后假体脱位和松动，使术后康复更高效更安全，进而缩短康复时间。因此，所有择期进行髋关节置换手术的患者均应该接受术前康复。

（二）术后康复

医护治一体化查房，医护治共同制订治疗方案，管床医师统筹安排治疗时间，由 PT、OT 治疗师具体实施治疗方案，管床护士实施护理方案及健康宣教。

（周谋望）

第八节　膝关节置换术后案例

膝关节置换术是指用人工关节替代病变关节结构，将关节两侧的骨关节部分用假体置换，其关节结构由两个不同材料的半关节组成。目的是减轻患者疼痛、最大限度恢复患者的关节活动功能及日常生活活动。随着人口老龄化趋势，关节置换术的数量一直处于增长趋势，部分国家年增长率高达 5%，我国总体也呈上升趋势。关节置换术后的主要功能障碍包括疼痛、关节活动受限、肌力低下，同时可出现骨折、脱位、深静脉血栓等并发症。2020 年《全髋 / 膝关节置换术围术期加速康复护理共识》以及 2016 年《中国髋、膝关节置换术加速康复——围术期管理策略专家共识》中提出康复治疗是膝关节置换术后的重要方法，可显著加速患者功能的恢复。

一、病史摘要

患者，女，63 岁，因"左膝间断肿痛 20 余年，关节置换术后 2 周"入院。

现病史：20 余年前患者因受凉、劳累后出现左膝关节酸痛，无肿胀、发热、刺痛，无下肢麻木、疼痛等症状。上下楼梯、久站久行后症状加重，休息后可缓解，自行外用膏药（具体不详）后症状缓解。此后症状反复出现，劳累、受凉均可诱发膝关节疼痛，严重时出现红肿、发热。反复行针灸、推拿、膏药等治疗后症状可缓解，但症状反复发作、逐步加重，并逐步出现膝关节肿大变形、步行迟缓、下蹲不能。2 周前在骨科行"左膝关节置换术"，术后患者伤口恢复可，无渗血渗液，为求进一步康复，门诊以"左膝关节置换术后"收入院。

患者自患病以来，精神、饮食、睡眠可，大小便正常，体重未见明显减轻。

入院查体：体温 36.8℃，脉搏 72 次 /min，呼吸 18 次 /min，血压 130/86mmHg。神志清楚，慢性病病容，轮椅推入病房。皮肤巩膜无黄染，全身浅表淋巴结未扪及肿大。颈静脉正常。心界不大，心律齐，各瓣膜区未闻及杂音。全腹柔软，无压痛及反跳痛，腹部未触及包块，肝脏肋下未触及。双下肢无水肿。

专科查体：左膝稍肿胀，无明显发红，膝前可见一长约 20cm 手术瘢痕，愈合可，无渗血渗液。左膝周围皮温稍高，局部轻度压痛。左膝关节活动受限，肌力 4+ 级，肌张力正常，双侧腱反射正常；病理反射未引出。

既往史：既往有高血压病史 10 余年，目前口服氨氯地平控制血压，晨起血压基本维持在 130/85mmHg 左右。

个人生活史：居住市区，大学文化水平，生活规律，平日体育锻炼较少，喜爱打牌等室内娱乐。性格平和。经济状况一般。

辅助检查：未见特殊。

影像检查：左膝 X 线检查示，左膝关节置换术后状态。

诊断：左膝关节置换术后。

二、康复评定

（一）功能评定

1. 感觉功能评定　VAS 评分 5 分；美国特种外科医院膝关节评分（HSS 评分）疼痛评分：行走时轻微疼痛 10 分。

2. 运动功能评定　HSS 评分功能评分：屋内行走，不需支具 5 分；关节活动度：左膝屈 100°、伸 0°，右膝屈 130°、伸 0°；肌力：左膝屈 4+ 级、伸 4+ 级，右膝屈 5 级、伸 5 级。

3. 平衡功能评定　采用 Berg 平衡量表评定，得分 47 分（总分 56 分）。表现为由坐到站用手帮助，经过几次努力后能够站起来，由站到坐需要用手帮助来控制身体重心下移，单腿站立困难。

4. 心理功能评定　表现为焦虑情绪，担心以后仍然不能下蹲、需要很久才能够正常行走。

（二）结构评定

左膝稍肿胀，膝前可见一长约 20cm 手术瘢痕，无渗血渗液。X 线检查：左膝关节发现置换假体。

（三）活动评定

日常生活活动（ADL）得分 85 分：上下楼梯 5 分，洗澡 0 分，其余均为满分。

（四）参与评定

患者已退休，职业无影响。大学文化水平，生活有规律，平日体育锻炼较少，有晚餐后散步习惯，喜欢打牌等室内娱乐项目。患病以来休闲、娱乐明显受限。

（五）环境与个人因素

患者居住市区，购物方便，所居住楼栋有电梯，本次发病以来未回家。

三、康复诊断

（一）功能障碍

1.感觉功能障碍　主要表现为活动时轻度疼痛。

2.运动功能障碍　主要表现为行走、上下楼梯活动受限，屈曲活动受限，屈伸膝肌力减弱。

3.平衡功能障碍　主要表现为坐站转移功能受限。

4.心理功能障碍　主要表现为焦虑情绪。

（二）结构异常

左膝稍肿胀，膝前可见手术瘢痕。X线：左膝关节发现置换假体。

（三）活动受限

上下楼梯，洗澡活动受限。

（四）参与受限

休闲、娱乐活动明显受限。

四、康复目标

1.近期目标　缓解左膝关节肿胀、疼痛，改善屈曲活动角度，提高屈伸膝肌力，提高坐站转移能力，消除焦虑情绪，改善行走、上下楼梯和洗澡功能。

2.远期目标　恢复行走、上下楼梯和洗澡功能，恢复休闲、娱乐活动能力。

五、康复方案

1.物理治疗　关节松动术（左膝1次/d）、肌力训练（左膝1次/d）、超声波疗法（左膝1次/d）、电子生物反馈治疗（左膝1次/d）、高能量激光治疗（左膝1次/d）。

2.作业治疗　ADL能力训练（1次/d），平衡功能训练（1次/d）。

3.康复辅具　肘拐一支。

4.康复护理　加强膝关节置换术后的疾病宣教，加强专科护理，告知患者置换术后常规注意事项，包括睡眠姿势、加强早期运动，避免过度屈伸、减少负重。

5.心理治疗　以该病恢复过程为重点内容对患者进行宣教和心理疏导。

六、实施康复治疗

医护治一体化评估、共同制订治疗方案，管床医师统筹安排治疗时间，PT、OT等治疗师具体实施治疗方案，管床护士实施护理措施、健康宣教及心理疏导。

（冯晓东）

第九节 肩关节置换术后案例

人工肩关节置换是使用金属材料和高分子塑料置入人体替换受损骨和软骨来缓解疼痛等症状的手术方法。术中切除肱骨上端的头体，将金属插入肱骨的中心，并刨削关节盂部分至骨层，用嵌入肩胛骨的塑料窝替代。现代肩关节置换是由 Charles Neer 博士开始倡导的。他率先使用解剖型假体（做半肩关节置换）治疗肱骨近端骨折，之后又开发出聚乙烯材质的关节盂组件进行全肩关节置换术来治疗盂肱关节骨关节炎。肩关节置换术的数量在 1990—2000 年间发展缓慢，2004 年之后迅猛发展。肩关节置换术最初用来治疗晚期盂肱关节骨关节炎经非手术治疗和物理治疗后无效的患者。解剖型全肩关节置换术需要肩袖没有损伤且功能完好，适用于骨性关节炎，包括原发及继发性，以及类风湿关节炎、创伤性关节炎、骨坏死、肿瘤、肩关节发育不良、陈旧性感染等。反向肩关节置换术的适应证通常包括肩袖损伤合并骨关节炎、不可修复的肩袖损伤、创伤后关节炎，以及初次肩关节置换失败的翻修病例。

一、病史摘要

患者，女，66 岁，因"摔伤后右肩疼痛活动受限 1 天"入院。

现病史：1 天前不慎摔倒伤及右肩，顿感伤处剧烈疼痛不敢活动，无一过性昏迷，由救护车送至医院急诊，行右肩 X 线及 CT 检查后诊断为右肱骨近端骨折，为求进一步治疗收住院。

入院查体：体温 36.9℃，脉搏 89 次 /min，呼吸 21 次 /min，血压 127/80mmHg。发育正常，营养良好，急性面容，表情自如，被动体位，神志清楚，查体合作。全身皮肤黏膜无黄染，全身浅表淋巴结无肿大。头颅无畸形、压痛、包块，无眼睑水肿，结膜正常，眼球正常，巩膜无黄染，瞳孔等大等圆，对光反射正常。颈软无抵抗，颈动脉搏动正常，颈静脉无怒张，肝颈静脉回流征阴性，气管居中，甲状腺正常，无压痛、震颤、血管杂音。呼吸运动正常，呼吸规整，肋间隙正常，语颤双侧对称。双肺叩诊清音，双肺呼吸音清，未闻及干湿啰音，无胸膜摩擦音。心前区无异常隆起，心尖搏动正常，心浊音界正常，心率 89 次 /min，律齐，各瓣膜听诊区未闻及病理性杂音，无心包摩擦音。腹平坦，无腹壁静脉曲张，腹部柔软，无压痛、反跳痛，无肌紧张，腹部无包块。肝脏未触及，脾脏未触及，墨菲征阴性，双肾区无叩击痛，移动性浊音阴性。肠鸣音正常，4 次 /min。

专科查体：右肩部肿胀畸形，纵向叩击痛阳性，局部压痛明显.

既往史：既往健康状况一般。有高血压病史 20 余年，最高血压 180/100mmHg，目前口服苯磺酸氨氯地平片 1 片，1 次 /d。无糖尿病病史。有高脂血症病史 20 年。无冠心病史。无脑血管疾病史。无支气管哮喘史。10 多年前曾因摔伤导致双侧桡骨远端骨折，在当地予以夹板固定治疗。

个人生活史：无吸烟史，有少量饮酒史。适龄结婚，丧偶，育有 1 子 4 女。

右肩关节正斜位 X 线片：右肱骨外科颈可见骨折线，断端移位，肱骨大结节可见撕脱，关节关系欠佳，软组织未见异常。右肱骨头多发骨折。

诊断：右肱骨近端骨折。

处理：右侧人工肱骨头置换术。

二、康复评定（术后 2 天）

（一）功能评定

1.感觉功能评定 肩周肿胀疼痛，VAS 评分 4 分。

2. 运动功能评定　关节活动度：被动外展 45°，前屈 50°，内外旋 0°，水平内收 30°。肌力：肩周肌群肌力因疼痛无法检查，肘屈肌群 3 级、伸肌 4 级，腕屈肌 5 级、伸肌 5 级。

3. 心理功能评定　汉密尔顿焦虑量表（HAMA）评分 15 分，焦虑状态，睡眠质量差。

（二）结构评定

伤口周围肿胀明显，皮温轻度升高。伤口稍有渗血。X 线显示肱骨头假体与原有近端肱骨的解剖结构一致。

（三）活动评定

MBI 量表评分 65 分，生活基本自理。

（四）参与评定

患者已退休，职业无影响。平时喜欢跳广场舞、打麻将。目前社交、休闲娱乐活动受限。

三、康复诊断

（一）功能障碍

1. 感觉功能障碍　右肩关节疼痛。

2. 运动功能障碍　右肩关节主被动活动度受限，右肩周肌群肌力下降。

3. 心理功能障碍　焦虑情绪。

（二）结构异常

肩关节肿胀。

（三）活动受限

表现为进食、修饰、洗澡、穿脱衣服受限。

（四）参与受限

表现为社交、休闲娱乐活动受限。

四、康复目标

1. 近期目标（0～4 周）　控制疼痛与肿胀，逐步增加肩关节被动活动度，防止肌肉失用，消除焦虑情绪，独立进行轻微的日常生活活动。

2. 远期目标（术后 12 周）　肩关节被动前屈达 150°，外旋 45°，右上肢各肌群肌力恢复至 5 级，正常完成各项日常生活活动。

五、康复方案

1. 物理治疗

（1）第一阶段（术后 0～4 周）

1）吊带固定 4～6 周，白天及睡觉时均需佩戴。

2）上肢关节（手、腕、肘）被动、主动屈伸运动。

3）肩部肌肉等长收缩。

4）逐渐进行肩胛骨平面的被动肩关节屈曲运动，且不超过 90°。

5）钟摆练习。

6）肩胛胸壁活动、肩周筋膜松解。

7）冷敷、激光及经皮神经电刺激。

（2）第二阶段（术后 4～6 周）：增加主动辅助关节活动度训练。仰卧位，健手带动患侧在肩胛平面做无痛范围内进行被动前屈、外旋活动，待疼痛减轻后逐渐增大角度，也可借用治疗棒完成更大角度练习。

（3）第三阶段（术后6～12周）：停止佩戴支具，主动辅助肩关节屈曲、内收、内旋和外旋关节活动训练，术后8周后开始无痛范围内主动关节活动训练，肩胛稳定性训练，中立位肩周等长肌力训练。

（4）第四阶段（术后12～18周）：在维持原有训练计划的基础上，逐步开始肩周肌群抗阻训练，后期增加渐进负重练习。

2. 作业治疗　ADL训练：进食、洗脸、提裤子等。

3. 康复辅具　肩吊带。

4. 康复护理　术前及术后康复宣教、肩关节置换术后专科护理。

5. 心理治疗　心理疏导、音乐治疗。

六、实施康复治疗

康复团队共同制订治疗方案，PT、OT治疗师具体实施治疗方案，管床护士实施护理方案及健康宣教。患者经过精心护理和坚持不懈的康复锻炼，伤口愈合良好，未出现关节僵硬、静脉血栓、肌肉萎缩等并发症，出院时患者肩关节活动基本无障碍，生活基本自理，无肩关节脱位或疼痛的情况出现。

（公维军）

第十节　颈椎病案例

颈椎病（cervical spondylosis）是一个涉及临床多学科的复杂病种，是由于颈椎椎间盘退行性改变及其继发病理改变压迫、刺激其周围组织结构（神经根、脊髓、椎动脉、交感神经等），继而出现与影像相关的一系列临床表现。根据受累组织和结构的不同分为颈型（又称软组织型）、神经根型、脊髓型、交感神经型、椎动脉型及混合型。其临床表现多样，依不同分型而异，以颈肩臂部疼痛麻木、头痛头晕、心悸胸闷多汗、上下肢乏力、行走不便、大小便异常等为常见症状。我国颈椎病患病率为3.8%～17.6%，发病率呈逐年增长、逐步年轻化趋势。《物理医学与康复学指南与共识》指出，颈椎病的治疗应以综合的康复治疗为主，无效而又符合手术适应证时再考虑手术。

以下以最常见的神经根型颈椎病为例讲解。

一、病史摘要

患者，男，46岁，因"左侧颈肩部疼痛伴乏力2月余，伴左上肢麻木1周"入院。

现病史：患者2个月前斜坐半躺沙发连续看手机约1小时后出现左侧颈肩部酸痛，牵涉至左上臂，尚可忍受，伴左肩上提乏力，无头晕、头痛，无肩关节活动受限，无发热、走路不稳。遂于当地基层医院就诊，X线片检查示"颈椎反弓、$C_{3\sim4}$、$C_{4\sim5}$、$C_{5\sim6}$椎间盘变性，左肩关节骨质未见异常"，予以贴膏药、针灸、推拿等治疗，症状未见明显缓解。1周后左肩疼痛及无力加重，不能平卧，伴左肩活动明显受限，即到当地上级医院就医，MRI检查示"$C_{3\sim4}$、$C_{4\sim5}$、$C_{5\sim6}$椎间盘变性突出"。经针灸、理疗、消炎镇痛及中药等治疗后，左肩疼痛及活动度较前稍好转，但逐渐出现左上肢麻木。今为进一步诊疗前来就诊，门诊以"颈椎病"收入病区。

患者自患病以来，精神、饮食、睡眠可，大小便正常，体重未见明显减轻。

入院查体：体温 36.5℃，脉搏 72 次/min，呼吸 20 次/min，血压 131/73mmHg。神志清楚，痛苦焦虑面容，步行入院。皮肤、巩膜无黄染，全身浅表淋巴结未扪及肿大。颈静脉正常。心界不大，心律齐，各瓣膜区未闻及杂音，肺部未闻及啰音。全腹柔软，无压痛及反跳痛，腹部未触及包块，肝脏肋下未触及。双下肢无水肿。

专科查体：颈部肌肉紧张，左侧尤明显，左斜方肌及肩胛提肌压痛（+）；颈椎前屈、后伸及侧屈均稍受限，左肩前屈、外展主动活动明显受限，右肩活动正常；转颈试验左（+）右（-），压颈试验左（+）右（-），臂丛牵拉试验左（+）右（-）；左肩外侧至肘外侧触觉轻减退，余深浅感觉均未见异常；左三角肌、冈下肌、肱二头肌肌肉轻萎缩，左肩关节外展肌力 4$^+$级，左屈肘肌力 5$^-$级；肱二头肌反射左（-）右（++），桡骨膜反射左（-）右（++），肱三头肌反射左（+）右（++），Hofmann 征左（-）右（-），Rossolimo 征左（-）右（-）。

既往史：无特殊。

个人生活史：居住在县城，经常伏案工作及低头看手机，生活欠规律，较少体育锻炼，本科文化程度，性格偏内向。经济状况一般，住电梯楼房。

实验室检查：未见特殊。

影像学检查：院外 X 线片显示颈椎反弓、C$_{3~4}$、C$_{4~5}$、C$_{5~6}$ 椎间盘变性，左肩关节骨质未见异常；颈椎 MRI 显示 C$_{3~4}$、C$_{4~5}$、C$_{5~6}$ 椎间盘变性突出。

诊断：神经根型颈椎病。

二、康复评定

（一）功能评定

1.感觉功能评定　左肩至肘上肢外侧触觉轻下降，VAS 评分静息时 6 分，上肢活动时 8 分。

2.运动功能评定　关节活动度：颈后伸 25°、颈前屈 30°、颈左侧屈 25°、颈右侧屈 35°，左肩主动活动前屈 165°、外展 155° 受限，被动活动正常；肌力：颈肌肌力未见明显异常，左肩关节肌力 4 级，左屈肘肌力 5$^-$级，余上肢各部肌力 5 级。

3.平衡功能评定　未见异常，采用 Berg 平衡量表评定，得分 56 分。

4.心理功能评定　表现为焦虑情绪，担心反复发作影响工作和生活。

（二）结构评定

颈椎生理曲度反弓，C$_{3~4}$、C$_{4~5}$、C$_{5~6}$ 椎间盘变性并突出。

（三）活动评定

日常生活活动能力评定：Barthel 指数评分 100 分。

（四）参与评定

患者在职，工作明显受影响。本科文化程度，日常生活受到一定的影响，无法进行体育锻炼。患病以来休闲、娱乐及聚会社交活动明显受限。

（五）环境与个人因素

1.患者居住县城，购物方便，家住电梯楼房，患者户外活动轻度受限。

2.本科文化，性格偏内向，依从性较好，配合度较好。

三、康复诊断

（一）功能障碍

1. 感觉功能受限 主要表现为静息时左颈肩明显疼痛，活动时重度疼痛，难以忍受。

2. 运动功能受限 主要表现为颈部各方向活动均受限，左肩前屈、外展主动活动受限。

3. 心理功能障碍 明显的焦虑情绪。

（二）结构异常

颈椎生理曲度反弓，$C_{3\sim4}$、$C_{4\sim5}$、$C_{5\sim6}$ 椎间盘变性并突出。

（三）活动受限

表现为左上肢提物受限。

（四）参与受限

表现为社交、休闲娱乐及户外活动受限。

四、康复目标

1. 近期目标 缓解左颈肩部疼痛及左上肢麻木，改善颈肩部活动，提高上肢肌力，消除焦虑情绪。

2. 远期目标 肌力完全恢复，恢复工作，恢复休闲、娱乐及社交能力，预防颈椎病复发。

五、康复方案

1. 物理治疗 大功率短波（颈肩部斜对置 1 次 /d）、中低频电刺激治疗（1 次 /d）、超声药物透入（颈肩部痛区 1 次 /d）、中药封包治疗（1 次 /d）；手法治疗，颈部牵引减压系统（1 次 /d）、神经松动术（神经根出口 1 次 /d）、SET 悬吊训练（颈部 1 次 /d）。

2. 作业治疗 上肢肌力及活动度训练，ADL 能力训练（轻度）。

3. 康复辅具 配颈托一个。

4. 心理治疗 心理疏导与支持。

5. 康复护理 康复宣教，疼痛康复护理。

6. 药物治疗 用营养神经药物（甲钴胺 500μg，3 次 /d；神经妥乐平 8U，2 次 /d）、消炎镇痛（洛索洛芬钠片 60mg，3 次 /d）、肌肉松弛药（盐酸乙哌立松片 50mg，3 次 /d）、早期消除水肿（草木犀流浸液片 2 片，3 次 /d）等。

六、实施康复治疗

医护治一体化管理，医师与治疗师及护士共同制订治疗方案，管床医师统筹安排治疗时间，PT 及 OT 治疗师具体实施治疗方案，管床护士实施护理方案及健康宣教。

（王楚怀）

第十一节 腰椎间盘突出症案例

腰椎间盘突出症（lumbar disc herniation，LDH）主要是指腰椎纤维环破裂和髓核组织突出压迫和刺激相应水平的一侧和双侧坐骨神经所引起的一系列症状和体征。在腰椎间盘突出症的患者中，$L_{4\sim5}$、$L_5\sim S_1$ 突出占 90% 以上，年龄以 20～50 岁多发，随年龄增大，$L_{3\sim4}$、$L_{2\sim3}$ 发生突出的危险性增加。国外相关研究显示 LDH 发病率 2%～3%，而 35 岁以上的男性发病率约 4.8%，女性约 2.5%。据统计，我国腰椎疾病患者已突破 2 亿人，腰椎间盘突出症患者占全国总人数的 15.2%，多年来一直呈上升趋势，且呈现年轻化趋势。其诱发因素有退行性变、职业、吸烟、心理因素、医源性损伤、体育活动、寒冷、肥胖等。2017 年美国医师协会《急性、亚急性和慢性腰背痛非侵入性管理临床实践指南》及 2018 年《物理医学与康复学指南与共识》中腰痛康复指南均指出，物理治疗是腰椎间盘突出症非手术治疗的重要方法。

一、病史摘要

患者，男，28 岁，因"腰痛 8 个月，加重伴右下肢疼痛 2 周"入院。

现病史：患者 8 个月前无明显诱因出现腰痛，疼痛为阵发性的隐痛，无双下肢疼痛，无头晕头痛，无心悸，无腹痛不适，无大小便障碍，至当地医院就诊，行腰椎 CT 示"$L_{4\sim5}$、$L_5\sim S_1$ 椎间盘突出伴 $L_{4\sim5}$ 椎间盘水平椎管狭窄"，给予针灸、理疗等，腰痛逐渐缓解。后患者反复发作腰痛，多于劳累及受凉后发作，经休息后可缓解。2 周前患者劳累后腰痛加重，并向右下肢放射，严重时站立不能，咳嗽及大笑时，疼痛加剧，至当地医院就诊，行腰椎 MRI 示"$L_{4\sim5}$ 椎间盘并右侧神经根狭窄；T_{12} 椎体脂肪堆积或血管瘤"，给予药物治疗（具体不详），疼痛有所缓解。现患者仍有腰痛及右下肢疼痛，今为求系统治疗于门诊就诊，以"腰椎间盘突出症"收入院。

患者自发病以来，饮食、睡眠可，大小便正常，体重无明显减轻。

入院查体：体温 36.8℃，脉搏 82 次/min，呼吸 20 次/min，血压 122/72mmHg。青年男性，发育正常，营养中等，正常体型。神志清楚，自主体位，查体合作。全身皮肤黏膜未见黄染、出血点，浅表淋巴结无肿大。颈部无抵抗感，双侧颈动脉搏动正常，颈静脉无怒张。气管居中，甲状腺不大。胸廓无畸形。双侧呼吸运动正常，触觉语颤正常。听诊双肺呼吸音清，未闻及干湿啰音。心前区无隆起，心尖搏动位置正常，心率 82 次/min，心律齐，心脏各瓣膜区未闻及杂音及心包摩擦音。腹软，无压痛反跳痛，肝、脾肋下未及。

专科查体：腰椎生理曲度存在，$L_{4\sim5}$ 棘间及椎旁压痛（+）、叩击痛（-），右侧直腿抬高试验 35°（+），加强试验（+），双侧 4 字试验（-），双侧股神经牵拉试验（-）。双下肢肌张力正常，肌力 5 级，双下肢深浅感觉未见异常。双侧膝反射、踝反射（++），双侧髌阵挛（-），踝阵挛（-）。双侧 Babinski 征、Chaddock 征（-）。

既往史：无特殊。

个人生活史：生于原籍，无外地久居史，无疫区接触史。平素生活规律，经常体育锻炼，本科文化程度，技术信息行业，工作中常久坐。性格平和，经济状况一般。

实验室检查：院外 CT 示，$L_{4\sim5}$、$L_5\sim S_1$ 椎间盘突出伴 $L_{4\sim5}$ 椎间盘水平椎管狭窄。

诊断：腰椎间盘突出症。

处理：物理治疗、药物治疗（非甾体抗炎药、营养神经药物）、针灸、康复训练、日常生活宣教。

二、康复评定

（一）功能评定

1. 感觉功能评定　NRS 评分腰部及右下肢静息时 3 分，活动时 8 分。双下肢深浅感觉未见明显异常。

2. 运动功能评定　腰椎主动关节活动度：前屈 0°～50°，后伸 0°～20°，左旋 0°～20°，右旋 0°～10°，左侧屈 0°～10°，右侧屈 0°～10°。

3. 平衡功能评定　采用 Berg 平衡量表评定，得分 46 分（总分 56 分），表现为站立位下从地面拾物不能，转身向后看不能，转身 360° 需帮助。

4. 腰椎功能障碍评定　腰椎 Oswetry 功能障碍指数（ODI 评分）56%，10 个问题中每项均有受限。

5. 心理功能评定　表现为焦虑情绪，担心以后不能正常工作。

（二）结构评定

$L_{4\sim5}$、$L_5\sim S_1$ 椎间盘突出伴 $L_{4\sim5}$ 椎间盘水平椎管狭窄。

（三）活动评定

采用 MBI 量表，得分 100 分，日常生活可自理。

（四）参与评定

患者工作久坐。生活有规律，经常体育锻炼，喜欢同学聚会。患病以来休闲、娱乐及同学聚会活动明显受限。

三、康复诊断

（一）功能障碍

1. 感觉功能障碍　主要表现为腰部及右下肢疼痛，弯腰及咳嗽时加重，卧床休息后减轻。双下肢深浅感觉未见异常。

2. 运动功能障碍　主要表现为腰椎各方向活动受限。

3. 平衡功能障碍　功能性行走受限。

4. 心理功能障碍　焦虑情绪。

（二）结构异常

$L_{4\sim5}$、$L_5\sim S_1$ 椎间盘突出伴 $L_{4\sim5}$ 椎间盘水平椎管狭窄。

（三）活动受限

日常生活活动无明显受限。

（四）参与受限

表现为社交、休闲娱乐及户外活动受限。

四、康复目标

1. 近期目标　缓解腰部及右下肢疼痛，恢复正常步态，消除焦虑情绪。

2. 远期目标　恢复休闲、娱乐能力；延缓／阻止腰椎间盘突出。

五、康复方案

1. 适度卧床休息，佩戴腰围。

2. 物理治疗　超短波疗法（1 次 /d）、直流电离子导入（1 次 /d）、中频电疗法（1 次 /d）、激光疗法（1 次 /d）、运动疗法（2 次 /d）、肌力训练（腰背核心肌群，2 次 /d）。

3. 作业治疗　平衡功能训练（1 次 /d）。

4. 腰椎牵引　快速牵引，仅需治疗 1 次；慢速牵引，可每日进行。

5. 硬膜外注射　常用药物包括维生素 B$_1$、维生素 B$_{12}$、利多卡因、地塞米松等。

6. 心理治疗　以疏导和支持为主。

7. 康复护理　康复宣教，腰椎间盘突出专科康复护理。

8. 药物治疗　可给予口服依托考昔 60mg，1 次 /d，或塞来昔布 200mg，1 次 /d。

六、实施康复治疗

医护治一体化查房，医护治共同制订治疗方案，管床医师统筹安排治疗时间，医师、PT 治疗师具体实施治疗方案，管床护士实施护理方案及健康宣教。

（岳寿伟）

第十二节　肩袖损伤案例

肩袖损伤是引起肩关节疼痛和活动度受限的主要原因，美国平均每年约有 450 万肩袖损伤的患者去医院就诊，其发病率为 5%～39%。肩袖撕裂在 60 岁以上的人群中发病率为 25% 以上。在基层临床工作中，肩袖损伤非常容易被误诊为肩周炎。肩袖肌群也称肩袖旋转肌群，是包绕在肱骨头周围的一些肌腱复合体，由冈上肌、冈下肌、小圆肌、肩胛下肌构成。因盂肱关节骨对合稳定较差，所以肩袖肌群对维持肩关节的动态稳定有重要作用。临床上较多发病的肩袖损伤为慢性肩袖损伤，其原因主要以肩峰下、外撞击或肌腱慢性退变缺血、肩胛生物动力学失衡等因素有关。急性肩袖损伤比例较低，主要以家务劳动、投掷类或游泳等运动相关的反复、快速过顶动作有关。肩袖损伤主要表现为肩前部三角肌区、盂肱关节线处的疼痛，肩前屈、外展时多加重。多数患者表现为夜间疼痛，少数患者可有肩部弹响、查体可见肩峰及大结节处压痛明显。病程较长可见肩关节肌肉萎缩、关节僵硬。

超声、MRI 可明确病变部位及程度，明确具体的临床体征，对诊断具有重大意义。但对复杂的肩袖损伤，肩关节镜可较为直观地了解其损伤状况。肩袖损伤的保守治疗原则为缓解局部组织炎症反应、解除撞击因素、促进旋转袖腱骨愈合、改善肩关节运动功能。

2019 年美国骨科医师学会（AAOS）肩袖损伤临床实践指南指出，物理治疗和手术治疗均可以显著改善症状性的中小型全层肩袖撕裂患者的报告结局（patient reported outcome，PRO）评分。

一、病史摘要

患者，男，27 岁，因"健身后左侧肩关节疼痛、活动受限 2 个月"门诊就诊。

现病史：患者自诉 2 个月前一次健身后出现左侧上臂及肩关节疼痛、活动受限。疼痛呈隐痛，无放射性疼痛，劳累后可加重，休息时可缓解。于当地医院就诊，骨科拍 X 线片示骨质未见明显异常，即给予"膏药"外敷等对症处理，2 周后未见明显好转，遂至疼痛科门诊就诊，给予"关节腔注射"治疗（具体药物不详）2 次，未见明显好转。为进一步诊治，遂再次来门诊就诊。患者自发病以来，饮食一般，睡眠一般，大小便无异常，体重无明显减轻。

入院查体：体温 36.1℃，脉搏 80 次 /min，呼吸 20 次 /min，血压 126/82mmHg，发育正常，营养良好，神志清楚，言语流利，查体合作，全身皮肤及黏膜无黄染，皮疹及出血点；

全身浅表淋巴结未触及肿大；双侧瞳孔等大等圆，对光反射及调节反射均灵敏；口唇红润，口腔黏膜光滑；颈软，无抵抗感，颈动脉搏动正常；胸廓对称正常，呼吸节律正常；心前区无隆起，未见异常心尖搏动；腹部平坦，腹式呼吸存在；脊柱生理曲度基本正常，棘突及椎旁肌未见明显压痛及叩击痛。其他各肢体关节活动自如，无肿胀畸形，肌张力正常，深浅感觉正常，生理反射存在，病理反射未引出。

专科查体：患侧肩关节无红肿，无畸形，局部皮温正常。大结节处压痛。肩周肌群肌力下降，关节活动度略微受限，活动时疼痛加重。疼痛弧试验（+）、坠臂试验（−）、空杯试验（+）、尼尔征（+）、霍金斯·肯尼迪试验（+）、速度试验（−）、外旋滞后试验（−）、外旋抗阻试验（+）、内旋滞后试验（−）、背后抬起试验（+）、拿破仑试验（−）、O'Brien 试验（−）、恐惧试验（−），颈部肌肉僵硬，臂丛牵拉试验（−）。

既往史：无特殊。

个人生活史：长期生活于青海省西宁市，自由职业，文化程度为本科，无吸烟饮酒史，否认牛羊等动物密切接触史，否认特殊嗜好，否认特殊化学品及放射线接触史，否认性病及冶游史。

辅助检查：左侧冈上肌肌腱信号增高、左侧肩关节腔、喙突下滑囊少量积液、左侧肱骨头皮质局部骨髓水肿。

诊断：肩袖损伤。

处理：保守治疗。

二、康复评定

（一）功能评定

1.感觉功能评定 NRS 评分：平均 4 分，最重 7 分，最轻 2 分。加重因素：运动；减轻因素：休息。有僵硬感，无麻木感，无不稳定感，无其他明显感觉异常。

2.运动功能评定

AROM 评定：左肩前屈 150°，外展 160°，内收 40°，后伸 40°，外旋 60°，内旋 70°。右肩前屈 180°，外展 180°，内收 45°，后伸 45°，外旋 70°，内旋 85°。

徒手肌力评定：左肩前屈肌群 4$^+$ 级，外展肌群 3$^+$ 级，内收肌群 4 级，后伸肌群 4$^-$ 级，外旋肌群 4$^-$ 级，内旋肌群 4$^+$ 级，肘屈肌 5 级，肘伸肌 5 级，上斜方肌 5 级，中斜方肌 4$^+$ 级，下斜方肌 4$^+$ 级，前锯肌 4 级。右肩各肌群 5 级。

3.心理功能评定 SDS 评分 59 分，轻度焦虑状态。

（二）结构评定

患者呈圆肩姿势，左侧肱骨较右侧稍前移，无明显肌肉萎缩。左侧冈上肌肌腱信号增高、左侧肩关节腔、喙突下滑囊少量积液、左侧肱骨头皮质局部骨髓水肿。

（三）活动评定

1.基础性日常生活活动评定 MBI 量表评分 100 分，ADL 自理。

2.工具性日常生活活动 IADL 评分 54 分，不能独立计划、烹煮、摆设饭菜 1 分；不能做繁重家事 1 分。

（四）参与评定

患者从事自由职业，对其工作无影响。患者爱好健身运动，娱乐、社交都在运动场所进行，自 2 个月前受伤后，娱乐活动、休闲活动、社会交往中断。

（五）环境与个人因素

患者经济条件可，受教育程度高，自由时间充裕，治疗依从性较好；患者为青年男性，无须特殊照顾，无家庭负担压力。患者自受伤后社会角色弱化，生活满意度下降，期望尽快改善症状。患者居住在电梯楼，环境不构成影响因素。

三、康复诊断

（一）功能障碍

1. 运动功能障碍　肩关节肌群肌力下降、关节活动度受限。
2. 感觉功能障碍　疼痛。
3. 日常生活活动能力障碍　个人梳洗清洁、烹饪、重度家务劳动不能。
4. 心理功能障碍　焦虑状态。

（二）结构异常

肱骨头前移、圆肩姿势、左侧冈上肌肌腱信号增高、左侧肩关节腔、喙突下滑囊少量积液、左侧肱骨头皮质局部骨髓水肿。

（三）活动受限

个人梳洗清洁、烹饪受限，繁重家务劳动受限。

（四）参与受限

娱乐、休闲、社交活动受限。

四、康复目标

1. 近期目标　减轻炎症反应，减轻疼痛，改善活动受限，纠正姿势。
2. 远期目标　纠正肩胛异常活动，提高肩袖、肩胛肌群肌力，改善生活活动能力及运动功能。

五、康复方案

1. 物理治疗　短波治疗 1 次 /d，超声波治疗 1 次 /d，肌内效贴治疗 2 次 /d，关节松动术 1 次 /d，牵伸治疗 1 次 /d，关节活动度训练 2 次 /d，抗阻训练 2 次 /d，姿势纠正训练 1 次 /d，肩关节稳定性训练 1 次 /d，肩关节本体感觉训练 1 次 /d。
2. 作业治疗　进行穿衣、修饰、烹煮等日常生活活动的作业指导。
3. 针灸治疗、超声引导下肩峰下药物注射、富血小板血浆注射等。
4. 心理治疗　支持、疏导，引导患者对疼痛的正确认知，对患者进行病因、症状、预后、生活习惯的宣教，改善患者的焦虑情绪。

六、实施康复治疗

康复医师接诊患者，完成病史采集及体格检查，排除红旗征、危险因素，进行鉴别诊断后，联合治疗师、康复护士查房并及时开具康复治疗及护理医嘱，协调、指导、监督各部门进行具体康复治疗工作。物理治疗师进行相应专科评定，根据评定结果作出康复诊断，与患者沟通后制订康复目标，而后进行相应康复治疗，完成一个治疗周期后进行再次评定，以判断康复评定的准确性及治疗的效果、预后。康复护士针对患者的焦虑情绪进行心理疏导，保证患者有良好的心理康复环境；应告知治疗后的注意事项，如进行大幅度的关节松动后应适度冰敷以防止关节囊渗出粘连、疼痛；进行患者健康宣教，如外旋上举、避免反复的过顶运动等。

（何晓宏）

第十三节　脊柱侧凸案例

脊柱侧凸（scoliosis）又称脊柱侧弯，是指脊柱三维结构畸形，包括冠状位、矢状位和轴位的脊柱椎体排列异常，站立位全脊柱正位 X 线片的脊柱弯曲 Cobb 角≥10°。

脊柱侧凸好发于青少年，全球各地区流行病学研究表明，青少年特发性脊柱侧凸（adolescent idiopathic scoliosis，AIS）发病率为 1%～3%，亚洲地区为 0.4%～2.5%。我国 4～20 岁人群的脊柱侧凸筛查数据表明：青少年脊柱侧凸的发病高峰为 13～15 岁，女生患病率高于男生，有显著的性别差异。

脊柱侧凸不仅造成身体外观异常、脊柱运动功能障碍或因骨盆倾斜而跛行，而且还因胸廓畸形造成心、肺功能障碍。除此之外，脊柱侧凸可使脊神经对内脏的调节功能紊乱，可能出现消化不良、腹痛、痛经及发育不良等。严重的脊柱侧凸（冠状面上 Cobb 角≥90°）可压迫脊髓及神经，出现肢体无力、麻木、感觉异常及大小便异常，甚至造成瘫痪。脊柱侧凸患者由于身体畸形及功能障碍，常出现个体活动受限、工作能力和生存质量下降，患者还可能有严重的自卑、抑郁倾向及自杀观念等心理障碍。

国际脊柱侧凸矫形和康复治疗学会（International Society on Scoliosis Orthopaedic and Rehabilitation Treatment，SOSORT）指南认为，AIS 生长期保守治疗的基本目标为：形态学和功能性，包括在青春期减少侧凸角度；预防或治疗呼吸功能障碍；预防或治疗脊柱疼痛综合征；通过姿势矫正改善躯干外观。

特发性脊柱侧凸治疗原则：

① Cobb 角 <25°：注意日常活动中的姿势，配合矫正体操，一般不需要特殊治疗，需要定期（每 4～6 个月）随访。② Cobb 角 25°～30°：除上述方法外，应用牵引、手法治疗和矫形支具。③ Cobb 角 >40° 或为 45°：可能需要矫形手术治疗。④治疗方法的选择除了参考脊柱侧凸的角度，主要应考虑其进展情况和发展趋势，如果 Cobb 角为 20°，但还有 4 年的生长发育期，则需要干预；而如果 Cobb 角为 29°，但生长发育已停止，可能就不需要特殊处理。特发性脊柱侧凸的保守治疗包括评估、观察（3～36 个月）、脊柱侧凸特定训练、矫形支具、呼吸训练和体育运动等，脊柱侧凸特定训练、矫形支具治疗下的脊柱侧凸特定训练、矫形支具使用率最高。脊柱后路矫形融合手术是 AIS 最常见的手术方式，经全国脊柱外科专家组多次讨论，在循证医学的基础上，确定了关于 AIS 术后加速康复的实施流程。

【保守治疗案例】

一、病史摘要

患者，女，12 岁，因"体格检查发现脊柱侧凸 1 个月"入院。

现病史：1 个月前患者因咳嗽至当地县人民医院行胸部 X 线片检查，发现脊柱侧凸畸形、两侧胸廓不对称。照镜右肩低于左肩，无肩部疼痛，无心悸、气促、呼吸困难，无恶心、呕吐等不适，遂来门诊就诊，以"脊柱侧凸"收住院。

患者自起病以来，精神、饮食、睡眠可，大小便正常，体重未见明显变化。

入院查体：体温 36.2℃，脉搏 86 次/min，呼吸 18 次/min，血压 104/79mmHg。神志清楚，步入病房，查体合作。全身皮肤黏膜及巩膜无黄染；头颅五官无畸形，双侧瞳孔等大等圆，直径约 3mm，对光反射灵敏；颈软，气管居中，颈静脉无怒张，甲状腺无肿大，活动正常；咽无充血，扁桃体无肿大；全身浅表淋巴结无肿大，胸廓无畸形，胸廓挤压征（−），双肺呼吸音清，未闻及干湿啰音；心律齐，心音有力，各瓣膜听诊区未闻及额外心音及病理性杂音；腹平软，肝脾未触及，移动性浊音（−），肠鸣音 4 次/min。双下肢无水肿。

专科查体：左肩明显高于右肩，T_{10}~L_4脊柱可明显触及向左侧侧凸，脊柱无压痛、叩痛，棘旁无压痛。双下肢直腿抬高试验（−），加强试验（−），双 4 字试验（−），挺腹试验（−）；双上肢和双下肢肢体肌力、肌张力、肌容积正常。全身感觉正常。生理反射存在，病理反射未引出。坐位平衡三级，立位平衡三级。床上翻身、起坐、转移及如厕等功能性活动大部分自理，日常生活活动能力大部分自理。

既往史：无特殊。

个人生活史：居住于云南省，未到过地方病或传染病流行地区，无嗜烟、酗酒史，无毒物或粉尘或放射性物质接触史，未婚未育，初中学生。

辅助检查：2021 年 1 月 18 日全脊柱站立正位 X 线片提示，脊柱侧凸畸形，胸椎右凸 Cobb 角约 21°，腰椎左凸 Cobb 角约 26°，两侧胸廓不对称（图 4-13-1）。

诊断：脊柱侧凸。

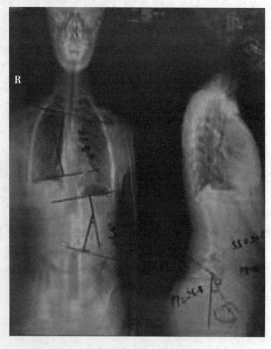

图 4-13-1　全脊柱站立位 X 线片

二、康复评定

（一）功能评定

1.感觉功能评定　VAS 评分，脊柱活动后 4 分。

2.运动功能评定　关节活动度：脊柱向左侧屈 15°，向右侧屈 33°，左旋 41°。右旋 45°，前屈 70°，后伸 40°。肌力：双上肢、躯干及双下肢肌力 5 级。

3.平衡功能评定　采用 Berg 平衡量表评定，得分 52 分（总分 56 分）。表现为用左侧下肢承重无支持站立时将另一只脚放在台阶或凳子上活动稍差，右脚在前的无支持站立不稳，左腿单腿站立不稳。

4.心理功能评定　轻度焦虑，担心脊柱畸形难以矫正。

（二）结构评定

1.姿势评定　左肩明显高于右肩，两侧胸廓不对称，腰椎过度后伸，骨盆前倾并伴向左侧倾。

2.脊柱侧凸评定　矢状面的评估：骨盆倾斜角（PT）26.8°，骨盆入射角（PI）26°，腰椎曲度（LL）29°，骶骨倾斜角（SS）30.6°，腰椎和骨盆不匹配，脊柱矢状面不协调。冠状面的评估：Cobb 角约 26°，L_2 发生楔形改变明显，T_{10}～L_2 椎体前移。Risser 征：3 级。骶骨中垂线（CSVL）落在主侧凸的右侧；腰主弯上端椎（UEV）：T_{12}；下端椎（LEV）：L_3；顶椎（APEX）：L_2；旋转分级（Nash-Moe 分级）：1 级。胸代偿侧凸 UEV：T_4；LEV：T_9；APEX：T_7；Nash-Moe 分级：1 级。该脊柱侧凸是特发性脊柱侧凸，T_1 无倾斜。双下肢长度相差 1.5cm。足弓横弓塌陷，纵弓表浅。该患者分型 4C。

（三）活动评定

改良 Barthel 指数（MBI）评分 100 分，日常生活活动（ADL）完全自理。

（四）参与评定

患者为初中学生，课余时间常与同学进行休闲游戏，喜欢羽毛球、跑步等体育活动。患病以来休闲娱乐活动及体育活动受限。

（五）环境与个人因素

1.患者大多数时间在学校居住，宿舍在 3 楼，日常生活活动基本自理，与同学社交及体育活动受限。

2.初中学生，理解能力较好，治疗配合度较高。

三、康复诊断

（一）功能障碍

1.感觉功能受限　主要表现为活动后脊柱疼痛。

2.运动功能受限　主要表现为躯干侧屈、旋转及腰椎前屈活动受限，步行时左侧髋关节后伸、外展活动异常。

3.平衡功能受限　单腿站立不稳，功能性步行受限。

4.心理功能障碍　患者表现为轻度焦虑。

（二）结构异常

左肩明显高于右肩，两侧胸廓不对称，腰椎过度后伸，骨盆前倾并伴向左侧倾，脊柱呈胸右腰左侧凸，腰主弯 Cobb 角约 26°，胸代偿弯约 21°，施罗德脊柱侧凸分型 4C。

（三）活动受限

患者无明显活动受限。

（四）参与受限

表现为休闲娱乐及体育活动受限。

四、康复目标

1. 近期目标　缓解疼痛，矫正脊柱侧凸，增加脊柱活动能力，防止并发症，改善心肺功能，抑制肢体异常模式，改善肢体运动功能，改善立位平衡功能，缓解焦虑情绪。

2. 远期目标　提高脊柱稳定性，增强双下肢的控制能力，矫正异常步态，恢复正常步行功能，增强肢体协调性，恢复休闲娱乐及体育活动能力。

五、康复方案

1. 物理治疗　神经肌肉电刺激、手法矫正、运动强化疗法、呼吸训练、牵引治疗、有氧运动、核心肌力训练。

2. 作业治疗　平衡功能训练、日常生活姿势训练。

3. 康复辅具　佩戴脊柱侧凸矫形支具。

4. 心理治疗　脊柱侧凸知识宣教，心理支持及疏导。

六、实施康复治疗

康复医师及治疗师共同查房并制订康复方案，PT、OT治疗师安排治疗时间，对其进行康复宣教并实施康复治疗。

【手术治疗案例】

一、病史摘要

患者，女，11岁，因"发现腰背部畸形1年"入院。

现病史：患者家属诉患者于1年前发现腰背部畸形，照镜右肩低于左肩，无肩部疼痛，无心悸、气促、呼吸困难，无恶心、呕吐等不适，至医院骨科就诊。完善脊柱全景断层融合摄影，提示：胸椎以 T_6 为中心右突左弯，椎体轻度旋转，Cobb角约53°，$T_{6\sim7}$ 椎体左份稍变扁，椎间隙未见明显狭窄；胸腰段轻度后突改变。存在手术指征，予除外禁忌证后行"经后路 $T_{3\sim10}$ 后方截骨矫形椎弓根螺钉固定植骨融合术"，术后病情平稳后转至康复医学科行康复训练。

患者自起病以来，精神、饮食、睡眠可，大小便正常，体重未见明显变化。

入院查体：体温36.3℃，脉搏80次/min，呼吸18次/min，血压94/70mmHg。神志清楚，步入病房，查体合作。全身皮肤黏膜及巩膜无黄染；头颅五官无畸形，双侧瞳孔等大等圆，直径约3mm，对光反射灵敏；颈软，气管居中，颈静脉无怒张，甲状腺无肿大，活动正常；咽无充血，扁桃体无肿大；全身浅表淋巴结无肿大，双肺呼吸音清，未闻及干湿啰音；心律齐，心音有力，各瓣膜听诊区未闻及额外心音及病理性杂音；腹平软，肝脾未触及，移动性浊音（-），肠鸣音4次/min。双下肢无水肿。

专科查体：胸腰支具佩戴中，背部可见一长约20cm手术切口，术口愈合良好，已拆线，无渗出、局部皮肤红肿，左肩稍高于右肩，两侧胸廓不对称，脊柱无压痛、叩痛，棘旁无压痛。肌力：双上肢肌力5级，双侧屈髋肌4级，伸膝肌4‾级、踝背伸肌3级，左侧伸踇肌2级，右侧伸踇肌3‾级。肌张力：四肢、躯干肌张力正常。感觉：左侧轻触觉第10胸椎以下减退、第3腰椎以下消失，针刺觉第12胸椎以下减退、第3腰椎以下消失；右侧轻触觉、针刺觉第12胸以下减退；双下肢深感觉均减退。生理反射存在，病理反射未引出。坐位平衡三级，立位平衡二级。床上翻身、起坐、转移及如厕等功能性活动大部分自理，日常生活活动能力大部分自理。

既往史：无特殊。

个人生活史：居住于云南省某县，未到过地方病或传染病流行地区，无嗜烟、酗酒史，无毒物或粉尘或放射性物质接触史，未婚未育，初中学生。

辅助检查：脊柱全景断层融合摄影示，胸椎以T_6为中心右突左弯，椎体轻度旋转，Cobb角约53°，$T_{6\sim7}$椎体左份稍变扁，椎间隙未见明显狭窄；胸腰段轻度后突改变。术后2个月脊柱全景断层融合摄影示：$T_{3\sim10}$金属内固定中，胸椎右突左弯较前明显改善，Cobb角约17°（图4-13-2）。

诊断：脊柱侧凸。

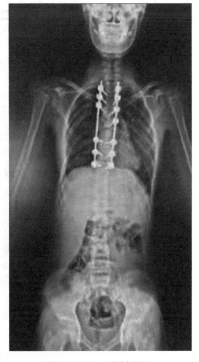

图4-13-2　脊柱侧凸

二、康复评定

（一）功能评定

1. 感觉功能评定　左侧轻触觉第10胸椎以下减退、第3腰椎以下消失，针刺觉第12胸椎以下减退、第3腰椎以下消失；右侧轻触觉、针刺觉第12胸以下减退；双下肢深感觉均减退。

2. 运动功能评定　关节活动度：脊柱向左侧屈15°，向右侧屈25°，左旋30°，右旋38°，前屈55°，后伸40°，双下肢活动度正常。肌力：双上肢肌力5级，双侧屈髋肌4级，伸膝肌4‾级、踝背伸肌3级，左侧伸踇肌2级，右侧伸踇肌3‾级。肌张力：四肢、躯干肌张力正常。

3. 平衡功能评定　采用Berg平衡量表评定，得分50分（总分56分）。表现为仅能从右侧完成360°转身，无法在20秒内完成8次站立踏板交替，无法长时间单脚站立。

4. 心理功能评定　轻度焦虑。

5. 大小便功能评定　大小便功能正常。

（二）结构评定

1. 姿势评定　左肩稍高于右肩，两侧胸廓轻度不对称，骨盆高低基本一致，脊柱整体仍轻度向左偏移。两侧胸廓不对称，腰椎过度后伸，骨盆右边高于左边，整体向右偏移。

2. 脊柱侧凸评定　患者术后胸椎侧凸大幅改善，但仍存在轻度胸椎左凸和腰段轻度代偿右凸的"S"形弯弧，患者侧凸分型为功能性四弧（4C），胸段主弧，UEV：T_2，LEV：T_7，APEX：T_4（Nash-Moe分级）2级，Cobb角约17°；腰段代偿弧，UEV：T_9，LEV：L_4，APEX：L_2（Nash-Moe分级）1级，Cobb角约12°。Risser征：3级。施罗德脊柱侧凸分型为4C型。

3.脊髓损伤评定分级　截瘫 ASIA 分级 D 级，损伤平面为第 9 胸椎。

（三）活动评定

改良 Barthel 指数（MBI）评分 93 分，表现为步行功能轻度受限，上下楼梯中度受限，日常生活活动（ADL）轻度依赖。

（四）参与评定

患者为初中学生，步行功能，平衡功能，上下楼梯功能受限，无法独自一人完成上下学，参与日常娱乐、体育活动。

（五）环境与个人因素

1.患者家住 13 楼，有电梯，日常上课教室在 4 楼，无电梯。日常生活活动基本自理，无法独自上下学，与同学社交娱乐及体育活动受限。

2.初中学生，理解能力较好，治疗配合度较高。

三、康复诊断

（一）功能障碍

1.感觉功能受限　主要表现为脐以下深浅感觉功能减退。

2.运动功能受限　主要表现为躯干各方向活动受限，双下肢肌力减退。

3.平衡功能受限　单腿站立不稳，功能性步行受限。

4.心理功能障碍　患者表现为轻度焦虑。

（二）结构异常

双侧胸廓轻度不对称，脊柱轻度向左偏移，胸段主弧 Cobb 角约 17°，腰段代偿弧 12°，施罗德脊柱侧凸分型 4C 型。

（三）活动受限

患者脊柱各方向活动轻度受限，双下肢肌力减退、步行及上下楼梯轻度受限。

（四）参与受限

表现为无法独立上下学，休闲娱乐及体育活动受限。

四、康复目标

1.近期目标　改善双下肢肌力及感觉；改善脊柱各方向关节活动度；矫正脊柱侧凸，延伸凹侧脊柱，牵拉凹侧脊柱周围相关肌肉（右侧背阔肌、竖脊肌、肋间肌等），改善呼吸模式，激活凹侧肌肉，稳定侧凸矫正效果；改善站立平衡功能，提升步行、上下楼梯稳定性。

2.远期目标　提高脊柱稳定性，增强双下肢的控制能力，矫正异常步态，恢复正常步行功能，增强肢体协调性，恢复休闲娱乐及体育活动能力。

五、康复方案

1.物理治疗

（1）神经肌肉电刺激：改善双下肢肌力。

（2）关节松动术：改善脊柱活动度。

（3）双下肢力量训练：改善双下肢肌力。

（4）运动强化疗法：矫正仍有侧凸的脊柱，依据施罗德脊柱侧凸矫正体系，先以单杠全悬吊等训练延伸脊柱，改善脊柱活动；再通过脊柱平移训练打开侧凸凹侧关节、延伸凹侧肌肉，使脊柱尽可能回到中立位；同时配合螺旋对角呼吸，激活凹侧肌肉，持续进行矫正；最后通过核心稳定训练稳定矫正效果。

（5）平衡功能和步态训练：调整步行时的姿势及平衡策略，提高步行时的稳定性。

2.作业治疗 日常生活姿势训练。

3.康复辅具 手杖、助行器。

4.心理治疗 脊柱侧凸知识宣教，心理支持及疏导。

六、实施康复治疗

康复医师及治疗师共同查房并制订康复方案，PT、OT治疗师安排治疗时间，对患者进行康复宣教并实施康复治疗。

（丁 桃）

第十四节 手外伤案例

手外伤是人们在生活中由于突发性应力创伤而造成手部损伤，分为闭合性损伤以及开放性损伤，可导致血管、肌腱、神经及骨关节等多方面损伤。单纯的手外伤，以职业性损伤为主。随着我国工农业的发展，手外伤发生率逐年升高，其占据同期急诊骨科入院的比例超过1/3。手部对于人体结构具有重要意义，人体相关精细动作和粗大动作均需依赖手部进行。手外伤发生后会对患者身体、心理产生一定的创伤，致使手功能出现相应程度的丧失，严重者会出现残疾。及时手术是手外伤临床治疗的主要途径，外科修复术为手功能恢复创造了必要条件，而术后进行科学合理的康复介入治疗至关重要。

一、病史摘要

患者，男，29岁，因"左手活动障碍3个月"入院。

现病史：3个月前工作中被机器割伤后左手活动障碍，表现为左手第2~5节手指不能屈曲，左手拇指不能外展，左腕掌侧皮肤割伤，肌肉、肌腱外露，伤口渗血不止，当时无昏迷，无恶心、呕吐，到当地医院就诊急行手术治疗。术中诊断"左手掌浅弓断裂、左手正中神经掌侧总神经断裂、左手第2~5指浅及指深屈肌肌腱断裂、左手拇短展肌断裂"，术后在当地医院行手法等康复治疗。患者左手活动障碍未见明显好转，伴感觉减退，为求进一步康复治疗来诊，门诊以"左手外伤后功能障碍"收入院。

患者自患病以来，精神、饮食、睡眠可，大小便正常，体重未见明显减轻。

入院查体：体温36.5℃，脉搏89次/min，呼吸20次/min，血压122/71mmHg。神志清楚，正常面容，步行来诊。皮肤巩膜无黄染，全身浅表淋巴结未扪及肿大。颈静脉正常。心界不大，心律齐，各瓣膜区未闻及杂音。全腹柔软，无压痛及反跳痛，腹部未触及包块，肝脏肋下未触及。双下肢无水肿。

专科查体：左手掌、手指处可见多个陈旧性手术愈合瘢痕，皮色不红，肤温不高，轻度肿胀，无渗液。左手拇指、示指、中指、环指桡侧半掌面、小指、环指尺侧及手掌尺侧皮肤感觉减退，左拇指外展、左手各指屈曲与伸展及左腕屈曲活动明显受限，左手握力3^+级，左手各指捏力3级，双侧腱反射对称；病理反射未引出。

既往史：无特殊。

个人生活史：居住南宁市区，生活有规律，偶尔体育锻炼，高职文化程度，性格平和，预防接种史不详，无抽烟、酗酒史。经济状况一般。

辅助检查：X线片检查示左手骨质疏松，左手各指关节间隙变窄。肌电图检查示左侧正中神经、左侧尺神经（感觉纤维）损害。

诊断：①左手外伤后功能障碍；②左腕部神经损伤（正中神经、尺神经）；③左手第2～5指屈肌肌腱断裂修复术后；④左手拇短展肌断裂修复术后。

二、康复评定

（一）功能评定

1. 感觉功能评定 左手拇指、示指、中指、环指桡侧半掌面、小指、环指尺侧及手掌尺侧皮肤针刺觉、温度觉正常，轻触觉减退。

2. 运动功能评定

（1）关节活动度：左腕关节主动掌屈40°、背伸38°；左腕关节主动桡偏20°、尺偏29°；左腕关节被动掌屈50°、背伸50°；左腕关节被动桡偏22°、尺偏35°；左手四指掌指关节主动屈曲45°、伸展5°；左手近端指间关节主动屈曲50°、伸展−5°；左手远端指间关节主动屈曲60°、伸展0°；左手四指掌指关节被动屈曲55°、伸展10°；左手近端指间关节被动屈曲60°、伸展−2°；左手远端指间关节被动屈曲70°、伸展5°；左手拇指掌指关节主动屈曲45°、伸展0°；左手拇指指间关节主动屈曲30°、伸展0°；左手拇指掌指关节被动屈曲50°、伸展2°；左手拇指指间关节被动屈曲50°、伸展2°；左手拇指主动外展20°、被动外展30°。

（2）肌力：左手握力3+级，左手指捏力3级。

3. 手指肌腱功能评定 采用总主动活动度测定法，计算出左手四指总主动活动度 =150°<180°，功能为健侧手指的50%以下。

4. 手功能评定 采用Carroll上肢功能测试量表评定，得分33分（总分99分）。表现为左手侧捏、捏及放置物品等功能障碍。

5. 心理功能评定 表现为焦虑情绪，担心左手不能恢复。

（二）结构评定

左手骨质疏松、各指关节间隙变窄。

（三）活动评定

采用MBI量表，ADL得分96分（总分100分）。其中修饰与洗澡4分、穿衣8分，其余均为满分。

（四）参与评定

采用社会生活能力概况评定问卷，得分30分（总分60分），社会生活能力中度障碍，表现为工作、参加休闲娱乐、参加文体活动能力受限。

（五）环境与个人因素

1. 患者居住市区，生活方便，户外活动受限不明显；在工厂操作机器，工作活动受限。
2. 高职文化，性格平和，依从性较好，配合度较好。

三、康复诊断

（一）功能障碍

1. 感觉功能受限 主要表现为左手拇指、示指、中指、环指桡侧半掌面、小指、环指尺侧及手掌尺侧皮肤轻触觉减退。

2.运动功能受限 肌腱粘连、关节活动度受限，主要表现为左拇指外展、左手各指屈曲与伸展及左腕屈曲活动受限，左手握力、手指捏力减弱。

3.手功能受限 左手侧捏、捏、放置功能受限。

4.心理功能障碍 焦虑情绪。

（二）结构异常

左手骨质疏松、各指关节间隙变窄。

（三）活动受限

表现为修饰、洗澡及穿衣受限。

（四）参与受限

表现为工作、休闲娱乐及文体活动受限。

四、康复目标

1.近期目标 改善左腕、左手各指关节活动度，软化、松解肌腱瘢痕粘连，恢复左拇指外展、左手各指屈曲与伸展及左腕屈曲能力，恢复左手握力、手指捏力，恢复左手侧捏、捏、放置功能，消除焦虑情绪，改善修饰、洗澡及穿衣能力。

2.远期目标 恢复修饰、洗澡及穿衣能力；恢复工作、休闲娱乐及文体活动能力；延缓左手骨质疏松、关节退行性变。

五、康复方案

1.物理治疗 音频电疗法（左手1次/d）、超声波疗法（左手1次/d）、蜡疗法（左手1次/d）；关节松动术（左手2次/d）、肌力训练（左手2次/d）、瘢痕牵伸手法（左手2次/d）、屈肌腱滑动练习（左手2次/d）。

2.作业治疗 ADL能力训练（1次/d），手功能训练（1次/d）。

3.康复辅具 配动力型手夹板一部。

4.康复护理 康复宣教及手外伤专科康复护理。

5.心理治疗 以疏导和支持为主。

6.药物治疗 营养神经治疗，必要时对症使用镇痛、肌肉松弛药。

7.中医药治疗 中药外洗及烫熨治疗，必要时辨证选择中药汤剂内服。

六、实施康复治疗

医护治一体化查房，共同评定、制订治疗方案，管床医师统筹安排治疗时间、开具医疗处方，PT、OT治疗师具体实施康复治疗方案，管床护士实施护理方案及健康宣教。出院后定期门诊复诊，或提供线上（互联网医院）复诊、康复训练指导等，促进患者早日康复、尽快恢复正常的生活及工作。

（许建文）

第十五节 烧伤案例

烧伤，一般指因热力，包括热液（水、汤、油等）、蒸气、高温气体、火焰、炽热金属液体或固体（如钢水、钢锭）等所引起的组织损害。烧伤通常累及皮肤和 / 或黏膜，严重者也可伤及皮下和 / 或黏膜下组织，如肌肉、骨、关节甚至内脏。烧伤后，患者不仅仅会出现一系列生理病理反应，而且组织会不同程度的修复，不同的干预方式，组织修复的结果会产生差异。

烧伤按病因可分为热力烧伤、化学烧伤、电烧伤、放射烧伤等；按烧伤深度分为Ⅰ度烧伤、浅Ⅱ度烧伤、深Ⅱ度烧伤、Ⅲ度烧伤。烫伤是由热液、蒸气等所引起的组织损伤，是热力烧伤的一种。不同的烧伤程度损伤不同组织。

在我国烧伤每年发生率约 2%，近 2600 万例。每年大约有 35 万例烧伤住院患者，约 99% 都能生存下来。生存下来的患者可能存在烧伤后感染、败血症等代谢系统、消化系统、内分泌系统疾病，以及运动系统疾病；同时可能存在体温调节、感觉异常、疼痛、瘙痒、毁容、畸形、神经支配异常、肌力下降、组织粘连、关节挛缩、关节活动度和精细功能受限等功能障碍，可能诱发社会心理问题，以及患者 ADL、工作、娱乐等活动受到自身功能限制导致参与受限。

随着医疗水平的提高、治疗手段的进步，修复创面、挽救生命已不再是烧伤治疗的唯一目标，预防和减轻畸形、恢复功能、改善外观、帮助患者重返家庭和社会，越来越受到重视。

一、病史摘要

患者，女，45 岁，因"全身多处火焰烧伤 9 个月"入院。

现病史：9 个月前，患者在工作场所爆炸事故中，全身多处被火焰烧伤，涉及头面颈、双上肢、双下肢及背部，受伤后感伤处疼痛，无昏迷、恶心、呕吐，无意识障碍、畏寒、发热、呼吸困难等症状，随即被送到当地医院就诊，予以创面涂药、补液抗休克（聚明胶肽 500ml、电解质液 1500ml）等相应处理，后转入某医院烧伤科，诊断为"体表总面积 65% 火焰烧伤"，行全身多处烧伤扩创术、生物敷料覆盖术及相关治疗后出院。出院后自行在家康复，现患者左手麻木、部分皮肤创面愈合不良，有少量黄色渗出，全身多处瘢痕增生，双上肢活动轻度受限。为求进一步治疗，遂于笔者所在医院就诊，门诊以"TBSA 65% 火焰烧伤后多处瘢痕形成，双上肢功能障碍"诊断收入院。目前患者神志清楚，精神状态可。饮食可，受伤后睡眠差，入睡困难，易醒，每晚睡眠时间约 1 小时，大小便正常，体重无明显变化。

既往史：既往体健，经常参加"马拉松赛"，否认肝炎、结核或其他传染病史，否认"高血压、糖尿病"等病史，按计划接种，无过敏史，无输血史，无特殊病史。

专科查体：神志清楚，查体合作。头面颈、双上肢、双下肢、腹部、背部可见烧伤后瘢痕形成，创面占体表面积 65%，瘢痕呈暗红色，双眼视力无明显异常，鼻腔、口腔通畅。双上肢肌力 4⁻级，双下肢肌力 4 级，左手示指根部、右肘内侧、两膝关节内侧缘创面愈合不良，有少量黄色渗出。全身多处瘢痕处浅感觉减退，局部有刺痛感。

辅助检查：左手 X 线片示，左手拇指掌指关节对合不佳，拇指向外侧屈曲。

临床诊断：①TBSA 65% 火焰烧伤后多处瘢痕形成；②双上肢功能障碍；③左拇指掌指关节脱位。

二、康复评定

（一）结构评定

采用温哥华瘢痕评定量表对患者的瘢痕生长情况进行了评估，并结合影像学资料进行评估。

（二）功能评定

1. 感觉功能评定　疼痛评定采用 VAS；同时对患者的痛觉、温度觉、触觉、压觉及本体感觉进行了评定。

2. 运动功能评定　关节活动度评定采用角度尺测量，肌力评定采用徒手肌力法。

3. 平衡功能评定　采用 Bobath 分级法。

4. 心肺功能评定　对患者的血氧饱和度、呼吸模式、胸廓活动度进行了评定。

5. 心理功能评定　采用 SAS、SDS 评定。

（三）活动评定

1. 基础性日常生活活动能力评定　采用 MBI 进行评定。

2. 社区性日常生活活动　采用 IADL 量表进行评定。

（四）参与评定

采用社会生活能力概况评定问卷、SF-12 量表。

（五）环境与个人因素

对患者个人兴趣爱好、工作、家庭角色、家居环境进行了评估。

三、康复诊断

（一）结构异常

全身多处瘢痕。手部畸形，双手软组织肿胀，部分指间关节间隙略变窄，左手拇指掌指关节对合不佳，拇指向外侧屈曲。

温哥华瘢痕评定量表结果如下：①色泽，3 分；②血管分布，2 分；③厚度，4 分；④柔软性，3 分；⑤总分 12 分，瘢痕增生较严重。瘢痕分布见图 4-15-1、图 4-15-2。左手 X 线片示左手拇指掌指关节半脱位，见图 4-15-3。

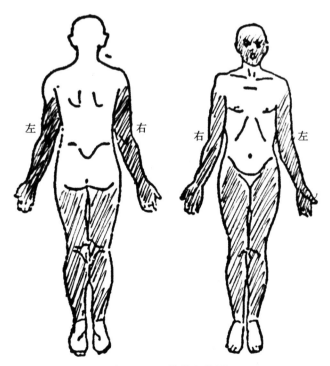

图 4-15-1　烧伤部位图

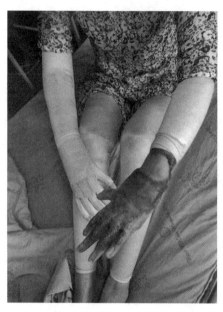

图 4-15-2　手部烧伤图

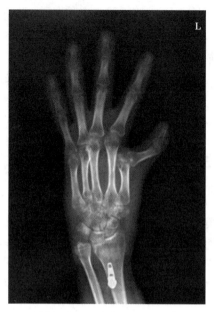

图 4-15-3　患者左手 X 线片

（二）功能障碍

1.感觉异常　患者烧伤部位均出现浅感觉减退，感觉减退区域见图 4-15-1。右肘及右手前臂内侧间歇性轻度灼痛，疼痛部位见图 4-15-4（静息 VAS 评分 1，活动 VAS 评分 2 分），左手有麻木感，部位见图 4-15-4。

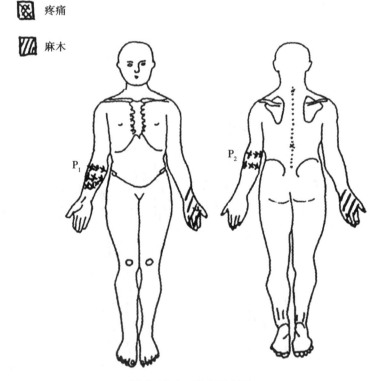

图 4-15-4　疼痛评分图

2.关节活动受限，肌力下降

（1）关节活动受限：主要表现为右侧肘关节屈伸活动受限（0°～30°）及右侧腕关节屈伸、尺桡偏严重受限。

（2）肌力下降：主要表现为右侧肱二头肌，肱三头肌肌力 4⁻ 级；右侧桡侧腕屈肌，尺侧腕屈肌，桡侧腕伸肌及尺侧腕伸肌 4⁻ 级，右侧握力下降；左侧上肢及双下肢因石膏固定，无法评定肌力。

3.平衡功能障碍　Bobath 分级：坐位平衡二级；站位平衡一级。

4.心肺功能障碍　血氧饱和度 >95%，肩膀前屈，胸腹式呼吸，呼吸困难评分 3 分（平地行走 100m 左右或数分钟后需要停下来喘气）。

5.心理功能障碍　该患者 SAS 评分 52 分，表现为轻度焦虑症状，主要有容易紧张和害怕，容易心里烦乱或觉得惊恐，认为自己很不幸，以及失眠；SDS 评分为 47 分，接近抑郁症状临界值，主要表现为常常闷闷不乐，情绪低沉，一阵阵地想哭或者哭出来，感觉做事困难，不愿与异性接触，觉得不安，难以平静。

（三）活动受限

1.基础性日常生活活动受限　MBI 量表评分 74 分，属日常生活活动中度依赖，主要表现在个人卫生、进食、穿衣、洗澡受限严重，除了与手功能中重度受限有关外，可能还与患者双下肢石膏固定影响步行、转移、上下楼梯有关。

2.社区性日常生活活动受限　IADL 得分 4 分，电话使用、交通使用、购物、准备食物、家务活动、家具维修、卫生、服药、财务管理均受限严重，主要与手功能受限和面容改变引起的社会心理因素有关。

（四）参与受限

1.社会参与受限　①不能回归工作（供电局员工），社交受限；②外出旅游、摄影、跑马拉松等兴趣爱好受限。

2.个人因素与环境因素　①家居 6 楼；②淋浴洗澡、蹲式便池对患者的家居生活造成一定的障碍。

3.生活质量　患者生活质量较差，主要表现在：①个人认为健康状况很差；②认为生活各项活动受限严重且力不从心；③焦虑且沮丧。生活质量评估结果见表 4-15-1。

表 4-15-1　生活质量评估表

评定内容	选项	得分 / 分
总体而言，你认为你的健康状况如何？	极好 0 分□　非常好 0 分□ 好 0 分□　相当不错 0 分□ 差 −2 分□	−2
下列项目可能是你在某一天的活动。现在，你的健康状况对这些活动有限制吗？如果有，是多大程度？		
适度活动如搬桌子、搞卫生、打保龄球或高尔夫球	限制很多 4 分□ 限制一点点 2 分□ 一点也没有限制 0 分□	4
爬几段楼梯	限制很多 3 分□ 限制一点点 1 分□ 一点也没有限制 0 分□	3
在过去四周，你想做的工作有无因为身体原因而出现问题？	有 0 分□　无 1 分□	0

评定内容	选项	得分 / 分
在过去四周，你的工作或日常活动有无因为身体原因而受到限制？	无 0 分□　　有 2 分□	2
在过去四周，你想做的工作有无因为一些情绪问题（如郁闷或焦虑）而出现问题？	无 0 分□　　有 -7 分□	0
在过去四周，由于一些情绪问题（如感觉郁闷或焦虑），你是不是不能像往常一样工作或做其他活动？	不 0 分□　　是 -6 分□	-6
在过去四周，疼痛在多大程度上妨碍你的正常工作（包括家外和家务劳动）？	一点也不 0 分□ 轻微 1 分□ 中度 1 分□ 有一点 2 分□ 严重影响 1 分□	1

这些问题是关于在过去四周对你身边的一些事情的感觉。对每一个问题，请给出一个接近你感觉的回答。

评定内容	选项	得分 / 分
在过去四周，你感觉有多长时间是平静的？	整个时间 0 分□ 大部分时间 -2 分□ 好长时间 -4 分□ 有些时间 -6 分□ 一点时间 -8 分□ 一点时间也没有 -10 分□	-10
在过去四周，你精力充沛有多长时间？	整个时间 0 分□ 大部分时间 -1 分□ 好长时间 -2 分□ 有些时间 -3 分□ 一点时间 -5 分□ 一点时间也没有 -6 分□	-5
在过去四周，你有多长时间感觉不舒服？	整个时间 -16 分□ 大部分时间 -11 分□ 好长时间 -8 分□ 有些时间 -5 分□ 一点时间 -2 分□ 一点时间也没有 0 分□	-11
在过去四周，你的健康状况或情感问题有多长时间干涉你的社交活动（如访友、访亲戚等）？	整个时间 -6 分□ 大部分时间 -8 分□ 有些时间 -6 分□ 一点时间 -3 分□ 一点时间也没有 0 分□	-6

四、康复目标

（一）物理治疗目标

1. 近期目标　缓解疼痛；控制瘢痕增生；消除肿胀；改善关节活动度，预防挛缩；增强肌力。

2. 远期目标　进一步增强肌力；提高平衡协调能力；回归家庭，回归工作与社会。

（二）作业治疗目标

1. 近期目标　更换患者目前的压力衣，控制瘢痕增生；适配手部支具，防止手部畸形加重；提高右手握力和捏力，以及精细活动；BADL 完全自理。

2. 远期目标　IADL 完全自理。提高双手功能：①右手能够写字，使用筷子、手机等；②左手能够辅助握杯子、端碗；③双手可以打字。

（三）康复护理目标

1. 预防和控制伤口感染，促进创面愈合。

2. 减轻疼痛。

3. 预防关节挛缩和畸形。

4. 提高日常生活活动能力。

5. 控制瘢痕增生。

6. 消除患者的社会心理障碍，重新回归家庭和社会。

五、康复方案

1. 物理治疗

（1）物理因子治疗：瘢痕周围软组织及右手前臂内侧疼痛区域；超声波治疗，音频电治疗，治疗强度以缓解疼痛及软组织粘连和患者耐受为主，2 次/d。

（2）运动疗法：针对患者躯干力量及耐力减弱、上肢运动功能障碍设计患者能够完成的动作（上下肢交替抬高、辅助下臀桥等），2 次/d。

（3）平衡协调训练：上下肢的平衡垫训练，2 次/d。

（4）肘关节、腕部、掌指关节及近远端指间关节松动手法：改善关节活动度，2 次/d。

（5）瘢痕周围软组织及肘腕部周围粘连组织松解：改善并控制挛缩，2 次/d。

（6）心肺功能治疗：胸廓活动度训练，腹式呼吸训练，体适能训练，2 次/d。

（7）患者自我锻炼：每 2 小时进行一次自我上肢、下肢关节的运动，每个方向运动重复 10 次。

2. 作业治疗

（1）评估适配双上肢压力臂套、压力手套、压力裤，并长期随访。

（2）提供压力垫及指蹼垫，控制瘢痕。

（3）适配双侧手部支具，扩虎口且大拇指对掌，防治畸形。

（4）ADL 训练（进食、穿衣、如厕、洗澡及个人卫生训练），必要时提供 ADL 辅助器具，2 次/d。

（5）IADL 训练及工作强化训练（使用电话、购物、家务活动等），职业能力训练与评估系统进行职业模拟训练，必要时提供辅具及环境改造建议，2 次/d。

（6）手部粗大及精细活动训练（抓握、对掌等），1 次/d。

（7）提供社会心理支持，帮助其获得相关社会支持及资源；辅助美化样貌，鼓励参与社会活动。

3. 心理治疗

（1）对家属及患者进行瘢痕管理的宣教。

（2）鼓励患者重新融入社会。

（3）进行心理支持教育（社区一体化）。

4. 康复护理

（1）预防和控制感染：严格无菌操作，及时清创和更换敷料；及时修剪指甲，伤口或瘢痕处瘙痒时尽量避免用手抓挠皮肤，勿涂油性药膏增加感染机会；遵医嘱使用红外线治疗，促进创面愈合。

（2）减轻疼痛：提供安静的环境，合理安排各项操作的时间和频率，尽量减少对患者的刺激；指导患肢抬高，利于渗出液回流减轻组织胀痛，移动肢体动作轻柔，避免体位改变引起患者疼痛；采用浸浴疗法清洁患者创面皮肤，减轻换药时揭纱布的疼痛；遵医嘱合理使用镇痛药物，观察有无药物不良反应；听音乐、广播电视等帮助放松肌肉，转移注意力。

（3）预防关节挛缩：①颈部应使用毛巾圈或过伸垫使头部充分后仰。②腋部烧伤，肩关节外展90°，并处于外旋位。③肘部烧伤，取肘伸直位；背侧烧伤取肘屈20°，前臂中立位。④手背烧伤应使掌指关节屈曲60°～90°，指尖关节伸直，拇指处于外展和对指位。⑤髋部烧伤，髋关节置于中立、伸展位；大腿内侧烧伤，髋外展15°～30°。⑥膝部使用支具或制动器保持伸直位，膝关节前方烧伤时应保持轻度屈曲位10°～20°。⑦踝部用支具或足托保持旋中背伸位，防止足内翻或外翻。

（4）提高日常生活活动能力：①指导床上翻身、床边坐起、穿脱衣服、洗漱、进食、如厕等动作；②合理选择和使用生活辅助器具；③鼓励患者主动活动全身各关节，增强肌力；④被动活动受限的关节，活动范围应该循序渐进，逐步增加运动强度和活动范围。

（5）控制瘢痕增生：指导正确穿戴压力衣，穿戴合身，与损伤部位紧密贴合，效果会更好。

（6）心理护理：①耐心向患者解释疼痛的原因、病程进展、治疗方法，减轻患者心理压力；②避免使用刺激性语言，开导患者正确对待伤残，做好家属的思想工作，特别是嘱患者的对象或是配偶，应给予患者精神上的支持，使患者感到温暖，解除后顾之忧；③鼓励患者早期进行功能锻炼，减轻瘢痕粘连与挛缩，向患者介绍成功治愈的病例，增强其自信心。

（7）康复健康教育：①注意清洁和保护新生皮肤，勿用肥皂或碱性清洁剂清洗，时间不宜过长，会损伤新生表皮；②愈合创面常常出现瘙痒现象，可涂润肤膏或祛瘢药膏等，可局部采用冰敷使症状缓解，室内可装空调；③饮食指导，少食或不食辛辣食品，多食易消化的高蛋白、高维生素食物，如牛奶、鸡蛋、瘦肉、鱼、蔬菜、水果等；④尽量避免一切不利刺激，如吸烟、饮酒、尘埃、日晒、剧烈活动等。

六、实施康复治疗

医护治一体化查房，共同制订治疗方案，主管医师统筹安排治疗时间，PT、OT治疗师具体实施治疗方案，管床护士实施护理方案及健康宣教。

（何成奇）

第十六节　骨折延迟愈合案例

骨折延迟愈合属骨折后期并发症。一定部位和类型的骨折未能在其平均时间（通常3～6个月）内愈合称为骨延迟愈合。四肢骨折内固定术后延迟愈合约占10%。如果继续固定并加强康复治疗，骨折仍有可能愈合。有多种因素影响与干扰骨骼的正常愈合过程，主要因素有感染、康复治疗不恰当、固定不当、血液循环差、反复手法及粗暴操作、牵引过度、骨缺损等。

大多数病例可通过一般疗法获得愈合，仅少数病例需特殊处理。有效的康复治疗通常能使延迟愈合得到成功的治疗，并使肢体获得最大的功能恢复。目前常用的治疗方法：①冲击波治疗；②电刺激疗法，如脉冲电磁场；③高压氧疗法；④延长固定时间；⑤加压疗法等。

一、病史摘要

患者，男，24岁，因"左下肢活动受限5个月"于2019年10月8日入院。

现病史：2019年5月8日患者因车祸致左膝关节外伤，当即出现疼痛、活动受限，有皮肤破损并流血。急查CT及X线片示"膝关节脱位、髌骨脱位、股骨外髁骨折、上胫腓关节脱位、胫骨中段粉碎性骨折"，遂于2019年5月9日行"清创＋股骨髁复位克氏针内固定＋胫骨外固定＋膝关节复位外固定术"，2019年5月15日行"清创＋胫骨骨折有限切开复位内固定术＋外固定术＋负压吸引术"，2019年5月21日行"左小腿清创植皮负压吸引＋钢板螺钉取出术"，2019年6月3日行"左小腿清创负压吸引术"，2019年6月7日行"左小腿清创植皮负压吸引术"。术后规律行左膝关节松动训练，左侧小腿高能量激光、深部热疗，以及高压氧治疗。入院前患者仍有左下肢活动不利，左膝关节屈伸受限，踝关节背伸活动不能，下蹲困难，行走时自觉左踇趾抓地并疼痛。为进一步治疗就诊，以"左下肢功能障碍"收入院。

入院查体：体温36.7℃，脉搏74次/min，呼吸20次/min，血压145/74mmHg。发育正常，营养良好，正常面容，神志清楚，精神尚可，自动体位，查体合作，问答切题。胸廓无畸形，呼吸动度对称，双肺呼吸音清晰，未闻及干湿啰音和胸膜摩擦音。心前区无隆起，心界无扩大，心律齐，心音无明显增强和减弱，各瓣膜听诊区未闻及病理性杂音。腹部平，全腹无压痛及反跳痛，未触及腹部包块，肠鸣音正常。

专科查体：左下肢大腿可见3处暗红色皮损，大小分别为5cm×10cm、5cm×10cm、4cm×18cm，左膝关节及左小腿前部可见多处黑红相间瘢痕组织，有少量白色状痂块，无渗血、渗液或流脓。左小腿肌肉轻度萎缩。双侧足背动脉搏动对称，局部无压痛。左下肢膝关节活动受限，左膝关节AROM：屈曲75°-15°-0°伸直；PROM：屈曲80°-15°-0°伸直（右膝关节AROM：屈曲150°-0°伸直）。髌骨周径左侧37.1cm、右侧35.2cm，大腿围（髌上10cm处）左侧35.3cm、右侧38.5cm，小腿围（髌下10cm处）左侧31.0cm、右侧30.9cm。双下肢肌张力正常，右下肢肌力5级，左下肢肌力4级，左膝关节及以下植皮部位痛触觉消失，远端感觉正常。

既往史：否认高血压、心脏病史，否认糖尿病、脑血管疾病、精神疾病史，否认肝炎、结核、疟疾病史，否认食物、药物过敏史，预防接种史不详。

个人生活史：生于湖南省岳阳市，久居本地，否认血吸虫疫水接触史，无吸烟、饮酒史，否认毒物接触史。个人生活规律。能胜任本职工作，无重大精神创伤史。

辅助检查：左侧胫腓骨X线正位片示左侧膝关节、胫腓骨骨折内固定术后改变，见图4-16-1。

诊断：①左侧胫腓骨骨折切开复位内固定＋

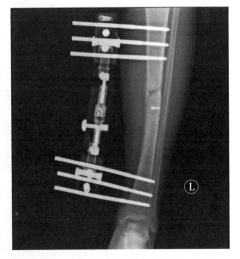

图4-16-1　左侧胫腓骨X线正位片

外固定术后；②左小腿清创缝合术后；③左腓总神经损伤；④左股骨髁复位克氏针内固定术后。

处理：藤黄健骨片 3g，口服，2 次/d，促进骨折愈合。维生素 B₁ 片 10mg，口服，3 次/d；甲钴胺 500μg，口服，3 次/d；鼠神经生长因子 18μg，肌内注射，1 次/d，营养神经。

二、康复评定

（一）功能评定

1.感觉功能评定　左膝关节及髌下植皮部位痛触觉消失，余双下肢感觉正常。

2.运动功能评定　左膝关节活动受限，AROM：屈曲 75°-15°-0° 伸直；PROM：屈曲 80°-15°-0° 伸直。左下肢肌张力正常，肌力 4 级。

3.平衡功能评定　坐位平衡三级，立位平衡二级。

（二）结构评定

左下肢大腿可见 3 处暗红色皮损，左膝关节及左小腿前部可见多处黑红相间瘢痕组织，有少量白色状痂块，无渗血、渗液或流脓。左小腿肌肉轻度萎缩。髌骨周径左侧 37.1cm、右侧 35.2cm，大腿围（髌上 10cm 处）左侧 35.3cm、右侧 38.5cm，小腿围（髌下 10cm 处）左侧 31.0cm、右侧 30.9cm。左侧胫腓骨 X 线正位示左侧膝关节、胫腓骨骨折内固定术后改变。

（三）活动评定

日常生活活动评定：MBI 评分 82 分，轻度功能障碍，生活需要少量帮助。

（四）参与评定

患者伤前经常体育锻炼，喜欢跑步，喜欢朋友聚会。患病以来休闲、跑步及朋友聚会活动明显受限。

（五）环境与个人因素

患者工作地点和居住小区均配有电梯；患者本科学历，理解能力较好，治疗配合度较高。

三、康复诊断

（一）功能障碍

1.左膝关节活动功能障碍。

2.左下肢感觉功能障碍。

3.左下肢运动功能障碍。

4.平衡功能障碍。

（二）结构异常

左下肢多处皮损并植皮术后，左小腿肌肉萎缩，左侧髌骨肿胀。左膝关节屈伸活动受限。X 线可见骨折线清晰，未见骨痂生长，提示骨折延迟愈合。

（三）活动受限

ADL 受限表现为洗澡、如厕、床椅转移需少量帮助，并在家人监护下进行。平地行走、上下楼梯需中等量帮助，不能独立完成。

（四）参与受限

表现为户外活动受限。

四、康复目标

1. 近期目标

（1）促进骨折生长，避免骨不连、慢性骨髓炎等并发症形成。

（2）改善左膝关节活动度，增加左下肢负重能力，提高站立位平衡能力。

（3）提升站立、转移、行走等日常生活活动，恢复生活自理。

2. 远期目标

（1）骨折愈合，去除内固定 + 外固定。

（2）恢复左膝关节伸直关节活动度，尽可能增加屈曲活动度，恢复双下肢对称性负重能力。

（3）提升 IADL 能力，增加社会、工作参与能力，消除工作、社交受限。

五、康复方案

1. 物理治疗　骨折部位磁热治疗、超声波治疗促进骨折愈合；左膝关节蜡疗软化瘢痕，关节松动训练改善活动受限，训练后冷疗减少渗出、避免粘连加重；左侧胫前肌低频脉冲电刺激、电针治疗延缓肌肉萎缩。

2. 康复辅具　左侧穿戴式踝足矫形鞋稳定左踝关节，避免行走时足下垂。

3. 特殊治疗　超声引导下左侧胫骨骨折部位富血小板血浆（platelet-rich plasma，PRP）局部注射治疗，促进骨折愈合。

（张长杰）

第十七节　肘关节恐怖三联征案例

肘关节恐怖三联征（terrible triad of the elbow）是指肘关节后脱位合并冠状突和桡骨头骨折，是较为复杂的肘关节损伤，严重破坏肘关节稳定性。目前，肘关节恐怖三联征几乎均采取积极的手术治疗。随着技术的改进和治疗的规范化，手术能够恢复骨性解剖、重建韧带，为肘部提供足够的稳定性，有利于开展早期康复。肘关节是一个复合关节，包含三个小关节，分别为肱尺关节、肱桡关节以及近端尺桡关节，由肱骨、尺骨、桡骨及其附属结构（关节囊、韧带等）组成，有屈曲、伸直、旋前、旋后等多种运动方式。因肘关节复杂的关节结构、关节囊与韧带肌肉的关系密切，所以术后肘关节特别易发生僵硬，影响患者的肘关节功能和日常生活，因此，术后康复是肘关节恐怖三联征治疗中不可或缺的部分。

肘关节恐怖三联征术后康复的总目标是恢复运动和力量，实现最佳功能，同时保护受损和修复的结构并预防关节僵硬。康复面临的最大挑战是如何平衡关节的活动和骨折的稳定，即如何成功地尽早开展关节活动度锻炼来避免关节僵直，同时不危害肘关节稳定性，这就需要了解相关的解剖及运动学。

尺骨冠突不仅是肱尺关节的主要组成部分，而且也是肘关节内侧副韧带前束、前关节囊和肱肌的附着点，肘关节恐怖三联征常伴有这些结构的损伤。这些损伤结构在修复前，将影响肘关节内侧及前侧稳定性，因此，术后早期应避免肘外翻及过度伸肘动作；而在后期结构挛缩，其将限制肘关节伸直，需要通过关节松动、牵伸等方法改善关节活动度。桡骨小头与肱骨小头相连，形成肱桡关节；桡骨小头与尺骨切迹相接触，形成近端尺桡关节；借助于关节囊、外侧副韧带复合体达到稳定肘关节外侧，为肘伸直及旋后提供稳定性。在肘关节屈曲或伸展时，桡骨头凹在肱骨小头上做滚动和滑动。而肘关节恐怖三联征损伤时，关节囊及外侧副韧带复合体损伤，后外侧旋转不稳，桡骨头位于肱骨小头的后方，且肱尺关节的外侧面增宽，而屈曲肘关节可以促进桡骨和尺骨与肱骨复位，因此，在修复早期，应固定肘关节于屈曲 90° 以上位，同时限制肘关节伸直及旋后的范围。与此同时，在主动屈曲时，收缩肌群把桡骨头凹紧密地拉向肱骨小头，生物力学显示，当伸肘位最大用力时，桡骨头将承受 3～4 倍体重的压力，这均不利于桡骨头切除或置换术后的远期稳定，故此类患者必须永久避免涉及肘关节的高强度、高负荷的工作或娱乐活动。

一、病史摘要

患者，男，52 岁，因"滑倒致右肘部疼痛伴活动不能 8 小时"于 2020 年 5 月 17 日收住于骨科。

现病史：入院前 8 小时，患者行走在湿滑台阶时不慎跌倒，右手侧后方伸展着地，即感右肘部疼痛伴活动不能，无头昏、头痛，无心悸、胸闷，无呼吸困难，无意识丧失。立即被家人送至当地医院，完善 X 线检查提示"右肘部骨折伴脱位"，为求进一步治疗，至笔者医院急诊。完善肘部 CT 提示"右肘关节半脱位，右桡骨小头及尺骨冠状突粉碎性骨折"，遂收治入院。入院后完善相关检查，排除手术禁忌证后，于 2020 年 5 月 21 行"右尺骨冠突骨折切开复位内固定＋右桡骨头置换＋肘关节铰链外支架固定"，术中见"肘关节前方关节囊破裂，尺骨冠突骨折、移位明显，右肘关节后脱位，右侧桡骨头粉碎性骨折，骨折块较小、粉碎"。术后患者一般情况可，因存在右肘关节疼痛伴活动受限于术后第 5 天转入康复医学科。患者自患病以来，精神、饮食、睡眠可，大小便正常，体重未见明显减轻。

查体：体温 36.4℃，脉搏 76 次/min，呼吸 19 次/min，血压 118/70mmHg。神志清楚，痛苦病容，步入病房。皮肤巩膜无黄染，全身浅表淋巴结未扪及肿大。颈静脉正常。心界不大，心律齐，各瓣膜区未闻及杂音。全腹柔软，无压痛及反跳痛，腹部未触及包块，肝脏肋下未触及。双下肢无水肿。

专科查体：右肘外固定支架固定制动（屈肘 90°，前臂中立位），右肘部及前臂肿胀，局部稍发红，皮温稍高，手术切口及外固定支架钉道干燥，无明显渗血、渗液。右肘局部压痛，右肘关节被动活动受限，右肘屈伸肌力减弱，病理反射未引出。

既往史：无特殊。

个人生活史：居住重庆市区，生活有规律，体力劳动，初中文化程度，性格平和。经济状况一般，家住 6 楼。

辅助检查：CT（笔者医院，2020 年 5 月 18 日）示，右肘关节半脱位，右桡骨小头及尺骨冠状突粉碎性骨折，骨折片分离移位，关节囊区积液积气及多发小骨碎片，周围软组织肿胀。

诊断：①右肘关节恐怖三联征术后；②右肘关节功能障碍。

二、康复评定
（一）结构评定

术前肘关节 CT 重建（图 4-17-1）：肘关节后脱位；尺骨冠突骨折 Regan-Morrey 分型 Ⅱ型；桡骨小头骨折 Mason-Johnson 分型Ⅳ型；肘关节前方关节囊破裂。

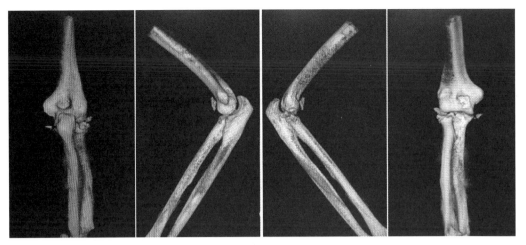

图 4-17-1　术前肘关节 CT 重建

术后肘关节 X 线（图 4-17-2）：桡骨小头置换；尺骨冠突空心螺钉固定；肘关节铰链式支架固定；肘关节肿胀；肘前方及肘后方手术切口。

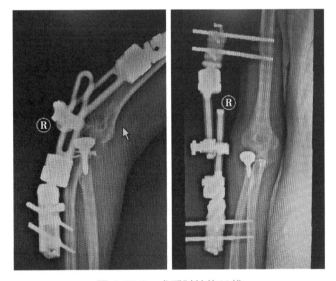

图 4-17-2　术后肘关节 X 线

（二）功能评定

1.感觉功能评定　右侧前臂及右手轻触觉及刺痛觉正常，NRS 评分右肘静息时 3 分，活动时 7 分。需注意评估患者是否合并尺神经、桡神经、正中神经损伤，同时评估康复治疗过程中是否出现相关神经损伤；同时评估患者疼痛程度及变化情况，如在活动末端时疼痛程度在治疗进程中有明显变化，需警惕异位骨化形成。

2.运动功能评定

（1）关节活动度：右肘关节屈伸受限，AROM/PROM 为 70°～110°/60°～120°，因支架固定，前臂旋前、旋后不能。肩关节及腕关节主动活动稍受限。

（2）肌力：右肩屈曲 4⁺级、后伸 4⁺级，右肘屈伸、旋转肌力未查，右侧腕背伸、腕屈曲肌力 4⁺级，左侧上肢肌力 5 肌。

支架固定导致患者在早期康复进程中，旋前、旋后功能受限明显，可能出现相关肌肉挛缩、粘连，在支架取出后，需强化肘关节旋前、旋后锻炼，但需注意在屈肘位下锻炼。肘关节相邻关节活动度及肌力练习尽早、逐步强化，避免出现挛缩。

3. 心理功能评定　表现为焦虑情绪，担心以后右手不能继续体力劳动、吃饭、洗澡等。

（三）活动评定

采用 MBI 量表，ADL 得分 75 分。其中进食 5 分，修饰 0 分，洗澡 0 分，穿衣 5 分，如厕 5 分，其余均为满分。

（四）参与评定

患者为体力活动者，职业影响明显。初中文化程度，生活有规律。喜欢打麻将，患病以来处理工作、娱乐及家务明显受限。

肘关节恐怖三联征的解剖结构基础及运动学特点决定了患者的体力活动工作将受到影响，在康复后期及职业康复进程中，需让患者知道避免使用患肢移动或握持重物，避免参加会明确对肘关节施加压力的娱乐活动，或者调整未来职业行为。

（五）环境与个人因素

1. 患者居住市区，购物方便，家住 6 楼，有电梯，户外出行活动无明显受限。

2. 初中文化，性格平和，依从性较好，配合度较好。

（六）肘关节功能量表

肘关节功能量表可以采用 Mayo 肘关节功能评分及改良 HSS 评分。

三、康复诊断

（一）功能障碍

1. 感觉功能受限　主要表现为右肘关节静息时轻度疼痛，活动时重度疼痛。

2. 运动功能受限　主要表现为右肘关节屈伸受限，屈伸、旋转肘关节无力。

3. 心理功能障碍　焦虑情绪。

（二）结构异常

右肘关节半脱位，右桡骨小头及尺骨冠状突粉碎性骨折，肘关节前方关节囊破裂。

（三）活动受限

表现为进食、修饰、穿衣、洗澡、如厕受限。

（四）参与受限

表现为工作、社交、休闲娱乐及户外活动受限。

四、康复目标

1. 近期目标　减轻患处疼痛和肿胀，促进软组织和骨折愈合。

2. 远期目标　恢复右上肢运动、力量及功能，回归家庭及社会。

3. 康复计划　根据病情演变将该患者的康复治疗分为 3 个阶段。

（1）术后第一阶段，即"炎症/保护期（第 0～3 周）"。目标为：控制水肿和疼痛；未损伤关节的全范围活动；在安全范围内达到肘关节被动活动度；肘关节及前臂肌群次大限度、无痛、多方向等长肌力训练；支架保护下、去重力位主动或主动辅助性肘关节屈伸关节活动度训练。

（2）术后第二阶段，即"纤维形成/骨折稳定期（第 3～8 周）"。目标为：无痛范围内肘关节和前臂最大限度主/被动关节活动范围；减少瘢痕粘连；增加远近端肌力；改善肌肉-肌腱长度；促进患肢功能恢复。

（3）术后第三阶段，即"瘢痕成熟和骨折愈合期（第8周～6个月）"。此期骨折已临床愈合，目标为：肘关节各方向活动度练习，全关节活动范围内进行肌力和耐力训练；正常参与所有功能活动、工作和休闲。

五、康复方案

1. 第一阶段

（1）物理治疗：低频电刺激治疗（2次/d）、激光疗法（2次/d）、关节活动度训练（2次/d）、肌力训练（左肘屈伸肌群及相邻未受累关节周围肌群，2次/d）、冷疗（2次/d）。

（2）作业治疗：ADL，能力训练（1次/d）。

（3）心理治疗：以鼓励、疏导和支持为主。

（4）康复护理：康复宣教，肘关节骨折术后专科康复护理。

（5）药物治疗：用口服塞来昔布（200mg，2次/d）消炎镇痛、预防异位骨化形成，必要时可予以活血化瘀、改善循环药物以消肿。

2. 第二阶段

（1）物理治疗：电子生物反馈和经皮神经肌肉电刺激治疗（2次/d）、关节活动度训练（PROM、AAROM、AROM，2次/d）、关节松动术（Ⅰ和Ⅱ级关节松动，2次/d）、冷疗（2次/d）、肌力训练（等长收缩练习，2次/d）。

（2）作业治疗：鼓励患者使用患肢进行生活活动能力训练。

（3）心理治疗：以支持、引导为主。

（4）康复护理：康复宣教。

（5）药物治疗：用口服塞来昔布200mg，2次/d，消炎镇痛、预防异位骨化形成。

3. 第三阶段

（1）物理治疗：电子生物反馈和经皮神经肌肉电刺激治疗（2次/d）、关节松动术（Ⅲ或Ⅳ级关节松动，2次/d）、关节牵伸训练（2次/d）、肌力训练（渐进性抗阻训练，2次/d）、本体感觉神经肌肉强化练习（2次/d）。

（2）作业治疗：进行正常生活、工作和娱乐活动训练，包括抬举、放下、提高、推、拉、扭、转、接、丢或者挥动等模拟功能活动，同时可强化职业行为活动。

（3）心理治疗：以积极支持患者回归家庭、回归工作、回归社会。

（4）康复护理：康复宣教，主要以肘关节锻炼及保护为主。

六、实施康复治疗

通过结构评定，发现该患者肘关节的关节囊、内/外侧副韧带复合体均有损伤，肘关节前方、后方、内翻及外翻稳定性均受到影响，使用铰链式支架固定可以提供内外翻稳定性。术后早期可以打开支架铰链，在去重力位/重力辅助位下，在一定范围内进行屈伸活动训练，但需避免过度伸直及关节牵伸。休息时，可以将铰链式支架固定在屈肘90°、前臂中立位，因为在这个位置下，肘关节最稳定。肘关节铰链式支架的使用时间需要根据肘关节稳定性决定，参考软组织、关节囊及韧带修复时间，4～6周可考虑予以拆除，但需要与手术医师沟通评估。

撤除外固定支架后早期，在前臂旋前位行屈伸锻炼，术后6周内伸肘尽量不超过150°。

在屈肘 90° 位做前臂主动旋转运动训练，尽量避免在肘关节伸直位同时旋后，因为这个姿势下肘关节最不稳定，治疗时应尽量避免这种体位。撤除外固定支架后后期，可以无限制屈伸运动及力量锻炼，加强握力训练。

医护治一体化查房，医护治共同制订治疗方案，管床医师统筹安排阶段性治疗时间及禁忌动作和行为，PT、OT 治疗师具体实施康复治疗方案，管床护士实施护理方案及健康宣教。

（白定群）

第十八节　Pilon 骨折案例

Pilon 骨折是指累及踝关节胫距关节面的胫骨远端 8～10cm 骨折，占整个胫骨骨折的 5%～7%，不包括单纯内外踝骨折和三踝骨折，但后踝的分离骨折仍属于 Pilon 骨折。高能量 Pilon 骨折是由于距骨轴向载荷撞击胫骨远端，胫骨远端关节面爆裂，干骺端粉碎性骨折，有时骨折也可波及骨干。常合并有腓骨下段骨折（75%～85%）和严重软组织挫伤。Pilon 骨折并发症发生率高且严重，可分为早期和晚期并发症。早期并发症主要为皮肤坏死、伤口闭合困难、伤口感染（浅部或深部）等。晚期并发症主要为骨折延迟愈合、不愈合、畸形愈合、关节僵硬、创伤性关节炎或慢性骨髓炎。Pilon 骨折术后早期恢复较快，但恢复速度随时间而减慢。通过 Pilon 骨折术后早期（术后 2 周内）、中期（术后 2～12 周）、晚期（术后 12～24 周）踝关节康复锻炼，大部分可以避免出现踝关节功能丧失。分阶段康复是 Pilon 骨折术后的重要措施，对改善术后踝关节疼痛、提高术后踝关节活动度、增强踝关节肌力、减少后期创伤性关节炎效果明显。

一、病史摘要

患者，男，32 岁，因"左踝关节僵硬 7 个月"入院。

现病史：患者 7 个月前因跌倒致左踝 Pilon 骨折，行骨折切开复位内固定术治疗，术后出院。患肢活动明显受限且伴有疼痛，于外院针灸治疗，仍存在活动受限及疼痛，为求进一步治疗来院，门诊以"左踝关节骨折内固定术后并僵硬 7 个月"收入院。

入院查体：体温 36.5℃，脉搏 78 次 /min，呼吸 20 次 /min，血压 120/60mmHg。神志清楚，精神正常。皮肤温暖，未见皮肤花纹。皮肤黏膜无黄染、无皮疹及出血点，皮肤弹性良好，浅表巴结未扪及肿大。心界无扩大，心律齐，心音有力，未闻及心脏杂音，无心包摩擦音。腹部平坦，触诊软，全腹无压痛及反跳痛，未触及包块。肝脏右肋下未触及，脾脏左肋下未触及。

专科查体：左踝关节内外侧可见分别长约 5cm、8cm 手术瘢痕，无红肿及渗液。左踝关节屈伸活动均受限，背屈 5°、跖屈 12°、内翻 10°、外翻 5°。肌力减退，踝跖屈 3+ 级、背伸 3 级、屈膝 4+ 级、伸膝 4 级。患肢末梢感觉及血运好，各趾活动正常。病理征未引出。

既往史：既往体健，否认心脏病、高血压、糖尿病病史；否认肝炎、肺结核等传染病史；无输血史；无药物及食物过敏史；预防接种史不详。

个人史：出生于当地，无地方病，居住环境一般，否认抽烟、饮酒史，生活规律。

复查 X 线提示：左侧内外踝及后踝骨折内固定术后改变（图 4-18-1）。

诊断：①左踝关节骨折内固定术后；②左踝关节僵硬。

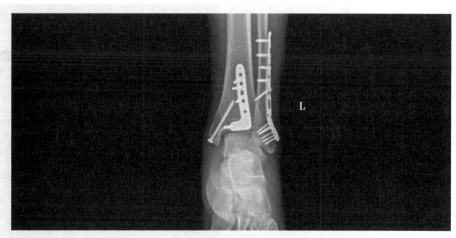

图 4-18-1　复查 X 线片

二、康复评定

（一）功能评定

1. 感觉功能评定　疼痛评分：VAS 评分 4 分，左踝肿胀区域感觉稍减退。

2. 运动功能评定　关节活动度：左踝跖屈 12°、背屈 5°、内翻 10°、外翻 5°。肌力：踝跖屈 3$^+$ 级、背伸 3 级，屈膝 4$^+$ 级、伸膝 4 级。

3. 平衡功能评定　坐位平衡三级、右单腿立位平衡二级。

4. 心理功能评定　采用 SAS 评分为 52 分，轻度焦虑，担心左腿以后不能运动和踢球。

（二）结构评定

左胫骨远端合并腓骨骨折，后踝有游离骨块。左踝关节肿胀，可见前外侧和后内侧两处手术瘢痕。

左踝关节内外侧可见分别长为 5cm、8cm 手术瘢痕，无红肿。

（三）活动评定

采用 MBI 量表，ADL 得分 70 分。其中上下楼梯 0 分，如厕 5 分，转移 10 分，活动 5 分，其余均为满分。

（四）参与评定

患者是乒乓球教练，生活有规律，经常体育锻炼，喜欢踢足球，患病以来休闲、娱乐及职业活动明显受限。

（五）环境与个人因素

1. 患者居住在体校，家住 5 楼，患者户外活动受限。

2. 性格平和，依从性较好，配合度较好。

三、康复诊断

（一）功能障碍

1. 感觉功能受限　主要表现为左踝关节疼痛、肿胀区域感觉稍减退。

2. 运动功能受限　主要表现为左踝关节屈曲、背伸、内外翻受限，左踝屈曲、背伸肌力减弱，左膝关节屈膝、伸膝肌力减弱。

3. 平衡功能受限　站立、步行功能受限。

4.心理功能障碍　焦虑情绪。

（二）结构异常

左胫骨远端合并腓骨骨折，后踝有游离骨块。左踝关节肿胀，可见前内侧和后外侧两处手术瘢痕。

（三）活动受限

ADL 受限，表现为如厕、步行受限。

（四）参与受限

表现为社交、休闲娱乐及户外活动受限。

四、康复目标

Pilon 骨折的治疗目标是恢复关节面完整和机械力线，促进早期康复训练，降低软组织并发症，避免发生踝关节创伤性关节炎。

1.近期目标　维持手术后骨折断端位置稳定，减轻术后应激反应，缓解局部肿胀、疼痛及炎症反应，促进骨折早期愈合。逐渐恢复左踝关节活动度，恢复左踝关节屈曲、背伸肌力。提高下肢控制能力，促进肌肉收缩，避免肌腱短缩变形、关节僵硬，预防并发症。改善负重、站立、如厕能力。消除焦虑情绪。

2.远期目标　建立良好下肢力线及运动模式，恢复踝关节功能，恢复步行、上下楼梯能力，恢复休闲、娱乐户外活动能力。

五、康复方案

1.物理治疗　石蜡疗法（1 次 /d）、磁疗（1 次 /d）、超声波疗法（1 次 /d）、低频电刺激治疗（1 次 /d）、肌力训练（2 次 /d）、关节活动度训练（2 次 /d）、负重训练（1 次 /d）、踝关节本体感觉训练、低能量冲击波疗法。

2.作业治疗　ADL 能力训练（1 次 /d）、平衡功能训练（1 次 /d）。

3.康复辅具　配轮椅一部、腋拐一双。

4.心理治疗　以疏导和支持为主。

5.康复护理　康复宣教，踝关节骨折专科康复护理。

六、实施康复治疗

医护治一体化查房、共同制订治疗方案，管床医师统筹安排治疗时间，康复治疗师具体实施治疗方案，管床护士实施护理方案及健康宣教。

（宋振华）

第十九节　胸椎压缩性骨折案例

胸椎压缩性骨折是指胸椎椎体受到屈曲外力作用导致前柱损伤，椎体前部高度丢失，而椎体后壁和后柱完整的骨折，是骨质疏松症常见的并发症。随着人口老龄化进程加剧，骨质疏松性椎体压缩骨折（osteoporosis vertebra compressed fracture，OVCF）发病率逐年上升。OVCF 患者通常没有或仅有轻微外伤史，伤后即出现持续腰背部疼痛，可伴有胸肋部疼痛，一般没有神经损伤表现，脊柱活动主要因疼痛而受到影响。根据《中国骨质疏松性骨折诊疗指南（2018）》和《骨质疏松症康复指南（2019）》，针对 OVCF 的治疗主要包括抗骨质疏松治疗、手术治疗、康复功能训练及患者健康宣教。

一、病史摘要

患者，女，56 岁，因"搬重物致腰背疼痛、活动障碍 20 余天"入院。

现病史：患者 20 余天前因搬抬重物后出现腰背部疼痛、活动受限，转身、翻身疼痛加剧，无双下肢麻木、无力，无胸闷气促、恶心呕吐等，于当地医院就诊，予以镇痛等治疗（具体不详）后疼痛未见缓解，为求进一步治疗就诊。门诊胸腰椎 X 线片检查示"T_{12} 椎体压缩性骨折"，收入院。

患病以来一般情况可，睡眠不佳，二便正常，体重无明显变化。

入院查体：体温 36.2℃，脉搏 80 次 /min，呼吸 20 次 /min，血压 115/69mmHg。神志清楚，痛苦病容，平车推入病房。皮肤巩膜无黄染，全身浅表淋巴结未扪及肿大。颈静脉正常。心界不大，心律齐，各瓣膜区未闻及杂音。全腹柔软，无压痛及反跳痛，腹部未触及包块，肝脏肋下未触及。四肢无畸形、活动正常，双下肢无水肿。

专科查体：患者俯卧位，脊柱外观无明显畸形，下胸段及腰段脊柱两侧椎旁肌紧张，T_{12} 棘突处叩痛明显，脊柱活动受限，翻身困难不合作。双下肢肌力、肌张力、腱反射、触觉、痛觉正常，鞍区感觉正常，肛门反射引出，病理征未引出。

既往史：既往体健。预防接种史不详。否认"高血压、糖尿病、冠心病"等慢性病史，否认传染病病史。否认外伤手术史、输血史。否认食物药物过敏史。

个人生活史：市区居住，已退休，生活较有规律，爱好打麻将，无规律体育锻炼习惯，性格内向，初中文化程度，家庭经济状况一般，家住 15 层电梯房。

辅助检查：胸腰椎 MRI 示，T_{12} 椎体压缩性骨折。双能 X 线吸收法示，脊柱 T 值 –4.1，Z 值 –2.9，骨质疏松，骨折危险性高；髋关节 T 值 –1.6，Z 值 –0.9，骨质减少，骨折危险性增加。

诊断：① T_{12} 椎体压缩性骨折；②骨质疏松症。

处理：入院后完善相关术前检查，于 2 日前局部麻醉下行 T_{12} 椎体压缩性骨折成形术。

二、康复评定

（一）功能评定

1. 感觉功能评定　VAS 评分 6 分。

2. 运动功能评定　患者惧怕活动，不配合脊柱活动检查。双上肢肌力 5 级，双下肢肌力 4 级。四肢关节活动度正常。

3. 平衡功能评定　患者惧怕活动，不配合坐位及站立位平衡评定。

4. 心理功能评定　表现为焦虑情绪，担心活动会再次引起骨折导致长期卧床。

（二）结构评定

T_{12} 椎体两侧敷料清洁，手术缝合口无红肿、渗出。脊柱无明显畸形。胸腰椎 MRI 示"T_{12} 椎体压缩性骨折"。

（三）活动评定

MBI 量表评分 40 分，进食 10 分，修饰 3 分，穿衣 5 分，洗澡 0 分，如厕 2 分，大便控制 10 分，小便控制 10 分，上下楼梯 0 分，床椅转移 0 分，平地行走 0 分。

（四）参与评定

患者已退休，职业无影响。初中文化程度，生活较有规律，喜欢打麻将。患病以来休闲、娱乐活动明显受限。

（五）环境与个人因素

1. 市区居住，家住 15 层电梯房，外出较方便。

2. 性格内向，初中文化，沟通较为顺畅，但依从度欠佳。

三、康复诊断

（一）功能障碍

1. 感觉功能障碍　主要表现为腰背部中度疼痛。

2. 运动功能障碍　主要表现为双下肢肌力降低，且因惧怕活动不愿活动躯干。

3. 平衡功能障碍　主要表现为因惧怕活动不愿起身活动。

4. 心理功能障碍　有焦虑情绪。

（二）结构异常

T_{12} 椎体压缩性骨折。

（三）活动受限

ADL 受限表现为修饰、穿衣、洗澡、如厕、上下楼梯、床椅转移、平地行走受限。

（四）参与受限

患病以来休闲、娱乐活动明显受限。

（五）环境与个人因素

性格内向，依从度欠佳。

四、康复目标

1. 近期目标　缓解腰背部疼痛，维持上肢肌力，加强下肢肌力，消除焦虑情绪，改善修饰、穿衣、洗澡、如厕、上下楼梯、床椅转移、平地行走能力。

2. 远期目标　恢复修饰、穿衣、洗澡、如厕、上下楼梯、床椅转移、平地行走能力；恢复休闲、娱乐活动；延缓骨质疏松症进展，预防再次发生骨质疏松性骨折。

五、康复方案

1. 物理治疗　低频脉冲电磁场（1 次 /d），低频电刺激治疗（1 次 /d），肌力训练（双下肢，1 次 /d），平衡功能训练（1 次 /d），转移训练（1 次 /d）。

2. 作业治疗　ADL 能力训练（1 次 /d）。

3. 康复辅具　配胸腰支具 1 副。

4. 康复护理　康复宣教配合脊柱骨质疏松性骨折康复专科护理。

5. 心理治疗　心理疏导与支持为主，消除患者对于活动的恐惧，积极配合康复治疗。

六、实施康复治疗

医护治一体化查房，共同制订康复治疗方案，管床医师统筹安排治疗时间，PT、OT、假肢与矫形器治疗师具体实施治疗方案，管床护士具体实施康复护理方案及健康宣教。

（曾德昕）

第五章

神经系统疾病康复临床思维模式

第一节　卒中案例

卒中是一种高发病率、高致残率和高死亡率的中枢神经系统疾病。中国每年新发卒中患者约 200 万人，其中 70%～80% 的卒中患者因为残疾不能独立生活。卒中康复是经循证医学证实的对降低致残率最有效的方法，是卒中组织化管理中不可或缺的关键环节。现代康复理论和实践证明，卒中后进行有效的康复治疗能够加快恢复进程，减轻功能上的残疾，节约社会资源。卒中康复的根本目的是预防并发症，最大限度地减轻障碍和改善功能，提高日常生活活动，其最终目的是使患者回归家庭，回归社会。规范的康复流程和康复治疗方案对降低急性脑血管病的致残率，提高患者的生存质量具有十分重要的意义。

一、病史摘要

患者，男，57 岁，因"左侧肢体活动不利 2 周"入院。

现病史：患者 2 周前被发现歪倒在床旁，口角歪斜，左侧肢体无法抬起，当时意识清楚，无恶心呕吐、二便失禁。家属急送当地医院就诊，头颅 CT 排除出血，考虑"脑梗死"，收入院后给予抗血小板等治疗。入院 3 天后，头颅 MRI 提示：右侧基底节区梗死。经治疗，患者病情逐渐平稳，在神经内科住院期间行床旁康复治疗，现仍存在左侧肢体活动不利，可独坐。为求进一步康复，门诊以"脑梗死后康复"收入康复医学科。

此次发病以来，患者饮食、睡眠可、二便控制可，近期体重无明显改变。

入院查体：体温 36.5℃，脉搏 76 次 /min，呼吸 19 次 /min，血压 130/80mmHg。神志清楚，精神可，轮椅推入病房，查体合作。全身皮肤、巩膜无黄染，浅表淋巴结未触及肿大。呼吸运动对称，双肺呼吸音粗，未闻及干湿啰音。心浊音界未明显扩大，心率 76 次 /min，律齐，各瓣膜区未闻及病理性杂音。腹软，全腹未及包块，无压痛及反跳痛，肝脾肋下未及，肝肾叩击痛（-），双下肢无水肿。

专科查体：听理解可，构音欠清晰，高级皮层功能大致正常。双侧额纹对称，左侧鼻唇沟变浅，伸舌左偏，示齿口角右偏，咽反射存在。右侧肢体肌力 5 级，左上肢近端肌力 3 级，远端 1 级，左下肢近端肌力 4 级，远端 1 级。四肢肌张力正常。左侧肢体浅感觉减退。左侧肱二头肌反射、桡骨骨膜反射、膝反射、跟腱反射活跃，左侧踝阵挛（-）。左侧 Hoffmann 征（+），左侧 Babinski 征（+）。

既往史：高血压病史 10 年，血压最高达 180/110mmHg，服用"氨氯地平"，血压控制可。否认其他慢性病史，否认传染病病史，否认其他重大手术史，否认药物过敏史，预防接种史不详。

个人生活史：居住于北京市，生活规律，喜欢运动。大学本科毕业，办公室工作，社会地位可，即将退休。家庭关系和睦，妻子身体健康，女儿硕士在读。家住 10 楼，有电梯。

经济情况可，有医保和商业保险。

辅助检查：

头颅 MRI：右侧基底节区梗死。

生化检查：LDL-C 3mmol/L。

颈部血管超声：双侧颈动脉内 - 中膜不均增厚伴斑块（多发），左侧椎动脉狭窄，右侧锁骨下动脉斑块。

经颅多普勒超声：右侧大脑中动脉狭窄（轻度），基底动脉狭窄（轻度）。

诊断：①脑梗死；②高血压 3 级（极高危）；③高脂血症；④脑动脉多发狭窄。

二、康复评定

（一）功能评定

1. 认知功能评定　MMSE：30 分；MoCA：29 分。

2. 运动功能评定　Fugl-Meyer 运动功能评定：45 分；左侧 Brunnstrom 分期：上肢 3 期，手 2 期，下肢 3 期；改良 Ashworth 量表（MAS）评定 0 级。

3. 平衡功能评定　Bobath 法：坐位平衡三级，立位平衡一级；Berg 平衡量表：28 分。

4. 构音功能评定　Frenchay 评定法 24 分。

5. 心理功能评定　Beck 抑郁自评量表：15 分（轻度抑郁）。

6. 感觉功能评定　左侧肢体浅感觉减退，双侧深感觉、皮质感觉正常。

（二）结构评定

右侧基底节区梗死；脑动脉多发狭窄。

（三）活动评定

日常生活活动评定（Barthel 指数）：35 分（进餐 10 分、大便控制 10 分、小便控制 10 分、转移 5 分），严重功能缺陷。

（四）参与评定

患者即将退休，办公室工作，职业影响不大。大学文化程度，生活规律，喜欢运动，偶有应酬。患病以来休闲、娱乐等活动明显受限。

（五）环境与个人因素

患者居住市区，住有电梯楼房。大学毕业，有一定的社会地位，治疗依从性较好。家人体健，家庭收入可，有医保，对疾病的治疗及康复积极。

三、康复诊断

（一）功能障碍

1. 左侧肢体运动功能障碍。

2. 平衡功能障碍。

3. 左侧浅感觉障碍。

4. 轻度构音障碍。

5. 心理功能障碍　轻度抑郁。

（二）结构异常

右侧基底节区梗死；脑动脉多发狭窄。

（三）活动受限

表现为穿衣、洗漱、如厕、平地行走、上下楼梯受限。

（四）参与受限

表现为休闲娱乐、社交及户外活动受限。

四、康复目标

1. 近期目标　促进偏瘫侧肢体分离运动的恢复，加强患侧的主动活动能力，立位平衡达到二级；情绪改善、积极主动配合治疗，预防卧床时间长、活动量减少带来的各系统并发症（例如压疮、深静脉血栓形成、骨质疏松、营养不良、呼吸和泌尿系统感染、关节挛缩）；改善穿衣、洗漱、转移等日常生活活动，Barthel 指数提高 15 分。

2. 远期目标　ADL 大部分自理，部分回归社会，参与娱乐社交活动。

五、康复方案

1. 卒中二级预防　监测血压，规律降压治疗（氨氯地平），规律口服阿司匹林抗血小板聚集，口服他汀类药物调脂。

2. 物理治疗　偏瘫肢体综合训练，促进偏瘫侧肢体的分离运动出现，加强偏瘫侧肢体主动活动，避免异常运动模式的出现。

3. 作业治疗　重点在于针对日常自理的一些基本功能训练，通过治疗性练习，以及训练患者完成日常生活常用动作、增强感觉刺激等方式加强患者上肢及手的主动活动，训练穿衣、洗漱、如厕等作业活动，促进精细运动功能的恢复，从而全面提高日常生活活动。

4. 物理因子治疗　神经肌肉电刺激治疗，维持肌肉容量，预防肌肉萎缩。

5. 心理治疗　以疏导和支持为主，注意情绪变化。

6. 康复护理　患者现阶段坐位平衡尚可，但其患侧肢体能力尚不足以支持其活动自如，因此需谨防跌倒，避免加重病情影响康复进度。加强宣教，使得家属和患者对疾病有正确的认识，积极配合治疗小组工作，共同努力。

六、实施康复治疗

患者的康复计划由康复医师统筹安排，医师、治疗师、护士等相关人员共同制订康复计划，由康复医师提出并总结总体康复目标、康复方案及注意事项，由 PT、OT 治疗师具体实施治疗方案，主管护士实施护理方案及健康宣教。

（宋为群）

第二节　颅脑损伤案例

创伤性颅脑损伤（traumatic brain injury，TBI），是致伤外力作用于头部所导致的颅骨、脑膜、脑血管和脑组织的机械形变引起的暂时性或永久性神经功能障碍，多由交通事故、高处坠落、跌倒及暴力殴打等造成，是导致儿童和年轻人死亡和残疾的主要原因。

我国的一项流行病学调查表明，TBI 的患病率为 783.3 人 /10 万人口，发病率为（55.4～64.1）人 /10 万人口，死亡率为（6.3～9.7）人 /10 万人口。每年 6～8 月为 TBI 高发月份，男性发病高于女性，发病率之比为（1.7～2.5）：1。在城市，TBI 最常见原因是车祸（31.7%），其次是袭击（23.8%）、高处坠落（21.8%）、跌倒（15.4%）和其他（7.3%）。在农村和少数民族地区，最常见的原因是高处坠落（33.5%），其次是车祸（33.0%）、跌倒（15.8%）、翻车（12.0%）和其他（5.7%）。颅脑损伤后的功能障碍中，认知障碍是 TBI 康复的重点与难点，运动障碍主要表现为与脑损伤部位相关的神经源性瘫痪，失语与构音障碍是交流障碍的主要表现，其他常见的功能障碍还包括吞咽障碍、意识障碍、痉挛状态、心肺功能障碍等。

目前，我国重型颅脑损伤更多注重急性期的药物及手术治疗，早期康复治疗的理念、时机、方法有待加强和规范。传统观念对于康复治疗的时机及地点缺乏正确的认识，认为只有当颅内病理生理学稳定的前提下才能进行康复治疗，或认为康复治疗只能在康复病房进行，从而错过了康复治疗的最佳时机，导致患者的致残率增高，生活质量变差。《中国脑外伤康复专家共识 2019 版》指出：建议脑外伤急性期康复采用多学科团队，可通过联合查房或会诊的形式，也可参照普通单元模式建立脑外伤治疗单元。在病情平稳后尽早进行全面评定，制订康复计划并实施。脑外伤卧床期，将患者摆放于良姿位，避免挤压伤口；尽早在治疗师帮助下进行体位转移训练，并注意安全和保护管道；尽早进行关节活动度训练、肌力训练和运动控制训练，训练强度和训练时间应循序渐进；病情平稳后尽快离床、完成平衡训练和步行训练；急性期应进行功能性作业治疗和日常生活活动能力训练，并开始考虑患者重返社会的能力；应尽早接受吞咽、言语和构音评定；早期认知训练是安全可行的，觉醒度足够时，推荐使用系列高信效度的量表进行全面认知功能测评，至少涵盖注意力、记忆力、执行功能等功能领域的综合评定；可根据实际情况选择佩戴相应的康复辅具。

一、病史摘要

患者，女，35 岁，因"头部外伤致双侧肢体活动不利 5 个月"入院。

现病史：患者 5 个月前骑摩托车时不慎被车撞倒，头部着地，当即出现意识不清，路人呼叫 120 将其送至当地医院，头颅 CT 示"双侧大脑半球散在脑挫裂伤，伴蛛网膜下腔出血；右侧颞额顶部少量急性硬膜下血肿，左侧颞顶部急性硬膜外血肿"，格拉斯哥昏迷量表（GCS）评分 3 分，急诊行"血肿清除 + 去骨瓣减压术"。术后转入 ICU 加强监护治疗，留置气管套管及胃管，经治疗半个月后患者意识逐渐转清，可自主睁眼，但不能对答。2 个月后拔除气管套管，拔除胃管，患者可经口进食并有少量自发性言语。术后 4 个月于外院行"右侧额颞顶颅骨修补术"。患者于多家医院进行康复治疗，经治疗后患者言语理解和表达可，但反应迟钝，近期记忆明显下降，对答基本切题，可识亲人，上肢无法持物，下肢无法行走，无法独立完成如厕、行走、穿衣、洗澡等日常生活活动，现为进一步康复治疗入院。

患者自起病以来，白天精神欠佳，情绪低落，言语较少，时有流泪，夜间睡眠有困难，食欲可，二便正常，体重未见明显减轻。

入院查体：体温 36.7℃，脉搏 80 次 /min，呼吸 22 次 /min，血压 110/73mmHg。神志清楚，营养中等，轮椅推入病房。皮肤巩膜无黄染，全身浅表淋巴结未扪及肿大。颈静脉正常。心界不大，心律齐，各瓣膜区未闻及杂音。双肺呼吸音清，未闻及干湿啰音。全腹柔软，无压痛及反跳痛，腹部未触及包块，肝脏肋下未触及。双下肢无水肿。

专科查体：神志清楚，右侧头部额颞顶处可见一长约 10cm 弧形手术瘢痕，愈合良好。

听理解正常，言语尚清，语速及反应速度较慢，对答切题，理解力、判断力基本正常，近期记忆力下降明显，计算力下降，双侧额纹对称，眼球各方向运动可，无眼震，双侧瞳孔等大等圆，直径3mm，双眼直接及间接对光反射灵敏，双眼睑无下垂。左侧鼻唇沟变浅，伸舌左偏，双侧软腭上抬可，双侧咽反射减弱，双侧转颈、耸肩正常。双下肢踝跖屈肌群肌张力（改良Ashworth量表）3级，余肢体肌张力正常。肌力：左侧上肢近端3级，远端3⁻级，左侧下肢近端3级，远端2级；右侧上肢肌力4⁻级，右侧下肢近端肌力3级，远端肌力2⁻级。双侧深浅感觉对侧存在，双侧肱二头肌、肱三头肌、桡骨膜反射亢进，双下肢膝反射、跟腱反射亢进，双侧Babinski征（+）、Chaddock征（+）。颈软，脑膜刺激征（−）。功能状态：可独立完成向双侧翻身，中等量帮助下完成卧坐转移和坐站转移，坐位平衡二级，无立位平衡，ADL部分依赖。

既往史：既往体健，否认"高血压、糖尿病、冠心病"等慢性疾病史，否认"肝炎、肺结核"等传染病史，否认外伤史，否认食物药物过敏史，否认输血史。

个人生活史：生于广东省，于当地长大，中专文化程度，在当地工作，工人，否认毒物、放射性物质接触史，否认冶游史，否认吸烟、饮酒史。

辅助检查：

外院头颅CT（图5-2-1、图5-2-2）：双侧大脑半球散在脑挫裂伤，伴蛛网膜下腔出血；右侧颞额顶部少量急性硬膜下血肿；左侧颞顶部急性硬膜外血肿；颅内少量积气；左侧颞顶软组织肿胀、挫裂伤，伴皮下少量积气。

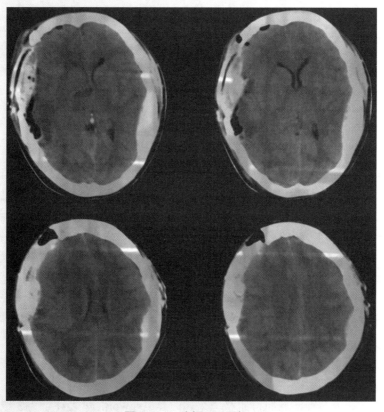

图 5-2-1　头颅CT平扫1

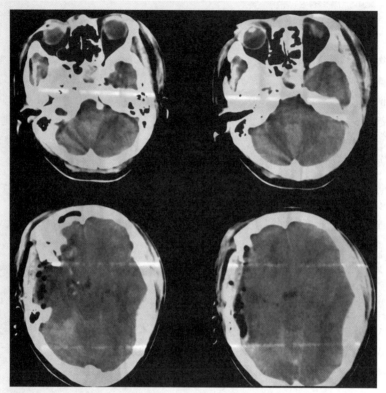

图 5-2-2　头颅 CT 平扫 2

诊断：①特重型颅脑损伤术后（恢复期），偏瘫（双侧），认知障碍，抑郁状态，ADL 部分依赖，社会参与障碍；②（右侧额颞顶）颅骨缺损修补术后。

二、康复评定

（一）功能评定

1. 认知功能评定

（1）Rancho Los Amigos（RLA）认知功能分级Ⅶ级，特点为自主反应恰当，表现为中等量帮助下能够进行日常生活活动，选择判断稍存困难，表情、肢体动作稍显机械、僵硬，近期回忆需要帮助，能进行新的活动，少量帮助下可完成学习任务，能够启动社会或娱乐性活动，在引导下会打招呼、致谢等礼仪性动作。

（2）简易精神状态检查（MMSE）评分 17 分（总分 30 分），蒙特利尔认知评价量表（MoCA）评分 8 分（总分 30 分），主要表现为在时间 / 地点定向力、延迟回忆、计算力、视空间与执行功能、语言复述、语言流畅性、抽象概括等方面的功能障碍，提示患者存在定向力、记忆力、计算力、语言功能、执行功能、抽象概括能力等认知功能障碍的问题。

2. 运动功能评定

（1）肌力：左侧上肢近端 3 级，远端 3⁻ 级，左侧下肢近端 3 级，远端 2 级；右侧上肢肌力 4⁻ 级，右侧下肢近端肌力 3 级，远端肌力 2⁻ 级。

（2）肌张力：双下肢踝跖屈肌群肌张力采用改良 Ashworth 量表评定为 3 级。

（3）Fugl-Meyer 运动功能评定：上肢部分 22 分（总分 36 分），腕手部分 18 分（总分 30

分），患者存在问题：上肢分离动作不明显、腕手稳定性较差。下肢部分15分（总分34分）；存在问题：主动伸展动作不充分，未完全脱离共同运动模式。

3. 平衡功能评定　坐位平衡二级，无立位平衡。

4. 感觉功能评定　双侧深浅感觉对侧存在，无疼痛表现。

5. 心理功能评定　汉密尔顿抑郁量表（HAMD）评分29分，提示存在中度抑郁，表现为抑郁情绪，寡言少语，担心今后的恢复情况。

（二）结构评定

右侧头部额颞顶处可见一长约10cm弧形手术瘢痕，愈合良好。

发病时外院CT示：双侧大脑半球散在脑挫裂伤，伴蛛网膜下腔出血；右侧颞额顶部少量急性硬膜下血肿；左侧颞顶部急性硬膜外血肿；颅内少量积气；左侧颞顶软组织肿胀、挫裂伤，伴皮下少量积气。

入院后复查头颅MRI示：双侧额颞叶、侧脑室旁变性灶（右侧颞叶部分软化），右侧额颞顶颅骨修补术后；第三脑室内低信号灶，不除外血肿机化。

（三）活动评定

1. MBI量表评分47分（总分100分），患者主要在如厕、转移、行走、穿衣、上下楼梯、洗澡等方面存在受限，提示患者ADL存在中度功能障碍。

2. IADL评分20分（总分40分），患者主要在乘公共汽车、做饭、重家务、洗衣服、剪趾甲、购物、钱财管理等存在障碍，提示患者的IADL存在功能障碍。

（四）参与评定

患者从事工人职业，中专文化程度，此次患病前可独立生活，生活规律，社会交往正常。患病后日常生活完全依赖，社会交往中断。健康调查量表-36（SF-36）评分35分（总分100分），主要表现为生理功能、躯体疼痛、总体健康、社会功能、情感职能、精神健康等存在问题，提示患者的生活质量、社会参与受到影响。

（五）环境与个人因素

1. 患者居住在市区，生活购物方便，家住3楼，户外活动受限。

2. 中专文化，性格平和，配合度较好，康复意愿和依从性好。

三、康复诊断

（一）功能障碍

1. 认知功能障碍　主要表现为在时间/地点定向力、延迟回忆、计算力、视空间与执行功能、语言复述、语言流畅性、抽象概括等方面的功能障碍。

2. 运动功能障碍　主要表现为双侧偏瘫、双下肢踝跖屈肌群肌张力增高的问题。

3. 平衡功能障碍　坐位平衡二级，无站位平衡。

4. 心理功能障碍　抑郁状态。

（二）结构异常

右侧头部额颞顶处可见一长约10cm弧形手术瘢痕，愈合良好。

入院后复查头颅MRI示：双侧额颞叶、侧脑室旁变性灶（右侧颞叶部分软化），右侧额颞顶颅骨修补术后；第三脑室内低信号灶，不除外血肿机化。

（三）活动受限

1. ADL受限　表现为在如厕、转移、行走、穿衣、上下楼梯、洗澡等方面存在受限。

2. IADL 受限　表现为在乘公共汽车、做饭、重家务、洗衣服、剪趾甲、购物、钱财管理等存在受限。

（四）参与受限

1. 由于生理功能、躯体疼痛、总体健康、社会功能、情感职能、精神健康等存在问题，患者的生活质量、社会参与受到影响。

2. 患病后社交，休闲娱乐和户外活动受限。

四、康复目标

康复治疗总的目标是通过以功能训练为主的综合措施，争取使患者生活自理，恢复正常生活。具体包括：促进功能恢复、改善认知功能水平、加强肌力和关节活动度训练、降低肌张力、充分发挥残存功能；调整心理状态、改善抑郁情绪；学习使用辅助器具、指导家庭生活等。基于该患者现阶段康复诊断，针对存在的功能障碍，确定康复治疗目标，包括近期目标和远期目标。

1. 近期目标　改善关节活动度，恢复肌力；提高认知功能，促进平衡能力恢复，消除抑郁情绪，改善如厕、穿衣、转移等日常生活活动能力。

2. 远期目标　恢复肌力和关节活动度，改善认知功能，提高平衡能力，恢复步行能力，能够主动进行各种日常生活活动，减少对照顾者的依赖，提高生活质量，改善社会参与能力，回归社会。

五、康复方案

1. 物理治疗

（1）运动疗法

1）下肢功能训练：仰卧位下屈髋屈膝运动训练，侧卧位下患者屈膝，做髋后伸动作；俯卧位下的屈膝动作训练等。

2）平衡能力训练：开展坐位平衡和站位平衡的训练，如加强躯干力量训练，坐位下伸手取物训练；通过坐站转移训练让患者过渡到站立位后，配合伸腿支具，开展站位下平衡功能训练和重心转移训练，包括左右和前后重心转移，嘱患者将身体重心分别交替转移至两侧下肢起承重作用。待功能有进展后，可进行双侧腿交替负重训练和迈步准备训练，模拟步行周期。

（2）物理因子治疗：开展低频电刺激治疗、中药熏蒸治疗、超声波治疗等，开展冲击波疗法改善踝关节跖屈痉挛状态。

2. 作业治疗

（1）认知功能训练：基于电脑辅助认知训练系统进行定向力、注意力、记忆力、计算力、执行功能、逻辑推理等训练。返回病房后布置认知课后作业：默写词语、算术、写日记等。

（2）上肢功能训练：进行关节被动训练、滚筒牵伸、Bobath 握球上举、肩上举器、套圈、木套筒、木插板、上肢机器人、气套手等。

（3）ADL 能力训练：进行穿衣、转移、如厕、辅助筷模拟进食、辅助杯模拟喝水、模拟购物、理财训练等。

3. 经颅直流电刺激（tDCS）治疗　刺激部位：阳极——左侧前额叶背外侧皮质，阴极——右侧眶额叶，电流强度 2.0mA，电流密度 0.057mA/cm²，治疗时间 20min/ 次，1 次 /d，每周治疗 5 次，4 周为一疗程。

4. 药物治疗

（1）针对患者存在神经损伤，予改善脑代谢、营养神经、改善脑部微循环等药物治疗；针对认知障碍情况，予胆碱酯酶抑制剂（多奈哌齐）、NMDA 受体拮抗剂（美金刚）等改善认知药物治疗；针对存在抑郁情绪，予抗抑郁药（如舍曲林等）治疗；脑外伤后患者常有癫痫发作，可给予抗癫痫药物预防癫痫（如德巴金口服液）。

（2）针对患者双下肢踝跖屈肌群肌张力较高的情况，可进行下肢的腓肠肌、比目鱼肌、胫骨后肌等相关肌群的 A 型肉毒毒素注射，注射后辅以必要的深部肌肉刺激（DMS）配合徒手牵伸训练，改善肌张力过高的情况。

5. 康复辅具　配备双下肢金属动踝足托，指导患者使用轮椅。

6. 心理治疗　开展心理支持、疏导的治疗方法。心理干预以心理疏导为主，由受过专业训练的人员进行。同时可指导患者进行冥想训练和音乐疗法，帮助患者减轻压力。鼓励患者正确认识疾病，树立战胜疾病的信心，积极配合治疗。鼓励患者和家庭寻求其他途径的支持，如支持团体、与其他病友交谈、压力控制和放松等。如有需要，可以使用抗抑郁药物。如抑郁状态严重，可转介至心理咨询师或精神医师处，进行专业指导。

7. 康复护理　进行必要的康复宣教、防跌倒宣教、日常康复护理指导和营养指导等。

六、实施康复治疗

医护治一体化查房，医护治共同制定治疗方案，管床医师统筹安排治疗时间，PT、OT治疗师具体实施治疗方案，管床护士实施护理方案及健康宣教。

（胡昔权）

第三节　脊髓损伤案例

脊髓损伤（spinal cord injury，SCI）是指各种原因导致的脊髓结构和功能的损害，在损伤平面以下出现各种运动、感觉和自主神经功能障碍。脊髓损伤是一种严重致残疾病，全球的患病率（236～1009）/100 万人。世界不同地区的平均发病率差别很大。发展中国家约为25.5/（100 万·年），范围在（2.1～130.7）/（100 万·年）之间；在发达国家，SCI 的发病率从 15/（100 万·年）（西欧）到 39/（100 万·年）（美国）不等。国内一项研究表明亚洲外伤性脊髓损伤发病率范围是（12.06～61.6）/（100 万·年）。创伤性脊髓损伤最常见的原因是交通事故、跌倒和暴力行为，而非创伤性脊髓损伤的主要原因是退行性疾病和肿瘤（发达国家），以及感染，尤其是结核病和艾滋病（发展中国家）。脊髓损伤平面和程度不一，大部分患者属于 ASIA 分级 /Frankel 功能分级 A 级。脊髓损伤后第一阶段的死亡率与最初的治疗和康复方法直接相关。预期寿命由社会经济环境决定，并与压疮、泌尿系统问题等并发症是否得到合理的治疗直接相关。脊髓损伤是一种致残率很高的疾病，会给患者带来运动、感觉、自主神经系统、情绪精神等多维度的功能障碍。脊髓损伤可能会彻底改变一个人的生活，导致其无法回归家庭和社会，也会给家庭和社会造成一定程度的负担，如何让患者最大程度恢复功能、重新融入社会是康复医学关注的重点。

一、病史摘要

患者，男，28岁，因"四肢感觉运动障碍，伴二便障碍2个月"入院。

现病史：2个月前不慎从3m高处坠落，当时昏迷，伴二便失禁。急送当地医院，给予对症支持治疗后立即转上级医院，2天后行"后路椎板减压内固定融合术"。术后患者转至当地康复医学科行康复治疗，上肢肌力部分恢复，其间出现尿路感染、直立性低血压、自主神经过反射等并发症，现仍遗留四肢躯干感觉及运动障碍、尿潴留及便秘、直立性低血压及自主神经过反射。

患者受伤以来，精神、饮食、睡眠可，小便留置导尿，大便秘结，开塞露辅助排便，体重未见明显减轻。

入院查体：体温38.7℃，脉搏86次/min，呼吸18次/min，血压102/68mmHg。神志清楚，精神可，轮椅推入病房。皮肤巩膜无黄染，后颈部可见一12cm×0.8cm手术切口，愈合良好。全身浅表淋巴结未扪及肿大。颈静脉正常。双肺呼吸音清，未闻及干湿啰音。心界不大，心律齐，各瓣膜区未闻及杂音。全腹柔软，无压痛及反跳痛，腹部未触及包块，肝脏肋下未触及。双下肢无水肿。

专科查体：神志清，精神可，言语流畅，对答切题，注意力、定向力未见明显异常，不能回忆受伤当时情景，其余长期及短期记忆未见明显异常。双侧额纹对称，双眼睑上抬及闭合正常，眼球活动度正常，双侧鼻唇沟对称，口角无偏斜。球海绵体-肛门反射存在，骶部轻触觉及针刺觉消失，骶部深压觉存在，骶部运动消失，肛门外括约肌肌张力升高。感觉：轻触觉双侧C_6及以上平面正常，以下平面减退，T_{10}及以下平面消失；针刺觉右侧C_6以下平面减退，左侧T_2以下平面减退，双侧T_{10}及以下平面消失。肌力评定：右上肢C_5、C_6、C_7、C_8、T_1为5级、5级、4级、2级、1级；左上肢C_5、C_6、C_7、C_8、T_1为5级、5级、4级、3级、1级；双下肢关键肌肌力0级。肌张力（改良Ashworth量表）：双侧内收肌张力2级，余0级。各关节活动度未见明显异常。反射：双上肢肱二头肌、肱三头肌、桡骨膜反射对称存在，双下肢膝反射、跟腱反射活跃；双侧Hoffmann征（-），Babinski征（+）。坐位平衡一级，立位平衡未建立。ADL评定：Barthel指数20分（进食10分，修饰、床椅转移5分，余0分）。ICF通用量表评分：48分。ZUNG焦虑自评量表评分：50分，ZUNG抑郁自评量表评分：53分。

既往史：无特殊。

个人生活史：出生并生长于当地，生活有规律，初中文化程度，无特殊兴趣爱好，性格平和。经济状况一般，家住2楼。

辅助检查：

头颅+颈椎+胸部+上腹部+骨盆CT提示：左侧颞顶部及右侧顶枕部硬膜外血肿，周围软组织皮下血肿；左侧颞顶骨骨折；C_6椎体及两侧附件骨折伴周围软组织肿胀积气；双肺下叶间质性炎症；上腹部及盆腔未见明显异常。

颈椎MRI提示：C_5椎体骨挫伤，C_6椎体骨折，$C_{5\sim7}$脊髓损伤，后方软组织水肿。

诊断：

脊髓损伤（C_6，B）①四肢瘫；②神经源性膀胱；③神经源性肠；④直立性低血压；⑤自主神经过反射。

尿路感染

二、康复评定

(一) 结构评定

C_5 椎体骨挫伤，C_6 椎体骨折，$C_{5\sim7}$ 脊髓损伤。

(二) 功能评定

1. 脊髓损伤神经学分类国际标准（ISNCSCI）评分表（2019 版）

①感觉损伤平面：右 - 感觉 -C_6，左 - 感觉 -C_6；②运动损伤平面：右 - 运动 -C_7，左 - 运动 -C_7；③神经损伤平面：C_6；④不完全性损伤；⑤ ASIA 分级：B 级；⑥部分保留带：右 - 感觉 -N/A，左 - 感觉 -N/A；右 - 运动 -T_1，左 - 运动 -T_1。

2. Frankel 脊髓损伤分级（表 5-3-1）

表 5-3-1　Frankel 脊髓损伤分级

级别	描述	分级
A 级	损伤平面以下深浅感觉、运动完全消失	□
B 级	损伤平面以下深浅感觉完全消失，仅存在某些骶区感觉	√
C 级	损伤平面以下仅有某些肌肉运动功能，无有用功能存在	□
D 级	损伤平面以下肌肉功能不完全，可扶拐行走	□
E 级	深浅感觉、肌肉功能及大小便功能良好，可有病理反射	□

3. 自主神经功能评估表（表 5-3-2）

表 5-3-2　自主神经功能评估表

1. 一般自主神经功能

系统 / 器官	结果	异常表现	检查记录
心脏的自主神经控制	正常		√
	异常	心动过缓	□
		心动过速	□
		其他心律失常	□
	不详		□
	不能评价		□
血压的自主神经控制	正常		□
	异常	休息时收缩压低于 90mmHg	□
		直立性低血压	√
		自主神经反射异常	√
	不详		□
	不能评价		□

1. 一般自主神经功能

系统 / 器官	结果	异常表现	检查记录
发汗的自主神经控制	正常		□
	异常	平面上多汗	√
		平面下多汗	□
		平面下少汗	√
	不详		□
	不能评价		□
体温调节	正常		√
	异常	体温升高	□
		体温降低	□
	不详		□
	不能评价		□
支气管、肺的自主神经和躯体神经控制	正常		√
	异常	不能自主呼吸，完全依赖通气支持	□
		自主呼吸功能受损需要部分通气支持	□
		自主呼吸功能受损但不需要通气支持	□
	不详		□
	不能评价		□

2. 下尿路，直肠和性功能

系统 / 器官	得分 / 分或描述
下尿路	
有排空膀胱的知觉	1
控制漏尿的能力	2
膀胱排空的方法（详细记录）	0
	间歇清洁导尿每日 5 次
直肠	
排便的感觉	1
控制便失禁的能力	2
括约肌的收缩	0

续表

2. 下尿路，直肠和性功能

系统 / 器官		得分 / 分或描述
性功能		
性唤起（勃起或润滑）	心理性	0
	反射	1
性高潮		NI
射精（男性）		1
月经的感觉（女性）		—

评分标准：2 分 = 正常功能；1 分 = 神经功能减退或改变；0 分 = 完全失控；NI= 由于预存或伴随的问题而无法评估

4. 简易尿流动力学评估（表 5-3-3）

表 5-3-3　简易尿流动力学评估

指标		结果
血压	初始血压	110/67mmHg
	最高血压	139/91mmHg
	是否诱发自主神经过反射	是√　否□
容量	残余尿量（测定前）	230ml
	初始尿意：	有□　无□　NT√
	有初始尿意时容量	150ml
	强烈尿意：	有□　无√　NT□
	有强烈尿意时容量	—
测定结束	灌入盐水量	370ml
	膀胱内液体量	650ml
最大膀胱容量	自排量	0ml
	漏尿量	0ml
	导（□残余）尿量	650ml
压力	膀胱空虚静止压力	0cmH_2O
	储尿期压力变化	0~16cmH_2O
	膀胱最大压力	16cmH_2O

续表

指标		结果
逼尿肌功能	膀胱充盈过程中逼尿肌张力是否偏高	是☐ 否√
	逼尿肌是否过度活跃	是☐ 否√
	膀胱顺应性	正常☐ 低☐ 高√

5. 盆底表面肌电评估 提示盆底肌松弛（表 5-3-4）。

表 5-3-4 盆底表面肌电评估

前静息阶段		快肌测试阶段			慢肌测试阶段		耐力收缩阶段			后静息阶段	
平均值	变异系数	快速收缩时间	最大值	快速放松时间	收缩平均值	变异性	平均值	变异系数	后10s/前10s	平均值	变异系数
0.56μV↓	0.08→	0.24s→	0.76μV↓	2.12s↑	0.58μV↓	0.17→	0.57μV↓	0.14→	0.98μV→	0.55μV↓	0.09→

6. 心理功能评定

（1）ZUNG 焦虑自评量表评分：50 分，处于轻度焦虑状态。

（2）ZUNG 抑郁自评量表评分：53 分，处于轻度抑郁状态。

（三）活动评定

1. ADL 评定 Barthel 指数 20 分（进食 10 分，修饰、床椅转移 5 分，余 0 分）。

2. ICF 通用量表评分 48 分。

（四）参与评定

1. 患者为个体经营者。

2. 初中文化程度，生活有规律。

3. 患病以来无法从事原来的工作，也无法参加社会活动。

（五）环境与个人因素

1. 患者居住在乡镇，为二层住宅，无电梯，患者居家及户外活动受限。

2. 初中文化，性格平和，依从性较好，配合度较好。

三、康复诊断

（一）功能障碍

1. 感觉功能受限 损伤平面以下浅感觉及深感觉障碍。

2. 运动功能受限 四肢、躯干运动障碍。

3. 呼吸功能受限 腹肌力量下降、辅助呼吸功能受限。

4. 二便功能障碍 尿潴留、便秘。

5. 自主神经功能障碍 直立性低血压、自主神经过反射、性功能障碍。

6. 心理功能障碍 轻度焦虑、轻度抑郁。

（二）结构异常

C_5 椎体骨挫伤，C_6 椎体骨折，$C_{5\sim7}$ 脊髓损伤。

（三）活动受限

表现穿衣、如厕、转移、洗澡、步行、上下楼梯受限。

（四）参与受限

表现为工作、社交、休闲娱乐及户外活动受限。

四、康复目标

1. 近期目标

（1）明确膀胱功能，拔除导尿管，进行膀胱管理：保证膀胱低压状态，预防控制感染，陪护掌握间歇清洁导尿，防止肾功能损害。

（2）肠道管理：减少肠道排便问题，实现定时、规律、干净地排便。

（3）纠正直立性低血压。

（4）控制诱发自主神经过反射的诱因，避免出现血压突然升高导致的重要脏器受损。

（5）建立坐位二级平衡，提高上肢肌力，实现轮椅独立（转移、驱动、减压）。

（6）提高日常生活及活动能力：穿衣，独立完成床上翻身及转移动作等。

2. 远期目标　生活大部分自理；恢复获得有报酬就业能力。

五、康复方案

（一）医疗组

1. 明确泌尿系统功能，处理相关并发症。

（1）尿常规、尿培养＋药敏：患者入院后体温升高，尿常规提示白细胞和红细胞升高，提示存在尿路感染，结合患者尿液存在混浊、异味，经验性给予左氧氟沙星抗感染治疗，根据药敏结果，必要时调整抗生素。

（2）泌尿系统超声提示：有轻度的肾盂积水，给予暂时保留并持续开放导尿管，3 日后复查超声，肾盂积水消失。

2. 完善血常规、生化检查　血常规提示白细胞总数、中性粒细胞总数、中性粒细胞百分比升高，考虑与尿路感染有关；血钠轻度降低，增加盐分摄入，监测 24 小时出入量，排除抗利尿激素分泌失调综合征。

3. 防治异位骨化　碱性磷酸酶未见明显升高，髋关节、膝关节周围无明显红肿及疼痛。

4. 完善下肢静脉超声　Wells 评分 2 分，是发生下肢深静脉血栓的中危患者，双下肢血管超声提示未见明显下肢静脉血栓。

5. 关注患者的营养状态　患者存在轻度低蛋白，建议患者增加优质的动物蛋白摄入。

6. 关注患者血压变化

（1）直立性低血压：患者从仰卧位到直立位 3 分钟内，收缩压下降至少 20mmHg，同时伴有头晕、疲劳，给予补足血容量、佩戴弹力袜和腹围后长时间难以进入到 >60° 的直立位，给予盐酸米多君 2.5mg，口服，2 次 /d，患者直立性低血压改善。

（2）自主神经过反射：患者储尿期出现损伤平面以上潮红和出汗，测量收缩压升高（较基础血压升高大于 20mmHg）。排尿后症状消失。

7. 痉挛处理　双侧内收肌张力 2 级，影响转移及会阴部护理，给予牵伸治疗、口服巴氯芬治疗未见明显改善，给予超声及电刺激引导下双侧闭孔神经无水酒精阻滞，注射后双侧肌张力 1 级。继续配合康复治疗（牵伸等）。

（二）护理组

1. 进行预防跌倒宣教。

2. 皮肤管理　避免皮肤持续压迫：定时翻身（间隔时间不超过 2 小时）；轮椅坐位患者定时抬起臀部减压（间隔时间不超过 0.5 小时，持续时间不少于 30 秒）；翻身护理：翻身时防止皮肤与床面摩擦；选择良好的床垫和坐垫；改善全身营养状况；保持良好的个人卫生。

3. 进行预防下肢深静脉血栓宣教。

4. 进行营养宣教及管理。

5. 膀胱和肠道。

（1）完善简易膀胱容量测定，制订饮水及导尿计划，指导陪护进行间歇清洁导尿。

（2）肠道管理：①适当增加液体总摄入量；②建议高纤维饮食（每天纤维摄入在 15g 以上，不超过 40g），监控饮食改变后的反应并调整饮食结构；③形成排便规律；④指导陪护在患者排便前进行肠道刺激。

（三）治疗组

1. 物理治疗

（1）运动治疗

①床上活动转移训练：翻身训练；②坐起训练：躯干训练与无支撑坐立训练；③转移训练：平移训练（轮椅与床之间）；④站立：起立床辅助站立；⑤上肢、躯干力量训练；⑥关节活动度维持训练；⑦牵伸。

（2）物理因子治疗：低电刺激促进神经恢复，防止肌肉萎缩；骶部磁刺激、盆底电刺激结合生物反馈治疗改善膀胱功能。

2. 作业治疗　①修饰、穿衣等日常生活活动能力；②书写、阅读；③键盘操作。

3. 呼吸训练

（1）呼吸锻炼：呼吸锻炼先从缓慢的、放松的腹式呼吸开始，逐渐过渡到对膈肌进行抗阻训练；同时训练残存的胸锁乳突肌、斜方肌补偿胸式呼吸。

（2）增加胸壁运动：通过深呼吸锻炼、助咳、被动的手法牵引和关节运动法、间歇正压通气等，可以维持或改善胸壁的运动幅度。

4. 康复辅具　配下肢弹力袜、腰围、轮椅一部。

5. 心理治疗　以疏导和支持为主。

6. 中医治疗　针刺促进肌肉力量及排便功能改善。

六、实施康复治疗

医护治一体化查房，医护治共同制订治疗方案，管床医师统筹安排治疗时间，PT、OT治疗师具体实施治疗方案，管床护士实施护理方案及健康宣教。

（许光旭）

第四节　失语症案例

失语症是由于大脑损伤引起的获得性沟通交流障碍，患者的语言理解、语言表达、阅读、书写、复述、命名等能力受到不同程度的损害。有研究报道 50%～70% 的卒中后患者遗留有瘫痪、失语等严重残疾，其中21%～38%患者患有失语症，主要表现为各种语言功能的障碍，对患者的情绪和生活质量造成严重影响。根据2019年《汉语失语症康复治疗专家共识》的康复治疗意见，目前改善患者语言功能的训练方法包括Schuell刺激疗法、模块模型法、认知加工法、神经语言法、强制诱导治疗（CIAT）、旋律音调疗法（MIT）、计算机辅助治疗、重复经颅磁刺激（rTMS）、经颅直流电刺激（tDCS）、高压氧治疗、药物及针灸等。

一、病史摘要

患者，男，50岁，因"言语不清伴右侧肢体乏力4个月"入院。

现病史：患者4个月前出现神志不清，不能言语，全身大汗淋漓，眼不自主瞬目，右侧肢体无力，无恶心、呕吐，无大小便失禁。送至当地医院行头颅CT提示：双侧外囊及右侧基底节腔隙性脑梗死，予急诊行rt-PA静脉溶栓治疗无效后，行全脑血管造影＋支架取栓术，分别在颈内动脉、大脑中动脉M_1段及血栓远端行3次取栓术，复查造影提示左侧颈内动脉部分再通。术后予脱水、改善脑循环、抗血小板聚集、调脂、稳定斑块及营养神经等治疗。之后患者在多家医院康复，经治疗后右侧肢体乏力较前有所改善，能独立步行，右上肢能抬举但不能抓握物体。语言能力恢复欠佳，自发言语表达不能，多以点头、摇头或摆手示意，部分简单听理解可，可以复述部分单词。为求进一步康复治疗来笔者医院门诊就诊，门诊以"脑梗死恢复期（失语症、右侧偏瘫）"收入院。患者近期胃纳、睡眠可，情绪较低落，大小便正常。

入院查体：神志清楚，右侧鼻唇沟变浅，其余脑神经（－），心肺功能（－）。右侧上肢肌力3^+级，右侧下肢肌力5^-级，右侧肢体肌张力（改良Ashworth量表）1级，左侧肢体肌力及肌张力正常。右侧肢体浅感觉减弱，左侧浅感觉无异常。双侧Babinski（－），Hoffman征（－），脑膜刺激征（－），MBI量表评分58分，日常基本生活轻度依赖他人。

专科查体：神志清楚，查体合作。人物、时间及地点定向尚可，注意力尚可，记忆力欠佳，计算力加法尚可。言语欠流利，发声音量较小，构音欠清晰。患者简单听理解欠佳，简单指令欠佳。患者有刻板（单音，如诶、分音）、找词困难现象，不能达意，信息量少。系列语言不能表达。患者复述能力差，词复述差，句复述不能。患者命名能力差。患者阅读能力较差，有重度形音失读。患者书写能力较差，所写文字字形整齐工整能辨别，不能构成句子，不能符合语法；患者加法好，减法好，乘法欠佳，除法差。

既往史：有高脂血症、脂肪肝病史，无其他特殊病史。

个人生活史：有吸烟及少量饮酒史。

辅助检查：

头颅MRI：左侧额顶颞枕叶及基底节大面积急性期脑梗死（图5-4-1、图5-4-2）。

功能MRI检测DTI结构像：该患者与语言表达相关的左侧弓状纤维束前部明显受损，左侧部分各向异性（FA）值（0.186）＜右侧FA值（0.451）（图5-4-3）。

生化检查：白蛋白（ALB）39.0g/L、甘油三酯（TG）1.90mmol/L，其余生化指标正常。

超声心动图：房间隔中部似见回声失落，考虑卵圆孔未闭；E/A倒置。

心电图：正常。

诊断：①脑梗死恢复期（运动性失语、认知障碍、右侧偏瘫）；②卵圆孔未闭；③高脂血症；④脂肪肝。

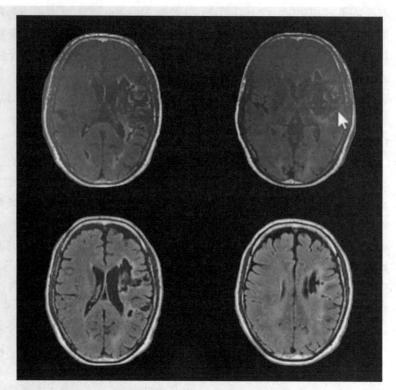

图 5-4-1 头颅 MRI 1

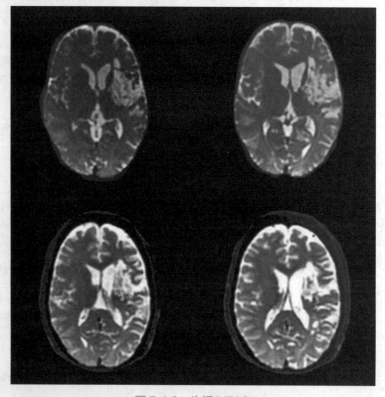

图 5-4-2 头颅 MRI 2

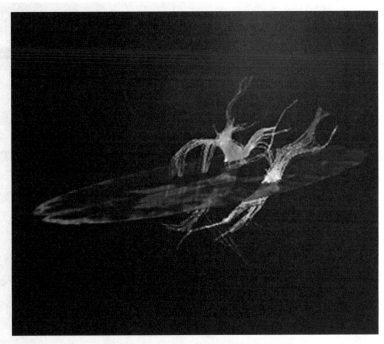

图 5-4-3　功能 MRI 检测 DTI 结构像

二、康复评定

（一）功能评定

1.感觉功能评定　患者右侧肢体浅感觉减弱，深感觉正常。左侧肢体深浅感觉均正常。

2.运动功能评定　患者右侧上肢肌力 3⁺ 级，右侧下肢肌力 5⁻ 级，右侧肢体肌张力（改良 Ashworth 量表）1 级，左侧肢体肌力 5 级，左侧肢体肌张力正常。右侧肢体感觉减弱，左侧感觉无异常。

3.平衡功能评定　Berg 平衡量表评分 36 分，有跌倒风险。

4.语言功能评定

（1）汉语失语检查（ABC 检查）

1）口语表达：信息量（16.67%）；流利性（18.15%）；系列语言（0%）；复述（词复述 25%，句复述 0%）；命名（词命名 0%，反应命名 0%，颜色命名 0%，列名 0%）。

2）听理解：听是否（76.67%）；听辨认（33.33%）；口头指令（2.6%）。

3）阅读：视读（0%）；听字辨认（60%）；字画匹配（朗读 0%，配画 60%）；读指令执行（朗读 0%，理解 0%）；填空（46.67%）。

4）书写：姓名地址（30%）；抄写（90%）；听写（0%）；系列书写（100%）；看图书写（0%）；自发书写（0%）。

（2）相关额叶功能：照画原图（40%）；摆方块（50%）；运用（13.34%）；计算（75%）。

5.认知评定

（1）简易精神状态检查（MMSE）：定向力 6 分 /10 分；记忆力 1 分 /3 分；注意力和计算力 1 分 /5 分；回忆力 1 分 /3 分；语言能力 1 分 /9 分。

总分：10 分 /30 分。考虑中度认知障碍。

（2）早老性痴呆干预系统

定向力：1.672 分，23%；注意力：2.805 分，37%；记忆力：2.266 分，34%；计算力：2.97 分，32%；推理能力：2.299 分，45%；语言能力：2.398 分，33%。

总得分：14.41 分，34%；总平均时间：7.15 秒；总测评时间：15 分 46 秒。

结果分析：认知中度受损

6. 心理功能评定　SAS 评分为 56 分，提示轻度焦虑。SDS 评分 59 分，提示轻度抑郁。

（二）结构评定

患者右侧鼻唇沟变浅，口角轻度歪斜。右侧肢体肌肉轻度萎缩，右足呈内翻状态。

（三）活动评定

1. 基础性日常生活活动评定　MBI 量表评分 58 分，中度生活功能障碍，生活需要帮助。

2. 工具性日常生活活动　IADL 量表评分为 8 分，轻度失能。

（四）参与评定

患者在他人监护下可以外出，步行 500m 左右路程，可以参与下棋、超市购物。

（五）环境与个人因素

该患者可自行洗漱、服用药物、擦桌子、床椅转移。

三、康复诊断

（一）功能障碍

1. 感觉功能障碍

2. 运动功能障碍

3. 平衡功能障碍

4. 言语功能障碍

5. 认知功能障碍

6. 情绪障碍

（二）结构异常

右侧口角轻度歪斜，右侧肢体肌肉轻度萎缩，心脏卵圆孔未闭。

（三）活动受限

1.ADL 受限　表现为洗澡、穿衣、如厕、上下楼梯需要部分帮助。

2.IADL 受限　表现为上街购物、外出活动、食物烹调、家务维持、洗衣服、处理财务能力受限。

（四）参与受限

不能从事之前的司法工作。不能跑步及上下楼梯。不能参与打太极拳、不能参与球类活动。

（五）环境因素与个人因素

不能独立上下楼梯，不能独立乘车，不能独立超市购物及付款。

四、康复目标

1. 近期目标　提高患者听理解能力、言语表达能力及认知功能，增加言语表达的词汇量，学会使用辅助沟通交流板达到与他人的有效沟通。

2. 远期目标　充分发挥患者语言的残存功能，适应日常需要的交流。

五、康复方案

1. 物理治疗 包括偏瘫肢体综合训练、关节松动、上下肢功率车训练、功能电刺激治疗等。

2. 作业治疗 包括上肢机器人训练、智能磨砂板训练、生活自理训练等。

3. 言语治疗

1）常规语言治疗法：遵循 Schuell 提出的失语症刺激法治疗的 7 大原则（视觉、听觉、触觉、味觉、多途径、强化刺激及反馈等训练），通过对功能系统残存成分的重新组织进行循序渐进的表达训练（强化复述能力）。

2）基于语言心理学激活扩散模型：即给被试呈现一个启动刺激，能促进随后的目标词的语音或词汇确认。训练中采用一些高中联想强度的词对（如医师 - 护士、沙滩 - 贝壳）或者同一范畴的图片让其命名（如飞机 - 汽车）。

3）患者左侧弓状纤维束的前部损伤与语言表达障碍相关，训练患者的言语表达技巧可以先逐个地训练音素、字和词汇，最后结合成句子。针对患者的找词困难和命名障碍，开始时可以先给予音素提示、上下文提示或者功能描述，找出名字后可给予简单的复述或多次大声读出以强化。对于动词命名，采用一些肢体动作提示或者视频，并能促进对名词的命名。

4）根据患者的兴趣采用旋律音调疗法（MIT），如歌唱《为了谁》《小城故事多》。

5）使用语言障碍诊治仪进行计算机辅助训练（图 5-4-4），包括语言训练、口语表达训练、听康复、视康复、学老师平台训练。

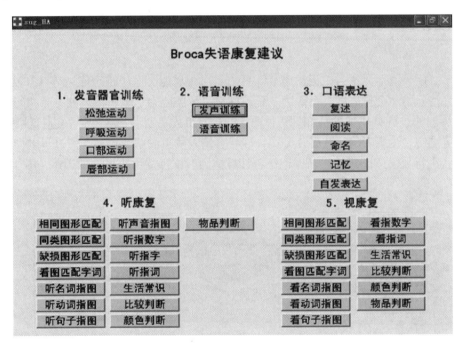

图 5-4-4 语言障碍诊治仪计算机辅助训练

6）社会参与及沟通能力训练：通过早老性痴呆干预系统的超市购物等虚拟情境训练患者沟通能力、财务处理能力（图 5-4-5）。并在家属陪同下在真实情境中选购商品，借助辅助沟通交流板（图 5-4-6）与他人进行有效沟通，学会计算商品总价并正确支付。

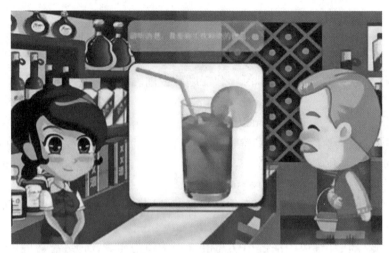

图 5-4-5　虚拟超市购物

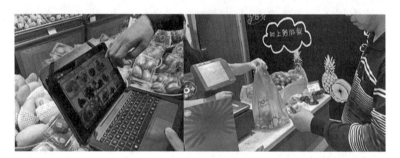

图 5-4-6　真实情境中借助辅助沟通交流板进行超市购物

4.认知治疗　包括注意力、记忆力、计算力、执行功能、逻辑推理能力等认知功能训练。该患者存在注意力、记忆广度、计算力、延迟回忆、分类能力、逻辑推理能力、执行能力等认知功能障碍。通过计算机辅助认知训练（图 5-4-7），如数字划消、数字连线进行注意集中性、注意转移等训练，让患者将一些图片分类，或将有情景故事的图片排列。通过早老性痴呆干预系统对患者进行数字广度记忆、工作记忆、计算能力、推理能力等方面的训练（图 5-4-8）。

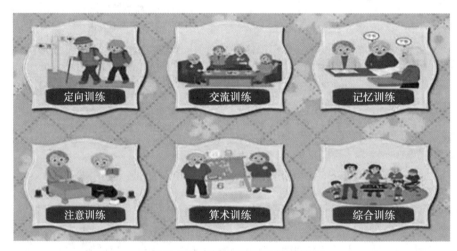

图 5-4-7　计算机辅助认知训练

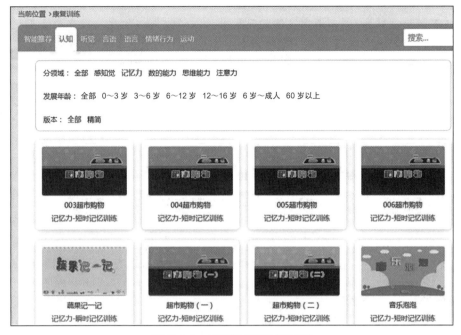

图 5-4-8 早老性痴呆干预系统

5. 康复辅具 佩戴踝足矫形器。

6. 康复护理 监控血压及血糖、防跌倒、防压疮护理。

7. 心理治疗 进行心理疏导及抗抑郁药物治疗。

8. 非康复处理 行卵圆孔未闭介入封堵术，予营养神经、改善脑循环、抗血小板聚集、调脂及改善情绪等对症治疗。

（陈卓铭）

第五节　吞咽障碍案例

吞咽障碍（dysphagia）指由于下颌、双唇、舌、软腭、咽喉、食管等器官结构和／或功能受损，不能安全有效地把食物经口输送到胃内的过程。卒中、颅脑外伤、帕金森病、多系统萎缩以及头颈部肿瘤放化疗后等均可出现吞咽障碍。卒中患者吞咽障碍发生率为27.3%～68.5%，帕金森患者中主观评估患病率为25%～35%，客观评估结果为80%～95%。吞咽障碍易引发吸入性肺炎、营养不良、脱水等，造成患者心理障碍，严重影响生活质量。针对器官组织功能的基础训练、结合食物的进食训练，以及神经肌肉电刺激、球囊扩张术、肉毒毒素注射等，是治疗吞咽障碍的有效方法。

一、病史摘要

患者，男，63 岁，因"吞咽困难 1 个月"入院。

现病史：患者于 1 个月前无明显诱因出现头晕并进食困难、言语不利，同时自觉左侧面部麻木，四肢无力，头晕为非旋转性，伴恶心，无明显呕吐，无头痛等症状，就诊于当地医院，颅脑CT排除"脑出血"，考虑"脑梗死"并收入神经内科住院。入院后给予抗血小板聚集、调脂、降压、降糖、改善循环、营养神经等药物治疗。完善MRI检查提示延髓左侧急性梗死灶，肺部CT提示肺炎，加用抗感染药物治疗，于神经内科药物治疗2周后，患者头晕、肢体无力及言语不清症状较前好转，仍吞咽困难留置胃管，转入康复医学科行康复治疗。给予吞咽功能障碍训练、神经肌肉电刺激、运动疗法等，行上消化道造影（钡剂）提示环咽肌功能障碍，不能开放。给予环咽肌球囊扩张治疗3次，患者吞咽困难无明显改善，肢体无力症状改善，可独立行走及上下楼梯。目前仍吞咽困难，间歇口饲进食，流涎较多，为求进一步系统康复治疗来院继续治疗，门诊以"脑梗死恢复期、吞咽障碍"收入院。

患者自发病以来，神志清，精神可，睡眠可，进食依赖管饲，大小便正常，体重下降约10kg。目前修饰、转移、如厕、穿衣、步行、洗澡均可自理，自行间歇口饲进食。

入院查体：体温36.7℃，脉搏82次/min，呼吸19次/min，血压102/60mmHg。老年男性，神志清，精神可，偏瘦体型，步行入病房。全身皮肤黏膜未见明显黄染及出血点，全身浅表淋巴结未及肿大。颈部无抵抗感，颈静脉无怒张。气管居中，甲状腺不大。胸廓无畸形。双侧呼吸运动正常，触觉语颤正常。听诊双肺呼吸音粗，未闻及干湿啰音。心前区无隆起，心尖搏动位置正常，心律齐，各瓣膜区未闻及病理性杂音。腹部平软，无明显压痛及反跳痛，肝脾肋下未及，肠鸣音正常。脊柱四肢无畸形。

专科查体：神志清，精神可，言语流利，声音嘶哑，音量低，理解力、定向力、计算力、注意力、记忆力无明显减退，MMSE评分30分。双眼睑无水肿，双侧瞳孔等大等圆，对光反射存在。口角无歪斜，双侧鼻唇沟对称，伸舌居中，鼓腮有力，舌体运动可，悬雍垂右偏，软腭上抬无力，左侧咽反射消失，右侧咽反射迟钝。双侧转颈力及耸肩力可。全身肌肉无明显萎缩，无明显肩关节半脱位。四肢肌张力正常，肌力5⁻级，四肢关节主动活动无明显异常。四肢深浅感觉无异常。双侧肱二头肌反射、肱三头肌反射、桡骨膜反射、膝反射、踝反射（++），双侧髌阵挛、踝阵挛（−），双侧Babinski征（−）。双侧指鼻试验、跟-膝-胫试验尚稳准。坐位平衡三级，立位平衡三级。Holden步行能力分级5级。MBI量表评分100分，日常生活自理。

既往史：既往高血压病史10余年，血压最高达165/100mmHg，发病前不规律服用降压药物，血压控制情况不详，自发病后监测血压正常，未再用药；2型糖尿病病史10余年，目前应用二甲双胍、阿卡波糖、地特胰岛素，空腹血糖控制在6～7mmol/L。

个人生活史：生长于原籍，平素生活规律，体育锻炼少，否认烟酒嗜好。研究生学历，大学老师，性格平和，经济状况良好。

辅助检查：

外院颅脑MRI：延髓左侧梗死灶。

外院吞咽造影录像检查（VFSS）：口腔期轻度障碍，咽期重度障碍（吞咽反射启动延迟，喉上抬前滑受限，会厌及声门关闭不全，会厌谷及梨状窦见大量残留，有呼吸道误吸），食管期重度障碍（环咽肌不能开放）。

诊断：①脑干梗死恢复期（运动功能障碍、吞咽障碍）；②高血压（2级，极高危）；③2型糖尿病。

处理：物理治疗、吞咽治疗、药物治疗、康复护理与宣教。

二、康复评定

(一) 功能评定

1.感觉功能评定　四肢深浅感觉无明显异常。

2.运动功能评定　四肢肌力 5⁻ 级，耐力差，坐位平衡三级，立位平衡三级。Holden 步行能力分级 5 级。四肢关节主动活动度正常。

3.吞咽功能评定　洼田饮水试验 5 级（差，频繁呛咳，水不能咽下）；功能性经口摄食量表（FOIS）分级 1 级（不能经口进食）；标准吞咽评定量表（SSA）评分 36 分（总分 46 分），包括临床检查 13 分，第 1 阶段 11 分（吞咽 5ml 水 3 次不能完成），第 2 阶段 12 分（吞咽 60ml 水不能完成）；VFSS：口腔期轻度障碍，咽期重度障碍（吞咽反射启动延迟，喉上抬前滑受限，会厌及声门关闭不全，会厌谷及梨状窦见大量残留，有呼吸道误吸），食管期重度障碍（环咽肌不能开放）。

4.心理功能评定　患者体重明显下降，焦虑明显，无法参与日常社交活动，担心吞咽功能无法恢复。

(二) 结构评定

颅脑 MRI 见延髓左侧梗死灶。

(三) 活动评定

采用 MBI 量表，ADL 得分 100 分，患者可自己插管完成间歇口饲，日常生活自理。

(四) 参与评定

患者吞咽功能障碍，进食受限，影响日常生活质量。患病以来无法经口进食进水，影响其参与休闲娱乐及其他社会生活。

三、康复诊断

(一) 功能障碍

1.运动功能障碍　四肢肌力 5⁻ 级，肌力减低，耐力差。

2.吞咽功能障碍　洼田饮水试验 5 级（差），不能经口进食；口腔期轻度功能障碍，咽期、食管期重度功能障碍。

3.心理功能障碍　焦虑情绪。

(二) 结构异常

延髓左侧梗死灶。

(三) 活动受限

日常生活活动可自理。

(四) 参与受限

表现为社交、休闲娱乐、户外活动受限。

四、康复目标

1.近期目标　改善吞咽功能，改善因吞咽困难导致的营养不良状况，改善肌力、耐力情况，消除患者焦虑情绪。

2.远期目标　改善或恢复患者吞咽功能，争取达到经口进食，恢复患者营养水平和运动功能，恢复其社会参与。

五、康复方案

1.物理治疗　经颅磁刺激治疗、经颅直流电治疗、神经肌肉电刺激（吞咽肌群，1次/d)、肌力训练（四肢1次/d)。

2.吞咽治疗　吞咽功能训练（2次/d，针对吞咽相关组织器官功能的基础训练及结合食物的进食训练等）、球囊扩张术。

3.康复护理　康复宣教及吞咽障碍康复护理。

4.心理治疗　以疏导和支持为主。

5.药物治疗　控制血压血糖、营养神经、抗血小板聚集、调脂等。

6.环咽肌肉毒毒素注射治疗　经吞咽障碍训练及球囊扩张术治疗无效，患者及家属知情同意后，行环咽肌肉毒毒素注射治疗。

六、实施康复治疗

针对患者病情，医护治一体化查房，共同制定康复治疗方案。在管床医师的统筹下，医师、PT治疗师、吞咽治疗师具体实施治疗方案，管床护士进行相关健康宣教并实施护理方案。

（岳寿伟）

第六节　认知障碍案例

认知障碍（cognitive disorder）是指与学习、记忆和思维判断有关的大脑高级智能加工过程发生异常，从而引起知觉、注意、记忆、计算、思维和解决问题能力缺陷，并伴有失语、失用、失认等临床表现的高级脑功能障碍。可因颅脑外伤、脑血管疾病、脑老化、慢性全身疾病、环境、精神心理异常等多种因素引起。认知障碍包括注意障碍、记忆障碍、知觉障碍和执行能力障碍，认知障碍的不同类型之间相互关联、互相影响。根据国内外流行病学资料统计，颅脑外伤的发病率在各类创伤中居于首位，国内颅脑损伤年发病率约为55.4/10万人，而认知障碍是颅脑损伤后最为常见的后遗症之一。颅脑损伤后患者的认知障碍包括定向力、记忆力、注意力及执行力等功能下降，康复治疗可以明显改善此类患者的认知功能。因此，认知障碍的早期筛查、评估、预防及康复具有重要临床意义。

一、病史摘要

患者，男，40岁，因"高坠伤致记忆力下降，反应迟钝1个月"入院。

现病史：1个月前患者不慎从约3m高处坠落，头部着地，当即出现意识障碍、呼之不应，约20分钟后清醒，醒后感头部持续胀痛、肢体乏力伴恶心呕吐，为喷射性呕吐，呕吐物为胃内容物。无大小便失禁、四肢抽搐等。家属立即送往医院，急诊行头颅CT提示：右侧额颞顶叶脑挫伤伴硬膜下小血肿。由于患者病情危重，于当日急诊行"开颅血肿清除＋骨瓣回纳术"，术后经抗感染、脱水降颅内压、营养支持及床旁康复理疗等治疗后，病情平稳出院。出院后在外院继续行康复治疗，经治疗后肢体功能逐步恢复正常，可下床缓慢独立行走。目前患者日常生活部分可自理，进食饮水无呛咳，家属诉其记忆力较前明显下降、理解能力差、反应较迟钝，为进一步改善患者认知功能就诊于康复医学科门诊，门诊以"颅脑损伤术后"收入院。

患者自发病以来，时有精神焦虑、情绪低落、哭泣表现，夜间入睡困难，饮食可，二便正常，体重未见明显减轻。

入院查体：体温 36.7℃，脉搏 85 次 /min，呼吸 18 次 /min，血压 128/73mmHg。神志清楚，双瞳孔等大等圆，对光反射灵敏，查体合作，步入病房。右侧颅顶部可见一长约 15cm 弧形手术瘢痕，为 I 类切口 / 甲级愈合；全身皮肤、黏膜及巩膜无黄染及出血点，全身浅表淋巴结未扪及肿大。颈软、颈静脉无怒张。双肺听诊未闻及明显干湿啰音；心界不大、律齐，各瓣膜听诊区未闻及病理性杂音；腹部柔软，无压痛、反跳痛及肌紧张；肝、脾肋下未及，腹部未扪及异常包块；四肢无肿胀，肢端血液循环可。

专科查体：神志清楚，查体合作，能模仿完成部分指令性动作，格拉斯哥昏迷评分（GCS）15 分；MMSE 评分 18 分（大学文化）；双侧瞳孔等大等圆，双眼球各向活动可，双侧额纹、鼻唇沟对称存在，口角无明显歪斜，伸舌居中，双侧咽反射对称存在；洼田饮水试验：1 级；左侧肢体 Brunnstrom 分期：上肢 6 期，手 6 期，下肢 6 期；徒手肌力检查：四肢肌力均为 4$^+$ 级；四肢肌张力检查：改良 Ashworth 量表分级 0 级；关节活动度（ROM）：主动、被动活动均正常；皮温觉检查：四肢深浅感觉评估检查：患者无法理解，不能完成；徒手平衡功能检查：立位平衡二级；转移：能独立完成翻身及各项转移；协调性试验：左侧指鼻试验、指指试验、左跟 - 膝 - 胫试验均为 4 分，右侧均为 5 分；生理反射存在，病理征未引出。

既往史：否认"高血压、糖尿病、冠心病"等系统疾病史。否认"肝炎、伤寒或副伤寒、结核"等传染病史。

个人生活史：现居住市区，职业为大学教师，日常生活作息基本规律；吸烟、饮酒史 10 余年，吸烟约 10 支 /d，饮酒约 100ml/d；家庭经济条件可；居家环境为电梯 3 楼。

实验室检查：无特殊。

颅脑 CT 平扫（入院当天）诊断意见：①考虑右侧额叶、颞叶、顶叶脑挫裂伤、局部血肿形成，右侧额叶、颞叶硬膜下小血肿，蛛网膜下腔出血，颅内颞部微量积气；②右侧顶骨线样骨折。

诊断：①脑外伤后遗症；②认知障碍；③抑郁状态。

二、康复评定

（一）功能评定

1. 运动功能评定　患者既往为左利手，右侧肢体功能正常。左侧肢体 Brunnstrom 分期：上肢、手、下肢均为 6 期；四肢肌张力检查：改良 Ashworth 量表分级 0 级；徒手肌力评定：各肌群肌力均为 4$^+$ 级；关节活动度（ROM）：各关节主动、被动活动均正常；协调性试验：左侧指鼻试验、指指试验、左跟 - 膝 - 胫试验均为 4 分，右侧均为 5 分；徒手平衡功能检查 II 级，Berg 平衡量表评定 46 分。6 分钟步行距离 206m。

2. 言语功能评定　汉语标准失语症检查（CRRCAE）：经皮质感觉性失语。

3. 认知知觉功能评定　MMSE 评分：18 分（大学文化，定向能力 7 分，记忆能力 3 分，注意和计算能力 3 分，回忆力 1 分，语言能力 4 分）；蒙特利尔认知评估量表（MoCA）：14

分（执行能力 1 分，命名 3 分，注意力 3 分，语言 2 分，抽象能力 0 分，延迟回忆 2 分，定向力 3 分）。

4. **失认失用评定** 线段二等分试验、删除试验及临摹绘图试验均提示存在左侧偏侧忽略。

5. **记忆障碍评定** 韦氏成人记忆量表（WMS-Ⅳ）105 分，为中等记忆能力；Rivermead 行为记忆测验（RBMT）：7 分。

6. **注意力评定** 连线试验 A（120 秒，参考值 80 秒）；连线试验 B（418 秒，参考值 260 秒）；Stroop 色词测试 C（195 秒，正确数 35/50）。

7. **心理功能评定** 焦虑自评量表（SAS）：58 分（轻度焦虑）；抑郁自评量表（SDS）：57 分（轻度抑郁）。患者为大学教师，发病后情绪较为低落，担心无法重回工作岗位。

（二）结构评定

患者入院时颅脑影像学提示右侧额叶、颞叶、顶叶脑挫裂伤、局部血肿形成。

（三）活动评定

MBI 总分 87 分，大便 10 分，小便 10 分，修饰 5 分，如厕 8 分，吃饭 10 分，转移床椅 15 分，走路 13 分，穿衣 6 分，上下楼梯 8 分，洗澡 2 分。

（四）参与评定

患者目前为大学在职教师，文化程度较高，既往生活规律，性格外向，有较强的社会交际能力。患病以来由于自感记忆能力下降、反应迟钝而心情时有低落，迫切希望快速康复，重返工作岗位。

（五）环境与个人因素

文化程度高，家庭经济条件可，发病后心理落差感较大；居家环境为带电梯 3 楼，有淋浴、坐便。

三、康复诊断

（一）功能障碍

1. **认知功能障碍** 主要表现为时间定向、地点定向存在部分障碍，近期记忆障碍明显；注意力、计算力、躯体构图障碍等。

2. **言语功能障碍** 言语流畅，听理解力差，存在轻度命名障碍，复述能力可。

3. **运动功能障碍** 平衡协调能力欠佳，步行速度稍慢。

4. **心理功能障碍** 时有情绪低落、心情焦虑表现。

（二）参与受限

患者自患病以来由于自感记忆能力下降、反应迟钝，工作参与能力明显下降、心情时有低落且有轻微自卑感，与周围人群主动交流积极性不高。

四、康复目标

1. **近期目标** 缓解患者焦虑失落情绪，树立信心，改善偏侧忽略，改善言语交流能力，提高步行效率和安全性；

2. **远期目标** 提升患者注意力、记忆力、定向力以及执行能力等，改善认知功能，重返工作岗位。

五、康复方案

1. 综合患者病情，该患者目前最主要问题为认知障碍。患者及家属的主要诉求是改善记忆力、理解能力等认知方面的功能，重返工作岗位。认知功能训练：针对患者定向力、记忆力、注意力及执行力等方面进行认知功能训练；通过镜像疗法、作业治疗、肢体感觉训练等改善左侧肢体偏侧忽略。言语功能训练改善感觉性失语。

2. 非侵入性神经调控技术　以经颅磁刺激治疗、经颅直流电刺激治疗改善认知言语功能及抑郁状态。

3. 心理治疗　以疏导和支持为主，结合药物治疗，树立患者早日康复、重返工作岗位的信心。

4. 康复护理　康复宣教，关注患者情绪变化。

5. 药物及其他治疗　①促进神经修复、改善脑循环、改善认知功能：盐酸多奈哌齐片口服 5mg，1 次 /d，改善认知功能；尼莫地平片口服 30mg，3 次 /d，改善脑循环、缓解血管痉挛。②改善情绪：草酸艾司西酞普兰口服 5mg，1 次 /d，改善抑郁状态。③高压氧治疗改善脑组织供氧。

六、实施康复治疗

医护治共同制订康复治疗方案，管床医师统筹安排治疗时间，PT、OT 治疗师具体实施治疗方案，管床护士实施护理及健康宣教。

（吴　霜）

第七节　帕金森病案例

帕金森病（Parkinson disease）是一种中老年人常见的神经系统变性疾病，临床上以静止性震颤、运动迟缓、肌强直和姿势平衡障碍为主要特征。我国 65 岁以上人群患病率约 1.7%，发病率随年龄增长而增高，发病高峰在 60～80 岁。虽然预期寿命与正常人相近，但是如果出现直立性低血压、跌倒等，其发病和死亡的风险增加。

一、病史摘要

患者，男，62 岁，因"行动迟缓伴抖动 10 年，加重 4 个月"入院。

现病史：10 年前患者无明显诱因出现间歇性左上肢不自主抖动，多于静止时出现，紧张时加重，平静放松后减轻，睡眠后消失。逐渐出现左侧上肢活动不灵活，左上肢连带动作减小，行走时出现左脚拖地，步幅及行走速度尚可，诊断"帕金森病"，给予"多巴丝肼片125mg，3 次 /d"，餐前 1 小时服用，自觉症状改善明显，可正常工作，此后患者规律服药。3 年前行走速度较前明显减慢，步幅小，无行走前冲，左上肢不灵活，休息时翻身困难，未予进一步治疗。4 个月前出现四肢僵硬感，行走步幅较前明显减小，有行走前冲，无跌倒。右上肢出现不自主抖动，性质同左上肢，紧张时加重，门诊以"帕金森病"收住入院。

患者自患病以来睡眠差，大小便正常，体重未见明显减轻，否认站立头晕、吞咽困难、饮水呛咳、平衡障碍。

入院查体：体温 36.3℃，脉搏 75 次 /min，呼吸 16 次 /min，血压平卧 120/85mmHg、立

位 120/85mmHg。发育未见异常，营养良好，面具面容，表情僵硬，自动体位，神志清楚，精神状态一般，查体合作。全身皮肤黏膜无黄染，无皮疹、皮下出血，无皮下结节，毛发分布未见异常，皮下无水肿，无肝掌、蜘蛛痣。全身浅表淋巴结未扪及肿大。心率 75 次 /min，律齐，未闻及病理性杂音，双肺未闻及干湿啰音，腹软，无压痛，肝脾未触及，四肢无水肿。肛门生殖器未查。脊柱正常生理弯曲，四肢活动见专科查体，无畸形、下肢静脉曲张、关节未见异常。

专科查体：意识清楚，言语清晰，语言流利，应答切题，自动体位，查体合作。面具脸，流涎较多，颜面、躯干皮脂分泌较多。脑神经检查：双眼各向活动无障碍，无眼球震颤、复视。双侧颞肌、咀嚼肌对称无萎缩，张口无偏斜，咬合有力；颜面部感觉两侧对称存在；角膜反射、下颌反射正常存在。双侧额纹对称，鼻唇沟无变浅，口角无偏斜，鼓腮无漏气；舌前 2/3 味觉存在，听力未见异常。无眩晕、眼球震颤及平衡障碍。悬雍垂居中，无声音嘶哑，无吞咽困难及饮水呛咳。双侧耸肩、转颈对称有力。伸舌居中，舌肌无萎缩，未见肌束震颤。前倾前屈体位，起步缓慢，四肢肌力均 5 级，颈部及四肢肌张力均增高，左侧明显；下颌可见间歇性不自主震颤，双上肢可见静止性及姿势性震颤，左侧为著，静止性震颤呈搓丸样，左上肢可见意向性震颤；指鼻试验、指指试验左侧欠佳，轮替试验及跟 - 膝 - 胫试验双侧均缓慢，Romberg 征阴性。后牵拉试验阳性。躯干及四肢深浅感觉均未见异常。双侧腱反射对称略活跃，无髌阵挛及踝阵挛，双侧病理征阴性。

既往史：否认 CO 中毒史、农药中毒史、重金属中毒史、脑炎病史、卒中病史，无长期大量应用多巴胺 D_2 受体阻滞剂、多巴胺耗竭剂病史。

个人生活史：生于原籍，久居本地，无疫区、疫情、疫水接触史，吸烟史 30 余年，20 支 /d，戒烟 10 年，无饮酒史。家住 4 楼，有电梯。

家族史：父母已故，兄弟姐妹健在，否认家族性遗传病史。

辅助检查：头颅 MRI 未见明显异常。

初步诊断：帕金森病（Hoehn-Yahr 运动障碍程度分级：3 级）。

处理：调整药物剂量。

二、康复评定

（一）功能评定

1. Hoehn-Yahr 运动障碍程度分级　3 级（轻度姿势障碍，日常生活可独自完成，劳动能力稍稍受限）

2. 帕金森病统一评分量中的运动功能评分　得分 20 分。

3. 韦氏帕金森病评定量表　手动作 1 分，强直 2 分，姿势 1 分，上肢协调 1 分，步态 1 分，震颤 1 分，面容 2 分，语言 0 分，生活自理能力 1 分，总分 10 分，定为中期。

4. 运动功能评定　双侧上肢及下肢各关节活动度基本正常，双侧四肢肌力 5 级。

5. 平衡功能评定　Berg 平衡量表 34 分，有跌倒风险。

6. 神经精神症状评定　汉密尔顿抑郁量表评定，得分 17 分，存在抑郁症状；汉密尔顿焦虑量表评定，得分 16 分，存在焦虑症状。

7. 认知功能评定　简易智能量表评定，得分 26 分，无明显认知障碍。

8. 自主神经功能评定　唾液和皮脂分泌增加，尚未出现多汗、肢体远端皮温改变、二便障碍、直立性低血压等。

（二）结构评定

头部结构未见明显异常。

（三）活动评定

1. 日常生活活动评定　MBI 评定，得分 60 分，轻度依赖，少部分不能自理，部分需他人照顾。主要表现在洗澡、修饰、如厕、床椅转移、上下楼梯等需要他人或辅助用具。

2. 工具性日常生活活动能力评定　IADL 量表评定得分 13 分，轻度失能。

（四）参与评定

患者已退休，职业无影响。患病以来家务活动、休闲、娱乐及社会活动参与明显减少。

（五）环境与个人因素

1. 患者居住在市区，电梯公寓，购物及出行方便，但患者户外活动显著减少。

2. 患者大专文化，依从性较好，配合度较好。

三、康复诊断

（一）功能障碍

1. 运动功能障碍　主要表现为静止性震颤、步行困难、运动迟缓。

2. 平衡功能障碍　主要表现为平衡障碍，有跌倒风险。

3. 精神情绪障碍　主要表现为抑郁和焦虑症状。

4. 自主神经功能障碍　主要表现为唾液和皮脂分泌增加。

（二）结构异常

无明显结构异常。

（三）活动受限

表现为洗澡、修饰、如厕、床椅转移、上下楼梯受限。

（四）参与受限

表现为社交、休闲娱乐及户外活动受限。

四、康复目标

1. 近期目标　改善运动功能、平衡功能、步行功能，改善抑郁与焦虑情绪，提高日常生活活动能力。

2. 远期目标　预防失用性综合征，延缓患者运动功能障碍加重，延缓非运动功能障碍出现及加重。

五、康复方案

1. 物理治疗　经颅磁刺激（辅助运动区域，1 次 /d），运动疗法（1 次 /d），主动运动包括伸展运动、躯干旋转、节律性训练、步态训练。

2. 作业治疗　手功能训练（1 次 /d），姿势调节训练（1 次 /d），平衡功能训练（1 次 /d），ADL 训练（1 次 /d）。

3. 康复辅具　配手杖一副，条件允许可增加语言、视觉引导提示。

4. 心理治疗　对患者及家属进行科普教育、心理辅导，必要时采用经颅磁刺激（左背外侧前额叶，1 次 /d）。

5.康复护理及宣教　主要包括饮食、穿衣、居住、日常活动中的注意事项，预防跌倒要点等。

六、实施康复治疗

医护治一体化查房，医护治共同制订治疗方案，主管医师统筹安排治疗时间，PT、OT治疗师具体实施治疗方案，主管护士实施护理方案及健康宣教。

（袁　华）

第八节　肩手综合征案例

肩手综合征（shoulder-hand syndrome，SHS）指脑血管病后并发的以肩部疼痛性运动障碍及同侧手、腕疼痛和肢体运动障碍为主要表现的综合征，又称反射性交感神经营养不良（reflex sympathetic dystrophy，RSD），属于Ⅰ型复杂区域性疼痛综合征（complex regional pain syndrome，CRPS）。CRPS常见于卒中后1～3个月，发生率达到12.5%～70%；亦是自主神经系统对于创伤所作出的异常反应的结果，是脑血管病常见的并发症之一。患侧上肢常见临床表现有疼痛、活动不利、畸形、患手肿胀、皮肤改变、肩关节半脱位、关节活动受限等。根据疾病发展可分为3期：疼痛肿胀期、肌肉萎缩期、关节畸形期。目前研究表明，早期适当的康复治疗，配合镜像疗法、体外冲击波、脊髓电刺激等特殊治疗手段，可提高肩手综合征的治疗效果。

一、病史摘要

患者，男，65岁，因"右侧肢体活动不利2个月，右肩痛1周"入院。

现病史：患者2个月前突发右侧肢体乏力，无法站立，否认意识丧失、二便失禁、恶心呕吐、言语含糊等，即由同事送往医院急诊就诊。急查头颅CT未见脑出血，进一步查头颅MRI提示急性左侧基底节区脑梗死，DSA提示左侧大脑中动脉重度闭塞，遂行大脑中动脉支架植入术，手术顺利。经药物治疗及对症支持治疗后病情稳定。随后转入康复医院。住院康复治疗1个月后，患者右下肢功能较前明显好转，可监护下行走，但步态欠佳，右上肢无自主活动，病情稳定遂出院。1周前，患者出现右肩部疼痛，休息后不能缓解，否认夜间痛，为求进一步康复治疗入住笔者所在医院。

发病以来，患者神志清楚，精神可，胃纳可，睡眠一般，二便如常，体重变化具体不详。

入院查体：体温36.7℃，脉搏80次/min，呼吸21次/min，血压130/75mmHg。神志清楚，精神可，家属监护下步入病房。查体合作，对答切题。皮肤巩膜无黄染，全身浅表淋巴结未扪及肿大。颈静脉无怒张。心界不大，律齐，各瓣膜区未闻及杂音，双肺呼吸音粗，未闻及干湿啰音。全腹柔软，无压痛反跳痛，腹部未触及包块。患手较健侧明显肿胀，双下肢无水肿。

专科查体：右侧肩关节半脱位（肩峰与肱骨头间隙2cm），右肱二头肌长头肌腱压痛（+），右肩峰下滑囊处压痛（+），手腕及手指各关节压痛（+）。右手肿胀、皮肤呈红色，右手皮温较健侧略升高。右肩关节无主动关节活动，被动关节活动度受限。右侧肢体肌张力正常。肱二头肌反射、肱三头肌反射、膝反射、踝反射：左侧++，右侧+++。关键肌肌力：右侧上肢

0 级，右侧下肢 4 级。左侧上下肢均 5 级。Brunnstrom 分期：右上肢 1 期、右手 1 期、右下肢 4 期。右侧 Babinski 征阳性，余双侧病理征（-）。坐位平衡三级，立位平衡三级。

既往史：否认高血压、糖尿病病史。

个人生活史：常住上海，生活有规律，体力劳动者，初中文化程度，性格内向。经济状况一般，家住 1 楼，无烟酒等不良嗜好。

辅助检查：

头颅 MRI：急性左侧基底节区脑梗死；右侧肩关节 MRI：冈上肌部分撕裂，关节积液；右侧肩关节 X 线：肩关节半脱位；超声心动图检查正常；血生化、免疫功能指标正常。

诊断：①脑梗死恢复期；②肩手综合征。

二、康复评定

（一）功能评定

1. 感觉功能评定　患侧手部浅感觉减退，深感觉正常；余正常。VAS 疼痛评分：右侧肩部 6 分，手部 3 分。

2. 运动功能评定　右肩关节无主动关节活动，被动关节活动度（PROM）：前屈 90°，外展 90°，后伸 5°，内旋 90°，外旋 90°。右侧肢体改良 Ashworth 量表评定：上肢屈肌张力 0 级，手屈肌张力 0 级。下肢伸肌张力 0 级。Brunnstrom 分期：右上肢 1 期、右手 1 期、右下肢 4 期。

3. 步行能力评定　Holden 步行能力分级 4 级。在平面上可独立步行，但在上下斜坡、不平的地面上行走或上下楼梯时仍有困难，需他人帮助或监护。坐位平衡三级，立位平衡三级。

4. 认知吞咽功能评估　MMSE 评分 30 分。洼田饮水试验 1 级。

5. 心理功能评定　表现为焦虑情绪，担心上肢功能恢复不良、疼痛控制不佳。

（二）结构评定

掌指关节手掌围度（左侧 21cm，右侧 24cm）；肩关节半脱位（肩峰与肱骨头间隙 2cm）。

（三）活动评定

采用 MBI 量表，ADL 得分 70 分。其中进食 5 分，修饰 0 分，洗澡 0 分，穿衣 5 分，上下楼 0 分。

（四）参与评定

患者已退休，职业无影响。初中文化程度，平时爱好农业种植。右侧肢体活动障碍，患侧上肢及手无自主活动，患病以来休闲、娱乐及社交活动明显受限。

（五）环境与个人因素

1. 患者居住 1 楼，日常转移活动无明显受限。上肢功能受限严重，日常自理活动明显受限。右侧肩部、手部疼痛影响患者的睡眠及生活质量。

2. 初中文化，性格内向，康复锻炼情绪较消极。

三、康复诊断

（一）功能障碍

1. 感觉功能受限　主要表现为手部浅感觉减退，肩关节疼痛、手部疼痛，活动及夜间睡眠时加重。

2. 运动功能受限　主要表现为右侧肢体活动能力受限，以上肢运动功能受限为主。

3. 平衡及步行活动受限　在平面上可独立步行，但在上下斜坡、不平的地面上行走或上下楼梯时仍有困难，需他人帮助或监护。

4. 心理功能障碍　焦虑情绪。

（二）结构异常

患侧腕关节围度较健侧大 3cm，肩关节半脱位 1 指半。

（三）活动受限

表现在进食、修饰、穿衣、上下楼等日常活动的受限。

（四）参与受限

表现为社交、休闲娱乐及户外活动受限。

四、康复目标

1. 近期目标　缓解肩、手部疼痛。改善肩关节半脱位情况。改善手部肿胀问题，促进患侧上肢主动运动的出现。提高患侧下肢运动能力，改善步态及步行能力。促进手部运动功能以改善患者自理能力，缓解焦虑情绪。

2. 远期目标　使患手成为辅助手，控制患者肩手综合征的进展，实现患者日常生活基本自理。提升患者步行能力至 Holden 步行能力分级 5 级（在任何地方均可独立行走）。恢复患者社交、娱乐生活。

五、康复方案

1. 物理治疗　物理因子：超短波疗法（右侧肩关节，1 次 /d）、激光（右侧肩关节、手部，1 次 /d）、经皮神经电刺激（右侧三角肌、肱二头肌、腕伸肌，1 次 /d）、生物反馈（右侧股四头肌、胫骨前肌，1 次 /d）、气压治疗（右侧上肢，1 次 /d）。关节松动术：右侧肩、腕、指间关节，2 次 /d。神经促通技术：神经肌肉本体促进技术（PNF）诱导右上肢及躯干协调运动。步态训练（1 次 /d）。肌力训练（右侧肢体 2 次 /d）。肌内效贴（右侧肩部、手部）。

2. 作业治疗　右侧手部功能诱发训练（2 次 /d），ADL 能力训练（1 次 /d），平衡功能训练（1 次 /d），右侧上肢康复机器人训练（1 次 /d），右侧手部气动手套训练（2 次 /d）。

3. 康复辅具　肩关节半脱位矫正肩带。

4. 心理治疗　识别出促发疼痛和失能的心理因素；识别、探究并积极处理有可能导致长久失能或不能自理的内在因素（如反生产行为模式）或外部影响（如适得其反的刺激、家庭动力学）；并针对发现的心理问题给予积极的心理疏导和心理支持，必要时给予抗焦虑、抑郁药物治疗。

5. 康复护理　卒中康复宣教，卒中专科康复护理；肩关节半脱位及肩手综合征宣教，主要包括体位摆放、向心性缠绕方法、冷热水交替疗法的宣教。

6. 药物治疗　依据治疗后反应按需调整。

（1）非甾体抗炎药（NSAID）：如布洛芬、对乙酰氨基酚、洛索洛芬钠、美洛昔康等。

（2）神经病理性疼痛的辅助药物：如加巴喷丁、普瑞巴林或三环类抗抑郁药等。

（3）外用利多卡因乳膏（2%～5%），如果刺激性过强或者使用 3～5 日后无效果，则可停用。

7.康复宣教　向患者解释肩手综合征可能涉及的神经病理和中枢机制，疼痛并非代表着痛觉过敏区域内有组织损伤，而是由未知原因引起，这有助于促使患者参与理疗和技能训练。患者在有持续性疼痛时，会认为恢复患肢使用的过程较困难，临床医师应向患者强调努力恢复患肢使用的重要性，调动患者主动参与康复治疗的积极性，以取得更好康复治疗效果。

六、实施康复治疗

医护治一体化查房，针对患者制定个体化康复治疗方案，管床医师管理患者的药物治疗、检验、检查结果，PT、OT 治疗师统筹安排治疗项目，针对治疗项目进行精细化的康复治疗，管床护士实施日常护理及专科宣教。

（谢　青）

第九节　桡神经损伤案例

桡神经损伤（radial nerve injury，RNI）是由撞击、挤压、牵拉、切割等外力作用所造成的桡神经结构与功能的受损。RNI 是肱骨干骨折最常见的并发症之一，据报道，肱骨近端三分之一骨折的 RNI 发生率为 1.8%，中段三分之一骨折的 RNI 发生率为 15.2%，远端三分之一骨折的 RNI 发生率为 23.6%。肱骨干骨折手术和非手术治疗后，继发 RNI 的发生率分别为 4% 和 0.4%，其原因在于肱骨骨折放置钢板以及骨折愈合后取出钢板时，均有可能损伤桡神经，骨痂也可压迫累及桡神经。

桡神经由第 5～8 对颈神经和第 1 对胸神经的前支组成，是臂丛后束的一个分支，在整个上肢均有分布，参与支配上肢的运动和感觉。RNI 后运动受损表现为腕下垂，拇指及各手指下垂，不能伸掌指关节，前臂不能后旋，有旋前畸形；感觉受损表现为手背桡侧半、桡侧两个半手指、上臂及前臂感觉障碍。大量国内外研究表明，RNI 的早期康复干预能够有效防治水肿、关节僵硬等并发症，促进神经再生，提高受累肢体的运动和感觉功能水平。

一、病史摘要

患者，男，37 岁，因"左上肢骨折术后伴腕下垂半个月"入院。

现病史：患者半个月前骑摩托车跌倒致左上肢疼痛不适，伴活动受限，于当地医院急诊就诊，急查上肢 X 线片示：左侧肱骨中下段粉碎性骨折。收住骨科，行抗感染、脱水、制动等治疗，3 天后行"骨折切开复位＋内固定术"，术后行消炎镇痛、消肿、床边早期康复等对症支持治疗，病情好转后出院。2 天前外院肌电图检查提示桡神经损害。现患者仍存在左上肢活动受限，主要表现为腕下垂、背伸不能，伴左手麻木感，为进一步康复治疗就诊，门诊以"手术后肢体功能障碍，桡神经损伤"收入院。

起病以来，患者精神一般，饮食睡眠可，大小便正常，体力减弱，体重无明显变化。

入院查体：体温 36.4℃，脉搏 72 次 /min，呼吸 19 次 /min，血压 126/70mmHg。神志清楚，精神可，步行入科，左上肢石膏外固定，查体配合。全身皮肤及巩膜无黄染，浅表淋巴结未触及肿大；双侧瞳孔等大等圆，对光反射灵敏；颈软，无抵抗；双肺呼吸音清，未闻及干湿啰音，心律齐，未闻及杂音；腹软，无压痛反跳痛；双下肢无水肿，末梢循环可。

专科查体：左臂外侧手术切口约 19cm，已拆线，愈合可，无渗出，稍红肿，压痛（+）。左侧肘关节主动屈伸范围为 130°，被动屈伸活动范围为 135°；左前臂主动旋后 65°，被动活动 80°；左侧腕关节主动背伸 0°，被动活动 65°；左侧腕关节主动掌屈 90°，被动活动 90°；余肢体关节活动可。左侧屈肘肌力 5⁻级，伸肘肌力 4 级；前臂旋后肌力 2 级，旋前肌力 5⁻级；腕背伸、各手指伸展肌力 0 级，腕关节屈曲肌力 5⁻级，余肢体肌力可，四肢肌张力可。左手背桡侧半、桡侧两个半手指感觉减退，手指末梢循环可。桡神经叩击试验（Tinel 征）弱阳性。

既往史：既往体健；否认高血压、糖尿病等疾病史；否认手术外伤史；否认肝炎结核等传染病病史；否认食物药物过敏史。

个人生活史：已婚已育，配偶体健，有一个 3 岁女儿；否认疫区或传染病居住史；吸烟 6 年，10 支/d，近日 2 支/d；否认饮酒史；家住市区；硕士文化水平；工作为程序员，较稳定，承担主要家庭经济负担；平时熬夜较多，缺少锻炼；闲暇时间喜欢打游戏、自驾外出旅游。

辅助检查：

2 天前外院复查 X 线片示：左侧肱骨骨折术后表现，对位对线可；肌电图提示左侧桡神经损伤（运动及感觉均受累：左侧桡神经运动传导桡神经沟刺激较前臂刺激波幅明显减低，感觉传导速度及波幅较对侧降低；左侧示指伸肌、指总伸肌、肱桡肌可见异常自发活动。

诊断：①左侧肱骨骨折术后，手术后肢体功能障碍；②桡神经损伤，运动障碍，感觉障碍。

二、康复评定

（一）功能评定

1. 运动功能评定

（1）观察法：左侧前臂指总伸肌较对侧稍萎缩，左上臂稍肿胀。

（2）徒手肌力评定：左侧屈肘肌力 5⁻级，伸肘肌力 4 级；前臂旋后肌力 2 级，旋前肌力 5⁻级；腕背伸、各手指伸展肌力 0 级，腕关节屈曲肌力 5⁻级，余肢体肌力可。

（3）肌张力评定：四肢肌张力正常。

（4）肢体形态学测量：左上臂肘上 5cm 处周径 28.5cm、肘下 5cm 周径 25cm；右上臂肘上 5cm 周径 29cm，肘下 5cm 周径 26cm。左侧肩峰至肱骨外髁水平的垂直距离为 29cm，右侧肩峰至肱骨外髁水平的垂直距离为 29.1cm。

（5）关节活动范围测定：左侧肘关节主动屈伸范围为 130°，被动屈伸活动范围为 135°；左前臂主动旋后 65°，被动活动 80°；左侧腕关节主动背伸 0°，被动活动 65°；左侧腕关节主动掌屈 90°，被动活动 90°；余肢体关节活动度正常。

（6）运动功能恢复等级评定：M1 级。

2. 感觉功能评定

（1）浅感觉：前臂远端、手背桡侧半触觉、痛温觉均减退。

（2）深感觉：位置觉、振动觉、运动觉存在。

（3）复合感觉：前臂远端、手背桡侧半两点辨别觉和图形觉消失。

（4）感觉功能恢复等级评定表（英国医学研究会 1954 年颁布）：S2 级。

3. 心理功能评定 汉密尔顿焦虑量表评分 8 分，主要表现为担忧功能预后差，会影响工作，加重家庭负担。

（二）结构评定

左侧肱骨中下段骨折术后表现，骨折部位对位对线可。

（三）活动评定

1. 基础性日常生活活动评定　采用 MBI 量表，ADL 得分 85 分，其中吃饭 5 分，洗澡 0 分，穿衣 5 分，其余均为满分。

2. 工具性日常生活活动评定　采用 IADL 量表，IADL 得分 15 分。

（四）参与评定

患者职业为程序员，当前功能情况影响其参与正常工作，甚至影响家庭生活经济来源。患者平时喜欢玩游戏和自驾旅行，现在明显受限。

（五）环境与个人因素

1. 患者家住市区，虽不能开车，可搭乘公共交通，不影响出行。

2. 患者硕士文化水平，容易沟通，康复依从性好，积极参与康复治疗。

三、康复诊断

（一）功能障碍

1. 运动功能受限　主要表现为左肘关节屈伸活动受限，腕关节、手指背伸活动受限。

2. 感觉功能受损　主要表现为前臂、手背及手指桡侧半感觉减退。

3. 心理功能障碍　轻度焦虑情绪。

（二）结构异常

左侧肱骨中下段骨折钢板内固定状态，骨折部位对位对线可。

（三）活动受限

1. 基础性日常生活活动受限　主要表现为洗澡、穿衣、进食活动受限。

2. 工具性日常生活活动受限　主要表现为不能骑车、开车；不能做饭，不能洗衣，只能做很简单家务，如扫地、擦桌。

（四）参与受限

正常工作受到影响；玩游戏及驾驶受限。

四、康复目标

1. 近期目标　主要是消除炎症、水肿，促进神经再生，增强肌力，增加关节活动度，促进运动感觉功能恢复，缓解焦虑情绪，防止肢体发生挛缩畸形、新的肌肉萎缩，避免萎缩肌肉进一步加重，防止烫伤、腕关节运动扭伤等。

2. 远期目标　恢复左上肢运动功能及感觉功能，恢复日常生活活动能力（如驾驶能力），回归家庭及社会。

五、康复方案

1. 物理治疗

（1）物理因子治疗：低功率激光治疗（手术切口处，1 次 /d）；超声治疗（手术切口及肘关节，1 次 /d）；红外线（肘关节上下桡神经走行区，1 次 /d）；神经肌肉电刺激疗法（1 次 /d）。

（2）运动训练：关节松动（肘关节和腕关节，1 次 /d）；关节活动度训练（肘关节屈、伸和前臂旋转，1 次 /d）；肌力训练（伸腕、伸指及前臂旋后肌力训练，1 次 /d）；神经肌肉本体促进技术（PNF，1 次 /d）；协调性训练（1 次 /d）；镜像疗法（1 次 /d）。

（3）感觉训练；手指点穴（1次/d）；推拿疗法（1次/d）；痛觉、温觉、触觉和定位觉等感觉训练（1次/d）。

2. 作业治疗

（1）手功能训练：握球握棒训练；利用患者爱好，指导其采用左手玩游戏；拧螺丝增强手指肌力和协调性。

（2）日常生活训练：练习穿衣、拧毛巾、敲键盘等动作。

3. 康复辅具　坐位及站立位时继续石膏绷带外固定，使腕关节保持功能位（腕背伸20°～30°），康复治疗过程中及卧位时松开。

4. 中医传统治疗　针刺治疗（1次/d），主要取极泉穴、尺泽穴、内关穴、合谷穴、阳池穴等。

5. 心理治疗

（1）康复医务人员对患者的功能进步之处予以适当肯定。

（2）建议患者多与妻子、女儿视频聊天，也可与同学、朋友多交流。

（3）建议患者家属给予患者支持，多鼓励患者积极参与康复治疗。

（4）建议患者家属或朋友诱导患者说出心里的真实想法，予以相应疏导。

6. 康复护理

（1）定时观察并记录体温、脉搏、呼吸、血压、大便情况。

（2）关注患者情绪、饮食及睡眠情况，进行康复宣教，予以日常生活指导，帮助患者戒烟。

（3）注意左上肢有无被石膏压迫的症状，如观察皮肤颜色、温度、肿胀等情况。一发现异常，立即向医师汇报。

7. 药物治疗

（1）消炎镇痛：塞来昔布胶囊200mg口服，1次/d。

（2）营养神经：维生素 B_1 10mg 口服，3次/d，甲钴胺片0.5mg 口服，3次/d。

（3）促进骨折愈合：强骨胶囊250mg饭后口服，3次/d。

8. 营养管理　指导患者清淡高蛋白饮食，多吃新鲜水果蔬菜等，多饮水。

六、实施康复治疗

患者入院后，首先由康复医师进行病史询问和体格检查，综合病史及体格检查结果，开具康复评定处方，交由康复治疗师执行康复评定；同时，护士进行康复专科护理询问和入科宣教；康复治疗师评估结束后，由主管医师主持小组会议，康复护士、康复治疗师（PT、OT、ST治疗师）参与，共同分析患者病情、躯体及心理功能情况，制订康复治疗方案，达成共识后实施综合康复治疗。

（郭铁成）

第十节　腓总神经损伤案例

腓总神经损伤（common peroneal nerve injury，CPNI）是一类临床上常见的疾病，由于外伤或卡压、代谢障碍等原因导致腓总神经受损，表现为腓骨肌及胫骨前肌肌群的瘫痪和萎缩，足不能背屈和伸足外翻，足下垂且内翻呈"马蹄"内翻足，行走时呈跨阈步态，小腿前外侧和足背（包括第1～2趾间隙背侧）的皮肤感觉障碍。CPNI是下肢中最常见的周围神经损伤。卡压是最常见的原因，腓骨小头/腓骨颈是最常见的受压部位。来自欧洲外伤登记多中心的病例资料和美国商业保险赔付数据库的数据显示，1.2%～1.8%的下肢外伤患者伴神经损伤，CPNI的发生率约0.9%。代谢障碍所致的腓总神经病变是下肢最常见的单神经病，国外报道发生率约19/10万。我国成人糖尿病患病率为11.2%，一半以上的患者会受到周围神经慢性病变的影响；尽管包括正中神经、尺神经、桡神经或腓总神经的单神经病患者少于10%，但是我国人口基数庞大，该类疾病患者的绝对人数较大。

CPNI导致的主要功能障碍包括下肢运动功能障碍、感觉功能障碍、精神心理障碍、日常生活活动及社会参与能力受限。CPNI的管理和治疗需要康复医师、其他专科医师、治疗师、护士、心理医师等组成多学科团队进行评估、治疗、康复和教育。早期治疗尤其重要，越早效果越好。本病的治疗尽管缺乏相应的指南和共识，但是来自腕管综合征、臂丛神经损伤和糖尿病周围神经病变等相关周围神经疾病治疗的指南和共识为其提供了重要的参考，推荐矫形器治疗、电刺激、超声治疗、激光治疗、微波或短波透热疗法、牵伸、各类运动训练、手法治疗等物理疗法用于治疗单神经病所致的疼痛、无力和感觉障碍，其中矫形器、支具、夹板治疗的证据等级为中等强度及以上推荐。

一、病史摘要

患者，男，45岁，因"左下肢酸痛2周，左足背屈无力10天"入院。

现病史：2周前患者无明显诱因出现左下肢酸胀、麻木、疼痛，自臀部放射到踝部，以小腿外侧为主，至当地医院检查腰椎MRI示腰椎间盘轻度突出，予以镇痛药物（具体不详），效果不佳。后至第二家医院，行针灸、推拿治疗，并继续应用营养神经药物，症状无明显改善。10天前开始出现左足背屈无力，症状逐渐加重，8天前来笔者所在医院查头颅CT及头颅MRI，均未见明显异常，继续行针灸、推拿治疗。入院前2天，查肌电图示左侧腓总神经运动传导波幅减低。现为进一步诊治，门诊以"腓总神经麻痹、梨状肌综合征"收入院。

患者自患病以来，精神、饮食、睡眠可，大小便正常，体重未见明显减轻。

入院查体：体温36.5℃，脉搏78次/min，呼吸18次/min，血压125/78mmHg。神志清楚，正常面容，拄单拐步行入病房。皮肤巩膜无黄染，全身浅表淋巴结未扪及肿大。颈静脉正常。心界不大，心律齐，各瓣膜区未闻及杂音。全腹柔软，无压痛及反跳痛，腹部未触及包块，肝脏肋下未触及。双下肢无水肿。

专科查体：腰椎活动良好，无压痛、叩击痛。左侧梨状肌无明显压痛，Tinel征阴性。左踝关节背屈肌力3级，跖屈肌力5级；左足趾背屈0级，跖屈5级。左下肢浅感觉无异常。左侧下肢4字试验阴性，直腿抬高试验和直腿抬高加强试验均为阴性，膝腱反射、跟腱反射正常，病理反射未引出。

既往史：高血压病史数年，血压最高达180/120mmHg，目前服用降压药缬沙坦80mg/d，血压控制在125/80mmHg。否认糖尿病、冠心病、脑血管疾病史。

个人生活史：居住郊区，生活欠规律，中学文化程度，喜欢旅游，性格一般。经济状况一般，家住2楼，有电梯。

辅助检查：腰椎 MRI（外院）示腰椎间盘轻度突出。头颅 CT、头颅 MRI 未见明显异常。下肢肌电图示，左侧腓总神经运动传导波幅减低

诊断：①左腓总神经损害；②梨状肌综合征？；③腰椎间盘突出症；④高血压 3 级，高危。

处理：

1. 完善血、尿、便常规，血糖、血脂、肝肾功能、血钠钾氯、凝血四项、免疫功能、梅毒螺旋体抗体、艾滋病抗体初筛试验、乙肝五项、戊肝抗体、甲肝（抗 HAV-IgM）、心电图、胸部 X 线片等。

2. 给予神经节苷脂注射液（60mg/d）及神经妥乐平注射液（7.2U/d）静脉滴注营养神经，地塞米松 10mg/d 静脉注射，以及改善循环等治疗。

3. 根据辅助检查结果制订下一步诊疗方案。

二、康复评定

（一）功能评定

1. 感觉功能评定　左下肢触觉、针刺觉、温度觉、关节位置觉未见明显异常。

2. 运动功能评定　关节活动度：左踝背屈主动 5°、被动 20°，跖屈主动 35°、被动 40°；左踝内翻主动 30°、被动 35°，外翻主动 15°、被动 20°。徒手肌力评定：左踝关节背屈肌力 3 级，跖屈肌力 5 级；左足趾背屈 0 级，跖屈 5 级。

3. 平衡功能评定　采用 Berg 平衡量表评定，得分 48 分（总分 56 分）。表现为左转身向后看重心转移少，安全转身缓慢，双足交替踏部分受限，左腿单腿站不稳。

4. 步行功能评定　采用 Hoffer 步行能力分级，为Ⅳ级、社区性步行，如需要离开社区长时间步行需借助轮椅。

5. 心理功能评定　表现为轻度焦虑情绪，担心以后走路姿势不好。

（二）活动评定

采用 MBI 量表，ADL 得分 100 分。采用 FAQ 量表，IADL 得分 3 分；其中"患者的工作能力"条目得 2 分，"能否拜访邻居、自己乘公共汽车"条目得 1 分；其余均为满分。

（三）参与评定

职业受到部分影响，生活欠规律，中学文化程度，喜欢旅游，性格偏外向，喜欢朋友、同学聚会。患病以来娱乐及聚会活动明显受限。

（四）环境与个人因素

1. 患者居住郊区，购物比较方便，家住 2 楼，患者社区外活动受限。

2. 中学文化程度，性格偏外向，依从性一般，配合度一般。

三、康复诊断

（一）功能障碍

1. 运动功能受限　主要表现为左足背屈无力。

2. 平衡功能受限　转身和单腿站受限。

3. 步行功能受限　社区外行走受限。

4. 心理功能障碍　轻度焦虑情绪。

（二）活动受限

IADL 受限表现为工作能力和自己乘公共汽车受限。

（三）参与受限

表现为社交、休闲娱乐及社区外活动部分受限。

四、康复目标

1. 近期目标　改善足背屈肌力，改善平衡功能，恢复独立步行，缓解焦虑情绪。

2. 远期目标　扩大社交范围，恢复休闲、娱乐能力，恢复远离社区的户外活动。

五、康复方案

1. 物理治疗

（1）肌电生物反馈治疗，1 次 /d。

（2）牵伸、关节活动度训练、肌力训练、耐力训练，1 次 /d。

（3）向心性按摩，用毛刷、冰等刺激其小腿和足背增加感觉输入。

（4）水中运动疗法（医用水池中进行）：①坐在池内座椅上用水下涡流、气泡刺激小腿及足背，增加其感觉输入；②治疗师在水中对患者进行踝背屈的牵拉；③站立位在水中做勾脚踝背屈运动；④在逆流阻力系统中进行步行训练；⑤在治疗师的保护下进行水中平衡训练。20min/ 次，1 次 /d。

2. 康复辅具　给予配制左踝低温热塑踝足矫形器一副。使踝关节维持在接近 0° 中立位。注意：不管佩戴哪种支具，应注意支具的固定带不能过紧，避免卡压腓总神经。

3. 心理治疗　患者对恢复有些担心，以疏导和支持为主；治疗过程中不断鼓励患者要有战胜疾病的信心，坚持积极治疗。必要时请心理科会诊。

4. 康复护理　周围神经损伤专科康复护理，进行健康宣教，避免盘腿、跷二郎腿坐，防止摔倒、崴脚等意外发生。

六、实施康复治疗

医护治一体化病房，医护治共同制订治疗方案，管床医师统筹安排治疗，PT 治疗师、OT 治疗师、水疗治疗师具体实施治疗方案，主管护士实施护理方案及健康宣教；必要时请专科医师和心理医师会诊。

（王宏图）

第十一节　缺氧缺血性脑病案例

缺氧缺血性脑病（hypoxic ischemic encephalopathy，HIE）是由于循环系统或呼吸系统障碍，导致脑供氧不足，从而造成脑组织的弥漫性损害。HIE 是新生儿期死亡和致残的最主要原因，在发达国家发生率大约为 0.3%，在发展中国家达 0.5%，HIE 后遗症发生率为25%～35%，非新生儿 HIE 的发病率暂无报道。新生儿 HIE 主要好发于产后 28 天内的新生儿，常见病因为各种原因导致的胎儿宫内窘迫，如脐带绕颈、羊水异常等，也常见于分娩过程及出生后的窒息缺氧，少数可见于其他原因引起的脑损害。非新生儿 HIE 的病因主要包括心源性猝死、窒息、中毒、严重中枢神经系统疾病、麻醉手术意外、代谢紊乱和恶性肿瘤等。发病后临床表现可分为急性昏迷期、去皮质状态期和恢复期。HIE 可造成各种功能障碍，包括意识、认知、情绪、吞咽、言语、大小便、运动功能以及平衡等，严重影响患者日常生活活动能力和生活质量。大部分患者预后较差，严重者可能导致死亡；对存活患者给予适当药物和康复治疗，可在一定程度上提高患者生活质量。

一、病史摘要

患者，男，34 岁，因"意识不清 8 天"入院。

现病史：患者缘于 8 天前被人发现意识不清，躺于路边，路人呼叫 120。120 到达现场后查看，患者意识不清，呼之不能应答，不能言语，双瞳孔等大等圆，对光反射存在，颈软，心肺未见异常，腹软，四肢活动可不自主活动，未给予特殊治疗。前往当地医院，家属诉患者于当地医院就诊期间出现烦躁，四肢乱动，心率快，给予药物治疗（具体不详）。治疗 1 天后为求进一步诊治转入笔者医院急诊。

患者自发病以来意识不清，饮食欠佳，大便 1 次 /2～3d，留置尿管，无发热。

入院查体：体温 36.4℃，脉搏 71 次 /min，呼吸 20 次 /min，血压 120/82mmHg。发育正常，营养中等，双肺呼吸音粗，未闻及干湿啰音，心率 71 次 /min，律齐，未闻及杂音，腹软，无肌紧张。双下肢无凹陷性水肿。

专科查体：意识不清，反应力、定向力欠合作，双瞳孔等大等圆，直径约 3.0mm，眼球各方向活动欠合作。双侧额纹对称，双侧鼻唇沟无变浅，伸舌欠合作，四肢肢体肌力欠合作，四肢肌张力增高，四肢腱反射（++），双侧 Babinski 征（-），感觉系统查体及共济运动检查欠合作，颈抵抗（+）。

既往史：既往否认手术、外伤、输血史，否认肝炎、结核等传染病史及接触史，否认食物、药物过敏史，预防接种史随当地。

个人史：生于原籍，久居当地，未到过牧区及疫区，大量饮酒史，白酒约 500ml/d。否认毒物及有害物质接触史。否认性病、冶游史。离异，无子女。

家族史：否认家族中父母及兄弟姐妹有类似病史，否认家族中有遗传病及传染病病史。

辅助检查：

毒物检测：苯巴比妥浓度 5.3μg/ml、美托洛尔浓度为 0.1μg/ml、咖啡因浓度为 0.3μg/ml。在送检血液中未检测到其他常见毒物。

肝功能：ALT 64.6U/L（正常值 9～50U/L），AST 87.9U/L（正常值 15～40U/L）。电解质：钾 2.89mmol/L（正常值 3.5～5.5mmol/L）。

头颅 CT：①双侧额叶局部皮层密度减低；②胼胝体密度减低；③诸脑沟、裂增宽，部分密度较前正常，脑脊液略增高。

脑电图：广泛中度异常。脑电地形图广泛中度异常。

胸部＋腹部及盆腔 CT：①两肺尖胸膜下散在小含气囊腔；②两肺下叶背侧轻度坠积性改变；③肝实质密度明显不均匀减低，考虑存在肝损伤；④膀胱内置管，膀胱未充盈。

诊断：缺氧缺血性脑病？脑梗死？

复查头颅 MRI：双侧额叶皮层及胼胝体 FLAIR 异常高信号；考虑缺血性梗死可能性大，结合病史，考虑伴随酒精中毒脑病。

修正诊断：缺氧缺血性脑病。

二、康复评定
（一）功能评定
1.意识功能评定　GCS 评分：睁眼反应（E）4 分，语言反应（V）1 分，肢体运动（M）4 分，GCS 评分 9 分。CRS-R 评分：听觉 1 分，视觉 1 分，运动 2 分，言语反应 0 分，交流 0 分，唤醒度 2 分，共 6 分。

2.认知功能评定　MMSE 评分及 MoCA 评分均不能合作。

3.感觉功能评定　欠合作。

4.运动功能评定　肌张力评定：Ashworth 评分 0 级。四肢关节活动度正常。肌力：欠合作。

5.平衡功能评定　Berg 平衡量表评定：欠合作。

6.神经电生理评定　上肢体感诱发电位：N_2O 潜伏期延长，波幅下降。

7.言语功能评定　不能。

8.吞咽功能评定　洼田饮水试验 5 级，功能性经口摄食评价量表（FOIS）2 级。

9.心理功能评定　欠合作。

（二）结构评定
脊柱及四肢关节正常，无异常形态。

（三）活动评定
ADL 评分：0 分。

（四）参与评定
患者为工人，初中文化程度，生活不规律，经常喝酒（量大）。患病以来聚会喝酒明显受限。

（五）环境与个人因素
1.患者居住市区，购物方便，家住 2 楼，患者户外活动受限。

2.初中文化，性格平和，依从性较好，配合度较好。

三、康复诊断
（一）功能障碍
1.意识功能受限　GCS 评分 9 分，中度意识障碍。

2.认知功能受限　检查不能配合。

3.平衡功能受限　不能自主坐、立、行。

4.感觉功能受限　深浅感觉功能障碍。

5.运动功能受限　四肢有不自主活动，但查体欠合作。

6.言语功能受限　不能言语。

7.吞咽功能受限　进食受限，鼻饲饮食。

（二）结构异常
无异常。

（三）活动受限

因意识障碍致日常生活功能受限。

（四）参与受限

因意识障碍致休闲娱乐、户外活动和社交受限。

四、康复目标

1. 近期目标　改善意识状态，恢复认知功能，改善肢体感觉及运动功能，恢复其坐、立位平衡，改善言语能力、吞咽能力。

2. 远期目标　恢复日常生活活动能力，恢复休闲、娱乐能力，回归正常生活和工作。

五、康复方案

1. 高压氧治疗　治疗压力 2.0ATA（1ATA=101.325kPa），升压 30 分钟，稳压吸氧 60 分钟，中间休息 10 分钟，其中减压 25 分钟，1 次 /d。

2. 认知功能训练　意识改善后可进行认知功能训练，20 分钟，1 次 /d。

3. 物理治疗　低频电刺激治疗（吞咽肌群、四肢肌群，6 次 / 周）；经颅直流电刺激（前额叶背外侧，口舌区，6 次 / 周）；正中神经电刺激（右侧腕部，6 次 / 周）；床旁下肢智能训练（6 次 / 周）；情况允许时情景互动训练其平衡训练（6 次 / 周）。

4. 作业治疗　手功能训练（6 次 / 周），ADL 能力训练（6 次 / 周）。

5. 吞咽治疗　吞咽器官感觉及运动训练（6 次 / 周）。

6. 言语功能障碍训练　患者恢复意识后进行计算机语言诊疗系统训练（1 次 /d）。

7. 心理治疗　以支持、疏导和鼓励为主。

8. 康复护理　康复宣教，神经系统疾病专科康复护理。

9. 音乐治疗　耳机播放患者喜欢的音乐，30min/ 次，2～3 次 /d，6d/ 周。

六、实施康复治疗

医护治一体化查房，医护治共同制订治疗方案，管床医师统筹安排治疗时间，PT、OT治疗师具体实施治疗方案，管床护士实施护理方案及健康宣教。

（李红玲）

第十二节　卒中精准康复案例

卒中（stroke）是一种急性脑血管疾病，发病原因主要是脑部血管突然破裂或血管阻塞导致血液不能流入大脑从而引起相应的脑组织损伤，其类型包括缺血性和出血性卒中。损伤的脑区不同，会导致不同功能障碍，临床常见运动功能障碍、感觉功能障碍、言语功能障碍、吞咽功能障碍、构音功能障碍、认知功能障碍等，严重影响患者日常生活活动能力。随着国家政策对康复医疗的扶持力度不断加大，常规康复治疗项目及客观康复评定技术已基本全面开展，但是如何精确地使用各种康复评定及治疗技术，提高康复效率，仍需要不断实践和探索。本案例以卒中后吞咽功能障碍的康复评定和功能定位为切入点，通过全面评定、精准定位、精确治疗后，再评定、再定位、再治疗这样一种循环的精准康复模式，更精确有效地改善卒中患者的吞咽功能障碍。

一、病史摘要

患者，男，60岁，因"头晕伴吞咽困难3个月"入院。

现病史：患者3个月前无明显诱因下出现头晕，伴饮水呛咳，症状逐渐加重，稍有肢体乏力，无头痛、胸闷等不适。急送外院就诊，完善头颅MRI，提示：脑内多发腔隙性梗死，其中右侧顶叶皮层下及延髓急性期梗死。遂予留置胃管，予硫酸氢氯吡格雷片抗血小板聚集、匹伐他汀调脂固斑、丙戊酸钠治疗呃逆、丁苯酞抗氧化脑保护。经急性期住院治疗后，患者呃逆症状好转，仍有肢体乏力和吞咽不能，转外院康复医学科继续治疗，外院予运动训练、吞咽训练、吞咽电刺激、重复经颅磁刺激（rTMS）等治疗，患者运动功能较前明显好转，恢复至发病前水平，但吞咽功能无明显改善，表现为无法吞咽、咽部梗阻感、频繁咳痰等，为求进一步诊治，门诊拟"脑梗死恢复期"收治入院。

自患者发病以来，神志清楚，精神一般，焦虑状态，睡眠一般，胃管留置，鼻饲饮食，大小便正常；体重明显减轻，较发病前减少10kg。

入院查体：体温36.5℃，脉搏80次/min，呼吸16次/min，血压134/78mmHg。神志清楚，发育正常，焦虑貌，步入病房。皮肤巩膜无黄染，全身浅表淋巴结未及肿大。颈静脉正常。心界不大，心律齐，各瓣膜区未闻及杂音。全腹柔软，无压痛及反跳痛，腹部未触及包块，肝脏肋下未及。双下肢无水肿。

专科查体：神志清楚，精神一般，焦虑貌，对答切题，言语流利，构音清晰，听理解可，时间、地点、人物定向力可，记忆力正常。右侧鼻唇沟略浅，口角向左歪斜，示齿可，伸舌偏左，左侧软腭上抬欠佳，悬雍垂偏右，舌肌无明显萎缩，双侧咽反射（－），余脑神经检查（－）。四肢肌力正常，肌张力未见明显增高，腱反射基本正常。左侧踝阵挛（－），双侧深浅感觉无明显异常，Babinski征（－）。Barthel指数100分，自理。左侧Brunnstrom分期，上肢6期，手6期，下肢6期。洼田饮水试验5级（差）。坐位及站立位平衡三级。MMSE评分：25分（中学文化程度），认知功能正常。

既往史：此次发病时被确诊为糖尿病，未服降糖药物，平素空腹血糖6～7mmol/L，余无特殊。

个人史：已婚已育，无冶游史，无吸烟饮酒史，无遗传性家族性疾病史。

头颅MRI：脑内多发腔隙性梗死灶，右侧顶叶皮层下及延髓急性期梗死。

诊断：①脑梗死后遗症，延髓背外侧综合征；②糖尿病。

二、康复评定
（一）功能评定

1.吞咽功能评定　喉上抬不足，吞咽启动较差、舌肌肌力不足、肌耐力不足，有渗漏和误吸风险。具体评定如下（表5-12-1、表5-12-2）。

表5-12-1　主观资料评价

项目	评价
主诉	吞咽后咽部堵塞感，尝试吞咽后呛咳严重，频繁咳痰
进食方式	鼻饲管

项目	评价
反流	吞咽口水时、呛咳时
进食时间	20min/餐
痰液	白色脓痰，较黏，拉丝状
发热	近 1 个月无
既往史	无胃食管反流性疾病，无其他神经系统疾病

表 5-12-2　客观资料评定

项目	评价
基础状态	端坐位，清醒，精神状态正常，颈部活动正常
面部 - 口腔观察	右侧中枢性面瘫
呼吸功能	胸式呼吸，最长呼气 5s
咽反射	双侧减弱
吞咽动作检查	小于 2cm
反复唾沫吞咽试验	0 次 /30s
改良饮水试验	5 级
口颜面功能	唇交替：Frenchay 构音障碍评定 b 级（缩唇和展唇动作都存在，但是协调性欠佳） 软腭上抬：Frenchay 构音障碍评定 c 级（悬雍垂上抬明显，偏向右侧）
喉功能	自主咳嗽减弱
呕吐反射、咳嗽反射	减弱
舌压峰值测定	8.74kPa
舌压维持时间	3.12s

吞咽纤维内镜检查（FEES）：检查可见咽喉部较多分泌物，分泌物虽然未进入喉前庭，但双侧梨状窦都有重度的残留。同时，也观察到双侧杓状软骨水肿、喉部感觉、左侧声带内收及咽壁收缩均有所减弱（表 5-12-3）。

表 5-12-3　吞咽纤维内镜（FEES）检查结果

喉部结构观察				解剖生理评定			
Murray 分泌量表评估分泌物情况	右梨状窦 5 级 左梨状窦 4 级	双侧杓状软骨轻度水肿	听指令分泌物咳至 b 级	喉部感觉双侧减弱声门闭合正常	腭咽闭合不全杓状软骨活动左侧减弱	咽壁收缩左侧减弱舌根后缩正常	声带内收左侧减弱

FEES 下进食评定中可发现：患者进食中稠食物时，存在食团过早溢出、明显吞咽反射延迟、会厌谷及梨状窦重度残留、沉默性误吸和多次吞咽等问题（表 5-12-4）。

表 5-12-4　进食不同稠度食物时吞咽纤维内镜检查结果

食物		食团是否过早溢出	吞咽反射	咽传递时间（PTT）/s	残留部位/程度	渗漏/误吸程度	清除能力	备注
中稠糊状食物	1ml	是	延迟（会厌谷）	<1	会厌谷/5	1		
	3ml	是	延迟（左梨状窦）	<1	会厌谷/5 左梨状窦/5 右梨状窦/3	7	咳嗽能力评定为 b 级	分 4 次吞咽
少稠糊状食物	1ml	否	延迟（左梨状窦）	<1	会厌谷/5 左梨状窦/5 右梨状窦/3	3		
	3ml	否	延迟（会厌谷）	<1	会厌谷/5 左梨状窦/4 右梨状窦/4	3		分 3 次吞咽
水状稀流质	1ml	否	延迟（会厌谷）	<1	会厌谷/4 左梨状窦/3 右梨状窦/2	1		
	3ml	否	延迟（左梨状窦）	<1	会厌谷/5 左梨状窦/5 右梨状窦/4	7	听指令咳（食物咳出喉前庭，但还在咽部）	分 2 次吞咽

吞咽造影录像检查（video fluoroscopic swallowing study，VFSS）：进食 1 号食物，口腔运送、控制较差，吞咽启动延迟，进食 1 号食物 3ml 见误吸和渗漏，并未见明显咳嗽，双侧会厌谷和右侧梨状窦见残留，环咽肌基本未开放，诊断为吞咽障碍（口腔期、咽期）（表 5-12-5）。

表 5-12-5　吞咽造影录像检查结果

分期	检查结果
口腔期	分次吞咽，吞咽后舌根少量残留
咽期	会厌谷/梨状窦重度残留
	环咽肌失迟缓
	沉默性误吸
	喉上抬不足

进食时表现为环咽肌失迟缓、沉默性误吸、喉上抬不足、会厌翻折不足、会厌谷重度残留。

2.感觉功能评定　双侧角膜反射存在，双侧面部痛温觉对称，双侧肢体痛温觉对称，感觉功能评定无明显异常。

3.运动功能评定　Brunnstrom 分期：上肢 6 期，手 6 期，下肢 6 期；四肢肌力：手法肌力评级 4 级，四肢肌张力正常。

4.平衡功能评定　坐位平衡、立位平衡三级。Berg 平衡量表评分 56 分（平衡能力良好）。

5.心理评定　匹兹堡睡眠量表：13 分（一般）；焦虑自评量表：66.25 分（中度焦虑）。

6.近红外脑功能成像技术评定（fNIRS）　用于检测患者进行吞咽任务时所激活的脑区，为经颅磁刺激和经颅直流电刺激的治疗靶点选择提供依据。

（二）结构评定

头颅 MRI：脑内多发腔隙性梗死灶，右侧顶叶皮层下及延髓急性期梗死。

（三）活动评定

采用 MBI 量表，ADL 得分为 100 分。

（四）参与评定

患者已退休，职业无影响。初中文化程度，生活有规律。

（五）环境与个人因素

患者居住市区，购物方便，患者户外活动受限。患者中学文化，焦虑状态，依从性较好，对治疗配合度高，但是焦虑状态影响患者睡眠，影响患者治疗时表现。

三、康复诊断

（一）功能障碍

1.吞咽功能障碍（真性延髓麻痹）

（1）口腔期功能障碍：流涎（右侧偶尔）、分次吞咽、舌肌肌力与耐力不足、食团过早溢出。

（2）咽期功能障碍：腭咽闭合不全、喉上抬幅度不足、吞咽启动困难、吞咽反射明显延迟、多次吞咽、吞咽后有喉部清理、咳嗽能力减弱、会厌谷和梨状窦重度残留、吞咽时/后沉默性误吸。

（3）吞咽功能患者不能安全吞咽任何东西，所有的营养品和水都不能经口摄入。

（4）真性延髓麻痹：该患者为延髓背外侧梗死，表现为延髓神经所支配的舌肌、软腭、咽肌和喉肌的功能失调，出现言语障碍、发音不清和吞咽困难等。

2.情绪情感障碍　焦虑状态：中度焦虑。

（二）结构异常

头颅 MRI：脑内多发腔隙性梗死灶，右侧顶叶皮层下及延髓急性期梗死。

（三）活动受限

轻度受限。

（四）参与受限

轻度受限。

四、康复目标

1.近期目标　拔除鼻胃管，改为间歇经口至食管管饲营养法，改善环咽肌失迟缓。改善患者的焦虑情绪和睡眠质量。

2.远期目标　改善患者吞咽障碍，实现完全经口进食。

五、康复方案

1.药物治疗　继续患者原有治疗方案，硫酸氢氯吡格雷片抗血小板治疗，阿托伐他汀调脂固斑。针对患者存在的焦虑情绪和失眠，增加盐酸帕罗西汀缓解焦虑情绪，增加阿普唑仑改善睡眠质量。

2. 心理治疗　穿插患者康复治疗始末，以疏导和支持为主。

3. 康复护理　为患者实施间歇经口至食管管饲营养法（intermittence oro-esophageal tube feeding，IOE），保证每顿餐的营养摄入，降低吸入性肺炎发生，提高非进食时咽部的舒适度，并改善吞咽训练时咽部舒适度，更好地配合吞咽功能的训练和改善。

4. 吞咽治疗

（1）右侧中枢性面瘫：吞咽肌肉电刺激促进面部肌肉收缩；口面部振动刺激增加本体感觉输入，促进口面部感觉及运动恢复；Y 型肌内效贴局部增强口周肌肉力量，改善面部对称性。

（2）腭咽闭合不全：冰刺激、振动刺激、气脉冲感觉刺激增加痛温觉感觉输入，促进腭咽部感觉及运动恢复。

（3）口腔内食物残留 / 食团过早溢出：口腔内感觉刺激促进感觉功能恢复，口腔器官运动体操通过被动 - 主动的活动诱发口腔器官的主动动作，并通过反复刺激促进肌肉记忆的恢复；三秒预备吞咽法使吞咽过程形成固有模式，预防食团过早溢出。

（4）呼吸功能障碍 / 咳嗽能力减弱：采用腹式呼吸训练、快速用力呼气法等增加肺活量，改善呼吸功能及咳嗽能力减弱。

（5）渗漏 / 误吸风险：采用声门上吞咽法；根据吞咽功能评价，调整食物性状，预防误吸。通过调整吞咽姿势，用功能较好一侧进行吞咽，减少误吸发生。避免使用吸管等一次性过快进食的进食工具，减少误吸发生。

（6）吞咽反射延迟：利用手持式感应电刺激及时诱发吞咽反射。调整食团的温度，增加口咽部的温度觉刺激，促进吞咽反射的发生。调整食团性状促进吞咽反射的发生。

（7）喉上抬不足：利用神经肌肉电刺激、表面肌电生物反馈训练、门德尔松手法增加喉部上抬的幅度和时长、提升舌肌和喉肌、增加环咽肌开放的时长、使食管上端开放，改善整体吞咽的协调性；Shaker 训练法增强上食管括约肌开放、减少下咽腔食团内的压力、改善吞咽后食物残留和误吸；应用上述四种治疗技术来改善患者喉上抬的幅度。

（8）球囊扩张训练：环咽肌失弛缓是患者咽部残留的主要问题，前述治疗方法中包括腭咽闭合、喉上抬、生物反馈训练等都可以帮助扩张环咽肌。另外我们还进行了导管球囊扩张训练，通过主动球囊扩张的方法，帮助改善环咽肌的主动收缩和咽部协调能力。

5. 营养科会诊　患者由于喜食面食，营养摄入不均衡，蛋白纤维素类的摄入较少，并且发病后摄入量较病前减少，发病后体重减少 10kg。请营养科会诊后，建议患者调整饮食结构，增加蛋白质和膳食纤维素的摄入量。

6. 无创性神经调控技术

（1）经颅磁刺激：根据该患者在吞咽任务中的激活脑区选择合适的刺激靶点，近红外脑功能成像技术评定提示，患者在完成吞咽任务时存在双侧半球的激活，通过偏侧化指数分析发现患者存在右侧半球偏侧化，因此将经颅磁刺激的靶点确定为右侧口颜面区，方案为右侧口颜面区间歇 θ 脉冲刺激。

（2）经颅直流电刺激：根据该患者在吞咽任务中的激活脑区选择合适的刺激靶点，根据近红外脑功能成像技术评定提示以及偏侧化指数分析，将经颅直流电刺激方案定为右侧兴奋。

7. 肉毒毒素注射　对于通过球囊扩张训练，环咽肌失迟缓改善不明显的患者，可以进行环咽肌肉毒毒素注射，用以改善环咽肌失迟缓。本患者在经过上述治疗之后，仍然存在球囊注水量有波动，球囊扩张后可进食，随后再次出现吞咽困难、难以下咽的表现。因此制订了环咽肌肉毒毒素注射方案，剂量为50U，左右侧各25U，定位方式选择球囊联合超声和电刺激方式定位。注射后观察患者有无过敏、呼吸困难等不良反应，肉毒毒素注射疗效一般在注射后4~7天达高峰，可维持3~6个月，可根据患者病情需要进行重复注射，需注意两次注射间隔应在3个月及以上。

六、实施全面康复治疗

本患者住院期间，在康复治疗方面，应用康复多学科合作的模式，康复医学科、营养科、影像科和心理科共同为患者提供全面康复治疗。在康复治疗实施的过程中，定期对阶段性康复成果进行评估，根据评估结果及时调整近期康复目标和康复治疗方案，做到精准评估、精准治疗。本患者在经过1个月的综合性康复治疗后，最终实现完全经口进食，顺利出院，达到了远期康复治疗目标。

（吴　毅）

第六章

风湿免疫性疾病康复临床思维模式

第一节　类风湿关节炎案例

类风湿关节炎（rheumatoid arthritis，RA）是一种以侵蚀性关节炎为主要临床表现的自身免疫病，典型表现为对称性、多关节慢性炎症，以掌指关节、近指关节等最多，膝、髋、腕、踝等关节常受累。RA可发生于任何年龄，流行病学调查显示，全球发病率为0.5%～1%，我国发病率约为0.42%。RA主要表现是关节滑膜的慢性炎症、增生，形成血管翳，侵犯关节软骨、韧带和肌腱等，造成关节软骨和关节囊破坏，关节间隙变窄，最终导致关节畸形。功能障碍主要包括疼痛、运动功能障碍、心理功能障碍、日常活动能力及社会参与功能受限等。《2018中国类风湿关节炎诊疗指南》中强调适当运动有助于改善RA患者关节功能和提高生活质量。

一、病史摘要

患者，女，52岁，因"双手近端指间关节僵硬、疼痛1年，加重1个月"入院。

现病史：患者1年前无明显诱因出现晨起时自觉双手近端指间关节僵硬，左手第2、3近端指间关节僵硬明显，右手第3近端指间关节僵硬明显，持续约1小时可缓解。双手近端指间关节疼痛，伴有局部压痛，疼痛为持续性，左手掌指关节肿胀，皮温略高，活动时疼痛加重，进而逐步出现双腕关节僵硬酸痛。当地医院查风湿免疫指标：抗链球菌溶血素"O" 298U/ml，RF<8.38U/ml，CCP 85U/ml，CRP 11g/L。服用镇痛药物后疼痛缓解（具体药物不详）。1个月前，患者左手中指指间关节僵硬、疼痛，右手腕关节酸痛，双肩酸痛，双膝关节下蹲时疼痛，疼痛程度较前加重，口服镇痛药物后效果不佳，为求进一步治疗来笔者医院，门诊以"类风湿关节炎"收入院。

患者自患病以来，饮食、睡眠可，大便次数多，每日3～4次，成形，无黏液脓血，小便基本正常。

入院查体：体温36.6℃，脉搏77次/min，呼吸17次/min，血压120/80mmHg。发育正常，体型正常，神志清楚，精神可，自主体位，无特殊面容。巩膜及皮肤未见黄染，全身淋巴结无肿大。颈软，无压痛，颈静脉正常。胸廓两侧对称，无畸形。两肺呼吸音清晰，两肺无干湿啰音，未闻及哮鸣音，未闻及胸膜摩擦音。心前区无隆起，心尖搏动正常，触诊无触及震颤，无触及心包摩擦感。触诊腹壁柔软，全腹部无压痛及反跳痛，无肌紧张，无液波震颤，未触及腹部肿块。肝脏肋下未触及。双下肢无水肿。

专科查体：双腕关节肿胀，左右手中指指间关节肿胀，皮温略高，局部压痛（+），双腕关节活动度尚可，左右手中指指间关节活动受限。双肩关节无明显畸形肿胀，局部压痛（+），活动度无明显受限。双膝关节略肿胀，右侧明显，皮温略高，双膝局部压痛（+），右膝活动时疼痛，主被动关节活动度正常，双下肢肌力正常，肌张力正常，双侧腱反射正常；病理反射未引出。

既往史：患者平素健康，无其他疾病史，2005年行子宫肌瘤切除术（具体不详），无输血史。

个人生活史：出生并生长于原籍，无外地长期居住史，无地方病或传染病流行地区接触史，小学文化，家庭经济一般，性格开朗。

辅助检查：双手X线片示，双侧手指关节骨侵蚀，关节间隙狭窄。右膝MRI示，右侧膝关节囊积液，滑膜增厚，关节面软骨及半月板受侵蚀，符合类风湿关节炎表现。

诊断：类风湿关节炎。

二、康复评定

（一）功能评定

1.疼痛评定　视觉模拟评分法（VAS）患者评分：双手关节6分，双肩关节3分，双膝关节5分。

2.运动功能评定　关节活动度：左腕关节掌屈80°、背屈50°、尺偏30°、桡偏20°，右腕关节掌屈80°、背屈60°、尺偏30°、桡偏20°。左第三掌指关节屈曲40°、近节指间关节屈曲30°、远节指间关节屈曲50°，右第三掌指关节屈曲40°、近节指间关节屈曲40°、远节指间关节屈曲50°。左膝屈140°、伸0°，右膝屈120°、伸0°。肌力：双上肢和双下肢肌力5级。

3.平衡功能评定　采用Berg平衡量表评定，得分39分（总分56分）。平衡能力较差，有跌倒风险。主要表现在不能单腿站立，转移等需要双手辅助完成。

4.心理功能评定　表现为焦虑情绪，担心各指间关节变形，影响日常生活，担心髋、膝、踝等大关节破坏，不能步行。

（二）结构评定

左右手中指指间关节肿胀，成梭形肿胀，右膝关节肿胀，皮温略高，屈伸时疼痛。双手X线片示：双侧手指关节骨侵蚀，关节间隙狭窄。右膝MRI：右侧膝关节囊积液，滑膜增厚，关节面软骨及半月板受侵蚀，符合类风湿关节炎表现。

（三）活动评定

1.基础性日常生活活动评定　采用MBI量表，ADL得分90分。其中上下楼梯5分，如厕5分，其余均为满分。

2.工具性日常生活活动　采用IADL量表，得分13分。其中上街购物、外出需要别人协助，烹调、家务和洗衣服基本不能或需要协助完成。

（四）参与评定

目前病假中，自患病以来，工作、生活均明显受限。

（五）环境与个人因素

患者居家中，有楼梯，略影响活动。家庭经济一般。小学文化，性格开朗，依从性较好，配合度较好。

三、康复诊断

（一）功能障碍

1.感觉功能障碍　全身多关节对称性疼痛，活动时疼痛加重，伴有明显关节僵硬感。

2. 运动功能障碍 主要表现为双手掌指关节屈伸受限，膝关节屈伸受限。

3. 平衡功能障碍 功能性行走受限。

4. 心理功能障碍 焦虑情绪。

（二）结构异常

双手 X 线片：双侧手指关节骨侵蚀，关节间隙狭窄。右膝 MRI：右侧膝关节囊积液，滑膜增厚，关节面软骨及半月板受侵蚀，符合类风湿关节炎表现。

（三）活动受限

1. ADL 受限 表现为如厕、上下楼梯需要辅助。

2. IADL 受限 表现为上街购物、外出需要别人协助，烹调、家务和洗衣服基本不能或需要协助完成。

（四）参与受限

表现为工作、社交、休闲娱乐及户外活动受限。

四、康复目标

1. 近期目标 减轻肿胀和疼痛，改善关节活动度，消除焦虑情绪，改善上下楼及如厕能力。

2. 远期目标 预防关节畸形，提高 ADL 能力，最大可能地回归正常生活，预防常见心血管系统疾病、骨质疏松等合并症。

五、康复方案

1. 物理治疗

（1）运动疗法：关节主动训练，训练过程中注意观察患者的耐受性，如在运动后疼痛超过 1 小时，就意味着运动过度，需降低运动强度。对固定于夹板中的掌指关节进行肌肉等长收缩练习，以防止肌萎缩。

（2）物理因子治疗

1）冷疗法：冰袋、冷疗机、冷却喷雾剂等（双手、双膝，3 次 /d），降低关节内软骨降解酶的活性，减轻炎症，减少渗出，消肿镇痛。

2）超短波：无热和微热量（双手、双膝，1 次 /d）。

3）低频调制中频电疗（双手、双膝，1 次 /d）。

2. 作业治疗

1）上肢 ADL 能力训练（1 次 /d）：手的抓握、进食、梳理、穿脱衣服、拧螺丝、书写等训练。

2）下肢 ADL 能力训练（1 次 /d）：坐站转移、步行、上下楼梯等训练。

必要时可通过改善环境来帮助患者参与适宜的工作和日常娱乐活动，如改造家庭门把手和水龙头等以满足患者使用等。

作业治疗过程中避免患者出现关节发红、肿胀等不适；作业治疗时间一般宜短；保持肢体处于良好功能位置下进行作业疗法。

3. 康复辅具

1）自制辅具：如长柄勺、长柄筷，用于关节活动范围受限、不能将食物送至口中的患者。类风湿关节炎患者经过完整日常活动训练后仍不能恢复正常功能，才使用自制辅具。过早使用自制辅具，会助长关节挛缩和肌力下降，患者产生依赖思想，影响康复进程。

2）助步器：如拐杖、手杖、步行器等，用于步行困难的患者。拐杖、手杖、步行器都要按照患者的体格选择大小，助步器的高度为可调式。

3）矫形器：上肢矫形器如固定式手指制动器、固定式腕部矫形器、功能性手指矫形器等，下肢矫形器如踝足矫形器、膝架、矫形鞋等。目的是使关节局部稳定，预防和矫正畸形，限制异常运动而减少对关节的损伤。

4.康复护理

（1）健康宣教：禁烟、合理饮食、控制体重等，同时还包括病房和浴室环境康复指导。

（2）类风湿关节炎专科护理：包括体位摆放、体位转移、日常活动能力及呼吸训练指导。

5.心理治疗　包括支持疗法、暗示疗法、心理疏导等，把患者从焦虑、抑郁状态中解脱出来，达到心理治疗目的。

六、实施康复治疗

医护治一体化查房并共同制订康复训练方案，管床医师统筹安排治疗时间，PT 及 OT 治疗师、矫形器治疗师等具体实施治疗方案，管床护士实施护理方案及健康宣教。

（单春雷）

第二节　强直性脊柱炎案例

强直性脊柱炎（ankylosing spondylitis，AS），属脊柱关节炎的临床表现之一，是一种致残率极高的慢性炎症性全身疾病，主要侵犯骶髂关节、脊柱骨突、脊柱旁软组织及外周关节，并可伴有眼部葡萄膜炎、肺上叶纤维化和主动脉瓣关闭不全等关节外的表现。发病初期，腰背部或臀部逐渐出现晨起或久坐后起立时疼痛明显，较重者夜间痛醒、翻身困难，但活动后减轻。腰背部僵硬尤以早晨最为明显，约持续 1 小时，运动后症状减轻，随病情进展由腰部向胸颈部发展，严重的患者在疾病后期可发生驼背畸形和关节强直。外周关节肿痛表现在病初或病程中出现髋、膝、踝和肩关节等处肿痛，也有的患者会出现足跟或足底痛，行走困难。劳累、消瘦和低热亦是 AS 患者常见的全身表现。

AS 的患病率在各国报道不一，如美国 0.13%～0.22%，日本本土人为 0.05%～0.2%，我国为 0.26%。以往认为本病男性多见，男女之比为 10.6∶1，现报告男女比例为 2∶1 到 3∶1，女性发病较缓慢、病情较轻。发病年龄通常在 13～31 岁，高峰为 20～30 岁，40 岁以后及 8 岁以前发病者少见。AS 导致的主要功能障碍包括脊柱及胸廓活动受限、心肺功能障碍、外周关节运动功能障碍、精神心理功能障碍、日常生活活动能力障碍等。药物、物理治疗、作业治疗、心理治疗是 AS 的重要治疗方法。

一、病史摘要

患者，男，22 岁，因"腰部疼痛 2 年，加重伴颈背部僵硬疼痛 6 个月"入院。

现病史：2 年前患者无明显原因出现腰部疼痛，后逐渐出现腰部晨僵感，曾于笔者医院就诊，行腰椎间盘CT扫描未见异常，HLA-27检查结果显示98.9%，呈强阳性。口服"双氯芬酸钠"对症治疗，疼痛可减轻。此后仍有间断腰部疼痛、僵硬不适，活动后减轻，久坐后加重。6个月前患者自觉腰部疼痛及晨僵感明显加重。以夜间疼痛显著，晨起活动后症状减轻，自述疼痛与劳累有关，与天气变化无明显相关。患者除上述症状加重外逐渐出现颈背部僵硬疼痛，以双侧肩胛骨内侧疼痛明显，口服"双氯芬酸钠"疼痛缓解欠佳。患者为进一步完善检查和系统治疗再次来康复医学科就诊，门诊以"强直性脊柱炎待诊"收住院。

患者自述自发病以来，精神、饮食、睡眠尚可，大小便正常，体重无明显变化。

既往史：既往体健，无高血压、糖尿病病史，无结核等传染病病史及密切接触史，无手术史，无输血史，无重大外伤史，无药物过敏史，平日无食物过敏史，预防接种随当地计划免疫进行。

个人史：生于原籍，无外地居住史，无工业毒物、粉尘及放射性物质接触史，平日生活规律，有吸烟嗜好，吸烟4年，每日约3支，未戒烟，无饮酒嗜好，无冶游史。

婚姻史：未婚、未育。

家族史：家族中未见与患者类似疾病，无遗传病史、无传染病史。独生子，父母健康。

入院查体：体温36.6℃，脉搏96次/min，呼吸23次/min，血压130/94mmHg，神志清楚，焦虑面容，皮肤巩膜无黄染，全身浅表淋巴结未扪及肿大。颈静脉正常。心界不大，心律齐，各瓣膜区未闻及杂音。全腹柔软，无压痛及反跳痛，腹部未触及包块，肝脏肋下未触及。双下肢无水肿。

专科检查：颈胸腰椎生理曲度存在，无明显侧弯。腰椎活动度4.3cm，指-地距离2cm；枕-墙距0cm，胸廓活动度2.3cm。屈颈试验阴性，双侧骶髂关节及$L_{3\sim5}\sim S_1$脊间隙及椎旁压痛；4字试验阳性，跟臀试验阴性。直腿抬高试验及加强试验阴性。双髋、膝及踝关节检查阴性。病理反射未引出。

辅助检查：

1. 实验室检查　HLA-27 98.9%阳性；CRP 22.6mg/L；血沉41mm/h。

2. 影像学检查　骶髂关节X线检查：轻度异常，可见局限性侵蚀、硬化，但关节间隙无变化，X线诊断考虑强直性脊柱炎；骶髂关节MRI检查：双侧骶髂关节对位可，关节间隙存在，双侧骶髂关节骨质毛糙，可见条片状T_2/PD压脂高信号影，边缘欠清。双侧骶髂关节周围软组织未见异常。影像诊断不排除强直性脊柱炎。

诊断：强直性脊柱炎。

二、康复评定

(一) 功能评定

1. 感觉功能评定　视觉模拟评分法（VAS）用于疼痛评估，夜间或静止状态时7分，活动后3分，劳累后5分。

2. 运动功能评定　颈椎生理曲度存在，前屈30°，后伸25°，左右两侧弯曲40°，左右两侧旋转40°。胸廓活动度2.3cm。腰椎生理曲度存在，前屈活动可达80°，后伸活动可达30°，侧屈活动可达20°，左侧旋转或右侧旋转可达30°。

3. 平衡功能评定　采用Berg平衡量表评定，得分52分（总分56分），表现为站立位从地面捡起物品受限。

4. 心理功能评定　采用焦虑自评量表（SAS），表现为焦虑情绪，担心以后脊柱强直畸形，影响工作及生活。

（二）结构评定

双侧骶髂关节轻度异常，可见骨质局限性侵蚀、硬化，但关节间隙无变化。

（三）活动评定

日常生活活动评定：Barthel 指数（Barthel index，BI）95 分，穿衣需部分帮助。

（四）参与评定

患者是大学生，学习及生活规律，积极参加体育课，能与同学和谐相处。

（五）环境与个人因素

患者在某大学学习，日常生活用品一般在校内超市购买，参与校外非学校统一安排的社会活动较少。个人性情开朗、刻苦学习，遵守学校规章制度，依从性良好。

三、康复诊断

（一）功能障碍

1. 感觉功能障碍　主要表现为腰背部及颈部静息痛，活动后疼痛减轻，但劳累后疼痛又加重。

2. 运动功能障碍　主要表现为颈椎、腰椎和胸廓扩张活动受限。

3. 平衡功能正常

4. 心理功能障碍　焦虑状态。

（二）结构异常

双侧骶髂关节轻度异常，可见骨质局限性侵蚀、硬化，但关节间隙无变化。

（三）参与受限

患者为大学生，主要在学校学习、生活，校外活动参与受限。

四、康复目标

1. 近期目标　缓解颈肩及腰背部疼痛，改善脊柱关节和胸廓活动度，降低脊柱周围软组织张力，缓解晨僵感，从而提高患者日常生活活动能力。

2. 远期目标　增加患者免疫力，抑制或减缓脊柱关节及外周关节软骨破坏，从而减缓或抑制脊柱关节强直和驼背畸形，提高患者的生存质量。

五、康复方案

1. 物理治疗　包括中频电疗、磁疗、超声治疗、蜡疗等，可改善局部血液循环，消除水肿，促进炎性介质清除，松解局部肌纤维之间或肌筋膜间的粘连，从而缓解疼痛，改善僵硬感。手法治疗、悬吊疗法、上下肢智能化训练治疗和功能保健操应用，主要改善脊柱关节、骶髂关节及外周关节活动度，预防关节强直、驼背畸形。

2. 作业治疗　患者早起时或者晚睡时锻炼穿脱衣服、洗漱等日常生活常用动作，改善脊柱及外周关节活动度。

3. 辅助器具　急性疼痛时，可以佩戴颈托、腰围等，以缓解局部疼痛和僵硬感。

4. 心理治疗　了解患者患病情况、家庭人员构成情况、经济收入来源及家庭成员关系，进行心理疏导和支持疗法等心理治疗。

5. 康复护理　强直性脊柱炎常规康复护理和健康教育。

6. 药物治疗　多项国际 AS 指南推荐，急性期 AS 患者如无使用非甾体抗炎药（NSAID）的禁忌证，治疗时首选 NSAID。治疗机制：①缓解疼痛、晨僵和改善脊柱活动度；②长期使用 NSAID 可降低 CRP、红细胞沉降率（ESR）；③长期使用 NSAID 可延缓脊柱关节骨结构破坏的进展。慢性期 AS 患者，根据情况可以选择免疫抑制剂，如柳氮磺吡啶等。

六、实施康复治疗

管床医师、主管护士和治疗师一体化查房、功能评估和共同讨论分析，制订符合该患者的个体化康复计划，PT、OT、心理治疗师及康复护士等分别实施康复治疗计划。

（王德强）

第三节　骨关节炎案例

骨关节炎（osteoarthritis，OA）是一种以关节软骨退化或软骨下骨损伤为特征的慢性关节疾病，是所有关节炎中最常见的一种类型，而膝关节又是最易受到 OA 侵袭的部位。根据预测，骨关节炎综合流行率为 11%，全球症状性骨关节炎发病率为 10%～12%，中国症状性膝 OA 的发病率高达 8.1%。OA 导致的主要功能障碍包括关节疼痛、关节运动功能障碍、患者精神心理障碍、日常生活活动及社会参与受限。2016 年 OA 伤残寿命年比例高达 31.5%，已成为重大公共卫生问题。2019 美国风湿病学 / 关节炎基金会指南及中华医学会骨关节炎诊疗指南（2018 版）均指出物理治疗是 OA 重要治疗方法。

一、病史摘要

患者，女，60 岁，因"右膝疼痛 3 年，左膝疼痛 1 年，加重 1 月余"入院。

现病史：3 年前患者因爬山后，突然出现右膝疼痛，性质为胀痛，无放射痛，无绞锁、无右小腿及右大腿麻木疼痛等症状。走路及站立时疼痛加重，休息并自行口服镇痛药（具体不详）后缓解。之后右膝疼痛间断发作，休息后可缓解，行走后加重，疼痛不影响生活工作故未治疗。1 年前，患者因天气变化后又出现左膝疼痛，休息并自行口服镇痛药（具体不详）后缓解。之后反复发作，休息后可缓解，行走后加重，仍未重视。1 月余前，患者双膝疼痛加重，疼痛程度较前剧烈，疼痛的持续时间较前增加，左侧为甚，口服镇痛药物后效果不佳，且上下楼梯及下蹲受限。于当地医院就诊，行 X 线检查发现"左膝髁间嵴骨质增生、内侧间隙稍变窄"。经针灸及药物治疗（具体不详），疼痛无缓解。为求进一步治疗到笔者医院就诊，门诊以"双膝骨关节炎"收入院。患者自患病以来，精神、饮食、睡眠可，大小便正常，体重未见明显减轻。

既往史：无特殊。

个人生活史：居住成都市区，生活有规律。经常步行锻炼（每周至少 6 次，每次约 1 小时，均为平地行走）。初中文化程度，喜欢爬山，性格平和。经济状况一般，家住 2 楼。

入院查体：体温 36.5℃，脉搏 78 次 /min，呼吸 20 次 /min，血压 112/63mmHg。神志清楚，痛苦病容，轮椅推入病房。皮肤巩膜无黄染，全身浅表淋巴结未扪及肿大。颈静脉正常。心界不大，心律齐，各瓣膜区未闻及杂音。全腹柔软，无压痛及反跳痛，腹部未触及包块，肝脏肋下未触及。双下肢无水肿。

专科查体：双膝稍肿胀、无明显发红，皮温正常；双膝内侧局部压痛，左侧较重；左膝活动痛、活动时疼痛明显加重且活动受限，右膝活动痛但活动度正常；双下肢肌力及肌张力正常；浮髌试验阳性；双侧腱反射正常；病理反射未引出。

辅助检查：院外 X 线片示左膝髁间嵴骨质增生、内侧间隙稍变窄。

诊断：双膝骨关节炎。

二、康复评定

(一) 功能评定

1.感觉功能评定　NRS 评分双膝静息时 3 分，活动时 7 分。

2.运动功能评定　关节活动度：左膝屈 110、伸 10°，右膝屈 120°、伸 0°。肌力：左膝屈 4^+ 级、伸 4^+ 级，右膝屈 5 级、伸 5 级。

3.平衡功能评定　采用 Berg 平衡量表评定，得分 40 分（总分 56 分）。表现为单腿站立不能；站立位从地面拾起物品不能；无支持站立时将一只脚放在台阶或凳子上不能，转身 360° 需要帮助。

4.心理功能评定　表现为焦虑情绪，担心以后不能走路。

(二) 结构评定

左膝髁间嵴骨质增生、内侧间隙稍变窄。K-L 分级 Ⅱ 级。

(三) 活动评定

采用 MBI 量表，ADL 得分 85 分。其中上下楼梯 0 分，如厕 5 分，其余均为满分。

(四) 参与评定

患者已退休，职业无影响。初中文化程度，生活有规律，经常体育锻炼，喜欢爬山，喜欢同学聚会。患病以来休闲、娱乐及同学聚会活动明显受限。

(五) 环境与个人因素

1.患者居住市区，购物方便，家住 2 楼，患者户外活动受限。

2.初中文化，性格平和，依从性较好，配合度较好。

三、康复诊断

(一) 功能障碍

1.感觉功能受限　主要表现为双膝静息时轻度疼痛，活动时重度疼痛。

2.运动功能受限　主要表现为左膝关节屈伸受限、伸膝肌力减弱。

3.平衡功能受限　立位平衡三级不能维持。

4.心理功能障碍　焦虑情绪。

(二) 结构异常

X 线片示左膝髁间嵴骨质增生、内侧间隙稍变窄（图 6-3-1）。

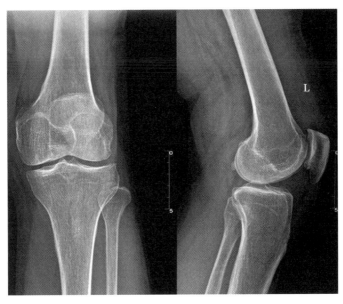

图 6-3-1 左膝正侧位 X 线片

（三）活动受限

表现为如厕、上下楼梯受限。

（四）参与受限

表现为社交、休闲娱乐及户外活动受限。

四、康复目标

1. 近期目标 缓解双膝关节疼痛，恢复左膝关节屈曲活动度，增强左膝伸膝肌力，恢复站立平衡功能，消除焦虑情绪，改善上下楼及如厕能力。

2. 远期目标 恢复上下楼、如厕能力；恢复休闲、娱乐能力；延缓双膝关节退行性变。

五、康复方案

1. 物理治疗 以下物理因子治疗与运动疗法可以酌情各选 2 项。

（1）物理因子治疗

①经皮神经电刺激：有效缓解膝 OA 患者疼痛；②神经肌肉电刺激：具有防止肌肉的失用性萎缩的作用；③短波透热疗法：通过热效应和非热效应进行治疗，具有改善血液循环、消炎、消肿和镇痛的作用；④聚焦超声波疗法：缓解疼痛、促进修复、松解粘连、消除炎症水肿；⑤冲击波疗法：缓解疼痛、松解粘连、改善循环；⑥低能量激光疗法：具有提高痛阈、消炎消肿、促进组织修复的作用；⑦脉冲电磁场：具有缓解疼痛、改善关节活动功能。

（2）运动疗法

①有氧运动：生理活动范围内做免荷主动等张运动，如步行、健身跑、游泳、功率自行车及四肢联动训练等训练方式；②肌力训练：股四头肌等长、等张、等速肌力训练；③关节松动术：具有缓解骨关节炎的疼痛、维持与改善病变关节活动范围、保持关节灵活性等作用；④神经肌肉训练：关节感觉运动控制训练的整合方式，改善关节运动控制障碍。

2. 作业治疗 能提高患者日常生活活动能力、社会（职业、社交与休闲娱乐）参与能力，并以此提高患者的自我管理能力，预防病情或功能受限的加重，预防并发症发生。包括治疗性作业治疗和功能性作业治疗，如 ADL 能力训练、平衡功能训练等。

3. 康复辅具　配拐杖一副，室外行走时使用。

4. 心理治疗　以心理疏导和支持为主。

5. 康复护理　对患者进行膝骨关节炎知识教育，教会患者能量节约技术。

6. 药物治疗用　必要时口服塞来昔布 200mg。

7. 能量节约技术　是防止关节进一步损害的重要方法，作业治疗师与专科康复护士要教育患者：①避免同一姿势长时间负重；②保持正确体位，以减轻对某个关节的负重；③保持膝关节正常的对位对线；④工作或活动强度应不加重或引起疼痛为原则。

六、实施康复治疗

医护治一体化查房后，共同制订治疗方案，管床医师统筹安排治疗时间，物理治疗师、作业治疗师具体实施治疗方案，管床护士实施疾病知识教育及能量节约技术教育。

（何成奇）

第七章
消化系统疾病康复临床思维模式

第一节 慢性胃炎案例

慢性胃炎（chronic gastritis）是指由各种原因引起的胃黏膜慢性炎症。本质是胃黏膜上皮反复受到损害从而使黏膜发生改变，最终出现不可逆的胃固有腺体的萎缩甚至消失。该病易反复发作，影响患者生活质量。目前对于慢性胃炎的分类尚不统一，基于是否与幽门螺杆菌感染相关可分为幽门螺杆菌胃炎及非幽门螺杆菌胃炎，基于内镜和病理表现可分为萎缩性和非萎缩性两大类。部分患者无明显症状，有症状者多表现为上腹痛或不适、早饱、腹胀、嗳气、恶心等消化不良症状，部分还可伴有焦虑、抑郁等心理症状，心理因素往往加重患者临床症状。多种诱因或病因可以导致慢性胃炎，如幽门螺杆菌感染、饮食和环境因素（进食过冷、过热、粗糙、刺激性食物，饮食中高盐和缺乏新鲜蔬菜水果，酒精刺激等）、自身免疫机制、胆汁反流、药物因素（如非甾体抗炎药等）。幽门螺杆菌感染和自身免疫是引起慢性胃炎的常见因素，幽门螺杆菌感染呈世界范围内分布，一般来说发展中国家高于发达国家。我国属于幽门螺杆菌高感染率国家，人群中幽门螺杆菌感染率在40%～70%。自身免疫性胃炎多见于北欧国家，在我国仅有少数报道。

一、病史摘要

患者，男，62岁，因"反复上腹胀痛8年余，再发1周"入院。

现病史：8年前患者于情绪不佳及进食刺激性食物后出现左上腹胃区疼痛，以胀痛为主，伴恶心，无发热、呕吐、腹泻，无胸闷、喘憋、胸痛等症状。自服健胃消食片、雷尼替丁等药物后症状可稍缓解。多次行胃镜检查示"慢性萎缩性胃炎伴轻度肠化生"。每次予对症治疗后症状可缓解，但在情绪不佳、进食辛辣、生冷食物后反复出现，表现为左上腹胃区胀痛，偶有恶心、呕吐、嗳气等症状。1周前患者再次于进食生冷食物后出现上腹部胀痛，伴恶心，无发热、腹泻、呕吐，再次行胃镜检查示"慢性萎缩性胃炎伴轻度肠化生"，幽门螺杆菌检测为阳性。现患者为进一步诊治入院。起病以来，患者精神焦虑，食欲一般，睡眠稍差，二便正常，体重略有减轻。

入院查体：体温36.2℃，脉搏75次/min，呼吸20次/min，血压136/82mmHg。神志清楚，语言流利，步入病室。皮肤巩膜无黄染，全身浅表淋巴结未触及肿大，颈静脉无怒张。双肺呼吸音清，未闻及干湿啰音，心界正常，心率75次/min，律齐，各瓣膜听诊区未闻及病理性杂音。全腹柔软，上腹胃区压痛（+），无反跳痛，腹部未触及包块，墨菲征（−），麦氏征（−），肝脏、脾脏肋下未触及，移动性浊音（−），肠鸣音正常。双下肢无水肿。

既往史：高血压病史2年，药物控制可；否认糖尿病及冠心病病史；否认手术及外伤史。

个人生活史：吸烟、饮酒 20 年，现已戒烟戒酒，饮食偏辛辣，油腻，性情急躁易怒。

辅助检查：血常规基本正常，CEA、AFP、CA19-9 在正常范围。胃镜：慢性萎缩性胃炎。病理：胃黏膜慢性炎症，萎缩（中度），肠化生（轻度）。^{13}C 尿素呼气试验：幽门螺杆菌（+）。

诊断：慢性萎缩性胃炎。

处理：抑酸、护胃，根除幽门螺杆菌治疗，定期复查胃镜。

二、康复评定

（一）功能评定

1. 感觉功能评定　上腹胃区疼痛，呈胀痛，常因饮食及情绪因素诱发，VAS 评分 4 分。

2. 运动功能评定　患者胃区疼痛时，上腹肌张力增高。

3. 心理功能评定　采用汉密尔顿焦虑量表、汉密尔顿抑郁量表予以评定，表现为焦虑情绪，担心胃黏膜萎缩肠化生不断加重，以后会有癌变倾向。

（二）活动评定

基础性日常生活活动与工具性日常生活活动均未受明显影响。

（三）参与评定

患者现已退休，对职业无影响。大学本科文化程度，生活比较有规律，经常进行体育锻炼，喜欢钓鱼，喜欢同朋友同事聚餐。患病以来朋友聚餐活动明显受限。

采用世界卫生组织生存质量测定简表（WHOQOL-BREF）予以评定，表现为患者评分降低，生存质量受到影响。

三、康复诊断

（一）功能障碍

1. 感觉功能障碍　主要表现为上腹胃区胀痛，稍进食不慎即易诱发或加重。

2. 运动功能障碍　腹部肌肉紧张。

3. 心理功能障碍　焦虑情绪。

（二）结构异常

病理：胃黏膜慢性炎症，萎缩（中度），肠化生（轻度）。

（三）活动受限

无受限。

（四）参与受限

轻度受限。

四、康复目标

1. 近期目标　缓解患者临床症状，恢复正常进食，改善焦虑情绪，根除幽门螺杆菌。

2. 远期目标　维持临床症状长期缓解，延缓胃黏膜萎缩，提高患者生活质量。

五、康复方案

1. 物理治疗

（1）放松训练：放松肌群，以缓解患者紧张情绪。

（2）物理因子治疗：局部选用微波、超短波、蜡疗等物理因子治疗，以消除慢性炎症。

2. 康复护理　通过康复宣教和慢性胃炎专科康复护理，为患者提供饮食指导，及时关注患者情绪变化。

3. 心理治疗　向患者宣教慢性萎缩性胃炎主要病因及预后，加强对疾病的正确认识，树立战胜疾病的信心；同时建议患者调整饮食结构和习惯，保持乐观心态，从多个方面对疾病治疗产生积极影响，改善患者预后。

4. 药物治疗

（1）根除幽门螺杆菌：质子泵抑制剂（PPI）、铋剂、阿莫西林及克拉霉素四联疗法。

（2）抑酸：雷贝拉唑 10mg，1 次 /d，口服。

（3）保护胃黏膜：复方谷氨酰胺颗粒 0.67g，3 次 /d，口服。

5. 中医康复方法

（1）中药、针灸、穴位按摩等具有调节气血、疏通经络作用，对慢性胃炎均有较好的治疗效果。

（2）中医传统功法如太极拳、八段锦、易筋经等，具有颐养性情、调节脏腑功能、强身健体的功效，对慢性萎缩性胃炎也有较好的辅助治疗作用。

六、实施康复治疗

医护治共同制订治疗方案，管床医师统筹安排治疗时间，治疗师实施具体治疗方案，管床护士实施护理方案及健康宣教。

（唐　强）

第二节　胃及十二指肠溃疡案例

消化性溃疡（peptic ulcer）主要是指发生在胃和十二指肠的慢性溃疡，其形成主要与胃酸和胃蛋白酶的消化作用有关。本病起病缓慢，病程迁延，临床主要表现为周期性、节律性上腹痛，常伴反酸、嗳气、上腹部局限性压痛等，是消化系统的常见多发性疾病。消化性溃疡是全球性常见病，自 20 世纪 50 年代以来，消化性溃疡发病率呈逐渐下降趋势。我国临床资料亦显示，消化性溃疡患病率在近十多年开始呈现下降趋势。本病可发生于任何年龄，十二指肠溃疡多见于青年，而胃溃疡多见于中老年，男性患病相对多于女性。

一、病史摘要

患者，男，32 岁，因"反复上腹部疼痛 1 年，加重伴恶心呕吐 2 天"入院。

现病史：患者于 1 年前因进食辛辣食物后，出现上腹胃区胀满疼痛，伴有恶心欲呕、烧心、反酸等症状，并常于进餐后症状明显，无腹泻、黑便、发热、胸闷、气短等症状，患者自服奥美拉唑、铝碳酸镁等药物，症状可明显缓解，但上腹痛及反酸症状常反复发作，一直未予系统治疗。2 天前，患者再次因进食不慎出现上腹部胀痛，但症状较前加重，伴有恶心呕吐，反酸烧心，无腹泻，无发热。现患者为求进一步系统诊治，来门诊就诊，门诊胃镜检查发现胃及十二指肠球部溃疡，故以"消化性溃疡"收入院。

患者自发病以来精神状态良好，饮食、睡眠基本正常，二便正常，体重未见明显变化。

入院查体：体温 36.1℃，脉搏 79 次 /min，呼吸 20 次 /min，血压 116/70mmHg。神志清

楚，语言流利，步入病室。皮肤巩膜无黄染，全身浅表淋巴结未触及肿大，颈静脉无怒张，双肺呼吸音清，未闻及干湿啰音，心率 79 次 /min，律齐，各瓣膜听诊区未闻及病理性杂音。

专科查体：皮肤巩膜无黄染，未见肝掌及蜘蛛痣，腹部平坦，全腹软，上腹胃区及十二指肠区压痛，未触及包块，墨菲征（-），麦氏征（-），肝脾未触及，移动性浊音（-），肠鸣音正常。

既往史：否认高血压、糖尿病及冠心病病史，否认手术及外伤史。

个人生活史：患者吸烟、饮酒，平时饮食不规律，且多喜进食辛辣刺激及生冷食物，工作紧张，压力偏大，情绪不稳定。

辅助检查：

胃镜：胃角溃疡，十二指肠球部溃疡；病理：胃黏膜慢性炎症，并覆炎性渗出及坏死，病变符合溃疡性改变；^{13}C 尿素呼气试验：幽门螺杆菌（+）。

诊断：消化性溃疡。

处理：抑酸、保护胃黏膜，根除幽门螺杆菌治疗，治疗后复查胃镜及幽门螺杆菌。

二、康复评定

（一）功能评定

1. 感觉功能评定　上腹胃区胀痛或灼痛，进食辛辣刺激食物易诱发，进食后多加重，可用抑酸药缓解，VAS 评分 5 分。

2. 运动功能评定　患者胃区疼痛时，上腹肌张力增高。

3. 心理功能评定　采用汉密尔顿焦虑量表、汉密尔顿抑郁量表予以评定，表现为焦虑情绪，担心胃黏膜萎缩肠化生不断加重，以后会有癌变倾向。

4. 生存质量评定　采用 WHOQOL-BREF 予以评定，表现为患者评分减低，生存质量受到影响。

（二）活动、参与评定

患者从事销售工作，工作紧张，生活作息无规律。大学本科学历，很少进行体育锻炼，经常和同事聚餐。自患病以来聚餐活动明显受限。

三、康复诊断

1. 感觉功能障碍　主要表现为上腹胃区胀痛，进食后明显。

2. 运动功能障碍　腹部肌肉紧张。

3. 心理功能障碍　焦虑情绪。

四、康复目标

1. 近期目标　改善患者临床症状，促进溃疡愈合，防治并发症，根除幽门螺杆菌，缓解患者紧张情绪。

2. 远期目标　愈合溃疡，防止溃疡复发。

五、康复方案

1. 物理治疗

（1）放松训练：放松肌群，以缓解患者紧张情绪。

（2）物理因子治疗：局部选用微波、超短波、蜡疗等物理因子治疗，以消除慢性炎症。

2.康复护理 康复宣教，消化性溃疡专科康复护理。

3.心理治疗 向患者说明消化性溃疡主要病因及预后，让患者对本病有正确的认识，树立战胜疾病的信心；同时，劝诫患者戒烟戒酒，调整饮食结构，保持良好心态。

4.药物治疗

（1）抑酸：兰索拉唑 30mg，1 次 /d，静脉滴注。

（2）保护胃黏膜：复方谷氨酰胺颗粒，0.67g，3 次 /d，口服。

（3）根除幽门螺杆菌：质子泵抑制剂（PPI）、铋剂、阿莫西林及克拉霉素四联疗法。

5.中医康复方法

（1）中药、针灸、穴位按摩等均有较好治疗作用。

（2）太极拳、八段锦、易筋经等传统功法通过调整身心对消化性溃疡也有一定辅助治疗作用。

六、实施康复治疗

医护治一体化病房管理模式下，医师、护士、治疗师共同制订治疗方案，管床医师统筹安排治疗时间，治疗师实施具体治疗方案，管床护士实施护理方案及健康宣教。

（唐 强）

第三节 肝硬化案例

肝硬化（hepatic cirrhosis）是由一种或多种原因引起的，以肝组织弥漫性纤维化、假小叶和再生结节为组织学特征的进行性慢性肝病。早期无明显症状，后期因肝脏变形硬化、肝小叶结构和血液循环途径显著改变，临床以门静脉高压和肝功能减退为特征，常并发上消化道出血、肝性脑病、继发感染等而死亡。肝硬化列为全世界第五大死因，每年死亡人数约 70 万，世界平均发病率 17.1/10 万。在我国，目前引起肝硬化的病因以病毒性肝炎为主；在欧美国家，酒精性肝硬化占全部肝硬化的 50%～90%。现有的治疗方法尚不能逆转已发生的肝硬化，对于代偿期患者，治疗旨在延缓肝功能失代偿、预防肝细胞肝癌；对于失代偿期患者，则以改善肝功能、治疗并发症、延缓或减少肝移植需求为目标。对于肝硬化患者的康复，一般着重于控制饮食、保障营养、合理运动。

一、病史摘要

患者，男，43 岁，因"反复肝区不适 8 年，黑便 5 天"入院。

现病史：8 年前患者因"肝区不适、黄疸"至当地医院就诊，诊断为"急性乙型肝炎"，经过治疗后症状明显缓解。但是多年来常有"转氨酶增高"，经治疗后可转正常。近 1 年来无纳差、腹胀，偶有双下肢水肿和牙龈出血，稀便，近 5 天自觉心悸、恶心，解黑便 5 次，每次 100～200g，便后觉头晕、四肢乏力，为求进一步治疗来笔者医院就诊。

患者自患病以来，精神、睡眠可，食欲较差，小便正常，大便次数增多，体重逐渐减轻。

入院查体：体温 36.5℃，脉搏 78 次 /min，呼吸 20 次 /min，血压 118/63mmHg。发育正常，营养较差，神志清，慢性病容、贫血貌，巩膜轻度黄染，全身浅表淋巴结未扪及肿大，步入病房。颈静脉正常，心界不大，心律齐，各瓣膜区未闻及杂音，双肺呼吸音清。

专科查体：腹部膨隆，肝区压痛叩击痛明显，无明显反跳痛，肝未触及，脾肋下 3cm，移动性浊音（+），肝掌、右侧颈前可见 3 个蜘蛛痣，双下肢轻度可凹性水肿。

既往史：否认有"结核、伤寒"及其他传染病史；无疫区、疫水接触史；无手术、外伤、输血及献血史，无药物食物过敏史。预防接种不详。

个人生活史：居住上海郊区，生活有规律，较少锻炼，高中文化程度，经济状况一般。

辅助检查：

血常规：Hb 76g/L，WBC 3.5×10^{12}/L，PLT 59×10^{12}/L。血生化：ALT 106U/L，AST 80U/L，TP 68g/L，A 31g/L，G 37g/L，K^+ 32mmol/L，Na^+ 136mmol/L，Cl^- 97mmol/L，HBsAg（+），HBeAg（+），AFP 235μg/L。

超声：肝脏缩小，形态失常，肝裂增宽，肝被膜呈锯齿状，回声粗，门脉增宽；脾大，脾静脉增宽；中量腹水。

诊断：肝硬化。

二、康复评定

（一）功能评定

1. 认知功能　患者自觉记忆力减退，偶有计算错误，MMSE 评分 28 分。

2. 运动功能评定

（1）四肢肌力正常，四肢各关节主被动关节活动度均正常。

（2）平衡、步行功能评定：Berg 平衡量表评定 56 分；独立步行、蹒跚步态。

（3）患者耐力明显减退，动作不能持续。

3. 感觉功能　深浅感觉和复合感觉常规检查无异常；肝区无明显疼痛，叩击痛明显，不影响睡眠。

4. 四肢腱反射正常，无病理征。

5. 并发症　四肢围度正常、双下肢及足部水肿、轻度。

6. 心理功能评定　HAMA 评定，轻度焦虑。表现为焦虑情绪，担心会转化为癌症，也担心家庭生活受影响。

（二）结构评定

肝脏缩小，形态失常。

（三）活动评定

采用 MBI 量表，ADL 得分 90 分。其中上下楼梯 5 分，洗澡 5 分，其余均为满分。

（四）参与评定

患者为菜农，职业无影响。高中文化程度，生活比较单一，平时干农活，较少体育锻炼，喜欢上网，患病以来外出聚会等活动明显受限。

（五）环境与个人因素

1. 患者居住郊区，生活方便，患者户外活动因病及体力不支而受限。

2. 高中文化，性格平和，依从性较好，配合度较好。

三、康复诊断

(一)功能障碍

1.认知功能受限 主要表现记忆力减退。

2.运动功能受限 主要表现为耐力降低。

3.心理功能障碍 焦虑情绪。

(二)结构异常

肝脏缩小,形态失常。

(三)活动受限

表现为洗澡、上下楼梯受限。

(四)参与受限

表现为社交等户外活动受限。

四、康复目标

1.近期目标 调整饮食结构,消肿,改善耐力、改善上下楼及洗澡能力。

2.远期目标 维持体力,返回原来岗位,正常社交。

五、康复方案

1.物理治疗 双下肢气压治疗(1次/d);运动疗法(20min/次,1次/d):抬高患肢;主动踝背伸等长训练,太极拳;上下楼梯训练。采用主观劳累积分评估强度。

2.心理认知治疗 心理以疏导和支持为主,认知强化训练(1次/d)。

3.中医传统康复 穴位针刺,太极拳、八段锦功法(1次/d或隔日1次)。

4.康复护理 饮食指导,低盐饮食,忌辛辣、硬的食物;多食用水果蔬菜;康复宣教。

5.药物治疗 抗病毒治疗、护肝药物治疗。

六、实施康复治疗

患者在院期间,医护治一体化查房,医护治共同制订治疗方案,管床医师统筹安排治疗时间,PT、OT治疗师具体实施治疗方案,管床护士实施护理方案及健康宣教。

(单春雷)

第四节 肝移植术后案例

自20世纪60年代第一台肝移植手术成功以来,肝移植手术已经使数十万终末期肝病患者获得新生。目前国内外每年开展的肝移植手术在8000例左右,1年生存率达到90%以上,5年生存率达到70%以上。我国肝移植起步晚,发展快,每年完成肝移植手术2000~3000例,1年生存率达到85%以上,5年生存率超过了50%。肝移植手术解决了患者生存问题,但是也带来了一些其他问题,例如手术创伤带来的呼吸问题、并发症,肝病带来的问题,如认知、消化道、耐力问题,以及随着术后时间的推移,高血压、高脂血症、高血糖、肾功能下降发生率升高。这些均严重影响了患者的生存质量。积极科学的康复干预有助于肝移植患者术后快速康复、减少并发症、提高生存质量。

一、病史摘要

患者，男，12岁，因"肝移植术后3周，求进一步康复"入院。

现病史：患者因"肝豆状核变性"于3周前行"亲体肝移植手术"。术后第4天因"导管不通畅"行二次腹腔手术，手术顺利。术后患者出现呼吸频率加快，给予呼吸机辅助呼吸。现以"协助脱机和促进功能恢复"收入院。现患者精神较差，睡眠尚可，鼻饲，大小便正常。

入院查体：体温36.8℃，脉搏82次/min，呼吸22次/min（呼吸机辅助下），血压110/68mmHg。发育正常，营养较差，神志清，精神较差，卧位，查体合作。言语反应正常，全身皮肤黏膜无黄染，未触及肿大淋巴结。颈静脉正常，心界不大，心律齐，各瓣膜区未闻及杂音。双肺呼吸音清。双下肢未见水肿。

专科查体：短暂脱机下，呼吸53次/min，患者有憋喘。腹部略鼓起，有两个长约10cm手术切口，已经拆线，愈合良好；患者双上肢屈肌张力增高，双侧腱反射略亢进，双侧Babinski征阳性。双下肢未见水肿。

既往史：患者3年前，因出现"注意力减退，吞咽困难，言语障碍，运动迟缓"被家属送至医院就诊，被诊断为"肝豆状核变性"。否认有结核、伤寒及其他传染病史；无其他手术外伤输血及献血史，无药物食物过敏史。预防接种不详。

个人生活史：居住安徽农村，小学生。无疫区疫水接触史。无不良嗜好。

辅助检查：无。

诊断：肝移植术后。

二、康复评定

（一）功能评定

1. 运动功能

（1）四肢肌力稍差，四肢各关节主被动关节活动度均正常。改良Ashworth量表评定：双侧肱二头肌、双侧小腿三头肌张力增高，均为1^+级。

（2）平衡、步行功能评定：未查。

（3）四肢肌肉发育欠佳。

2. 感觉功能 深浅感觉和复合感觉常规检查无异常。

3. 呼吸功能 呼吸53次/min（脱机），血氧饱和度94%。

4. 认知功能 MMSE评分26分。

5. 心理功能 无异常。

（二）结构评定

CT检查示：腹部肝移植术后改变。

（三）活动评定

采用MBI量表，日常生活活动评分20分（大便10分，小便10分）。

（四）参与评定

患者为小学生，生活比较规律，平时学习，喜欢体育，患病后未再锻炼，学习中断。

（五）环境与个人因素

1. 患者居住安徽农村，户外活动因病及体力不支而受限。

2. 学生，性格乖巧，依从性较好，配合度较好。

三、康复诊断

（一）功能障碍

1.认知功能受限　主要表现为记忆力、计算力减退。

2.运动功能受限　主要表现为呼吸急促、肌张力增高，卧床。

（二）结构异常

腹部两个长约 10cm 手术切口，切口整洁。

（三）活动受限

表现为除二便控制外，均受限制，与呼吸机辅助呼吸有关。

（四）参与受限

表现为户外活动受限。

四、康复目标

1.近期目标　调整呼吸频率，尽早脱机。

2.远期目标　维持体力，返回学校，正常社交。

五、康复方案

1.物理治疗　腹式抗阻呼吸训练（2 次 /d）；运动疗法（四肢等长训练，四肢按摩治疗，双下肢主被动训练，中等强度，1 次 /d）。

2.作业治疗　ADL 训练（1 次 /d）。

3.认知治疗　言语认知强化训练（1 次 /d）。

4.康复护理　指导翻身拍背；尝试拔出鼻饲，调整饮食；康复宣教。

5.药物治疗　抗排异治疗、护肝药物。

六、实施康复治疗

患者住院期间，实施医护治一体化查房，医护治共同制订治疗方案，由管床医师统筹安排治疗时间，由 PT、OT 治疗师具体实施治疗方案，管床护士实施护理方案及健康宣教。

（单春雷）

第五节　腹部微创术后案例

近年来，由于腹腔镜、内镜、超声介入和放射介入等微创技术的发展，普通外科疾病的治疗也进入了微创时代。机器人辅助外科系统是目前全球最先进的机器人手术系统，配合微创技术，能更好地拓展微创普通外科领域，在胃、十二指肠、结直肠、肝胆胰脾手术中为患者的健康保驾护航。由此产生了加速康复外科（ERAS）的理念，其含义是以循证医学为基础，通过外科学、麻醉学、护理学、营养学等多科室协作，对围术期处理的临床路径予以优化，从而缓解围术期的应激反应，减少术后并发症，缩短住院时间，促进患者康复。这一优化的临床路径贯穿于住院前、手术前、手术中、手术后、出院后的完整诊疗过程，其核心是强调以服务患者为中心的诊疗理念。

加速康复外科对于腹部微创术患者，从以下几个方面发挥作用：

（1）术前宣教：针对不同患者，重点介绍围术期诊疗过程，缓解其紧张、恐惧、焦虑情绪，以取得患者及家属的理解及配合；术前戒烟戒酒；术前访视与评估，全面筛查患者营养状态、心肺功能及基础疾病，并经相关科室会诊予以纠正和针对性治疗，以降低围术期发生严重并发症的风险，针对可能发生的并发症制订相应的预案；术前营养支持；术前肠道准备，不推荐对包括结直肠手术在内的腹部手术患者常规进行机械性肠道准备，以减少患者液体和电解质的丢失；术前 6 小时禁食，2 小时禁饮，术前推荐口服含碳水化合物的饮品；术前麻醉用药，不常规给予长效镇静和阿片类药物，老年患者术前慎用抗胆碱药物和苯二氮䓬类药物，以降低术后谵妄的风险。

（2）术中部分：预防性抗生素的使用；选择全身麻醉或联合硬膜外麻醉，以满足手术需求并抑制创伤所致的应激反应；麻醉深度监测；气道管理及肺保护性通气策略；术中输液及循环管理；术中应用平衡液维持出入量平衡，避免输液过度或不足，辅助应用血管收缩药物以防止术中低血压，避免肠道低灌注引发吻合口瘘的风险，减少低血压相关的急性心肌损伤、急性肾损伤和术后肠梗阻的发生；术中体温管理，术中常规检测患者体温至术后，维持其体温不低于 36℃；手术方式与手术质量；鼻胃管留置，不推荐常规留置鼻胃管减压，以减少术后肺炎和肺不张的发生率；腹腔引流，不推荐对择期腹部手术患者常规放置腹腔引流管；导尿管的留置，一般在术后 24 小时后拔除；围术期的液体治疗，目的在于维持血流动力学稳定以保障器官及组织灌注、维持电解质平衡、纠正液体失衡和异常分布等。研究表明，液体治疗能够影响手术患者的预后，既应避免因低血容量导致的组织灌注不足和器官功能损害，也应注意容量负荷过重所致的组织水肿。提倡以目标为导向的液体治疗理念，根据不同的治疗目的、疾病状态及阶段个体化制订并实施合理的液体治疗方案。

（3）术后部分：疼痛管理目标是有效控制动态痛（VAS 评分 <3 分）、减免镇痛相关不良反应、加速患者术后早期肠功能恢复，确保术后早期经口摄食及早期下地活动；术后恶心呕吐的预防和治疗，推荐措施包括麻醉诱导和维持使用丙泊酚，避免使用挥发性麻醉药，术中术后阿片类药物用量最小化及避免液体过负荷等；术后饮食，择期腹部手术后尽早恢复经口进食、饮水及早期口服辅助营养可促进肠道运动功能恢复，有助于维护肠黏膜功能，防止菌群失调和移位，还可以降低术后感染发生率及缩短术后住院时间；术后早期下床活动，以促进呼吸、胃肠、肌肉骨骼等多系统功能恢复，有利于预防肺部感染、压疮和下肢深静脉血栓形成；推荐术后清醒即可半卧位或适量在床活动，无须去枕平卧 6 小时；术后第 1 天即可开始下床活动，建立每日活动目标，逐日增加活动量；制订出院基本标准，应制订以保障患者安全为基础的、可量化的、可操作性的出院标准，如恢复半流质饮食或口服辅助营养制剂；无须静脉输液治疗；口服镇痛药物可良好镇痛；伤口愈合佳，无感染迹象；器官功能状态良好，可自由活动；患者同意出院；随访及结果评估，应加强患者出院后的随访，建立明确的再入院的"绿色通道"；在患者出院后 24～48 小时内应常规进行电话随访及指导，术后 7～10 天应至门诊进行回访，进行伤口拆线、告知病理检查结果、讨论进一步的抗肿瘤治疗等。一般而言，ERAS 的临床随访至少应持续到术后 30 天。

一、病史摘要

患者，男，41 岁，因"转移性右下腹痛 1 天，加重 2 小时"入院。

现病史：1 天前患者进食后出现腹痛，为脐周阵发性钝痛，伴恶心，无呕吐，无放射性疼痛，无腹泻、黑便、脓血便，无畏寒、发热、反酸、嗳气，无皮疹、皮下出血，无口渴、心悸、头晕,无皮肤黄染、瘙痒。此后疼痛逐渐向右下腹转移,性质为阵发性胀痛,程度剧烈。2 小时前疼痛加重,为持续性剧痛,难以耐受。遂来急诊就诊,行全腹 CT 示:阑尾增粗,周围脂肪间隙模糊,阑尾炎征象。为求进一步手术治疗收入普外科。

患者自患病以来,精神、饮食、睡眠差,大小便正常,体重未见明显减轻。

入院查体:体温 36.8℃,脉搏 78 次/min,呼吸 18 次/min,血压 130/80mmHg。神志清楚,语言清晰,痛苦病容,被动体位,平车推入病房,查体合作。全身皮肤黏膜无黄染,无皮下结节、水肿,无肝掌、蜘蛛痣,全身浅表淋巴结无肿大。头颅无畸形、压痛、包块,毛发分布正常,眼睑无水肿,结膜无充血,眼球无震颤,巩膜无黄染,双侧瞳孔等大等圆,对光调节反射正常,外耳道无异常分泌物,乳突无压痛,听力正常,口唇无发绀,口腔黏膜无溃疡。伸舌居中,无震颤,齿龈无肿胀、出血,咽部黏膜无充血,扁桃体无肿大。颈软,颈动脉搏动正常,颈静脉无怒张,气管居中,肝颈静脉回流征(-)。甲状腺无肿大,无压痛、包块、血管杂音。胸廓对称,无畸形,胸骨无叩痛,乳房正常对称,呼吸运动正常,肋间隙无增宽、变窄,呼吸规整,语颤无增强及减弱,无胸膜摩擦感,叩诊清音,肺下界位于锁骨中线第 6 肋间,双肺呼吸音清,未闻及干湿啰音、胸膜摩擦音。心前区无隆起,无震颤及心包摩擦感,心浊音界无扩大,心率 75 次/min,律齐,各瓣膜听诊区未闻及杂音,无心包摩擦音。桡动脉脉率 75 次/min,脉律规整,无毛细血管搏动征,无股动脉枪击音。脊柱正常生理弯曲,无畸形、压痛、叩击痛,活动度正常,四肢无畸形,四肢肌力、肌张力正常,关节活动度正常,双下肢无水肿,无静脉曲张,痛、温、触觉正常,无共济失调。浅反射存在,腱反射正常引出,双侧 Babinski 征(-),脑膜刺激征(-)。

专科查体:腹部平坦,对称,无腹壁静脉显露,未见包块、肠型和蠕动波,右下腹麦氏征(+),可触及肌紧张及反跳痛。肝脾肋下未触及,墨菲征(-),腹部叩诊呈鼓音,肝上界在右锁骨中线第 5 肋间,肝肾区无叩击痛,无移动性浊音,肠鸣音 4 次/min,未闻及血管杂音。

既往史:否认肝炎、结核、疟疾病史,否认高血压、糖尿病、心脏病病史,否认精神病病史,否认手术、外伤、输血史,否认食物、药物过敏史,预防接种史不详。

个人生活史:久居本地,有吸烟史 20 年,每日约半包,平时较少参加体育锻炼,高中文化程度。喜欢打扑克牌和钓鱼,性格较外向开朗,经济状况一般。

辅助检查:

血常规:白细胞计数 18.97×10^9/L,中性粒细胞百分比 88.80%,淋巴细胞百分比 7.2%,中性粒细胞计数 16.82×10^9/L,淋巴细胞计数 1.37×10^9/L,嗜酸性粒细胞计数 0.01×10^9/L。

降钙素原:0.68μg/L。

诊断:急性化脓性阑尾炎。

经急诊行腹腔镜下阑尾切除术,术后第 2 天,腹痛明显缓解,仍诉腹胀。

二、康复评定
(一)功能评定
1.感觉功能评定 NRS 评分 3 分。

2.运动功能评定 四肢肌力、关节活动度无明显异常。

3.平衡功能评定 采用 Berg 平衡量表评定,得分 48 分(总分 56 分)。表现为能独立抬起一条腿且保持 3～5 秒；站立位时能在监护下从地面拾起物品；能在一个方向用 4 秒或更短的时间安全转一圈。

4. 心理功能评定　SAS 评分为 65 分，SDS 评分为 45 分。

（二）结构评定

全腹 CT 示阑尾增粗，周围脂肪间隙模糊。

（三）活动评定

采用 MBI 量表，得分为 95 分。其中上下楼梯一项得分为 5 分，其余项均为满分。

（四）参与评定

患者目前以"轻度腹痛、腹胀"为主要症状，职业无明显影响；高中文化程度，喜欢打扑克牌和钓鱼，性格较外向开朗；自患病以来，休闲、娱乐活动明显受限。

（五）环境与个人因素

1. 患者于市区居住，购物方便，家住 5 楼，外出活动受限。

2. 高中文化程度，性格较外向开朗，依从性较好，配合度较高。

三、康复诊断

（一）功能障碍

1. 感觉功能障碍　主要表现为右下腹轻度疼痛及腹胀。

2. 运动功能障碍　运动功能无明显受限。

3. 平衡功能障碍　因腹部轻度疼痛和腹胀，导致呼吸功能受限、功能性行走受限。

4. 心理功能障碍　焦虑、紧张情绪。

（二）结构异常

影像学示阑尾增粗，周围脂肪间隙模糊。

（三）活动受限

表现为上下楼梯受限。

（四）参与受限

表现为社交、休闲娱乐和户外活动受限。

四、康复目标

1. 近期目标　缓解腹部疼痛及腹胀，促进局部炎症的吸收，消除焦虑情绪，改善上下楼梯活动能力。

2. 远期目标　恢复腹式呼吸及功能性行走能力；恢复社交、休闲娱乐能力。

五、康复方案

1. 物理治疗　激光疗法（右下腹 2 次 /d）、超短波疗法（右下腹 2 次 /d）、中频脉冲电疗法（2 次 /d）。

2. 作业治疗　ADL 训练（1 次 /d）、呼吸训练（1 次 /d）、平衡功能训练（1 次 /d）。

3. 康复辅具　无特殊。

4. 康复护理　康复宣教，配合普外科微创术后专科护理，主要包括术前及术后康复教育。

术前教育：使患者对围术期的医疗行为有充分的理解和认识；了解早日下床活动、早期进食进水对恢复的帮助，增强患者和家属对康复的信心；用腹带绑住患者腹部，以训练患者进行有效的胸式呼吸，调整呼吸方式；深呼吸训练，即采用坐位或半卧位用鼻吸气，直至不能再吸入空气为止，再缓慢呼气，吸气与呼气时间比例为 1:2～1:3，以训练患者的呼吸肌功能。

术后教育：指导患者有效咳嗽，即指导患者深吸一口气，屏气 1～3 秒，并爆发式地用力咳嗽数次，促进痰液的顺利排出；吹气球呼吸训练法，即在常规方法的基础上，每次叩背咳嗽排痰后，指导患者尽力吸气将气球吹起，注意不要漏气，使气球直径达到 15～30cm，反复训练 10～15 分钟。

5.心理治疗 由于疼痛及腹胀，患者焦虑、紧张情绪明显。因此，心理治疗以心理疏导和支持为主，帮助患者树立信心，尽早下地活动，避免一系列并发症的发生。

六、实施康复治疗

医护治一体化查房、共同制订治疗方案后，管床医师统筹安排治疗，PT 和 OT 治疗师负责具体实施治疗方案，管床护士负责护理方案的实施和康复教育。

（陈　静）

第八章

内分泌系统疾病康复临床思维模式

第一节　糖尿病案例

　　糖尿病（diabetes mellitus，DM）是一组以慢性血葡萄糖水平增高为特征的代谢性疾病，是由于胰岛素分泌和／或作用缺陷所引起。长期血糖升高可引起多系统损坏，导致眼、肾、神经、心脏、血管等组织器官的慢性进行性病变、功能减退及衰竭，病情严重时会出现危及生命的急性并发症，如糖尿病酮症酸中毒、高血糖高渗综合征。近年来我国糖尿病患病率显著增加，2015—2017 年中华医学会内分泌学分会在全国 31 个省进行的甲状腺、碘营养状态和糖尿病的流行病学调查显示：我国 18 岁及以上人群糖尿病患病率为 11.2%。糖尿病导致的主要功能障碍包括患者生理功能障碍（实验室检查结果异常、靶器官损害）、心理功能障碍（焦虑、抑郁、人格障碍等）、日常生活活动受限、社会参与能力受限。糖尿病康复治疗通常采用综合治疗方法，主要包括运动治疗、饮食治疗、药物治疗、心理治疗、糖尿病健康教育等，其中运动治疗是糖尿病康复治疗中最重要的组成部分，在 2 型糖尿病患者的综合管理中占重要地位。《中国 2 型糖尿病防治指南（2020 年版）》指出医学营养治疗和运动治疗是控制高血糖的基础治疗措施，应贯穿于糖尿病管理的始终。

一、病史摘要

　　患者，男，45 岁，因"多食、多饮、多尿 4 年，加重 1 周"入院。

　　现病史：4 年前患者因"多食、多饮、多尿"于当地医院就诊，测随机血糖 21.00mmol/L；尿常规：葡萄糖 +++，酮体 ++，蛋白 ++；血酮体 +；被诊断为"糖尿病并酮症"，予以"胰岛素"降糖及补液消酮等对症处理，血糖稳定。患者被诊断为"2 型糖尿病"，医师建议应用"二甲双胍 1.5g，每晚 1 次；沙格列汀 5mg，1 次 /d"控制血糖治疗，空腹血糖维持在 5.00mmol/L 左右，餐后 2 小时血糖维持在 8.00mmol/L 左右，多食、多饮、多尿症状改善，院外饮食控制一般，运动较少，服药不规律。9 个月前感口干、乏力、恶心、呕吐、腹痛，至当地医院急诊测随机血糖 23.90mmol/L，血酮体 2.70mmol/L，诊断为"2 型糖尿病并发酮症"。予以"胰岛素"降糖消酮、充分补液、营养支持及抑酸护胃等对症处理，酮症纠正，上述症状明显改善，血糖控制平稳，调整降糖方案为"二甲双胍 1.5g，每晚 1 次；沙格列汀 5mg，1 次 /d"，血糖控制平稳出院。院外规律服药，饮食控制正常，运动适量，多食、多饮、多尿症状不明显，无视物模糊，无肢体麻木，无双下肢水肿，无心前区不适等，空腹血糖维持在 6.00mmol/L 左右，餐后 2 小时血糖维持在 8.00mmol/L 左右。近 1 周来患者自觉多食、多饮、多尿明显加重，偶有视物模糊，无恶心、呕吐、腹痛，无下肢水肿，无肢体麻木，无心前区不适等，为求进一步诊治，遂再至医院就诊。门诊以"糖尿病"为诊断收入院。患者自发病以来神志清楚，精神可，睡眠正常，食欲正常，大便正常，小便正常，反复血糖控制欠佳，近 4 年来体重下降约 4kg。

　　入院查体：体温 36.5℃，脉搏 109 次 /min，呼吸 23 次 /min，血压 126/90mmHg；神志

清楚，步入病房，自主体位。皮肤巩膜无黄染，全身浅表淋巴结未扪及肿大。颈静脉正常。双肺呼吸音清，未闻及干湿啰音。心界不大，心率 109 次 /min，心律齐，各瓣膜区未闻及杂音。全腹柔软，无压痛及反跳痛，腹部未触及包块，肝脏肋下未触及。双下肢无水肿。

专科查体：发育正常，营养中等，BMI 29.76kg/m^2，粗测视力正常。四肢肌力、肌张力正常，双侧腱反射对称存在，双侧 Hoffmann 征阴性，双侧 Babinski 征阴性。双侧足背动脉搏动正常，四肢浅感觉（温觉、痛觉、触觉）和深感觉（运动觉、振动觉和位置觉）正常。

既往史：无高血压、冠心病、脑血管病等慢性病病史。无肝炎、结核等传染病病史。无手术、外伤，无输血、献血史。无药物及食物过敏史。预防接种随计划免疫进行。

个人生活史：居住城市，无外地久居史，无地方病疫区居住史，无放射线及工业毒物、粉尘接触史，无冶游史。吸烟 10 余年，20 支 /d，饮酒 10 余年，100ml/d。无疫情高发地区旅居等流行病学史。25 岁结婚，爱人体健，夫妻感情和睦，育有 1 子，身体健康。饮食不规律，体育锻炼较少，大专文化程度，性格随和，经济状况一般。

诊断：2 型糖尿病。

处理：①完善血尿常规、粪常规、血生化、甲状腺功能、糖化血红蛋白、凝血功能、感染五项、超声（腹部、甲状腺、心脏）、心电图、骨密度、眼底、肌电图等相关检查，明确糖尿病并发症及合并症；②治疗上，给予原方案，二甲双胍＋达格列净＋格列美脲降糖，监测血糖、血压情况；③加强糖尿病健康教育，观察病情变化，及时对症处理。

二、康复评定

（一）生理功能评定

1. 一般状况　BMI 29.76kg/m^2。

2. 实验室检查　①血常规各值均在正常参考范围内；②尿常规：尿糖（＋），尿蛋白（－）；③生化：空腹血糖 9.14mmol/L，糖化血红蛋白 10.9%，总胆固醇 6.99mmol/L，甘油三酯 5.77mmol/L，高密度脂蛋白胆固醇 0.572mmol/L，尿酸 689μmol/L，电解质、甲状腺功能各值均在正常参考范围值内。

3. 靶器官损害程度评定

（1）双眼视力下降，左眼裸视力 0.8，右眼裸视力 1.0，检眼镜检查提示双眼眼底微血管瘤、小出血点。

（2）心电图：①窦性心动过速；②T 波改变。超声心动图：三尖瓣轻度反流，左心室舒张功能下降。

（3）肌电图：四肢周围被检神经传导未见明显异常。

（4）双侧足背动脉搏动正常。

（5）左侧踝肱指数 1.12，右侧踝肱指数 1.06。

（二）心理功能评定

1. SAS（共 20 个项目，4 级评分），得分 55 分，表现为轻度焦虑，长期饮食控制、频繁监测血糖，给患者生活带来极大的不便，加重患者生活及经济负担，对并发症的担心以及对未来能否正常生活的担心给患者带来沉重的精神心理负担。

2. SDS（共 20 个项目，4 级评分），评分 35 分，正常，无抑郁表现。

（三）活动评定

1. 基础性日常生活活动评定　采用 MBI 量表，ADL 得分 100 分（满分 100 分）。

2. 工具性日常生活活动评定　IADL 得分 24 分（满分 24 分）。

（四）参与评定

采用 SF-36 评定，结果如下：生理功能 80 分；生理智能 25 分；躯体疼痛 100 分；一般健康状况 70 分；社会功能 37.5 分；情感职能 33.3 分；精神健康 60 分；精力 70 分；健康变化 25 分。

（五）环境与个人因素

患者从事公司职员工作，喜欢美食，喜欢聚餐，常熬夜，性格随和。

三、康复诊断

（一）生理功能障碍

1. BMI 提示肥胖。

2. 主要表现为空腹血糖、糖化血红蛋白、尿糖、总胆固醇、甘油三酯、高密度脂蛋白胆固醇及尿酸指标异常。

3. 检眼镜提示出现眼视网膜病变。

（二）心理功能障碍

表现为轻度焦虑。

（三）活动受限

目前生活独立，无须依靠，暂无明显活动受限。

（四）参与受限

表现为工作和社交受限。

四、康复目标

1. 近期目标

（1）监测血糖，控制血糖水平，使血糖降到正常或接近正常水平。

（2）纠正脂代谢紊乱及其他代谢异常。

（3）防止或延缓并发症的发生，降低患者的致残率和病死率。

（4）消除焦虑情绪。

2. 远期目标

（1）掌握糖尿病的防治知识和必要的自我监测能力。

（2）控制体重，维持较好的健康和劳动能力。

（3）恢复正常工作、生活和社交；提高生活质量。

五、康复方案

1. 物理治疗　物理治疗中的运动疗法是糖尿病康复治疗中最重要的组成部分，完整的运动处方包括运动方式、运动强度、运动时间、运动频率和注意事项。

（1）运动方式：选择低至中等强度的有氧运动，采用较多肌群参与的持续性周期性运动，结合患者兴趣，选用步行、慢跑、游泳、有氧体操、太极拳等，也可选用功率自行车、活动平板。步行是 2 型糖尿病患者最常用、最简易的有氧运动训练方式，根据步行时速度是否改变可分为变速步行法和匀速步行法。变速步行法一般先中速或快速行走 30 秒至 1 分钟，后缓步行走 2 分钟，交替进行，每日 1000～2000m；匀速步行需坚持每日 1500～3000m 路程，行走速度保持均匀而适中、不中断走完全程。可根据体力逐渐增加行走的路程，每次走完以略感疲劳为度。

（2）运动强度：该患者的运动强度以中等强度或者略低于中等强度为宜，运动强度过低只能起安慰作用，运动强度过大则无氧代谢比例增加，治疗作用降低，且可能因机体处于氧化应激状态而加重原有并发症脏器的损害。运动强度决定运动治疗的效果，一般以运动中心率作为评定运动强度的指标。临床上将能获得较好运动效果，并能确保安全的运动心率称为靶心率。可通过以下几种方式计算靶心率：①运动试验（采用心电运动试验）中最高心率的60%～80%，患者运动试验最大耐受心率为 175 次 /min，该患者靶心率为 105～140 次 /min；②按年龄计算，（170- 年龄）次 /min，该患者为 125 次 /min；③按安静心率计算，该患者安静心率为 72 次 /min，则靶心率 = 安静心率 + 安静心率 ×（50%～70%）=108～122 次 /min。具体可结合临床和个人习惯制订。

（3）运动时间：训练前进行 5～10 分钟的缓慢步行或保健操等低强度的缓和热身活动，然后运动训练一般从 10 分钟开始，适应后逐渐增加至 30～40 分钟，达到靶心率的运动训练时间以 20～30 分钟为宜，最好每周能最少进行 150 分钟的中等强度以上的有氧运动。运动强度较大时训练持续时间可相应缩短。训练后进行 5～10 分钟的慢走、自我按摩等低强度的放松活动。

（4）运动频率：每周 3～4 次，相邻两次运动间隔不超过 2 天为宜，该患者身体条件较好，且运动后不觉疲劳，鼓励坚持每日 1 次。运动间歇超过 3～4 天，运动锻炼的效果及蓄积作用会减少而难以产生疗效。

（5）注意事项：①实施运动前必须有热身活动和放松运动，避免心脑血管意外发生或肌肉关节损伤；避免空腹运动，餐后 30 分钟到 1 小时进行运动，注意避开药物作用的高峰期，或适当减少口服药物的剂量，避免发生低血量；训练过程中应选用合适的袜子和软底的运动鞋，避免在坚硬地面进行，尽可能选择如草地、塑胶等松软场地进行运动，减少地面对关节引起的损伤；足底有轻微破损时，应停止运动，给予及时处理，防止破损扩大。②该患者眼底检查结果示轻度糖尿病非增殖性视网膜病变，除对头部震动特别大运动（如拳击、跳水）之外，运动方式无特殊禁忌。③运动可穿戴设备的使用（如计步器）有助于提升运动依从性。

2. 作业治疗　患者目前生活独立，无须依靠，暂无明显活动受限，作业治疗可进行适应患者的职业训练。

3. 康复辅具　必要时可配备特殊鞋袜以减轻糖尿病足部压力避免糖尿病足发生。

4. 心理治疗　糖尿病是一种慢性疾病，患者常会出现各种心理障碍，如焦虑、抑郁、人格障碍、药物成瘾、认知功能障碍等，不利于患者病情的稳定。伴有抑郁焦虑的糖尿病患者血糖不易得到满意控制，微血管和大血管并发症发生的风险可能高于普通糖尿病患者。糖尿病患者在疲劳、焦虑、失望和激动时，可出现血糖升高，胰岛素分泌受到抑制，致使血胰岛素水平下降，血糖升高，因此必须重视糖尿病患者的心理康复。针对该糖尿病患者的轻度焦虑，心理治疗主要包括支持疗法、心理分析疗法、集体疗法、家庭心理疗法、反馈疗法、音乐疗法。

（1）支持疗法：支持患者渡过心理危机、引导患者有效适应面对的困难。

（2）心理分析疗法：与患者有计划、有目的地交谈，听取患者对病情的叙述，帮助患者对糖尿病有完整的认识，建立起战胜糖尿病的信心。

（3）集体疗法：以集体为单位，为其讲解糖尿病相关知识，邀请疗效较好的患者作经验介绍，起到示范作用。每周 2～3 次，每次 1 小时左右。

（4）家庭心理疗法：与患者家庭每一位成员交流患者情况，让家庭每一位成员能够理解、支持、体贴、同情、爱护和帮助患者，消除患者精神压力、减轻躯体痛苦。

（5）反馈疗法：借助肌电生物反馈训练，放松肌肉，消除心理紧张。

（6）音乐疗法：通过欣赏轻松、愉悦的音乐，消除患者烦恼和焦虑，消除心理障碍。

5. 康复护理健康教育 糖尿病健康教育被公认是糖尿病治疗成败的关键，包括知、信、行三个方面。知是使患者掌握糖尿病知识、提高患者对疾病的认识；信是增强患者信心，使其坚信糖尿病通过科学合理的治疗是可以控制的；行是通过认知行为治疗将健康的生活方式落实到患者的日常生活活动中。通过健康教育，改变患者不良生活习惯（如吸烟、喝酒、熬夜等），控制危险因素和疾病的进一步发展。糖尿病具体教育包括疾病知识、饮食指导、运动指导、药物指导、血糖自我监测、糖尿病日记、并发症的预防及应急情况处理。

6. 饮食治疗 饮食治疗是糖尿病的基本治疗措施之一。

（1）计算总热量：根据表 8-1-1 计算该患者总热量。该患者从事职员工作，属轻体力劳动，BMI 为超重，选择 20kcal。总热量 = 标准体重（身高 -105）× 每天每千克标准体重所需热量 =63kg×20kcal/kg=1260kcal。

表 8-1-1 不同身体活动水平的成人糖尿病患者每天能量供给量

单位：kJ/kg（kcal/kg）

身体活动水平	体重过低	正常体重	超重或肥胖
重（如搬运工）	188～209（45～40）	167（40）	146（35）
中（如电工安装）	167（40）	125～146（30～50）	125（30）
轻（如坐式工作）	146（35）	104～125（25～30）	84～104（20～25）
休息状态（如卧床）	104～125（25～30）	84～104（20～25）	62～84（15～20）

（2）营养素的热量分配：①碳水化合物的摄入量占总热量 50%～60%；脂肪量按每天每千克体重 0.6～1.0g 计算，热量不超过全天总热量的 30%；蛋白质的摄入量按成人每天每千克体重 0.8～1.2g 计算，约占总热量的 15%，此外还应包括丰富的食物纤维。②该患者一天蛋白质总量可按标准体重（身高 -105）计算，应为 168-105=63g，计算 63g 蛋白质可提供的热量（每克蛋白质含热量 4kcal）为 63×4=252kcal；由于患者 BMI 偏高，一天脂肪需要量可按每千克体重 0.7g 计算，故每天脂肪需要量 63×0.7=44.1g，计算 44.1g 脂肪可提供的热量（每克脂肪含热量 9kcal）=44.1×9kcal=396.9kcal；碳水化合物提供的热量 = 总热量 - 蛋白质提供的热量 - 脂肪提供的热量 =1260kcal-252kcal-396.9kcal=611.1kcal；一天需提供的碳水化合物量（每克碳水化合物含热量 4kcal）=611.1kcal÷4=152.8g。

（3）制订食谱：每天三餐分配为 1/5、2/5、2/5 或 1/3、1/3、1/3，也可按四餐分配为 1/7、2/7、2/7、2/7。

7. 药物治疗 患者目前应用三种降糖药物，血糖控制欠佳，经内分泌医师会诊后，予以调整药物用量（二甲双胍 1.5g、每晚 1 次，沙格列汀 10mg、1 次 /d，格列美脲 2mg、1 次 /d），并建议调整药物后根据血糖监测结果来调整剂量。

六、实施康复治疗

医护治一体化查房，医护治共同制订治疗方案，管床医师统筹安排治疗方案和治疗时间，PT 治疗师、OT 治疗师、心理治疗师、营养师具体实施治疗方案，管床护士实施护理方案及重点加强健康教育。

（李 哲）

第二节　骨质疏松症案例

骨质疏松症（osteoporosis，OP）是最常见的骨骼疾病，是一种以骨量低、骨组织微结构损坏、导致骨脆性增加、易发生骨折为特征的全身性骨病。骨质疏松症的诊断推荐使用 WHO 诊断标准，即基于双能 X 线吸收法测量，骨密度值下降等于或超过同性别、同种族健康成人的骨峰值 2.5 个标准差为骨质疏松；此外，发生了脆性骨折在临床上即可诊断为骨质疏松症。我国 50 岁以上人群骨质疏松症患病率女性为 20.7%，男性为 14.4%。骨质疏松性骨折（或称脆性骨折）指受到轻微创伤或日常活动中即发生的骨折，常见部位是椎体、髋部、前臂远端、肱骨近端和骨盆等。女性一生发生骨质疏松性骨折的危险性 40%，男性一生发生骨质疏松性骨折的危险性 13%。骨质疏松症初期通常没有明显的临床表现，因而被称为"寂静的疾病"。但随着病情进展，患者会出现骨痛、脊柱变形，甚至发生骨质疏松性骨折等后果，对心理状态及生活质量产生影响。针对骨质疏松症的康复治疗主要包括运动疗法、物理因子治疗、作业疗法及康复工程等，以运动疗法为主，其可增强肌力与肌耐力，改善平衡、协调性与步行能力，改善骨密度、维持骨结构，降低跌倒与脆性骨折风险等。

一、病史摘要

患者，女，81 岁，因"右侧桡骨骨折后 4 年，腰背疼痛 3 年，加重 1 周"门诊就诊。

现病史：4 年前户外活动中不慎跌倒，致右侧桡骨骨折，外固定治疗 8 周。3 年前无明确诱因出现持续性腰背部疼痛，逐渐加重趋势。疼痛不伴明显双下肢放射，自觉双下肢力量弱，无明显踩棉感、大小便障碍等。腰椎 MRI 提示"$L_{4\sim5}$、$L_5\sim S_1$ 椎间盘膨出，未见明显神经根受压"，头颅 MRI 提示"多发腔隙性脑梗死灶"。翻身或起坐时、长时间行走时及负重活动时疼痛加重，日间平卧休息可缓解，VAS 评分 3～5 分。自行口服镇痛药物（具体不详）可缓解。影响家务劳动、外出购物等日常活动。近 3 年来身高下降约 2cm，无明显体重下降。1 个月前就诊于内分泌科，予抗骨质疏松治疗，建议康复医学科就诊。1 周前上述症状加重，患者为求进一步康复治疗就诊。

查体：身高 158cm，体重 67kg，血压 132/67mmHg，心率 68 次 /min。神清语利，安静面容，家人搀扶步行入室。心肺腹（-）。

专科查体：胸椎轻度后凸畸形，腰椎活动度可，脊柱广泛叩击痛。四肢肌肉欠饱满，双下肢肌力 4～5⁻ 级，肌张力可。右侧腕关节轻度活动受限，余四肢各关节活动度可。行走步基略宽、步幅略小，上肢伴随动作正常。

既往史：2009 年诊断高血压，口服药物控制可，无明显头晕、心悸。否认糖皮质激素使用史。

个人生活史：久居北京，从事教师工作，已退休，平素活动锻炼少，喜食素食。49 岁绝经。家庭经济状况可，居住 15 层（有电梯）。

辅助检查：骨密度示，腰椎 T 值 -2.8，股骨颈 T 值 -3.0。腰椎 X 线示，腰椎骨质增生。

诊断：①绝经后骨质疏松；②右桡骨骨折后遗症期；③高血压；④腔隙性脑梗死。

二、康复评定
（一）功能评定

1.感觉功能评定　VAS 评分静息时 3 分，负重活动时 5～6 分，口服止疼药物后 1～2

分。躯干、四肢深浅感觉可。

2. 运动功能评定　6分钟步行试验320m（中度降低）。双上肢肌力近端、远端5⁻级，双下肢肌力近端、远端4级。

3. 平衡功能评定　Berg平衡量表评定，得分37分，有跌倒风险（扣分项：从坐到站3分，从站到坐3分，转移3分，无支持闭目站立2分，双脚并拢无支持站立3分，站立情况下双上肢前伸3分，站立位从地面拾物2分，转身向后看2分，原地转360°2分，将一只脚放在凳子上2分，无支撑情况下两脚前后站立2分，单脚站立2分）。

4. 心理功能评定　焦虑自评量表（SAS）评分40分（轻度焦虑），主要担心病情进一步加重影响自理能力；抑郁自评量表（SDS）评分50分（正常）。

（二）结构评定

四肢各关节不肿，右侧腕关节轻度活动受限，活动度大致正常。胸椎轻度后凸畸形。骨密度：腰椎T值-2.8，股骨颈T值-3.0。

（三）活动评定

1. 基础性日常生活活动（BADL）评定　MBI：100分/100分，完全独立。

2. 工具性日常生活活动（IADL）评定　上街购物2分/3分，外出活动3分/4分，食物烹饪3分/3分，家务维持3分/4分，洗衣服2分/2分，使用电话的能力3分/3分，服用药物3分/3分，处理财务能力2分/2分。

（四）参与评定

患者已退休，职业无影响。大专文化程度，看书、看电视、棋牌类休闲娱乐活动无影响。外出活动，如外出购物、就医等受限。

（五）环境与个人因素

1. 环境因素　家住15楼，有电梯，乘坐交通工具外出轻度受限。

2. 个人因素　患者大专文化程度，性格平和，无明显认知障碍，治疗依从性好。

三、康复诊断

（一）功能障碍

1. 感觉功能障碍　持续性腰背部疼痛，活动时加重。

2. 运动功能障碍　翻身、坐起及负重活动受限，疼痛相关。步行速度慢。

3. 平衡功能障碍　有跌倒史，平衡功能评定方面有跌倒风险。

4. 其他　无明显言语、认知等功能障碍。轻度焦虑，无抑郁。

（二）结构异常

右侧腕关节轻度活动受限，胸椎轻度后凸畸形。骨密度：腰椎T值-2.8，股骨颈T值-3.0。腰椎X线：腰椎骨质增生。

（三）活动受限

1. 基础性日常生活活动受限　无。

2. 工具性日常生活活动受限　表现为外出活动、家务活动受限。

（四）参与受限

休闲活动可，家务劳动、户外活动受限。

四、康复目标

1. 近期目标　缓解腰背部疼痛，改善焦虑，改善工具性日常生活活动能力。

2. 远期目标　预防或延缓骨密度进一步减低，改善骨质疏松，预防相关骨折发生。维持并提高活动能力，提高生活质量。

五、康复方案

康复治疗可改善骨质疏松症患者的疼痛，提高患者日常生活活动能力及生活质量，可作为骨质疏松症的辅助治疗措施。

1. 物理治疗

（1）物理因子治疗：低频脉冲电磁场（20Hz，5～10mT，40分钟，1次/d×30次），全身振动（4～20Hz，20分钟，1次/d×30次）。还可选择低强度脉冲超声、功能性电刺激、直流电钙离子导入、针灸等物理因子治疗。

（2）有氧运动：步行，低-中强度，速度2.3～3.5km/h，每周3～5次，每次把握强度下20～30分钟，慢走热身、放松各5分钟。累计1个月。鼓励参加日常生活活动，以及游泳、广播操、太极拳等有兴趣参与的体育运动。

（3）抗阻训练：选择低-中强度抗阻训练，包括腰背肌、腹肌、股四头肌、小腿三头肌肌力训练，强度选择10～15RM，每次2～4组，每周2～3次。累计1个月。

（4）柔韧性训练：每周脊柱不增加负重和前屈负荷的伸展运动，包括躯干伸展和旋转、髋外展牵伸、腘绳肌牵伸、腓肠肌牵伸、踝背屈、踝旋转、踝跖屈，每个动作10秒，重复3次，每周2～3次。

（5）平衡训练：进行平衡能力训练，预防跌倒和骨折；每周2～3次，每次20～30分钟。包括：

改变支撑面训练：双脚与肩同宽站立→双脚并拢站立→单脚站立，半串联站立→串联站立→直线行走；改变重心训练：走-停-走→走-停-后退步-走，对角线跨步-手臂向外上方摆动-返回；稳定肌群训练：脚跟站立-脚尖站立，持球动作，脚固定身体前后左右倾斜；减少手部支撑辅助，手抓紧→手轻扶→单手扶→手指扶→悬浮；减少视觉辅助：保持头部固定同时移动视线，聚焦移动中的物体，闭眼练习；减少前庭输入：注视某一事物同时移动头部，抬头-低头动作；减少脚踝和足部的感觉输入：泡沫垫、波速球、滚动板、平衡盘、训练垫上行走。1个月后再次进行康复评定，包括平衡、肌力等，制订下一阶段康复计划。

2. 作业治疗　指导翻身、坐起动作，避免引起腰椎过度活动等。根据患者居家环境进行相应改造，如床椅高度不宜过矮，床椅软硬度适中，室内布局建议宽敞、明亮、防滑、无地面障碍物，厨房台面高度适宜，减少弯腰。

3. 康复辅具　暂无特殊需求，若患者骨质疏松进一步加重，可使用框式助行器减轻腰背部压力。

4. 康复护理　预防骨质疏松的生活方式宣教，预防跌倒宣教。指导患者合理进行户外活动，保证充足的阳光照射，照射时间>30min/d。告知患者骨质疏松症的危险因素、危害、用药常识及饮食结构。使用骨折风险预测工具评定患者的骨折风险。

5. 心理治疗　进行心理疏导与心理支持治疗。

6.药物治疗　治疗骨质疏松症的药物主要包含钙补充剂、维生素D制剂、骨吸收抑制剂、骨形成剂以及影响骨代谢药物。

六、实施康复治疗

接诊医师首诊负责制，统筹安排物理因子治疗，PT、OT治疗师实施康复治疗，护士实施护理方案及健康宣教；必要时请内分泌科、骨科转诊多学科合作治疗。

（陈丽霞）

第三节　肥胖症案例

WHO关于肥胖的定义是可损害健康的异常或过量脂肪积累。肥胖是以体内脂肪细胞的体积和细胞数量增加，导致体脂占体重的百分比异常增高，并在某些局部过多沉积脂肪为特点的临床表现。据估计，目前全球成年肥胖人口约5亿，儿童和青少年肥胖率也在不断攀升；肥胖人群罹患高血压、糖尿病、血脂高、糖尿病、脂代谢异常、高尿酸血症/痛风等代谢性疾病相关症状及肥胖相关疾病的风险大幅增加，肥胖相关并发症已经给各国医疗系统带来沉重的负担。

《中国超重/肥胖医学营养治疗指南（2021）》强调，肥胖是一种复杂的慢性疾病，其治疗和管理应涵盖肥胖相关并发症和肥胖本身，改善患者整体的健康水平和生活质量。

一、病史摘要

患者，女，26岁，因"口干、乏力1年"入院。

现病史：患者无明显诱因出现口干、乏力，无明显昼夜节律，休息后症状无缓解，偶伴心悸、四肢关节酸痛不适，月经周期紊乱，活动后气促，无胸痛，无恶心、呕吐，无肢体麻木。睡眠鼾声较大，有间歇性头晕，测血糖2.4mmol/L，食用糖水后症状缓解，患者多次于外院门诊就诊，行中西医结合治疗（具体不详），效果不佳，上述症状逐渐加重，为进一步治疗就诊于内分泌科门诊，门诊以"内分泌功能障碍、反应性低血糖"收住院。患者自患病以来，精神疲倦，饮食一般，睡眠差，大小便正常，体重稍增加。

入院查体：血压128/84mmHg；体型肥胖；全身皮肤黏膜颜色正常；全身淋巴结未扪及肿大；心肺无异常；腹膨隆，腹式呼吸，无胃肠型、蠕动波，全腹软，无压痛、反跳痛，肝脾肋下未触及，墨菲征阴性，移动性浊音阴性；肠鸣音正常；外生殖器未查；脊柱四肢无畸形，关节无红肿，双下肢无水肿，四肢肌力、肌张力正常，生理反射正常，病理征未引出。

专科查体：体型肥胖，皮下脂肪增厚；无皮肤破损；胸廓正常，呼吸节律正常，双肺叩诊清，呼吸音稍低；心率85次/min，律齐，心音较遥远，未闻及病理性杂音；腹膨隆，肝脾肋下未触及。身高1.63m，体重91.0kg，BMI 34.3kg/m²；腰围92cm，臀围118cm，腰臀比0.78。

既往史：平素身体良好，否认高血压、冠心病、糖尿病等慢性疾病史。

个人生活史：出生并生长于原籍，否认血吸虫疫水接触史；否认地方高发病及传染病流行地区旅居史；否认吸烟、嗜酒，无常用药物及麻醉药品嗜好。否认工业毒物、粉尘、放射性物质接触史；否认冶游史。

辅助检查：血常规基本正常，尿常规、便常规正常；心电图无异常；胸部 X 线片未见明显异常。

餐后 1 小时胰岛素（Ins-1h）：232μU/ml ↑，餐后 1 小时 C 肽（C-P 1h）：14.82ng/ml ↑；餐后 2 小时胰岛素（Ins-2h）：98.70μU/ml ↑，餐后 2 小时 C 肽（C-P 2h）：18.53ng/ml ↑；HbA1c：5.8%；

OGTT：餐后 1 小时血糖 9.87mmol/L ↑；

皮质醇：0 点 0.226μg/dl、8 点 6.89μg/dl、10 点 5.166μg/dl；

促肾上腺皮质激素：0 点 3.346ng/L；8 点、16 点正常；

超声：甲状腺未见异常，双侧颈动脉、椎动脉未见异常，轻 - 中度脂肪肝，胆脾未见异常，双肾、双侧输尿管未见明显异常；

生化检查：谷丙转氨酶 61.4U/L；甘油三酯 2.17mmol/L ↑，尿酸 483μmol/L ↑，高密度脂蛋白胆固醇 1.07mmol/L ↓；催乳素：27.60μg/L ↑；抗胰岛素抗体、抗胰岛细胞抗体均阴性；风湿 11 项均阴性；肿瘤 5 项正常。

诊断：①肥胖；②内分泌功能紊乱；③脂肪肝；④高尿酸血症。

处理：完善相关检查；调脂、减重、饮食指导、心理健康咨询等处理。

二、康复评定

（一）功能评定

1. 感觉功能　口干感觉 NRS 4 分，四肢乏力感 NRS 5 分，四肢关节酸痛 NRS 3 分。

2. 运动功能　四肢、躯干各肌群肌力 4$^+$ 级，各关节活动度正常；Borg 呼吸困难评分 14 分；肺功能：FEV$_1$ 1.8L，FVC 3.5L；心功能：踏车运动试验 3 级。

3. 消化功能　无恶心、呕吐、腹痛、腹胀、黑便、便秘等不适；谷丙转氨酶 61.4U/L。

4. 内分泌代谢功能　餐后 1 小时和 2 小时胰岛素、C 肽均升高，OGTT 餐后 1 小时血糖升高，催乳素升高，尿酸升高，月经紊乱。

5. 血液系统　血常规正常。

6. 免疫系统　风湿 11 项均阴性。

7. 心理功能　匹兹堡睡眠量表 10 分；汉密尔顿抑郁量表评分 7 分。

（二）结构评定

1. BMI 34.3kg/m^2（肥胖Ⅰ级）。

2. 相对标准体重　肥胖度（%）=（91−58）/58×100%=56.9%。

3. 腰臀比（WHR）　腰围 92cm，臀围 118cm，腰臀比 0.78。

4. 脂肪含量　40%（水下称重法）；皮肤皱褶厚度 2cm。

5. 脏器检查　超声：轻 - 中度脂肪肝；甲状腺未见异常；胆脾未见异常；双肾、双侧输尿管未见明显异常；双侧颈动脉、椎动脉未见异常。MRI：头颅未见异常；胃镜：慢性浅表性胃炎，幽门螺杆菌阴性。

（三）活动评定

采用 MBI 量表，ADL 得分 100 分。

（四）参与评定

患者 26 岁，公司职员，较少参与对外工作，但在工作过程中久坐、搬起和移动物品、使用设备四处移动、使用交通工具移动、驾驶时，有一定影响。大学文化，经常加班，饮食、作息无规律，几乎没有参加体育锻炼，喜欢同学聚会、逛街、看电影。患病以来工作、休闲、娱乐及同学聚会活动因乏力、关节酸痛明显受限。

（五）环境与个人因素

1. 患者居住市区，上班、购物方便，家住 5 楼，有电梯；办公室在 15 楼，有电梯。

2. 大学文化，性格较内向，在处理压力方面有一定影响，能照顾自己健康和心理问题，能积极寻求帮助；依从性和配合度较好。

三、康复诊断

（一）功能障碍

1. 感觉功能障碍　口干、四肢乏力、关节酸痛。

2. 运动功能障碍　心肺功能下降。

3. 消化功能　食欲下降。

4. 内分泌代谢功能　血糖、血脂、血尿酸、催乳素代谢和分泌功能障碍；月经紊乱。

5. 心理功能　失眠，轻度抑郁。

（二）结构异常

肥胖、内脏脂肪沉积、皮下脂肪增厚、腰围增加、脂肪肝。

（三）活动受限

无明显异常。

（四）参与受限

患者工作、休闲、娱乐轻度受限。

四、康复目标

1. 近期目标　改善患者口干、乏力、关节酸痛症状，睡眠改善。

2. 远期目标　3 个月内减重 5kg，6 个月内减重 10kg；1 年内尽可能达到正常体重范围（60kg 左右），BMI 不超过 $25kg/m^2$；各项生化、内分泌指标到达正常；心肺功能正常；恢复正常日常工作、生活休闲活力和动力，达到身心愉快。

五、康复方案

1. 物理治疗　超声波治疗（四肢关节 1 次 /d），中频电疗法（四肢肌肉 1 次 /d），深层震动治疗（腹部 1 次 /d）；关节松动（双膝 1 次 /d），肌筋膜松解（腹部 1 次 /d）；肌力训练（四肢各肌群和躯干核心 2 次 /d）、有氧训练（全身性 1 次 /d）。

2. 医学营养治疗　限制糖和脂肪摄入，供给充足的蛋白质、维生素、矿物质

3. 心理治疗　提高患者对外表的自信心，以积极心态与同事、朋友、家人交流。

4. 药物治疗　可口服"二甲双胍 0.5g，1 次 /d"或"奥利司他 120mg，3 次 /d"；或皮下注射"利拉鲁肽 3.0mg，1 次 /d"。

5. 外科治疗　必要时可进行吸脂术、切脂术、胃转流术、空回肠分流术等。

六、实施康复治疗

医护治一体化查房，医护治共同制订治疗方案，管床医师统筹安排治疗时间，临床医

师、临床药师、物理治疗师、心理治疗师具体实施治疗方案，管床护士实施护理方案及健康宣教。

（罗庆禄）

第四节　痛风案例

痛风（gout）是一组嘌呤代谢紊乱所致的疾病，其临床特点为高尿酸血症（hyperuricemia）及由此而引起的痛风性急性关节炎反复发作、痛风石沉积、痛风石性慢性关节炎和关节畸形，常累及肾脏，引起慢性间质性肾炎和尿酸肾结石形成。在 2018 版欧洲抗风湿病联盟更新的痛风诊断循证专家建议中，将痛风的病程分为临床前期（无症状高尿酸血症及无症状尿酸盐晶体沉积）和痛风期（即临床期，分为痛风性关节炎发作期、发作间期及慢性痛风性关节炎期）。血清尿酸（尿酸酶法测定）：男性 >420μmol/L，女性 >350μmol/L，具有诊断价值。约 95% 以上急性痛风性关节炎的患者关节滑液中可发现尿酸盐结晶，具有极其重要的诊断意义。痛风属于全球性疾病，不同国家、地区的患病率有所差异。欧洲的患病率为0.9%～2.5%，美国的患病率也在逐年增长，从 1988—1994 年的 2.64% 升至 2007—2010 年的3.76%。我国尚缺乏全国范围的流行病学调查资料，根据不同时期、不同地区报告，目前我国痛风的患病率为 1%～3%，并呈逐年上升趋势。男性多见，女性大多出现在绝经期后，国家风湿病数据中心（CRDC）网络注册及随访研究的阶段数据显示，男性：女性为 15∶1，平均发病年龄 48.28 岁，近年来逐步趋于年轻化。50% 以上的痛风患者伴有超重或肥胖，可能与生活方式和饮食结构的改变有关。尿酸盐沉积在关节及关节周围软组织，引发痛风性关节炎，常表现为受累关节疼痛肿胀、关节活动受限、日常生活活动下降等。《中国高尿酸血症与痛风诊疗指南（2019）》指出，控制体重、规律运动、饮食管理为治疗痛风的总则。痛风性关节炎的康复治疗可以遵照《骨关节炎诊疗指南（2018 年版）》中物理治疗的方法，包括物理因子治疗及运动疗法等。

一、病史摘要

患者，男，56 岁，因"右足趾、左手指肿痛 5 年，双膝、肘关节肿痛 2 年，加重 3 天"入院。

现病史：5 年前患者饮酒后出现右足趾、左手指肿痛，患者未在意，自行口服镇痛药物后疼痛消失。此后每于饮酒或劳累、受寒后，出现疼痛，夜间痛明显。曾于当地诊所按"类风湿关节炎"处理，疼痛略有缓解。此后患者病情反复发作，时轻时重。2 年前于一次大量饮酒后出现双膝、肘关节肿痛，左手指近端破溃，流出少量灰白色分泌物，血尿酸高达736μmol/L，确诊为"痛风"，服用别嘌醇、秋水仙碱等，病情有所好转，遗留手指、足趾、膝及肘关节肿大伴关节活动受限。3 天前患者进食火锅后上述受累关节再次发生肿痛，自行服用镇痛药物，疼痛缓解不明显，影响行走，遂就诊于医院，门诊以"痛风性关节炎"收入康复医学科。病程中无发热，无晨僵，四肢无皮疹。

患者自发病以来，精神状态欠佳，饮食尚可，睡眠欠佳，大小便正常，体重未见明显减轻。

入院查体：体温 36.3℃，脉搏 74 次/min，呼吸 18 次/min，血压 120/82mmHg。神志清楚，痛苦面容，双拐辅助下步入病房。全身皮肤无黄染，无皮疹，淋巴结无肿大。心界不大，心音正常，节律规整，未闻及杂音。肺部听诊清音，无干湿啰音。腹部平坦，腹软，无压痛及反跳痛，未触及包块。四肢情况见专科查体。

专科查体：双膝、双肘关节，右第一、二足趾，左第四、五指近端肿胀；左肘，左第四、五指关节处可见痛风石形成；部分关节变形，局部皮温升高，疼痛 VAS 评分 7 分，夜间痛明显。右肘关节屈伸主被动活动未见异常；左肘伸肘：主动 25° 受限，被动 20° 受限，左肘屈肘未见异常。双膝关节浮髌试验阴性，右膝主被动关节活动度未见异常；左膝：伸膝，主动 15° 受限，被动 10° 受限；屈膝，主动 120° 受限，被动 125° 受限。双下肢肌力 4 级，肌张力正常，双侧腱反射正常，病理征阴性。余四肢关节未见明显异常。

既往史：无风湿、类风湿疾病病史。

个人生活史：居住市郊区，从事废品收集工作，生活不规律，早出晚归，饮酒史 20 余年，偶有醉酒史，吸烟史 10 年。初中文化程度，性格易怒。家庭经济状况一般，家住 4 楼，无电梯。

辅助检查：

自带门诊辅助检查：血尿酸 714μmol/L；肾功能、风湿三项未见异常；心电图、超声心动图未见异常。左肘关节 MRI：关节软骨缘破坏，关节面不规则，T_1、T_2 加权像呈斑点状低信号。双膝关节 X 线片：双膝关节间隙变窄，骨质增生，局部软组织肿胀。

诊断：痛风性关节炎。

处理：低嘌呤饮食，对症药物治疗（降尿酸、消肿、镇痛抗炎等药物）及系统康复治疗（物理因子治疗、运动疗法、作业疗法、康复辅具、健康教育等）。

二、康复评定

(一) 功能评定

1.感觉功能评定　主要为疼痛的评定，采用 VAS 评分（10 分），得分 7 分。

2.运动功能评定　右肘关节屈伸主被动活动未见异常。左肘关节限制性体位，左肘伸肘：主动 25° 受限，被动 20° 受限；左肘屈肘：除起始受限外未见异常。双膝关节浮髌试验阴性；右膝主被动关节活动度未见异常；左膝伸膝：主动 15° 受限，被动 10° 受限；左膝屈膝：主动 120° 受限，被动 125° 受限。双下肢肌力 4 级。

3.平衡功能评定　采用 Berg 平衡量表评定，得分 22 分（总分 56 分），有一定平衡能力，患者可在辅助下步行。表现为无支持站立、双脚并拢无支持站立、站立位时从地面捡起物品、站立位转身向后看、转身 360°、无支持站立时将一只脚放在台阶或凳子上、一脚在前无支持站立等方面受限。

4.心功能评定　心界不大，心音正常，节律规整，未闻及杂音。心功能评定采用 NYHA 分级，心功能 I 级。

5.心理功能评定　SAS 评分 52 分，SDS 评分 54 分。表现为轻度焦虑、抑郁，主要原因为疾病反复发作，且发病时疼痛较重，影响日常生活及睡眠。

(二) 结构评定

双膝、双肘关节，右第一、二足趾，左第四、五指近端肿胀；左肘，左第四、五指关节处可见痛风石形成。左肘关节 MRI：关节软骨缘破坏，关节面不规则，T_1、T_2 加权像呈斑点状低信号。双膝关节 X 线片：双膝关节间隙变窄，骨质增生，局部软组织肿胀。

(三) 活动评定

采用 MBI 量表评定，日常生活活动能力得分 65 分。其中上下楼梯、洗澡 0 分，穿衣、如厕 5 分，转移、平地行走 10 分，其余均为满分。

（四）参与评定

患者从事废品收集工作，因疼痛及关节活动受限，职业受一定程度影响。患者生活不规律，喜好聚餐饮酒、打牌，无其他喜好，患病以来娱乐、聚餐等活动明显受限。

（五）环境与个人因素

1. 环境因素　家住郊区，经济状况一般，家住 4 楼，患者上下楼梯、出行受限。

2. 个人因素　患者初中文化，性格易怒，沟通欠佳，依从性较差，治疗配合度欠佳。

三、康复诊断

基于上述康复评定的结果进行归纳总结，明确康复诊断。

（一）功能障碍

1. 感觉功能障碍　主要表现为受累关节疼痛，夜间痛明显。

2. 运动功能障碍　主要表现为左肘及左膝关节屈伸活动受限，双下肢肌力减退。

3. 平衡功能障碍　Berg 平衡量表评定，得分 22 分，分数小于 40 分，存在跌倒风险。主要表现在无支持站立、转身等方面受限。

4. 心功能评定　患者暂不存在心功能问题。

5. 心理功能障碍　存在焦虑、抑郁及违拗情绪，对疾病认知度不够，治疗配合度欠佳。

（二）结构异常

左肘关节软骨缘破坏，关节面不规则，可见尿酸盐结晶沉积。双膝关节间隙变窄，骨质增生。

（三）活动受限

日常生活活动能力受限，表现为上下楼梯、洗澡完全依赖，穿衣、如厕部分帮助，转移、平地行走需少量帮助或指导。

（四）参与受限

表现为无法从事此前工作，患者患病以来娱乐、聚餐等社交活动明显受限。

（五）环境与个人因素

家住 4 楼，楼层高度限制患者出行，家庭经济状况一般，部分治疗项目患者拒绝。患者存在焦虑、抑郁及违拗情绪，对疾病认知度不够，治疗配合度欠佳。

四、康复目标

1. 近期目标　控制血尿酸水平，缓解关节疼痛、肿胀，恢复左肘及左膝关节活动度，提高双下肢肌力及平衡能力，恢复行走能力。缓解紧张、焦虑、抑郁情绪，优化饮食结构。

2. 远期目标　恢复上下楼梯及如厕能力；提高社会参与能力；回归家庭及社会；控制血尿酸水平，延缓疾病进展，避免累及其他关节和心脏、肾脏等其他脏器。

五、康复方案

1. 物理治疗

（1）物理因子治疗：该患者既往痛风病史 5 年，此次急性发病 3 天。在痛风急性发作期首选冷疗，可采用冷疗机、冰袋冷敷，以达到镇痛、减轻水肿的作用，但每次不能超过 20 分钟。无热量的超短波和微波治疗，减轻疼痛和促进炎症的吸收。肌内效贴布也可应用于急性期的消肿和镇痛。在间歇期及慢性期，为了预防痛风急性发作，防止各种并发症的发生，可采用调制中频、干扰电、经皮神经电刺激疗法（TENS）治疗，以减轻疼痛、减少肌肉萎缩。红外线、红光、氦-氖激光、紫外线红斑量局部照射可改善局部血液循环，减轻局部的水肿，改善关节功能。

（2）运动疗法：痛风患者急性期应绝对卧床休息，抬高患肢，一般应休息至关节疼痛缓解72小时后方可恢复活动。缓解期适当运动可预防痛风发作，减少内脏脂肪沉积，减轻胰岛素抵抗。合理运动，不仅能增强体质、增强机体防御能力，而且对减缓关节疼痛、防止关节挛缩及肌肉失用性萎缩大有益处。但是，运动中必须注意以下内容：

1）避免剧烈运动和长时间的体力活动：剧烈运动可使患者出汗增加，血容量、肾血流量减少，尿酸排泄减少，出现一过性高尿酸血症。另外，剧烈运动后体内乳酸增加，会抑制肾小管排泄尿酸，可暂时升高血尿酸。目前已有大量资料证实，剧烈或长时间的肌肉活动后，患者呈现高尿酸血症，在这种情况下不利于患者病情改善，还可能诱发痛风发作。

2）坚持合理运动：可以选择一些简单的摄氧量适中的有氧运动，以步行、骑车及游泳最为适宜。该患者年龄56岁，针对50岁左右的患者以运动后心率达到110～120次/min、少量出汗为宜。每日早晚各30分钟，每周3～5次。这些运动既能起到锻炼身体的目的，又能防止高尿酸血症。患者在运动过程中，要做到从小运动量开始，循序渐进，关键在于坚持不懈。

2. 作业治疗　在对痛风患者功能障碍情况进行全面评价以后，对患者进行痛风疾病认识、痛风治疗和痛风预后情况的宣教，有利于提高患者对治疗的依从性。有目的、有针对性地从日常生活活动、职业劳动、娱乐活动中选择一些作业，指导患者进行训练，从而改善躯体功能，加大关节活动范围，增强肌力，改善心理状态，提高生活兴趣，使精神松弛，提高日常生活活动能力，早日回归工作岗位。

3. 康复辅具　在治疗中可应用合适的矫形器，具有固定制动、缓解疼痛、矫正畸形的作用，为患者制作适合的支具、拐杖、保护器及轮椅，避免受累关节负重，减轻关节的肿痛症状。另外，保持鞋袜的宽松，防止患肢的挤压摩擦，防止皮肤破溃。

4. 心理治疗　做好心理护理，理解、关心、体贴患者，告知患者诱发痛风的因素包括过度疲劳、寒冷、潮湿、紧张、饮酒、饮食、脚扭伤等，通过安慰、支持、劝慰、疏导和调整环境等方法来帮助患者认识疾病的性质等，调动患者的主动性来战胜疾病，积极配合治疗，早日康复。

5. 康复护理

（1）饮食起居：应采用低能量膳食，避免高嘌呤食物，保持理想体重。含嘌呤较多的食物主要包括动物内脏、沙丁鱼、蛤、蚝等海味及浓肉汤，其次为鱼虾类、肉类、豌豆等，而各种谷类制品、水果、蔬菜、牛奶、鸡蛋等含嘌呤最少。必要时常喝苏打水，碱化尿液，保持每日尿量在2000ml以上，以利于尿酸排出。避免过度劳累、紧张、饮酒、受冷、受湿及关节损伤等诱发因素。

（2）自我锻炼：避免关节运动疼痛，每日起床后和晚睡前，坚持按摩身体的各关节，早晚各30分钟左右，同时每晚睡觉前用热水泡脚20分钟。

（3）休闲性作业：养成良好的饮食习惯和生活方式，劳逸结合，避免精神紧张，再加以积极的运动锻炼，不仅可稳定患者病情，还可极大提高患者生活质量，是最主动的防治措施。

（4）注意事项：痛风患者不宜参加剧烈运动或长时间体力劳动，例如打球、跳跃、跑步、爬山、长途步行和旅游等。指导患者正确用药，观察疗效，及时处理不良反应。常见的药物不良反应有胃肠道刺激、皮疹、发热、肝损害、骨髓抑制等。

6.药物治疗

降尿酸治疗的指征：《中国高尿酸血症与痛风诊疗指南（2019）》推荐，痛风患者血尿酸≥480μmol/L 时，开始降尿酸药物治疗（证据级别：2C）。血尿酸≥420μmol/L 且合并下列任何情况之一时，开始降尿酸药物治疗：痛风发作次数≥2 次 / 年、痛风石、慢性痛风性关节炎、肾结石、慢性肾脏疾病、高血压、糖尿病、血脂异常、卒中、缺血性心脏病、心力衰竭和发病年龄 <40 岁（证据级别：2B）。建议痛风急性发作完全缓解后2～4 周开始降尿酸药物治疗，正在服用降尿酸药物的痛风急性发作患者不建议停用降尿酸药物（证据级别：2B）。建议痛风患者控制血尿酸水平 <360μmol/L，合并上述情况之一时控制血尿酸水平 <300μmol/L（证据级别：2B）。不建议将血尿酸长期控制在 <180μmol/L（证据级别：2B）。国内外学者均建议在痛风发作控制 2～4 周后起始降尿酸药物治疗；已服用降尿酸药物治疗的患者，急性发作期不建议停药。针对特殊人群，包括频发性痛风（急性发作≥2 次 / 年）、痛风石、肾石症、发病年龄 <40 岁、血尿酸水平 >480μmol/L、存在合并症（肾损害、高血压、缺血性心脏病、心力衰竭）等，一经确诊即应考虑降尿酸治疗。2019 年美国风湿病学会会议上公布的《痛风临床实践指南（草案）》中，对药物降尿酸治疗的指征按照不同推荐强度给出了建议，当痛风出现影像破坏、频繁发作（≥2 次 / 年）、存在痛风石时，强烈建议药物治疗。

（1）降尿酸治疗：结合该患者病史，血尿酸 714μmol/L，左肘关节 MRI"关节软骨缘破坏、关节面不规则"，痛风反复发作，存在痛风石，需开始药物降尿酸治疗。但因血尿酸波动可导致痛风急性发作，大多数痛风指南均不建议在痛风急性发作期开始时使用降尿酸药物，须在抗炎、镇痛治疗 2 周后再酌情使用。也有一些国外的痛风相关指南提出，在足量抗炎、镇痛药应用下，允许在痛风急性期进行降尿酸治疗，但该建议的依据来自小样本的随机对照研究，推荐级别弱，尚未被国内外学者普遍接受。急性发作期尽早应用秋水仙碱、非甾体抗炎药及泼尼松等药物治疗，迅速缓解症状。间歇期及慢性期为了预防痛风急性发作，防止各种并发症的发生，可用丙磺舒、苯溴马隆等促进尿酸排泄，选用别嘌醇、非布司他抑制尿酸合成，纠正高尿酸血症。《中国高尿酸血症与痛风诊疗指南（2019）》推荐别嘌醇、非布司他或苯溴马隆为痛风患者降尿酸治疗的一线药物（证据级别：1B）。

（2）碱化尿液：适当碱化尿液可以提高尿液 pH，降低尿酸性肾结石的发生风险，利于尿酸性肾结石的溶解，因此痛风患者需监测尿液 pH，使其控制在 6.2～6.9 之间。在降尿酸药物治疗过程中，需口服碳酸氢钠每日 0.5g～1.0g，3 次 /d，以碱化尿液，并多饮水，保持每日尿量在 2000ml 以上，以利于尿酸排出。痛风反复发作的患者，慢性炎症不易控制，虽经上述治疗，有时仍有局部关节酸痛或急性发作，此时可用小剂量秋水仙碱维持，每日 0.5～1mg 往往足以使症状得到控制，在用药期间应注意监测血常规、肝肾功能损害和各种不良反应。

降尿酸治疗的目标和疗程：痛风患者降尿酸治疗目标为血尿酸 <360μmol/L，并长期维持；若患者已出现痛风石、慢性痛风性关节炎或痛风性关节炎频繁发作，降尿酸治疗目标为血尿酸 <300μmol/L，直至痛风石完全溶解且关节炎频繁发作症状改善，可将治疗目标改为血尿酸 <360μmol/L，并长期维持。

六、实施康复治疗

医护治共同制订治疗方案，管床医师统筹安排，康复治疗师负责 PT、OT 及康复辅具治疗方案实施及治疗效果反馈，主管护士负责专科护理方案制订及实施、心理护理及健康宣教等内容。

（刘忠良）

第五节　甲状腺疾病案例

甲状腺肿瘤是头颈部常见的肿瘤，女性多见。症状为颈前正中肿块，随吞咽活动，部分患者还有声音嘶哑和吞咽困难、呼吸困难。甲状腺肿瘤种类多，有良性和恶性，一般来说，单个肿块，生长较快的恶性可能性大，年龄越小的甲状腺肿块恶性可能性越大。一般无明显症状，当瘤体较大时，会因为压迫气管、食管、神经而导致呼吸困难、吞咽困难、声音嘶哑等症状，当肿瘤合并出血而迅速增大时会产生局部胀痛。因甲状腺良性肿瘤有恶变可能，一部分虽然是良性，但呈"热结节"（即高功能性），所以需要积极治疗。

一、病史摘要

患者，女，43岁，因"发现颈部无痛性肿块1个月"入院。

现病史：患者1个月前无意中发现颈前部两个肿块，左侧较右侧大，无疼痛，偶有进食饮水呛咳，伴有声音嘶哑，无发热，长距离活动时有呼吸困难，停下来休息可缓解，无咳嗽咳痰、无恶心呕吐、无心悸气短等伴随症状。门诊甲状腺超声提示甲状腺多发囊实性结节。以"甲状腺腺瘤"收入院。患者病程中一般情况可，睡眠良好，大小便正常。

入院查体：体温36.6℃，脉搏82次/min，呼吸22次/min，血压125/75mmHg。神志清楚，平静病容，步入病房。皮肤巩膜无黄染，全身浅表淋巴结未扪及肿大。声音嘶哑，双侧瞳孔等大等圆，对光反射正常，辐辏反射正常。颈静脉正常。双肺呼吸音清，未闻及干湿啰音，未闻及胸膜摩擦音，心界不大，心律齐，各瓣膜区未闻及杂音。全腹柔软，无压痛及反跳痛，腹部未触及包块，肝脏肋下未触及。双下肢无水肿。

专科查体：颈部左侧触及约4cm×5cm包块，边界清，质地稍硬，与皮肤无黏连，随吞咽上下移动，右侧肿块触及不清，双侧颈部未触及肿大淋巴结。

既往史：无特殊。

个人生活史：居住市区，生活有规律，经常体育锻炼，大学本科文化程度，性格平和；经济状况一般，家住3楼。

辅助检查：甲状腺超声提示甲状腺多发囊实性结节。

诊断：甲状腺腺瘤。

二、康复评定

（一）功能评定

1.感觉功能评定　正常。

2.运动功能评定　心肺耐力减退，平地行走100m即出现呼吸困难，呼吸困难分级3级。

3.吞咽困难评定　洼田饮水试验评定为3级。

4.言语功能评定　声音嘶哑、低沉。

（二）结构评定

1. 体格检查　颈部包块。

2. 纤维喉镜　左侧声带麻痹固定。

3. 吞咽造影　咽期功能差。

（三）活动评定

1. 基础性日常生活活动　采用 MBI 量表，100 分，ADL 自理。

2. 工具性日常生活活动　采用 IADL 量表，24 分，能独立完成。

（四）参与评定

主要包括工作、社交及休闲娱乐等。社会参与能力采用文字描述或者 SF-36。

（五）环境与个人因素

基础性日常生活活动采用 MBI 量表评定，工具性日常生活活动采用 IADL 量表进行评定。

三、康复诊断

（一）功能障碍

1. 运动功能障碍　运动耐力受限。

2. 吞咽功能障碍

3. 言语功能障碍

（二）结构异常

左侧颈部包块左侧声带固定，左侧咽期吞咽功能差。

（三）活动受限

日常活动不受限。

（四）参与受限

剧烈活动受限。

四、康复目标

1. 近期目标　改善呼吸困难、吞咽困难、声音嘶哑。

2. 远期目标　回归正常生活。

五、康复方案

在外科处理完成甲状腺腺瘤手术后进行康复治疗。

1. 物理治疗　有氧运动。

2. 吞咽及言语训练　吞咽电刺激治疗、咽部肌肉的训练、嗓音训练以及呼吸肌训练等。

3. 心理治疗　以疏导和支持为主。

4. 康复护理　康复宣教、甲状腺专科康复护理。

六、实施康复治疗

医护治一体化查房，医护治共同制订治疗方案，管床医师统筹安排治疗时间，PT、ST 治疗师具体实施治疗方案，管床护士实施护理方案及健康宣教。

（闫金玉）

第九章

泌尿生殖系统疾病康复临床思维模式

第一节　神经源性肠道功能障碍案例

神经源性肠道功能障碍（neurogenic bowel dysfunction，NBD）指支配肠道的中枢或周围神经结构受损或功能紊乱导致的排便功能障碍。神经源性肠道功能障碍是脊髓损伤最常见的并发症之一，主要表现为便秘、大便失禁或二者交替。国内调查显示，58% 的脊髓损伤患者有严重便秘，50% 患者的排便需要依赖他人的帮助才能完成。NBD 是降低患者生活质量、延迟社会适应能力的重要原因之一。现代康复医学的主要治疗方法包括饮食调节、体育活动、手指直肠刺激（DRS）、药物及物理治疗。

一、病史摘要

患者，男，42 岁，因"脊髓损伤术后 1 月余"入院。

现病史：患者 1 月余前因一方泥土从 3m 高空掉落，砸至患者胸背部和左下肢，致患者胸腹部以下感觉及运动功能丧失，左下肢肿胀，无明显畸形，伴有呼吸困难、恶心，不伴意识障碍、咳嗽、咯血、血尿等。患者于外院就诊，诊断为"胸腰椎骨折伴脊髓损伤、左下肢胫骨骨折"，于全身麻醉气管插管下行经胸椎后路 $T_4 \sim T_5$ 骨折脱位复位、脊髓减压、$T_2 \sim T_7$ 内固定术 + 经后路 L_1 骨折复位、$T_{12} \sim L_2$ 内固定术和左胫骨骨折内固定术，并给予胸腔闭式引流及补液等处理。现患者存在双下肢活动障碍，胸部以下感觉障碍，小便失禁，大便干结难解伴腹胀，食用豆制品后腹胀加重，5～6 天排便 1 次，状似葡萄串，表面凹凸，使用开塞露后可排出糊状大便，现为求进一步诊治至笔者所在医院，门诊以"脊髓损伤、截瘫、神经源性肠、神经源性膀胱、胸腰椎骨折术后、左侧胫骨骨折术后"收入康复医学科。

患者自患病以来，食欲、精神、睡眠可，大小便障碍如前所述，体重无明显减轻。患者自受伤后双下肢站立行走不能，现坐轮椅代步。

入院查体：体温 36.1℃，脉搏 80 次 /min，呼吸 20 次 /min，血压 110/68mmHg。神志清楚，面容与表情安静，轮椅推入病房。皮肤无黄染，全身浅表淋巴结无肿大。双侧瞳孔等大等圆，直径 3mm，对光反射灵敏，调节反射正常。颈静脉正常。心界不大，心率齐，各瓣膜区未闻及杂音。全腹柔软，无压痛与反跳痛，腹部未触及包块，肝脏、脾脏肋下未触及。

专科查体：腹部稍膨隆，肠鸣音消失。腰背部及右胸部伤口、左下肢伤口愈合可，左膝、小腿肿胀。ASIA 分级 A 级。双上肢各关键肌肌力约 5 级，肌张力正常。双下肢各关键肌肌力 0 级，肌张力增高，改良 Ashworth 量表评级 1 级。左 T_4 平面以下针刺觉减退，右 T_3 平面以下针刺觉减退，双侧 T_5 以下针刺觉、温度觉、轻触觉消失。双侧腱反射活跃，右下肢病理征阳性。肛门处感觉消失，肛门括约肌紧张，肛门反射存在。

既往史：有输血史，其余无特殊。

个人生活史：居住云南省昭通市，从事体力劳动，性格平和。

辅助检查：

胸部 CT："胸椎骨折内固定术后"表现，多个胸椎体及附件、双侧多根肋骨、胸骨柄多发骨折；双侧胸腔少量积液伴双肺部分外压性肺不张。X 线片："左胫骨骨折内固定术后"表现，左小腿软组织肿胀。腹部 CT：胆囊颈部条状高密度影；肝左叶小片状稍低密度影；双肾少许斑片状稍高密度影，右肾体积稍缩小；胰腺、脾脏未见确切异常征象。血常规：血小板平均体积 8.70fl，血小板体积分布宽度 8.70%。尿常规：红细胞 17.40 个 /μl，细菌 264.30 个 /μl；粪便隐血：阴性。肝功能：白蛋白 37.1g/L，碱性磷酸酶 147.4U/L；肾功能：肌酐 47.3μmol/L；血脂：高密度脂蛋白胆固醇 0.87mmol/L；电解质：钾 4.25mmol/L，钠 138.4mmol/L，钙 2.14mmol/L。

诊断：①脊髓损伤（神经平面：T_3；ASIA A 级）；②神经源性肠道；③神经源性膀胱；④截瘫；⑤胸椎骨折（术后）；⑥胫骨骨折（术后）。

二、康复评定

(一) 功能评定

1. 肠道功能评定 排便困难，便秘，无便失禁。

2. 心理功能评定 采用 SAS，轻度焦虑状态，因行动不便、生活自理能力差，担心给家庭带来负担。

3. 脊髓损伤及左侧胫骨骨折后功能评定。

(二) 结构评定

1. 消化系统 肠道未见扩张。

2. 脊柱 "胸椎骨折内固定术后"表现，多个胸椎体及附件、双侧多根肋骨、胸骨柄多发骨折。

3. 肢体 "左胫骨骨折内固定术后"表现，左小腿软组织肿胀。

(三) 活动评定

采用 MBI 量表，ADL 得分 20 分，吃饭 10 分，穿衣 5 分，修饰 5 分。吃饭完全自理，穿衣需要帮助，能独立完成修饰，大小便不能控制，其余日常生活活动均需完全依赖他人。

(四) 参与评定

患者常年务农，喜好与朋友聚会。自患病后，工作、社交、娱乐均受限。

三、康复诊断

(一) 功能障碍

1. 神经源性肠道功能障碍 主要表现为肛门处感觉消失，无排便感。肛门括约肌张力增高，排便困难，肛门反射存在。可以采用神经源性肠道功能障碍评分进行评定。

2. 心理功能障碍 焦虑情绪。

(二) 结构异常

1. 消化系统 肠道未见扩张。

2. 脊柱 "胸椎骨折内固定术后"表现，多个胸椎体及附件、双侧多根肋骨、胸骨柄多发骨折。

3. 肢体 "左胫骨骨折内固定术后"表现，左小腿软组织肿胀。

（三）活动受限

表现为洗澡、控制大小便、如厕、床椅转移、行走和上下楼梯受限。

（四）参与受限

表现为社交、工作、休闲娱乐及户内外活动受限。

四、康复目标

1. 近期目标　改善肛门括约肌张力，在椅子排便器上利用重力和自然排便机制完成排便。预防肠梗阻。消除焦虑情绪，增强信心，坚持肌肉锻炼，防止肌肉萎缩，降低药物依赖性。

2. 远期目标　增强生活自理能力，提高生活质量。

五、康复方案

1. 物理治疗　中频电刺激治疗（腹部 1 次 /d）、骶神经功能磁刺激（1 次 /d）。

2. 作业治疗　ADL 能力训练（1 次 /d）、截瘫运动训练（1 次 /d）、心肺功能训练（1 次 /d）、直肠功能训练（1 次 /d）。

3. 康复辅具　配轮椅、椅子排便器以及防压疮床垫、坐垫。

4. 康复护理　制订肠道护理计划，调整饮食结构，每日纤维摄入量 38g，指导患者进食纤维含量高的食物（如玉米、新鲜蔬菜和水果等），避免食用豆制品、冻酸奶等加重肠道胀气食物；保持正常补水，每日摄入量 2L；实施护理操作如腹部按摩；对患者进行健康教育，做好随访管理。

5. 心理治疗　支持和疏导为主。

6. 药物治疗　口服普芦卡必利、乳果糖，皮下或肌内注射新斯的明，按需使用开塞露。

六、实施康复治疗

医护治一体化查房并共同制订治疗方案，管床医师统筹安排治疗时间，PT 及 OT 治疗师、康复护理人员实施具体治疗方案，评价治疗效果后调整治疗方案，管床护士实施康复护理、健康教育并做好随访管理。

（胥方元）

第二节　神经源性膀胱案例

神经源性膀胱（neurogenic bladder）是一类由于神经系统病变导致的膀胱和 / 或尿道功能障碍（即储尿和 / 或排尿功能障碍），进而产生一系列下尿路症状及并发症的疾病总称。所有可能累及储尿和 / 或排尿生理调节过程的神经系统病变，都有可能影响膀胱和 / 或尿道功能，从而导致神经源性膀胱。神经源性膀胱是康复医学中常见的功能障碍之一，临床发生率高，常见于交通事故、高空坠落、自然灾害等引起的脊髓损伤。据有关资料表明，世界范围内脊髓损伤的患病率为 236~1009/100 万，每 100 万人每年新增病例在 10~83 例，脊髓损伤后约 80% 的患者会合并神经源性膀胱症状，由此出现的排尿及储尿功能障碍可能伴随患者终生。

神经源性膀胱最严重的后果是上尿路功能障碍及肾功能损害，所以治疗首要目标是保护上尿路功能，确保储尿期和排尿期膀胱压力处于安全范围内，次要目标为恢复或部分恢复下尿路排尿/储尿功能，提高控尿能力，减少残余尿量，预防下尿路损伤及相关并发症，提高患者生存质量。

一、病史摘要

患者，男，48岁，因"高坠伤致大小便障碍1个月"入院。

现病史：患者1个月前因高坠伤致脊髓损伤后出现小便潴留，大小便不能自主控制，伴双下肢活动受限，遂急诊入院，予留置尿管，完善相关辅助检查考虑"L_1椎体爆裂骨折"，在全身麻醉下行"经腰椎后路L_1椎体切开复位、钉棒系统内固定、$T_{12}\sim L_2$椎间盘切除、Cage植入植骨融合、椎管减压术"，术后予以止血、镇痛、营养支持、补液、运动训练等对症支持治疗及康复治疗，术后继续留置尿管，患者病情相对稳定后出院。现患者仍存在大小便障碍，自诉有胀感，但不能排出尿液，留置导尿，引流通畅，引流出淡黄色尿液，为求进一步治疗再次入院。门诊以"脊髓损伤、截瘫、神经源性膀胱、神经源性直肠"收入院。

自受伤以来，患者精神可，食欲正常，睡眠正常，大便失禁，体重无减轻。患受伤后双下肢活动不利，现可坐轮椅，辅助下站立，佩戴踝足矫形器可在助行架辅助及他人监护下室内步行。

入院查体：体温37.0℃，脉搏85次/min，呼吸20次/min，血压124/77mmHg。神志清楚，轮椅推入病房。皮肤巩膜无黄染，全身浅表淋巴结未扪及肿大，双侧瞳孔等大等圆，直径3mm，对光反射灵敏，调节反射正常。肝颈静脉回流征阴性，呼吸运动正常，双肺呼吸音清晰，心浊音界无扩大，律齐，各瓣膜区未闻及杂音。全腹柔软，无压痛、反跳痛，腹部无包块，肝、脾肋缘下未触及，无移动性浊音。双下肢无水肿。

专科查体：

肌力：左下肢屈髋、伸膝4级，踝背伸2级，蹒趾背伸、踝跖屈肌力1级，右下肢屈髋4级，伸膝3级，踝背伸、趾背伸、踝跖屈肌力0级；ASIA分级C级。双上肢肌力正常。双下肢肌张力降低。双侧脊髓L_3可见感觉减退。鞍区针刺觉减弱。双足下垂，跟腱挛缩。双侧膝反射减弱，跟腱反射未引出，双侧Babinski征阴性。肛周皮肤黏膜交界处针刺觉消失，直肠深感觉减退，肛门括约肌无自主收缩，直肠指检反射未引出，球海绵体反射未引出。

既往史：无特殊。

个人生活史：居住于原籍，工人，常从事重体力劳动，初中文化程度，性格随和，家庭经济状况一般。

辅助检查：

腰椎三维重建CT："L_1椎体爆裂骨折内固定术后"表现，胸腰椎退变伴$L_{2\sim4}$椎间盘变性；L_4椎体前上缘终板炎；$L_4\sim S_1$椎间盘膨出伴$L_5\sim S_1$椎间盘中央后型突出；$L_{4\sim5}$椎间盘后缘钙化或少许后纵韧带钙化；双侧骶髂关节退变。泌尿系统超声：前列腺增大伴钙化；双肾未见异常。尿流动力学：膀胱储尿期，感觉低下，压力平稳（容量450ml），顺应性增高；排尿期，逼尿肌主动收缩减弱。残余膀胱尿量测定：208ml。尿常规：白细胞471.70个/μl，红细胞140.80个/μl，细菌4460.00个/μl。肾功能：肌酐76.0μmol/L，肾小球滤过率104.4ml/min。电解质：Na^+148.6mmol/L，Cl^-110.5mmol/L，P^{3+}1.55mmol/L，Fe^{2+}7.5mmol/L。

诊断：①脊髓损伤（马尾神经损伤 ASIA C 级）；②截瘫；③神经源性膀胱（高顺应性膀胱）；④神经源性直肠；⑤L₁椎体爆裂骨折内固定术后。

二、康复评定

（一）功能评定

1. 膀胱功能评定　膀胱储尿期感觉低下，逼尿肌顺应性增高，储尿期逼尿肌无过度兴奋；排尿期逼尿肌主动收缩功能减弱。

2. 肛门括约肌功能评定　肛周皮肤黏膜交界处针刺觉消失，直肠深感觉减退，肛门括约肌无收缩，直肠指检反射未引出。

3. 心理功能评定　SAS 评分 55 分，轻度焦虑，担心以后生活不能自理及家庭经济状况。

4. 脊髓损伤伴随功能障碍评定　ASIA 分级 C 级，余评定详见第五章第三节。

（二）结构评定

1. 泌尿系统结构评定　超声提示前列腺增大伴钙化；双肾未见异常。

2. 脊柱　"L₁椎体爆裂骨折内固定术后"表现。

（三）活动评定

MBI 评分 61 分，进食、修饰能完全自理，洗澡、穿衣需部分依赖他人，大小便无法控制，其余基础活动需依赖他人才能完成。

（四）参与评定

患者常从事重体力劳动，伤后工作、行动受限，且大小便障碍，个人基本生活事务部分需部分依赖他人才能完成。

（五）环境与个人因素

1. 患者与父母、子女一同居住，伤后排尿障碍，长期留置导尿，携带尿袋，出门不便。

2. 患者性格随和，伤后轻度焦虑，不愿出门及与人交往，康复训练配合度好。

三、康复诊断

（一）功能障碍

1. 神经源性下尿路功能障碍　以尿潴留为主。感觉功能受限：主要表现为膀胱储尿期感觉低下。运动功能受限：主要表现为排尿期逼尿肌主动收缩减弱，尿潴留，增加腹压可排少许尿液。

2. 心理功能障碍　轻度焦虑。

（二）结构异常

前列腺增大伴钙化。

（三）活动受限

能完全独立完成修饰、进食，洗澡、穿衣、如厕需他人协助，大小便不能控制，借助辅具及在他人的监督下能上下楼梯、床旁转移、平地步行。

（四）参与受限

表现为工作、日常生活活动受限。

四、康复目标

1. 近期目标　保护上尿路功能，维持储尿功能，改善排尿功能，预防尿路感染、尿路结石等并发症。根据患者上下尿路功能情况及神经系统损害的程度和水平，遵循个体化原则，选择适合患者的膀胱管理方式。

2. 远期目标 延长患者寿命，提高生存质量。

五、康复方案

1. 调整排尿方式 更改留置尿管为间歇性导尿，制订饮水计划，定期检测残余尿量，根据残余尿调整导尿次数。

2. 物理治疗 针对膀胱逼尿肌的生物反馈治疗（1 次 /d），胫后神经电刺激（1 次 /d）。

3. 针灸治疗 选择改善排尿功能的穴位进行针灸治疗（1 次 /d）。

4. 行为训练 膀胱控制训练；ADL 能力训练（1 次 /d）。

5. 心理治疗 进行有效的心理疏导，使患者逐渐适应生活、家庭、工作等方面的变化，接受新的排尿方式，保持心理健康，同时调节患者周围人的态度。

6. 康复护理 对患者及家属进行康复宣教，同时注意会阴部皮肤护理，保持会阴清洁干燥，预防压疮。

7. 药物治疗 坦索罗辛、非那雄胺降低膀胱出口阻力。

六、实施康复治疗

康复团队主导的临床康复一体化，由康复医师、康复治疗师、康复护理人员、患者及照顾者共同制订膀胱管理方案；间歇性导尿计划由康复护理人员实施，饮水计划由康复护理人员宣教并指导患者及照顾者实施。康复医师需定期评估患者泌尿系统功能变化及监测并发症，康复治疗师实施生物反馈治疗。

（胥方元）

第三节 肾衰竭案例

肾衰竭是由于肾功能部分或者全部丧失，并导致血液中代谢物的积累，体内液体和电解质的平衡受到干扰，而引起的一种病理状态。慢性肾衰竭（chronic renal failure，CRF）是指各种肾脏疾病导致肾功能渐进性不可逆性减退，直至功能丧失所出现的一系列症状和代谢紊乱综合征。CRF 是慢性肾脏病（chronic kidney disease，CKD）发展到后期的一种临床综合征，发病率高、并发症多，导致功能受限和严重残疾，严重影响患者的生活质量，在世界范围内具有重要的社会经济影响。据统计，CKD 全球患病率为 11%～13%，我国成年人群中的患病率为 10.8%。CRF 导致的功能障碍包括肌力低下、代谢紊乱、精神心理障碍、运动耐力、躯体活动水平、独立性和日常生活活动降低等。CRF 患者的康复方案应根据年龄、疾病阶段、功能障碍程度、并发症、患者的个人需求及参与度整体制定，从而增加生理储备能力，加强肌肉力量，减少身体功能受限，缓解 CKD 特定症状并降低严重程度。

一、病史摘要

患者，男，45 岁，因"反复双下肢水肿、泡沫尿 9 年，四肢无力 1 个月"入院。

现病史：患者于 9 年前无明显诱因出现双下肢水肿，自觉黄色尿液中泡沫增多，无肉眼血尿、脓尿、腰部酸痛，无恶心、呕吐、腹胀、腹痛，无胸闷、心悸、呼吸困难，无皮疹、关节痛等症状，至当地医院就诊，尿常规"尿蛋白+++"，诊断为"肾病综合征"。其间反复发作双下肢水肿、泡沫尿，具体治疗不详，曾复诊提示血肌酐升高。近1个月自觉四肢无力，上下楼梯时出现明显胸闷、气促，休息后好转，为进一步诊治来笔者医院就诊。门诊以"尿毒症"收入院。患者自起病以来，精神、饮食、睡眠欠佳，大便如常，体重1个月来下降3kg。

既往史：高血压病史9年余，血压最高170/90mmHg，服用"厄贝沙坦片1片，1次/d；苯磺酸氨氯地平片1片，1次/d"，血压控制不详；否认糖尿病、冠心病、脑血管疾病等病史，否认其他传染病病史，否认输血史，否认外伤史，预防接种史不详，否认药物、食物过敏史。

个人史：生于云南，久居本地，体育锻炼较少，初中文化程度，喜欢打麻将与下棋，经济状况一般，家住3楼。否认疫区、疫情、疫水接触史。否认牧区、矿山、高氟区、低碘区居住。否认化学物质、放射物质、有毒物质接触史，否认吸毒史，否认酗酒史，吸烟史10年，平均10支/d，目前已戒烟。

入院查体：体温36.6℃，脉搏83次/min，呼吸20次/min，血压144/83mmHg。营养欠佳，神志清楚，表情自如，慢性面容，家属搀扶进入病房。皮肤黏膜无黄染，全身浅表淋巴结无肿大，颈静脉搏动正常、无怒张，肺部叩诊呈清音，双肺呼吸音稍粗，未闻及干湿啰音，心前区无隆起，心尖搏动未见增强、弥散。心率83次/min，律齐，各瓣膜区未闻及杂音，腹式呼吸，腹部平软，未见压痛、反跳痛，肠鸣音3次/min，肝脾未触及，双肾未触及、双肾区无叩击痛，双下肢凹陷性水肿，双下肢肌力3～4级，肌张力正常，生理反射存在、病理反射未引出。

辅助检查：

尿常规：尿糖+，尿潜血++，尿蛋白+++，红细胞34个/μl，白细胞11个/μl。血常规：红细胞计数$3.41×10^{12}$/L，血红蛋白102g/L，血细胞比容29.9%。血生化：白蛋白39.7g/L，尿素氮34.05mmol/L，肌酐848.2μmol/L，尿酸494.5μmol/L，钙1.66mmol/L，无机磷2.25mmol/L。肾脏超声：双肾明显萎缩，左肾70mm×37mm，右肾67mm×36mm。

初步诊断：①肾病综合征，尿毒症；②高血压2级，很高危，心功能Ⅱ级。

二、康复评定

（一）功能评定

1.运动功能评定

（1）肌力：双侧上肢肌力均为4级；左屈髋4级，伸髋3级，左屈、伸膝3级，左踝背屈3^+级、跖屈4^+级；右屈、伸髋3级，右屈、伸膝4级，右踝背屈3^+级、跖屈4^+级。

（2）步行能力：采用10m步行计时测试步行速度，平均速度为1.5m/s。

（3）运动耐力：采用5次坐立测试评定，完成时间为8秒。

2.平衡功能评定

（1）采用Berg平衡量表评定：得分40分（总分56分）。表现为：单腿站立不能；站立位从地面拾起物品需要帮助；转身向后看需要监护，闭眼站立3秒；双脚交替踏凳需要帮助；转身一周需要少量帮助。

（2）采用起立-行走计时测试：所用时间14秒（>12秒，有跌倒风险），且行走过程中步态和跌倒的危险性评分为 2 分。

3.心肺功能的评定

（1）胸廓扩张度 3cm，腹式呼吸，听诊双肺呼吸音粗，可闻及湿啰音。

（2）6 分钟步行试验：步行距离为 450m，Borg 呼吸困难评分 3 分（中度的呼吸困难或疲劳），血氧饱和度（运动前 95%，运动后 90%）。

4.心理功能评定　表现为焦虑情绪，担心影响日常生活。

（二）结构评定

肾脏超声：双肾明显萎缩，左肾 70mm×37mm，右肾 67mm×36mm。

（三）活动评定

采用 MBI 量表，ADL 得分 90 分，其中上下楼梯 5 分，平地行走 12 分，洗澡 3 分，其余项目均为满分。

（四）参与评定

患者为花农，活动能力受限影响职业。初中文化程度，体育锻炼较少，喜欢打麻将，患病以来工作及娱乐活动明显受限。

（五）环境与个人因素

1.患者现居乡村，出行、务农受限，家住 3 楼无电梯，行动不便。

2.家庭经济情况一般，有社会保险。

3.患者性格温和，家庭支持、人际交往良好，配合度较高。

三、康复诊断

（一）功能障碍

1.运动功能障碍　主要表现为肌力减退、步行速度减慢、运动耐力降低。

2.平衡功能障碍　功能性行走受限，有跌倒风险。

3.心肺功能障碍　主要表现为运动耐受性降低，心肺功能下降。

4.心理功能障碍　焦虑情绪。

（二）结构异常

双肾明显萎缩。

（三）活动受限

日常生活活动受限，具体表现为上下楼梯、行走、洗澡等活动受限。

（四）参与受限

表现为职业、出行及娱乐活动受限。

四、康复目标

1.近期目标　加强肌肉力量，消除焦虑情绪，提高运动耐力，降低跌倒风险。

2.远期目标　恢复上下楼、行走能力及日常生活活动，提高身体活动水平及工作能力；恢复出行、休闲和娱乐活动能力。

五、康复方案

1.物理治疗　肌力训练、肌耐力训练、呼吸控制训练、柔韧性训练、步行训练、平衡训练等，建议每周 3 次，每次 30～40 分钟。

2.作业治疗　ADL 训练、家居环境改造、提供适应性设备、能量节约技术。

3.心理治疗　疏导和支持疗法。

4.健康教育。

六、实施康复治疗

医护治一体化查房，医护治共同制订治疗方案，管床医师统筹安排治疗时间，PT、OT 治疗师具体实施治疗方案，管床护士实施护理方案及健康宣教。

（敖丽娟）

第四节　肾移植术后案例

肾移植是将健康者的肾脏移植给有肾脏病变并丧失肾脏功能的患者，是终末期肾病（end-stage renal disease，ESRD）最常见的治疗手段之一，也是部分 ESRD 患者首选的治疗方法。活体肾移植比尸体肾移植有更好的存活率，并有缩短等待时间、便于术前预处理等优势，是目前公认的治疗 ESRD 的最佳方式。我国多数中心移植肾 5 年生存率超过 90%，明显高于美国整体水平。肾移植患者功能障碍主要包括心肺功能、躯体的运动功能、平衡能力、精神心理、日常生活活动及生活质量等。1996—2014 年，术后 1 年的死亡率为 3.2%，术后 10 年的死亡率高达 22.1%，心血管疾病、感染和恶性肿瘤是主要死因，严重降低了患者的存活率，因此肾移植术后的康复介入较为重要。近几年提出由运动疗法、饮食疗法和水疗、药物治疗、教育、心理 / 精神支持等组成的长期综合手段对肾脏疾病患者进行康复，以减轻因肾病和透析疗法造成的躯体功能和心理障碍，延长寿命，改善心理和职业环境。

一、病史摘要

患者，男，57 岁，因"肾移植术后双下肢乏力、气促 3 年，加重 3 个月"入院。

现病史：3 年前患者因"糖尿病肾病，慢性肾衰竭"行"同种异体肾脏移植手术"，术后患者逐渐出现爬楼梯时双下肢无力、气促、心悸，爬两层楼梯即可出现上述症状，患者发病过程中无胸闷、胸痛，无恶心、呕吐，无发热、咳嗽，无抽搐，患者未予以重视。近 3 个月来，患者爬一层楼梯即出现双下肢无力、气促、心悸，并因"双下肢无力"在家中摔倒 4 次，为求诊治，遂于笔者医院就诊，门诊以"肾移植术后双下肢无力、气促查因"收住院。患者自起病以来，精神、饮食、睡眠欠佳，二便正常，体重较 3 年前减轻 5kg。

既往史：患者因"慢性肾衰竭"于笔者医院行"同种异体肾移植术"，术后长期服用"吗替麦考酚酯 0.5g，1 次 /12h，泼尼松 5mg，1 次 /d"。自述"糖尿病"10 年余，已行降血糖治疗，予以"甘精胰岛素注射液 14U，1 次 /d"，血糖控制可。否认高血压、冠心病史，否认肝炎、结核等传染病史；有输血史，输血过程中无不良反应，否认外伤史；预防接种史不详；否认药物、食物过敏史。

个人史：生于昆明，久居本地，较少体育锻炼，小学文化程度，喜欢下棋和钓鱼。经济状况一般，家住 3 楼。否认疫区、疫情、疫水接触史。否认牧区、矿山、高氟区、低碘区居住。否认化学物质、放射物质、有毒物质接触史。否认吸毒史，否认饮酒、吸烟史。

入院查体：体温 36.5℃，脉搏 86 次 /min，呼吸 20 次 /min，血压 118/65mmHg。营养欠

佳，神志清楚，表情自如，家属搀扶进入病房。皮肤黏膜无黄染，全身浅表淋巴结无肿大，颈静脉搏动正常，无怒张。心前区无隆起，心尖搏动未见增强、弥散。腹式呼吸，腹部平软，腹部可见一长约10cm手术瘢痕，瘢痕质硬，瘢痕凸出皮肤表面约3cm。全腹无压痛和反跳痛，肝脾肋缘下未触及，肝肾肋区无叩击痛，双下肢无水肿。

专科检查：双侧瞳孔等大等圆，对光反射灵敏，眼球活动可，双上肢肌力和肌张力正常，双下肢肌力4级，肌张力正常。双下肢肌围度：左侧髌骨上缘5cm，44cm；髌骨上缘10cm，47cm；左侧髌骨下缘5cm，40cm。右侧髌骨上缘5cm，45cm；髌骨上缘10cm，48cm；右侧髌骨下缘5cm，42cm。双下肢感觉正常，双侧腱反射正常；病理反射未引出。

辅助检查：

肾功能：尿素氮9.02mmol/L，肌酐132.0μmol/L。

院内肾脏超声：位置表浅，肾内实质呈清亮低回声，集合系统呈强回声，皮髓质对比分明，分界清楚，皮髓质厚度比例正常，彩色多普勒血流显像显示肾内血流丰富，呈树枝样显像。

初步诊断：①2型糖尿病并糖尿病肾病；②肾移植术后；③肾移植术后双下肢无力、气促查因。

二、康复评定

（一）功能评定

1.感觉功能评定　正常。

2.运动功能评定　关节活动度：左髋屈100°、伸10°，右髋屈100°、伸10°；左膝屈130°、伸0°，右膝屈130、伸0°；左踝背屈20°、跖屈30°，左踝背屈25°、跖屈35°。肌力：左髋屈3级、伸4级，右髋屈3⁺级、伸4⁺级，左膝屈4级、伸3级，右膝屈3级、伸3级，左踝背屈3⁺级、跖屈4⁺级，右踝背屈4⁺级、跖屈4级。

3.双下肢肌围度的评定　左侧髌骨上缘5cm，44cm；髌骨上缘10cm，47cm；左侧髌骨下缘5cm，40cm。右侧髌骨上缘5cm，45cm；髌骨上缘10cm，48cm；右侧髌骨下缘5cm，42cm。

4.平衡功能评定

（1）采用Berg平衡量表评定，得分38分（总分56分）。表现为：单腿站立不能；站立位从地面拾起物品不能；无支撑站立时不能，原地转圈需要较大帮助，双脚交替踏凳需要较大帮助。

（2）采用起立-行走计时测试，所用时间22秒（>20秒，不能单独外出，需要辅助步行），且行走过程中步态和跌倒的危险性评分为3分。

5.心肺功能的评定

（1）腹式呼吸为主。

（2）Borg呼吸困难评分2分（轻度的呼吸困难或疲劳）。

（3）改良呼吸困难指数（mMRC）评定1级（在平地快走出现气短）。

（4）2分钟原地踏步试验180次（<193次），血氧饱和度（运动前96%，运动后92%）。

6.心理功能评定　表现为焦虑情绪，担心走路摔倒。

（二）结构评定

肾移植。

（三）活动评定

MBI 量表评分 90 分，其中上下楼梯 10 分，行走 10 分。

（四）参与评定

患者职业为清洁工，尚未退休。小学文化程度，体育锻炼不规律，喜爱下象棋和钓鱼。患者肾移植术后以来工作时长减少，休闲娱乐活动受限。

（五）环境与个人因素

1.患者现居住市区，上下班和购物良好，但家住 3 楼，上下楼梯不便，休闲娱乐活动受限。

2.患者性格温和，人际交往良好，配合度较高。

三、康复诊断

（一）功能障碍

1.感觉功能正常

2.运动功能受限　主要表现为双髋关节屈伸肌力减弱，双膝关节屈伸肌力减弱，踝背伸和跖屈肌力减弱。

3.双下肢肌围度异常　主要表现为双下肢大腿围度和小腿围度减小。

4.平衡功能受限　功能性行走受限，有跌倒风险。

5.心肺功能减退　运动耐力下降，运动时有轻度的呼吸困难，运动后血氧饱和度下降。

6.心理功能障碍　焦虑情绪。

（二）结构异常

肾移植。

（三）活动受限

表现为上下楼梯、行走受限。

（四）参与受限

表现为休闲娱乐活动受限。

四、康复目标

1.近期目标　改善营养状况，增强双下肢屈伸肌力，恢复功能性行走，降低跌倒风险，消除焦虑情绪，改善上下楼、行走能力。

2.远期目标　恢复上下楼、行走能力；恢复休闲和娱乐活动能力。

五、康复方案

1.物理治疗

（1）物理因子：超声波疗法（软化瘢痕）。

（2）运动训练：肌力训练、肌耐力训练（有氧运动、上下肢功率自行车等）、抗阻训练、呼吸控制训练、柔韧性训练、步行训练、平衡和协调训练，每周 3～4 次，每次 30～40 分钟。

2.作业治疗　ADL 训练、家庭环境改造。

3.心理治疗　疏导和支持疗法

4.康复护理

（1）术后早期：预防急性排斥反应，优化移植肾功能，预防机会性感染，是首要任务。

（2）后期阶段：保持良好的移植肾功能，确保坚持用药，并防止免疫抑制的长期后果（恶性肿瘤、感染和过早的心血管疾病）。

5.饮食疗法 需要充足的能量供应，包括碳水化合物、蛋白质、铁和维生素。

6.药物治疗

7.健康教育

六、实施康复治疗

医护治一体化查房，医护治共同制订治疗方案，管床医师统筹安排治疗时间，PT、OT治疗师具体实施治疗方案，管床护士实施护理方案及健康宣教。

（敖丽娟）

第一节　肺癌案例

　　肺癌（lung cancer）大多数起源于支气管黏膜上皮，90%～95%来源于各级支气管上皮，小部分来源于肺泡，故称为原发性支气管肺癌。肺癌是目前世界最常见的癌症，发病率（35.92/10万）和死亡率（28.02/10万）居全球癌症首位。在我国，肺癌的发病率（186.39/10万）及死亡率（105.84/10万）均居恶性肿瘤首位，男性高于女性，城市高于农村，多在40岁以上发病，70%～80%肺癌就诊时已属晚期。肺癌的原因还未完全清楚，但发病原因通常认为与吸烟、化学和物理致癌因子、空气污染、电离辐射、饮食与营养、结核分枝杆菌及病毒感染、遗传和基因改变等因素有关。

一、病史摘要

　　患者，女，68岁，因"确诊右肺上叶腺癌1年"入院。

　　现病史：1年前患者体检时胸部CT示右肺上叶占位（具体不详），PET/CT示：右肺上叶纵隔旁结节影，FDG代谢增高，倾向于肿瘤；双侧肺门及纵隔淋巴结显示，FDG代谢稍增高，反应性增生可能；左侧第4肋骨前缘骨皮质欠光整，FDG代谢增高，外伤改变不排除。纤支镜活检示：右肺上叶腺癌。基因检查示：EGFR（+）。患者遂开始口服"吉非替尼0.25g，1次/d"治疗。现患者就诊于笔者医院，门诊以"右肺上叶腺癌靶向治疗后"收入。

　　患者自患病以来病程中无夜间阵发性呼吸困难，无咳嗽、咳痰、咯血、发热，无胸闷、胸痛，无心悸等不适，无明显消瘦，精神、饮食、睡眠可，大小便正常。

　　入院查体：体温36.5℃，脉搏82次/min，呼吸20次/min，血压113/67mmHg。神志清楚，慢性病容，步入病房。皮肤巩膜无黄染，全身浅表淋巴结未扪及肿大。口唇无发绀，咽无充血，扁桃体不大，气管居中，双侧颈静脉无充盈。胸廓无畸形，肋间隙未见明显增宽。气管居中，胸壁弹性正常，胸部双侧语音震颤对称。双肺呼吸音稍粗，双肺未闻及明显干湿啰音。心界不大，心律齐，各瓣膜区未闻及杂音。全腹柔软，无压痛及反跳痛，腹部未触及包块，肝脏肋下未触及。双下肢无水肿。

　　既往史：无特殊。

　　个人史：长期居住于市区，生活有规律，经常体育锻炼，喜欢跳广场舞，长期承担家中做饭、打扫卫生等家务活动。初中文化程度，性格平和。经济状况一般，家住3楼。否认放射性物质、有害粉尘接触史，无吸烟、饮酒史。婚育史及家族史无特殊。

　　辅助检查：胸部CT（笔者医院）示，右肺上叶前段见软组织密度肿块影，周围见条索影，大小约2.4cm×1.3cm，形态及边缘不规则，增强可见较明显强化，双肺散在小结节影，直径0.2～0.4cm。纤支镜下活检示：右肺上叶腺癌。

入院诊断：①右肺上叶腺癌靶向治疗后；②双肺散在小结节：炎性?

入院后完善相关辅助检查，排除手术禁忌后，患者在全身麻醉下行"右肺上叶切除＋淋巴结清扫术；胸膜粘连烙断术；肺修补"，术后为求呼吸循环支持转入 ICU 继续治疗。病情稳定后为进一步康复治疗转入康复医学科。现患者偶有咳嗽、咳痰，痰少，为白色泡沫痰。

目前诊断：①右肺上叶切除术后；②右肺上叶腺癌靶向治疗后；③双肺散在小结节，炎性?

二、康复评定

(一) 功能评定

1.感觉功能评定　VAS 评分：5 分（右侧胸壁手术伤口，活动时），2 分（右侧胸壁手术伤口，静息状态）。

2.运动功能评定　主动关节活动度：右肩前屈 85°、外展 50°，后伸 35°（因疼痛受限）；被动关节活动基本不受限；肌力：右肩前屈肌群 4 级、外展肌群 4⁻ 级，后伸肌群 4 级。

3.肺功能评定　中度混合性通气功能障碍。

4.心肺功能评估　心肺运动试验，VO_{2max} 为 17.43ml/（kg·min），为预计值 75%，低风险（$VO_{2max} \geq 75\%$ 预计值）。

5.营养状态评定　BMI：19.5kg/m²。

6.心理功能评定　表现为轻度焦虑情绪。

(二) 结构评定

胸部 CT 示：右肺上叶前段见软组织密度肿块影，周围见条索影，大小约 2.4cm×1.3cm，形态及边缘不规则，增强可见较明显强化，双肺散在小结节影，直径 0.2～0.4cm。纤支镜活检示：右肺上叶腺癌。

(三) 活动评定

采用 MBI 量表，ADL 得分 91 分。其中洗澡 3 分，床椅转移 8 分，其余均为满分。

(四) 参与评定

患者已退休，无职业影响。生活规律，经常体育锻炼，喜欢参加广场舞，长期承担家中做饭、打扫卫生等家务活动。患病以来休闲、娱乐及社会活动明显受限。

(五) 环境与个人因素

1.患者居住市区，购物方便，家住 3 楼，患者户外活动目前受限。

2.初中文化，性格平和，依从性较好，配合度较好。

三、康复诊断

(一) 功能障碍

1.感觉功能障碍　术口疼痛。

2.运动功能受限　主要表现为右肩关节前屈、后伸、外展活动受限，肌力减弱。

3.心肺功能下降

4.心理功能障碍　焦虑情绪。

(二) 结构异常

胸部 CT 及纤支镜显示结构异常。

（三）活动受限

表现为洗澡、床椅转移受限。

（四）参与受限

表现为社交、休闲娱乐及户外活动受限。

四、康复目标

1. 近期目标　提高肺通气量及气道廓清能力，缓解术后疼痛，改善日常生活活动能力，预防下肢血栓和消化道并发症。

2. 远期目标　恢复正常的日常生活活动；恢复休闲、娱乐能力；延缓 / 阻止心肺功能下降。

五、康复方案

（一）术前康复方案

1. 呼吸训练　腹式呼吸训练、阻力呼吸运动训练、深呼吸训练。

2. 咳嗽训练　指导正确咳嗽方式。

3. 心理指导

（二）术后康复方案

1. 呼吸训练　腹式呼吸训练、阻力呼吸运动训练、深呼吸训练。

2. 排痰训练　加强体位引流，胸部叩打、振动或摇动，咳嗽训练等。

3. 物理治疗　肌力训练、关节活动训练、有氧训练（如慢走、匀速步行、太极拳）。

4. 作业治疗　ADL 训练。

5. 吸氧治疗

6. 心理治疗　以疏导和支持为主。

7. 康复护理　康复宣教，预防受凉、感冒，加强营养。

8. 药物治疗　乙酰半胱氨酸 3ml，3 次 /d；盐酸氨溴索片 15mg，1 次 /d，祛痰对症治疗。

六、实施康复治疗

医护治一体化查房，医护治共同制订治疗方案，管床医师统筹安排治疗时间，PT 治疗师、胸部物理治疗师具体实施治疗方案，主管护士实施护理方案及健康宣教。

（魏　全）

第二节　食管癌案例

食管癌（esophageal cancer，EC）是原发于食管的恶性肿瘤，是常见的消化道恶性肿瘤，占恶性肿瘤 2%，2018 年全球食管癌发病率居第 7 位，死亡率排第 6 位。吸烟、喝酒是引起食管癌的常见病因。中国是食管癌高发地区，且有逐年增长的趋势，已成为重大公共卫生问题。食管癌在我国以鳞状细胞癌多见，约占 90% 以上，北方发病多于南方，男性多于女性，以 40 岁以上者居多，病变多发生于胸中段食管，主要的治疗方案包括手术治疗和放化疗。食管癌的主要临床表现为进行性吞咽困难、吞咽异物感、食欲下降、食物反流、咽下疼痛等。后期，随着吞咽功能下降和疾病进展，患者长期摄食不足导致慢性脱水、营养不良甚至恶病质等症状。食管癌导致的主要功能障碍包括吞咽功能障碍、疼痛、呼吸功能障碍、精神心理障碍、日常生活活动及社会参与受限。

一、病史摘要

患者，男，69岁，因"进行性吞咽困难7个月，加重伴胸骨后疼痛5个月"入院。

现病史：患者于7个月前无诱因出现吞咽异物感，偶有哽噎、胸骨后烧灼感，进食无明显影响，无发热、盗汗，无胸痛、声嘶、饮水呛咳，无恶心、呕吐，无腹胀、腹痛，无咳嗽、咳痰及咯血等不适。患者及家属未予以重视，未到医院行系统检查及正规治疗，上述症状进行性加重。5个月前逐渐出现进食普食时梗阻，以进食干硬食物为甚，进食半流质及饮水能顺利下咽，伴胸骨后牵拉样疼痛，无心悸、胸闷等不适。遂来笔者医院就诊，门诊行胃镜活检，诊断为"食管胸中段鳞状细胞癌"，收入胸外科，完善术前准备，全身麻醉下行"食管癌根治术"。术后病理：（食管肿瘤+吻合环）中-高分化鳞状细胞癌，浸润食管全层，未见神经侵犯，未见确切脉管癌栓，双侧切缘及吻合环无癌。术后病理诊断为：食管胸中段鳞状细胞癌，$pT_3N_0M_0G_2$ Ⅱb期，术后予以对症治疗，好转后出院。出院后患者于肿瘤科行系统性放化疗及定期复查，未见肿瘤复发及转移。现患者仍存在进食干硬食物困难，伴进食时胸骨后疼痛不适，无呛咳现象，为求进一步治疗，门诊以"食管癌术后"收入康复医学科。自患病以来，患者精神、饮食差，睡眠可，大小便正常，近1年体重减轻12kg。

入院查体：体温36.6℃，脉搏92次/min，呼吸20次/min，血压137/89mmHg，身高168.0cm，体重51.0kg。神志清楚，慢性病容，步入病房。皮肤巩膜无黄染，全身浅表淋巴结未扪及肿大。头颅、五官正常无畸形，颈静脉正常。胸廓局部未见明显膨隆、凹陷，左侧胸壁第7肋间见长约25cm陈旧性手术瘢痕，愈合佳，胸廓双侧呼吸运动对称，双肺呼吸音减弱，未闻及明显干湿啰音，心界不大，心律齐，各瓣膜区未闻及杂音。全腹柔软，无压痛及反跳痛，腹部未触及包块，肝脏肋下未触及。双下肢无水肿。右上肢可见一外周中心静脉导管（PICC）置管，局部敷料清洁干燥。

既往史：无特殊。

个人生活史：居住本地，无疫区居住史；有吸烟嗜好，吸烟40余年，30支/d，已戒烟5个月；偶有饮酒史，无饮酒嗜好；饮食不规律，喜食泡菜及过烫饮食；小学文化程度，家庭经济状况一般。

职业史：患者为农民。

心理史：患者家属诉患者病前性格坚强、乐观，病后性格无改变，能配合治疗，否认重大心理创伤史。

家族史：家族成员身体健康，家族中无类似病史。无遗传病及传染病家族史。

辅助检查：

术前胃镜检查：距门齿31～36cm可见不规则溃疡型新生物，累及管壁约1/3，表面糜烂，触之易出血，活检质脆。提示"食管新生物，性质？慢性非萎缩性胃炎（窦）"。活检报告：食管距门齿31～36cm，鳞状细胞癌。

术前胸部CT检查：食管中下段食管壁增厚，新生物可能；右肺中叶水平裂旁小结节；右肺上叶前段小结节钙化灶。

术后胸部CT：①左侧胸腔胃，术区管壁无增厚，未见确切软组织肿块影，建议随诊。②左肺下叶炎性病变，其间部分肺组织实变，治疗后复查；余双肺少许慢性炎症，双肺上叶钙化灶。③主动脉及冠脉行区钙化灶，左侧胸膜增厚、粘连，左侧胸腔少量积液。

二、康复评定

（一）功能评定

1. 疼痛评定　VAS评分：静息状态1.0分，进食时5.5分。

2. 吞咽功能评定　V-VST：食管期吞咽功能障碍，吞咽过程的有效性受损；VFSS：口腔控制尚正常，吞咽启动正常，无误吸，食管下括约肌不完全开放，进食固体食物食管蠕动差，进食流质食物存在食管反流。

3. 心肺功能评定　呼吸次数20次/min，Borg呼吸困难评分2.5分，安静时轻微气短。呼吸肌肌力下降，呼吸模式异常，运动耐量下降。

4. 营养评估　患者存在营养不良。BMI 18.1kg/m^2；微型营养评价（MNA）：评价得分（最大16分）8.0分，筛查得分4分，评价总分（最大30分）12.0分；NRS2002：营养风险筛查总分7分。

5. 心理功能评定　SAS评分53分，轻度焦虑，担心预后。

（二）结构评定

食管肿瘤部分切除及残端吻合，左侧胸壁第7肋间见长约25cm陈旧性手术瘢痕，愈合佳。

（三）活动评定

日常生活活动评定：采用MBI量表，ADL得分95分。其中进食5分，其余均为满分。

SF-36：精神上情绪稍有低落；在社会功能方面，影响了社交活动；情感方面，减少了其他活动的时间。

（四）参与评定

患者为农民，职业无影响。患病以来聚会、打麻将和外出购物等活动明显受限。

（五）环境与个人因素

1. 可以自行进食，可独立配置各种性状食品。

2. 家庭经济状况一般，家人从精神和经济方面给予较大支持，经常与朋友通电话、视频联系。

3. 患者小学文化程度，性格开朗，患病后轻度焦虑，愿意积极参与康复。

三、康复诊断

（一）临床诊断

1. 食管胸中段鳞状细胞癌，pT$_3$N$_0$M$_0$G$_2$ Ⅱb期术后。

2. 慢性非萎缩性胃炎。

（二）功能障碍

1. 感觉功能受限　主要表现为胸骨后轻度疼痛，进食时中度疼痛。

2. 吞咽功能受限　主要表现为进食干硬食物困难，进食糊状食物需经多次反复吞咽、用力吞咽。

3. 心肺功能障碍　呼吸肌运动功能减弱，运动耐量下降。

4. 营养功能障碍　存在营养不良。

5. 心理功能障碍　食欲下降，味觉减退，焦虑情绪，担心预后。

（三）结构异常

食管肿瘤部分切除及残端吻合术后，左侧胸壁第 7 肋间见长约 25cm 陈旧性手术瘢痕，体重下降。

（四）参与受限

运动耐量下降，社会活动范围缩小，外出聚餐减少。

四、康复目标

1. 近期目标　改善患者饮食结构，提高吞咽启动速度；改善食管括约肌力量，提高食管蠕动功能，改善患者营养状态；提高呼吸功能，提高运动耐量。

2. 远期目标　安全经口进食液体食物、糊状食物；固体食物进行调配后可进食；重返家庭和社会。

五、康复方案

1. 临床治疗　请肿瘤科会诊继续放疗及化疗，定期复查血常规、生化、电解质、凝血功能、大便常规、胸部 CT、肿瘤标志物等。

2. 吞咽功能治疗　颈部活动训练 1 次 /d、舌肌训练 1 次 /d、球囊扩张术 1 次 /d、柠檬冰刺激 1 次 /d、颈部肌力训练 1 次 /d、振动棒训练 1 次 /d、Shaker 训练 1 次 /d、气脉冲训练 1 次 /d、舌制动训练法 1 次 /d。

3. 心肺康复　胸廓扩张技术训练 1 次 /d、呼吸控制训练 1 次 /d、用力呼气技术训练 1 次 /d、呼吸肌训练 1 次 /d。

4. 营养管理　根据患者营养状态全程指导饮食。

5. 心理治疗　以疏导和支持为主。

6. 康复护理　①心理康复：以疏导和支持为主。②疼痛康复：正确、及时应用镇静和镇痛药物。③进食护理：保证每日足够的营养摄入，少量多餐，可减少每次食入的量，增加次数，选择患者喜欢吃的食物以促进患者进食；鼓励患者每次进食半小时内取半卧位，避免平卧位；每次进食完后用牙刷或者棉签清洁口腔。④外周中心静脉导管（PICC）护理。⑤并发症的护理：化疗护理、放疗护理、预防坠床跌倒。⑥健康行为指导。

六、实施康复治疗

应用多学科协作管理模式，肿瘤科、康复医学科、营养科多科协助管理，医护治一体化查房，医护治共同制订治疗方案，管床医师统筹安排治疗时间，治疗师具体实施治疗方案，管床护士实施护理方案及健康宣教。

（章　荣）

第三节　乳腺癌案例

乳腺癌是女性常见的恶性肿瘤，约占亚洲女性癌症患者的25%。据文献报道，乳腺癌患者在接受规范化治疗的前提下，整体5年生存率可达89%。随着现代医学诊疗技术的进步，患者治愈率提高，生存期延长，但临床上常规应用的外科手术切除、放疗、化疗等治疗措施难免会带来一些健康问题，严重影响患者的生活质量。乳腺癌术后常见的健康问题有腋网综合征、淋巴水肿、乳腺癌术后疼痛综合征、癌因性疲劳、睡眠功能障碍、心理功能障碍等。《中国抗癌协会乳腺癌诊治指南与规范（2015版）》明确指出：乳腺癌术后康复应包括生理功能的恢复、心理状态的调整以及社会活动能力恢复等多方面内容；乳腺癌康复治疗应在乳腺癌正规治疗同时或结束后进行，以帮助患者尽早恢复机体生理功能、调整心理状态，尽早回归社会，重建被疾病破坏了的生活。

一、病史摘要

患者，女，60岁，因"发现左侧乳房肿物3个月"入院。

现病史：3个月前患者无意中发现左侧乳房肿物，当时无红肿，无乳头溢液及局部皮肤改变，1周前患者感觉稍有疼痛，来院就诊。查体发现左侧乳腺外上象限可扪及包块，质地韧，行乳腺超声及乳腺钼靶检查提示左侧乳房肿物。5天前在超声引导下行左侧乳房肿物穿刺，穿刺过程中发现肿物为囊实性，抽出血性液体约4ml，并沿肿物壁穿刺活检。为进一步检查及治疗，以"乳腺肿物"收入院。

既往史：患有糖尿病6年，长期口服盐酸二甲双胍和阿卡波糖控制血糖。

个人生活史：居住于市区，退休状态，初中文化程度，生活较有规律，平时较少锻炼，无特殊爱好，性格内向，经济状况一般。

查体：体温36.3℃，脉搏76次/min，呼吸18次/min，血压134/70mmHg。发育正常，营养中等，神清语利，查体合作，心肺检查未见异常。双侧乳房外观形态对称，乳头无凹陷；左乳腺外上象限距乳头5cm处、2~3点位置可扪及一包块，大小约2.5cm×2.0cm，质地韧；左侧腋窝靠近胸壁可扪及一大小约1cm×1cm淋巴结，边界清，活动度尚可。

辅助检查：

术前乳腺超声：左侧乳腺外上象限2~3点位置可见混合回声，大小约2.6cm×2.0cm，边界欠清，形态不规则，左侧腋窝可见淋巴结，大小约1.0cm×0.8cm。

术前钼靶检查：左乳结节BI-RADS 4B级，左异常淋巴结肿大。

入院前穿刺病理提示：浸润性导管癌。

术后病理提示：（左乳+腋窝）非特殊型浸润性癌，Ⅲ级（3+3+2=8），肿瘤最大直径2.5cm，未见脉管癌栓及神经侵犯，切缘阴性，腋窝淋巴9/21，左侧腋窝Ⅱ水平淋巴3/11，Ⅲ水平淋巴（1/1）；肌间为纤维脂肪组织，未见癌；免疫：ER（-）、PR（-）、HER2（+1）、Ki-67（60%+）、p53（强+突出表达）。

诊断：①乳腺恶性肿物（左侧）；②腋窝淋巴结增大（左侧）；③糖尿病。

外科处理：入院后完善常规检查，做好术前准备，在全身麻醉下行单侧乳腺癌改良根治术，手术顺利。

出院建议：继续控制及监测血糖，继续加压包扎胸壁，定期门诊复查；建议1周后进行化疗；请康复医学科会诊进行综合康复治疗；术后随访指导。

二、康复评定

(一) 功能评定

1. 感觉功能评定　左侧胸壁、腋窝及上肢内侧感觉功能障碍，切口周围麻木、疼痛，轻触觉减退，VAS 评分 3 分。

2. 运动功能评定　因根治术后损伤较大，为避免切口开裂，术后短期内限制左肩关节部分活动，患者左肩关节前屈、后伸、外展、内收、旋前、旋后活动受限；左侧肩周及上肢肌力 4 级；肌张力正常。

3. 心理功能评定　表现为焦虑和抑郁情绪，担心肿瘤复发，因麻木疼痛、体象障碍、术后疲劳、睡眠障碍等原因，患者情绪低落、言语减少。

(二) 结构评定

左侧乳腺缺如，左侧乳腺外上方至腋窝处，可见一长约 20cm 的手术切口瘢痕，局部及左上肢无明显肿胀。

(三) 活动评定

1. 基础性日常生活活动　如厕、穿衣等上肢相关活动受限，ADL 得分 90 分。

2. 工具性日常生活活动　因左侧乳腺切除术后身体外形改变、疲劳不适、睡眠障碍等，患者拒绝外出活动，由家人照顾。

(四) 参与评定

术后居家休养、社交及休闲娱乐活动明显受限，其他社会参与能力受限。

(五) 环境与个人因素

患者居住于市区，退休状态，初中文化，性格内向，依从性较好，配合度较好，经济状况一般。

三、康复诊断

(一) 功能障碍

1. 感觉功能障碍　主要表现为切口及左上肢麻木、疼痛。

2. 运动功能障碍　主要表现为左肩前屈、外展、内收、旋后等活动受限，左肩活动相关肌群的肌力减弱。

3. 心理功能障碍　主要表现为焦虑、抑郁情绪。

(二) 结构异常

左侧乳腺缺如，左侧乳腺外上象限至腋窝处可见一手术切口瘢痕，长约 20cm。

(三) 活动受限

如厕、穿衣等需要左上肢配合的活动受限。

(四) 参与受限

表现为社交、休闲娱乐及户外活动受限。

四、康复目标

1. 近期目标　缓解切口周围麻木、疼痛，预防术后并发症，消除焦虑、抑郁情绪，改善如厕、穿衣能力，改善休闲、娱乐能力。

2. 远期目标　恢复日常生活活动能力，恢复休闲、娱乐能力，回归社会。

五、康复方案

（一）物理治疗

1.循序渐进的患侧上肢功能训练　功能训练对于恢复患者肩关节功能和消除水肿至关重要，但必须严格遵守循序渐进的顺序，不可随意提前，以免影响伤口的愈合。循序渐进的患侧上肢功能训练方法包括：术后1～2天，练习握拳、伸指、屈腕；术后3～4天，可进行前臂伸屈运动；术后5～7天，可用患侧的手摸对侧肩、同侧耳（可用健肢托患肢）；术后7天内需要严格限制肩关节外展，术后8～10天开始进行肩关节活动范围训练，可主动抬高、屈曲至90°；手术10天以后，患侧肩关节可进行爬墙及器械训练。功能训练的达标要求通常是2周内患侧上臂能伸直、抬高绕过头顶摸到对侧的耳，达标后仍需继续进行功能训练。

2.物理因子治疗　切口周围麻木、疼痛，轻触觉减退，VAS评分3分，予以向心性按摩及切口周围部位的经皮神经电刺激等治疗。

（二）作业治疗

乳腺癌术后患侧肩关节活动度受限，或由于需要避免肩部过度上举及外展动作，导致如厕、穿衣等患侧上肢相关活动受限，因此需要进行如厕及穿衣能力训练与指导等。

（三）心理治疗

乳腺癌患者的不良情绪主要集中在自尊缺失、体象障碍、焦虑和抑郁。康复工作者需要了解患者的心理变化特点及心理状态调整的过程，并提供必要的心理干预；可在认知、决策、应对技能等方面提升患者的自我控制能力，指导患者合理地运用暗示、宣泄等应对技巧提高对乳腺癌术后困境的忍耐力；帮助患者寻找积极的生存目的，建立生活的信心。及时、正确地评估患者当前的期望，包括患者与其家属之间的依赖关系；帮助患者意识到自身的价值，对家庭其他成员的重要性，以增加其与疾病抗争的信心。同时，应避免给予患者过多的同情与怜悯，向患者强调保持常态的重要性，帮助其尽快摆脱患者角色，更加积极地面对生活。

（四）健康宣教

1.术后上肢淋巴水肿的预防　乳腺癌术后上肢淋巴水肿的预防措施包括：

（1）避免损伤：保持患侧皮肤清洁，不宜在患肢手臂进行有创性的抽血、输液等操作；洗涤时戴宽松手套，避免长时间接触有刺激性的洗涤液；避免蚊虫叮咬；患侧衣着、佩戴首饰或手表要保持宽松状态。

（2）避免高温：避免患侧烫伤，患侧禁止热敷或沐浴时水温过高，避免强光照射和高温环境。

（3）避免负重及用力：避免提、拉、推过重的物品，避免从事重体力劳动或参加较剧烈的体育活动。

（4）皮肤护理：抬高患肢，沿淋巴走向由远端至近端向心性按摩，如果患肢局部变红、变硬，需及时对症处理。

（5）淋巴水肿治疗：淋巴水肿是乳腺癌术后常见的并发症，包括手法淋巴引流、压力治疗、功能锻炼和皮肤护理在内的综合消肿疗法是淋巴水肿的保守治疗方法。其中，压力治疗是综合消肿疗法的重要组成部分，其原理是通过压力器具在局部躯体产生持续或间断的压迫或吸引作用，通过压力的改变增加局部微循环，促进患区淋巴回流，使组织液进入淋巴管腔，从而减轻淋巴水肿。目前有关压力治疗的专家共识建议：应根据患者的疾病分期、病理生理表现，并结合患者个人的经济状况、时间成本及居住地的医疗资源等，分层进行个体化的淋巴水肿治疗，酌情单独使用或联合应用综合消肿疗法的不同组分来治疗淋巴水肿；对Ⅱ期之前的上肢淋巴水肿不推荐常规使用压力绷带治疗，可采用更便捷的压力袖套进行压力治疗；对Ⅱ期以上的、更加严重的上肢淋巴水肿建议使用压力绷带治疗；建议空气压力治疗与其他常规治疗联合应用以减轻上肢淋巴水肿。

2.提供综合的社会支持 乳腺癌患者的社会支持网络，应涵盖专业支持、家庭支持和同辈支持，以尽快恢复患者的社会活动能力。

（1）专业支持：以提供医学信息和心理支持为主，可以开设康复课程、专业讲座，设立康复热线、康复值班室、康复网站等。

（2）家庭支持：以鼓励家属参与患者的诊治和康复过程为主，可开设家属信息咨询窗口、为家属提供交流平台等。

（3）同辈支持：以康复病友志愿者的参与为主，可以采用病房探视或新病友座谈会的形式，建议在医护人员的专业指导和监督下进行。

3.其他健康宣 保持健康的生活方式、合理运动、均衡饮食等，对于乳腺癌术后患者的康复也至关重要。

（丛 芳）

第四节 胃癌案例

胃癌（gastric carcinoma）是起源于胃黏膜上皮的恶性肿瘤。胃癌在我国呈高发病率、高病死率、低早期诊断率和低生存率的特点，是常见的恶性肿瘤。胃癌发病有明显的地域性差别，在我国的西北与东部沿海地区胃癌发病率比南方地区明显高。好发年龄在50岁以上，男女发病率之比为2:1。由于饮食结构的改变、工作压力增大以及幽门螺杆菌感染等原因，胃癌发病呈现年轻化倾向。胃癌可发生于胃的任何部位，其中半数以上发生于胃窦部，胃大弯、胃小弯及前后壁均可受累。绝大多数胃癌属于腺癌，早期无明显症状，或出现上腹不适、嗳气等非特异性症状，常与胃炎、胃溃疡等胃慢性疾病症状相似，易被忽略。胃癌的预后与胃癌的病理分期、部位、组织类型、生物学行为以及治疗措施有关。

目前，手术是进展期胃癌主要的治疗方法，但手术创伤带来的应激反应严重影响患者的恢复和生存质量。加速康复外科（ERAS）理念通过多学科协作、优化围术期管理可减少应激，加快术后康复。中国研究型医院学会机器人与腹腔镜外科专业委员会与《中华消化外科杂志》编辑部共同组织本领域专家，结合文献、专家经验和ERAS在各医疗中心的临床研究结果，通过深入论证，按照循证医学原则制订了《胃癌胃切除手术加速康复外科专家共识（2016版）》，旨在为我国胃癌胃切除手术ERAS的广泛开展提供依据。

一、病史摘要

患者，女，60岁，因"确诊胃癌伴多器官转移3周"入院。

现病史：间断上腹痛半年余，饮食较差，不足之前的一半，大小便正常，精神一般，体重下降8kg。3周前疼痛加重，现为进一步治疗于笔者医院就诊。

入院查体：体温36.5℃，脉搏86次/min，呼吸20次/min，血压116/62mmHg。发育正常，营养较差，慢性病面容，表情自如，自主体位，神志清楚，查体合作。全身皮肤黏膜无黄染，无皮疹、皮下出血、皮下结节、瘢痕，毛发分布正常，皮下无水肿，无肝掌、蜘蛛痣。全身浅表淋巴结无肿大。头颅无畸形、压痛、包块，无眼睑水肿，结膜正常，眼球正常，巩膜无黄染，双侧瞳孔等大等圆，对光反射正常，外耳道无异常分泌物，乳突无压痛，粗测听力无障碍。嗅觉无异常。口唇无发绀，口腔黏膜光滑。伸舌居中，齿龈正常，咽部黏膜正常，扁桃体无肿大。颈软无抵抗，颈动脉搏动正常，颈静脉无怒张，肝颈静脉回流征阴性，气管居中，甲状腺正常，无压痛、震颤、血管杂音。胸廓无畸形，胸骨无压痛，乳房双侧对称。呼吸运动正常，呼吸规整，肋间隙正常，语颤双侧对称。双肺叩诊清音，双肺呼吸音清，未闻及干湿啰音，无胸膜摩擦音。心前区无异常隆起，心尖搏动正常，心浊音界正常，心率86次/min，律齐，各瓣膜听诊区未闻及病理性杂音，无心包摩擦音。腹平坦，无腹壁静脉曲张，腹部柔软，无反跳痛，无肌紧张，腹部无包块。肝脏未触及，脾脏未触及，墨菲征阴性，双肾区无叩击痛，移动性浊音阴性。肠鸣音正常，4次/min。肛门及外生殖器未查。脊柱正常生理弯曲，四肢活动自如，无畸形、下肢静脉曲张、杵状指/趾，关节正常，下肢无水肿。

既往史：既往健康状况良好。无高血压、糖尿病、高脂血症、冠心病、脑血管疾病、哮喘史。胃食管反流病史3周，间断口服药物，效果不佳。

个人生活史：出生并生长于原籍，无疫区旅居史，否认放射线及毒物接触史，无冶游史。无手术史，无外伤史，无输血史，无药物过敏史。无吸烟、饮酒史。适龄结婚，配偶体健，夫妻关系和睦，育有1子。

辅助检查：

全腹CT（上腹+下腹+盆腔）：①胃体部近胃角处胃壁增厚，考虑为胃癌可能性大（$T_3N_2M_1$），建议结合胃镜检查以除外其他。②脾脏增大，门静脉高压可能，建议结合临床病史；脾脏局部低强化小结节，建议进一步行MRI增强扫描。③左肾外缘实质内低密度小结节，考虑为血管平滑肌脂肪瘤。④双下肺多个软组织密度结节，考虑为转移瘤可能，建议进一步行胸部CT增强扫描。

电子胃镜检查：胃体，前壁可见黏膜增殖样改变，中心凹陷，溃疡形成，表面覆污苔，病变累及部分胃角及胃窦，活检8块，质硬、脆、易出血；胃窦，蠕动好，黏膜红白相间，以红为主，未见溃疡肿物；幽门，圆，开闭好；球部，球腔形态正常，黏膜未见异常；降部，十二指肠乳头及降部黏膜未见异常；胃癌（胃体前壁、胃角、胃窦）。

电子肠镜检查：肠道准备良好。进镜顺达回肠末端：未见异常；缓慢退镜观察，回盲瓣呈唇型。阑尾开口呈新月型。升结肠：呈隧道样，皱襞排列呈正三角形；黏膜光滑，血管纹理清晰。肝曲：亦呈盲袋状，外侧可见淡蓝色的肝脏投影。横结肠：肠腔如筒状，黏膜光滑，血管纹理清晰。脾曲：呈盲袋状，上方常可透见淡蓝色的脾脏。降结肠：肠腔形态较恒定，呈短直隧道样。黏膜光滑，血管纹理清晰。乙状结肠：肠腔迂曲多变。黏膜光滑，血管纹理清晰。直肠：直肠内有三个宽大的直肠瓣，直肠黏膜光滑、血管网清晰。结肠镜检查未见明显异常。

病理：（胃体前壁）粟粒大软组织8块。病理诊断：（胃体前壁）中、低分化腺癌。

病理会诊：（胃体前壁活检）低分化腺癌，Lauren混合型。免疫组化：MSH2（+），MSH6

（+），PMS2（+），MLH1（+），HER2（+）［对照：Pos（+），Neg（−）］，EGFR（++），pTRK（−），PDL1-22C3［CPS 评分约 10 分；对照：Pos（+），Neg（−）］。原位杂交：EBER（−）［对照：Pos（+）］。

PET/CT 诊断意见：①胃角区占位性病变，代谢不均匀异常增高，符合胃癌表现；肝脏多发转移瘤，肝、胃间隙内肿大淋巴结，代谢异常增高，考虑为转移瘤。②双肺多发囊状透光区及多发大小不等结节影，部分结节影位于囊内或囊壁，代谢轻度增高，结合原片，考虑为良性病变，请随诊。③右侧额骨前缘局限性隆起，代谢未见增高，考虑为良性病变（骨瘤？）；右侧基底节区缺血灶；双侧颈部及Ⅱ区、双侧肺门区多发小淋巴结，部分代谢轻度增高，考虑为炎性增殖改变。④脾大；左肾外侧实质内脂性小结节，代谢缺失，考虑为错构瘤可能性大；盆腔少量积液。

诊断：①胃恶性肿瘤；②轻度贫血；③肺继发恶性肿瘤；④肝继发恶性肿瘤；⑤胃食管反流。

处理：恶性肿瘤术前化疗。

二、康复评定

（一）功能评定

1. 心理功能评定　焦虑自评量表（SAS）评分 56 分，轻度焦虑状态；抑郁自评量表（SDS）评分 54 分，轻度抑郁状态。

2. 疼痛评估　腹部疼痛，VAS 评分 4 分。

3. 运动功能评定　四肢肌力 4^+ 级，躯干肌群肌力下降。

4. 心肺功能评定　6 分钟步行试验 372m，心肺功能下降，步行引起呼吸不适的总体感觉分级 2 级，轻度呼吸困难。心肺功能下降，轻度呼吸困难，下肢疲劳症状轻微。

（二）结构评定

胃角区占位性病变，肝、胃间隙内肿大淋巴结，双肺多发囊状透光区及多发大小不等结节影。

（三）活动评定

日常生活基本自理，Barthel 指数评分 100 分。

（四）参与评定

身体乏力，情绪低落，不愿参加休闲娱乐活动。癌症生活质量问卷：躯体 59 分、角色 61 分、认知 65 分、情绪 55 分和社会功能 61 分，显示日常生活及社会参与度下降。

三、康复诊断

（一）功能障碍

1. 心理功能障碍　焦虑抑郁。

2. 运动功能障碍　肌力、耐力下降。

（二）结构异常

胃肠道功能障碍。

（三）参与受限

表现为休闲娱乐活动受限。

四、康复目标

1. 近期目标　改善心理焦虑，改善营养状况，提高身体运动功能，疲乏状态减轻，对化疗耐受性提高。

2. 远期目标　运动耐力增加，生活质量改善。

五、康复方案

1. 物理治疗

（1）健康宣教：入院后需戒烟酒，通过爬楼梯、吹气球锻炼肺功能；指导行深呼吸和有效咳嗽；制订合理的饮食计划、营养支持；讲解疾病相关知识，如引起本病的起因、饮食注意事项、目前治疗的成效等，使患者及家属对本病的概况有整体全面的认识。

（2）有氧运动训练：康复踏车、上肢力量及耐力训练、从中低强度运动训练开始，逐渐增加强度，每天30分钟。高强度抗阻训练：以60% 1RM强度进行抗阻训练；八段锦，1次/d。

2. 康复护理　健康宣教，碳水化合物的摄入和饮食管理，肠道管理，疼痛护理。

3. 心理治疗　给予心理疏导，缓解焦虑情绪，了解患者思想动态并给予开导、鼓励等。

4. 药物治疗　注射奥沙利铂、服用替吉奥胶囊，因化疗后有消化不良反应，加用止吐药物盐酸昂丹司琼片。

六、实施康复治疗

在化疗期间，经过耐力和力量训练等康复治疗后，医师、护士、治疗师组成的团队共同治疗，减轻了患者化疗所致的疲劳感，提高了患者对化疗的耐受性、运动耐力，患者精神状态改善，生活质量提高。

（公维军）

第五节　膀胱癌案例

膀胱癌是原发于膀胱尿路上皮的恶性肿瘤，多见于中老年人，最常见的临床表现是无痛性肉眼血尿。不同分期和分级的膀胱癌患者，其生物学特性有明显差异。非肌层浸润的膀胱癌可采用经尿道膀胱肿瘤电切等保留膀胱手术，术后采用膀胱灌注特定的化疗药物或生物免疫制剂，可减少术后复发，但仍有不少患者有术后多次复发，甚至有分期和分级的进展。对于侵犯膀胱肌层的膀胱肿瘤，或一些反复复发的高度恶性的膀胱癌，需要行根治性膀胱切除，术后采用肠道代膀胱或行尿流改道术。膀胱癌患者术后会产生疼痛、营养不良、心理障碍、运动功能障碍、排尿异常等问题。

一、病史摘要

患者，男，65岁，高中文化，退休干部。因膀胱癌行全身麻醉下腹腔镜根治性膀胱切除术＋原位回肠新膀胱术，术后3天。

现病史：患者近10个月无诱因反复出现肉眼可见血尿，无疼痛感，终末血尿加重，有少许血凝块，无明显尿急、尿频、尿痛及夜尿增多表现，无明显腰痛、腹痛、发热等不适。膀胱镜检查发现膀胱左壁见一个 2.5cm 大小乳头状新生物，有蒂，组织活检提示为膀胱低级别乳头状尿路上皮癌，CT 示无明显穿透膀胱壁层。行手术治疗，术式为经尿道膀胱肿瘤切除术，术后采用膀胱灌注化疗。术后有尿道及膀胱区疼痛、睡眠差、乏力、食欲下降等症状，未进行康复干预。

常规随访中，在术后 18 个月，再次出现无痛肉眼血尿，立即行膀胱镜检查，发现膀胱后壁及左侧壁多个基底部宽的菜花样新生物，大小为 0.5～1.0cm，组织活检提示为乳头状尿路上皮癌（高级别）。泌尿系统及盆腔 CT 增强检查示上尿路及膀胱周围无明显异常病变。复查结果为肿瘤复发，且多发性，肿瘤分级有进展，需进行二次手术，手术顺利完成。术式为全身麻醉下腹腔镜根治性膀胱切除术＋原位回肠新膀胱术。术后有腹部疼痛，活动受限，厌食、消瘦更加明显，乏力加重，入睡困难，易怒等症状，请康复医学科协助治疗。患者自患病以来，体重明显下降，厌食，乏力，精神不振、易怒、话语少，睡眠差，小便不畅，便秘。

入院查体：体温 36.2℃，脉搏 70 次/min，呼吸 28 次/min，血压 130/85mmHg。神志清楚，语言流畅，痛苦面容，消瘦。皮肤巩膜无黄染，全身浅表淋巴结未扪及肿大，颈静脉正常。心界不大，心律齐，心率 70 次/min，各瓣膜区未闻及杂音。腹部平坦，手术切口处辅料覆盖，腹软，切口周围压痛，无反跳痛，肝脾未触及。

专科检查：表情淡漠，不愿交流。四肢消瘦，平卧于病床，留置尿管，引流管通畅。双下肢无水肿。皮肤弹性差，腹部切口周围压痛。翻身诱发腹部痛。双足皮温正常，足背动脉搏动正常。四肢关节活动度正常，双上肢肌力 4 级，双下肢肌力 3^+ 级。

既往史：无特殊病史。吸烟 30 多年，每天 20 多支。少量饮酒。

个人生活史：居住市区，生活有规律，高中文化程度，爱人健在。

辅助检查：

膀胱镜：膀胱后壁及左侧壁见多个基底部宽的菜花样新生物，大小为 0.5～1.0cm。

CT：上尿路及膀胱周围无明显异常病变。

病理：乳头状尿路上皮癌，高级别。

诊断：①膀胱癌（乳头状尿路上皮癌，高级别）；②腹腔镜根治性膀胱切除术＋原位回肠新膀胱术。

二、康复评定

（一）功能评定

1. 疼痛评定

（1）评估原则：癌症疼痛评估应当遵循"常规、量化、全面、动态"的原则。

（2）评估步骤：倾听患者疼痛主诉；评估疼痛程度；评估患者的精神状态；详细采集、记录疼痛病史；仔细进行查体；搜集其他有关资料；首次镇痛主张个体化；疼痛治疗后的再评估。

（3）量化评估方法：主要有数字分级评分法（NRS）、麦吉尔疼痛问卷、视觉模拟评分法（VAS）。患者为术后疼痛，VAS 评分 3 分。

2. 营养评定

（1）肿瘤患者营养不良的原因：肿瘤患者营养不良的原因及发生机制很复杂，涉及肿瘤本身和肿瘤治疗。目前一般观点是，肿瘤患者的营养不良主要与宿主厌食、机体代谢异常、肿瘤因子的作用、肿瘤治疗影响等因素有关。

1）营养素摄入不足：厌食则是肿瘤患者营养素摄入不足的主要原因，肿瘤患者厌食主要是大脑进食调节中枢功能障碍所致，化疗、放疗或手术治疗，味觉、嗅觉异常，心理因素（压抑、焦虑）和肿瘤疼痛等，也可影响食欲及进食习惯。

2）营养素代谢异常：机体能量消耗改变、碳水化合物代谢异常、蛋白质转变率增加、骨骼肌消耗、内脏蛋白质消耗、血浆氨基酸谱异常、瘦体重下降、脂肪分解和脂肪酸氧化增加、体脂储存下降，以及水、电解质失衡等，是导致营养不良和恶病质的主要原因。

3）分解代谢亢进：肿瘤细胞产生的促炎细胞因子、促分解代谢因子，肿瘤细胞生长生的微环境导致的炎症反应，以及宿主针对肿瘤作出的免疫应答等因素，导致分解代谢亢进。这种分解状态加速了营养不良和恶病质的进程。

（2）恶性肿瘤患者营养不良的后果：生活质量下降；脏器功能障碍；治疗效果欠佳及预后不良；经济负担加重。

（3）营养风险筛查：通过营养风险筛查，确定患者存在营养风险。营养风险筛查2002（NRS2002）可作为住院肿瘤患者营养风险筛查工具。营养不良通用筛查工具（MUST）和营养不良筛查工具（MST）是常用的肿瘤患者营养风险筛查工具。营养风险筛查及营养评定，包括饮食调查、体重丢失量、体格检查、人体测量及实验室检查。肿瘤患者常用的营养评定方法有体重变化、BMI、主观综合评价法（SGA）、患者提供的主观综合评价法（PG-SGA）、微型营养评价（MNA）等。骨骼肌含量是评价肿瘤患者营养不良及癌性恶病质的有效指标，与肿瘤患者生存时间和预后相关。

（4）营养不良分度：营养不良分为三度。一度营养不良，体重减少15%～25%，脂肪层变薄，肌肉不坚实；二度营养不良，体重减少25%～40%，身高低于正常；三度营养不良，体重减轻40%以上。

患者营养状态：一度营养不良。

3.心理评定

（1）心理评定方法

1）情绪测验：采用汉密尔顿抑郁量表、汉密尔顿焦虑量表。

2）人格测验：采用艾森克人格问卷。

（2）不同时期的心理障碍

1）确诊前后：有些患者误认为恶性肿瘤等于死亡，而产生恐惧、抑郁、焦虑等异常情绪，处于心理休克期、冲突期。

2）治疗前后：恶性肿瘤患者对治疗等常存在疑问、焦虑等心理障碍。

3）终末期：患者可能即将失去生命而出现个性改变，如极大的悲观失望。

（3）恶性肿瘤患者的心理干预

1）一般性心理支持。

2）集体的心理辅导。

3）恶性肿瘤的家庭支持。

4）相关专科会诊。

4.运动功能评定

（1）肌张力：肌肉松弛，肌张力低。

（2）肌力：上肢肌力4级，下肢肌力3$^+$级。

（3）关节活动度：四肢关节活动度正常。

（4）其他：患者处于卧床状态，可自主翻身、半坐位，其他运动评定未做。

（二）结构评定

1. 根治性膀胱切除。

2. 原位回肠膀胱重建。

3. 留置导尿。

4. 腹腔引流。

（三）活动评定

采用 MBI 量表，评估日常生活活动能力 35 分，只能完成床上进食、穿衣、修饰，二便要部分依赖。

膀胱癌术后患者生活质量普遍降低，可应用世界卫生组织生存质量测定量表 -100（WHOQOL-100）评估。该量表主要涉及：①生理；②心理；③独立性领域；④社会关系领域；⑤环境因素；⑥精神支柱个人信仰。也可以选择国际上应用最广泛的测量癌症患者生存质量的 QLQ-C30（V3.0）。该量表由 30 个问题构成，分别从五种功能（生理、日常生活、认知、情感和社会功能）、三种症状（疲劳、疼痛、恶心呕吐）、整体健康状况、整体生存质量和其他单独的六项（睡眠质量、食欲、腹泻、便秘、呼吸困难和经济状况）对患者的生存质量进行评估。将所有测量结果进行汇总得到一个分数，分数的高低与患者的生存质量成正比。

膀胱癌的癌症治疗功能评价系统（FACT-BL）、膀胱癌特异性量表（BSS）可评估患者生活质量。

（四）参与评定

患者退休，对职业无影响。患病后对休闲、娱乐、同事朋友聚会活动、参与社会事务造成明显影响。

（五）环境与个人因素

1. 患者目前住院阶段，户外活动受限。

2. 文化程度较好，对疾病的认知较好，治疗的依从性、配合度较好。

三、康复诊断

（一）功能障碍

1. 疼痛 主要为术后的损伤性疼痛，并非癌性疼痛，体位转换、咳嗽会诱发。另外，留置尿管、腹部引流管也会导致疼痛。

2. 营养障碍 患者原发疾病的因素，患病后心理压力、手术打击、活动减少等因素，都会导致食欲下降，造成体重减轻，肌容量减少。

3. 心理功能障碍 疾病的打击、生活方式的变化、痛苦的感受，导致焦虑、抑郁。

4. 运动功能障碍 肌肉松弛，肌张力低。肌力下降，双上肢肌力 4 级，双下肢肌力 3^+ 级。目前卧床状态，可完成床上自主翻身、半卧位的体位转换。

（二）结构异常

1. 根治性膀胱切除。

2. 原位回肠膀胱重建。

3. 留置导尿。

4. 腹腔引流。

（三）活动受限

只能完成床上进食、穿衣、修饰，二便要部分依赖。目前没有离床活动。

（四）参与受限

表现为休息娱乐、社会交往及户外活动受限。

四、康复目标

1. 近期目标　防治并发症，拔去尿管、引流管；缓解术后疼痛；提高运动功能，离床活动；改善营养状态；心理疏导改善焦虑、抑郁情绪。

2. 远期目标　进一步提高运动功能，恢复娱乐、社交活动；改善营养状态，全面恢复体能；保持良好情绪；定期复查原发病。

五、康复方案

1. 疼痛治疗

（1）病因治疗：患者目前疼痛为术后创伤性疼痛。针对术后疼痛的病因进行治疗，与患者耐心沟通，说明疼痛性质，打消患者心理顾虑。

（2）非药物镇痛治疗：患者为膀胱癌，物理治疗要充分考虑物理因子治疗中的禁忌证。患者可使用激光治疗，可改善循环、加快致痛物质排出、抑制疼痛、有镇痛效应。

（3）药物镇痛治疗：患者为轻度疼痛，一般不需药物治疗。若疼痛影响休息，可口服镇痛药。

2. 心理治疗　患者为轻度焦虑、抑郁，目前不需要药物干预。以疏导和支持疗法为主。积极与家属沟通，耐心地向患者及家属讲述膀胱癌的相关知识，介绍疾病的发生、发展和治疗情况；多向患者介绍治疗成功的病例，给患者足够抗癌的信心。多促进病友之间的交流，使患者相互鼓励支持。

3. 营养治疗　患者术后已排气，鼓励经口进食。术后禁食油腻、辛辣、刺激的食物以免发生胃肠胀气和胃部不适，影响疾病康复。鼓励患者多饮水，增加排尿量，预防感染的发生。对于营养状态差的患者，应在细致评估后予以肠外营养支持。

4. 运动疗法　患者术后已第 3 天，临床指标正常，此时可进行床边坐位 - 床边站位训练，随着下肢力量增加，若能满足辅助下行走，可进行病房内行走训练。

膀胱癌术后患者，麻醉时间过后便可进行以下训练：

（1）体位变换：卧位 - 半坐位、仰卧位 - 左侧卧位 - 右侧卧位的体位转换，可以减少患者肠粘连的发生。

（2）站立训练：手术结束，麻醉时间过后，可利用康复护理站立床进行站立训练。

（3）腹式呼吸训练：可促进肠蠕动、缓解痉挛。

（4）盆底肌收缩训练：调节肠功能促进早期排气。

（5）床上运动训练：四肢关节活动度训练，四肢力量训练。

5. 排尿训练

（1）术后患者能自主腹压排尿，增加腹压力量训练，可有效提高排尿功能。白天控尿能力尚可，夜间会有少许遗尿发生，增加夜间起床次数，可明显减少遗尿发生。

（2）腹部按摩以不加重腹部症状为原则，手法轻柔，压力适中，有利于增强自主腹压排尿效果，也有助于便秘改善。

六、实施康复治疗

主管医师组织治疗师、护士共同讨论，制订治疗和护理方案，治疗师实施康复治疗方案，管床护士实施康复护理方案及健康宣教。实施过程中遇到问题，及时反馈给主管医师，以便对方案进行调整。

（张锦明）

第六节　骨恶性肿瘤案例

凡发生在骨内或起源于各种骨组织成分的肿瘤，不论是原发性、继发性还是转移性，统称为骨肿瘤。骨恶性肿瘤比骨良性肿瘤少见，以骨肉瘤、软骨肉瘤及骨巨细胞瘤为主，具有持续性剧痛、肿块发展迅速与局部血运丰富的临床特点。轻微外伤引起病理性骨折是某些骨肿瘤的首发症状，晚期骨恶性肿瘤可出现贫血、消瘦、食欲缺乏、体重下降、低热等全身症状。诊断骨肿瘤常用的影像学方法有两类：①以解剖形态成像为主的 X 线、CT 和 MRI 检查；②以功能成像为主的正电子发射计算机体层显像仪（PET/CT）与单光子发射计算机体层摄影（SPECT）检查。病理组织学检查是骨肿瘤不可或缺的最后诊断。必须将临床表现、影像学检查、病理检查三者结合起来，才能诊断骨恶性肿瘤。

20 世纪 40 年代，Jaffe 根据肿瘤组织中细胞成分比例、有无病理核分裂及细胞间变、有无肉瘤成分等因素将骨巨细胞瘤分成 3 级：Ⅰ级，基质细胞稀疏，核分裂少，多核巨细胞甚多；Ⅱ级，基质细胞多而密集，核分裂较多，多核巨细胞数目减少；Ⅲ级，以基质细胞为主，核异型性明显，核分裂极多，多核巨细胞很少。因此，Ⅰ级为良性，Ⅱ级为中间性，Ⅲ级为恶性。在本节案例中，该青年女性患者为骨巨细胞瘤Ⅱ级。该病 20～40 岁为高发年龄段，女性多于男性；脊柱为好发部位，以骶尾椎发病率最高，其次为胸椎、颈椎、腰椎。由于病变位置常常较深，脊柱骨巨细胞瘤的临床表现常不典型，病程常迁延数周至数年不等；其主要表现为骨肿瘤局部疼痛，骶尾椎病变，可触及臀部肿块及排尿困难等；累及神经或脊髓时出现截瘫症状；部分可合并病理性骨折，出现突然发作的疼痛或症状加重。

一、病史摘要

患者，女，32 岁，因"骶尾部疼痛 5 个月，骶骨肿瘤切除术后 2 个月"入院。

现病史：患者 5 个月前无明显诱因出现持续性腰骶部胀痛，程度轻，无双下肢感觉及运动障碍。2 个月前患者无明显诱因出现体温升高，最高达 39～40℃，自感腰骶部疼痛较前明显加重，双侧会阴部及大腿后侧皮肤感觉减退。患者至医院行骶尾椎 MRI 结果示：骶骨骨质破坏，考虑恶性肿瘤可能性大。骶尾椎穿刺活检结果示：骶尾部富于巨细胞的肿瘤，考虑"骨巨细胞瘤？富于骨巨细胞瘤的骨肉瘤？"患者为求进一步手术治疗，至笔者医院骨科住院治疗，住院期间患者腰骶部疼痛剧烈，明显影响睡眠，腰骶部 VAS 评分 8 分。于住院期间先后行"骶尾骨穿刺活检术""双下肢动脉造影＋双侧髂内动脉栓塞＋腹主动脉球囊置入术""骶骨肿瘤扩大切除＋骨盆重建术骶尾部手术"等。术中骶尾椎穿刺活检示：骶尾部骨巨细胞瘤Ⅱ级。术后给予镇痛、抗感染、营养及促进血液循环等治疗。骨科出院后，患者仍有腰骶部疼痛以及双下肢感觉和运动障碍、二便障碍，为求进一步康复治疗来笔者医院康复医学科，门诊以"骶尾部骨巨细胞瘤术后"收入院。入院时患者可自行进食、修饰、洗澡、穿衣、如厕、转移、行走及上下楼梯，不能控制二便，Barthel 指数评分 80 分，日常生活活动基本自理。

患者自患病以来，神志清楚，精神一般，饮食一般，睡眠欠佳，小便间歇清洁导尿，大便不能自行控制，体重减轻约 8kg。

入院查体：体温 36.3℃，脉搏 68 次/min，呼吸 18 次/min，血压 126/75mmHg。神志清楚，精神一般，发育正常，营养一般，自主体位，查体合作，对答切题。腰骶部皮肤可见多处手术瘢痕及敷料贴敷，敷料干燥，无明显渗血渗液，余皮肤黏膜无黄染、皮疹，无瘀点、瘀斑。全身浅表淋巴结未扪及肿大，质软，活动度固定，无压痛。颈部无抵抗感，颈静脉无充盈，颈动脉正常搏动，双侧甲状腺无肿大，无颈部血管杂音。呼吸平稳，双侧呼吸运动对称，无"三凹征"，触觉语颤对称，无胸膜摩擦感，未闻及啰音及哮鸣音。心界不大，心律齐，各瓣膜区未闻及杂音，心尖搏动正常。全腹柔软，无压痛及反跳痛，腹部未触及包块，肝脏肋下未触及，无移动性浊音，无肝脾区叩击痛，肠鸣音正常。双下肢及手术切口周围轻度水肿。

专科查体：患者骶尾部清创缝合术后改变，敷料干燥，无明显渗血渗液。骶尾部 VAS 评分 4 分，双下肢大腿后侧浅感觉及深感觉减退，余皮肤感觉正常。左下肢肌力：髂腰肌 5⁻级、股四头肌 5⁻级、胫前肌 5⁻级、踇长伸肌 4 级、小腿三头肌 5⁻级；右下肢肌力：髂腰肌 4 级、股四头肌 5⁻级、胫前肌 4 级、踇长伸肌 4 级、小腿三头肌 5⁻级，余四肢肌力未见明显异常，四肢肌张力正常，双下肢及肿瘤切口周围轻度水肿。膝反射及跟腱反射减弱，病理征未引出。双下肢直腿抬高试验阴性，加强试验阴性，双侧股神经牵拉试验阴性，右侧 4 字试验阳性，左侧阴性。肛门括约肌肌力减退，球海绵体反射消失。

既往史：患者既往体健，否认高血压、糖尿病、冠心病病史。此次入院前于笔者医院行多次手术治疗，术后恢复可，于手术期间进行输血治疗，否认外伤史，预防接种随当地进行。

个人史：生于四川成都，否认吸烟、饮酒史，否认疫区久居史，否认放射性物质及化学毒物接触史。

婚育史：适龄结婚，育有 1 子 1 女，配偶及子女均体健。

家族史：否认家族性遗传病。

职业史：农民，初中学历。

辅助检查：

盆腔 CT 平扫增强＋三维重建：①骶骨骨质破坏伴软组织肿块，考虑脊索瘤可能？建议结合临床进一步检查；②双侧附件区畸胎瘤可能？建议进一步检查；③腹膜后、双侧腹股沟区多个小淋巴结显影；④直肠壁增厚。盆腔骶部见一巨大软组织团块，形态不规则，边界不清，范围约 53mm×94mm，密度不均，其内见小片状低密度影和点状高密度影。CT 增强：团块明显非均匀性强化，其内见散在小片状无强化区。骶椎骨质明显破坏，向上累及 L₅，团块突破骶骨前缘突向盆腔，与直肠向前推移，直肠右侧壁不均匀性增厚，并向腔内突起，乙状结肠管腔狭窄、管壁增厚，膀胱充盈良好，膀胱壁光整不厚，强化均匀，膀胱腔内未见明显异常；子宫形态、大小正常，边缘光整，增强不均匀强化，左侧附件区见 38.4mm×29mm 大小的低密度团块影，其内见分隔及脂肪密度影，增宽壁见小点状钙化，无明显强化。右侧附件区也似见 30.5mm×17mm 大小的脂肪密度影。盆腔脂肪间隙影清晰，盆腔、双侧腹股沟区见多个小淋巴结影。

骶尾椎 MRI：①L_5 椎体及骶椎骨质破坏及软组织肿块，考虑脊索瘤可能，并右侧髂骨、双侧梨状肌、右侧臀大肌受侵，请结合临床；②双侧附件区畸胎瘤可能；③双侧腹股沟区淋巴结显示。L_5 椎体及骶椎骨质破坏，可见多发结节或肿块样改变，其相应层面椎管内也可见受侵，矢状位可见向盆腔推压，以右侧梨状肌前方为重，病灶形态不规则，可见结节融合，边界欠清，呈等 T_1 稍长 T_2 信号，压脂相呈稍高信号，右侧髂骨、双侧梨状肌、右侧臀大肌见类似信号。双侧腹股沟区可见淋巴结显示。子宫信号均匀，未见明显增大。双侧附件区体积增大，右侧约 2.9cm×2.7cm，左侧约 2.9cm×3.8cm，其内均可见脂肪信号及分隔影，膀胱充盈可，壁未见增厚。盆腔未见明显肿大淋巴结，盆腔未见明显积液。

SPECT：双侧骶髂关节、骶椎片状放射性增高影，性质？建议进一步检查。

骶尾椎穿刺活检：骶尾部骨巨细胞瘤Ⅱ级。

盆腔 CT 平扫（术后）：临床提示骶尾部骨巨细胞瘤术后，L_3~L_5 及骶骨、双侧髂骨翼见高密度内固定影在位，骶骨区 - 双侧髂骨缘见高密网状影在位，骶骨大部及尾椎未见确切显示。腰椎生理曲度存在，诸椎骨未见明显骨质异常，各椎间隙无狭窄，余骨盆诸骨未见明显异常，双侧髋关节在位，关节间隙正常。骶尾部骨巨细胞瘤术后改变，请结合临床。

二、康复评定
（一）功能评定

1.感觉功能评定　肿瘤长大压迫邻近的神经、血管、器官，肿瘤浸润周围组织，手术、放疗、化疗致神经等组织损伤，均可引起疼痛，称为癌痛（cancerous pain）。癌症转移至骨所引起的疼痛最重、最多见。

癌痛的五级评定法：根据癌症患者应用镇痛剂的种类和方式，将癌痛分为 0~4 级（表 10-6-1）。

表 10-6-1　癌痛的五级评定法

级别	应用镇痛剂情况
0 级	不需使用
1 级	需非麻醉性镇痛剂
2 级	需口服麻醉剂
3 级	需口服和 / 或肌内注射麻醉剂
4 级	需静脉注射麻醉剂

患者手术前后均有骶尾部疼痛，术前疼痛难以忍受，影响睡眠。骶尾部 VAS 评分：8 分；术后疼痛好转，VAS 评分：4 分。入院后查体示双下肢大腿后侧浅感觉及深感觉减退。患者术后仍需要盐酸吗啡注射液、异丙嗪注射液、氨酚羟考酮、氟比洛芬酯等药物控制癌痛。

2.心理功能评定　当患者最初得知自己患恶性肿瘤时通常无法接受事实，第一反应就是震惊，并且试图用防卫机制否认这个事实，并且反复求医想要获得自己被误诊的结论，这一过程需要一段时间的心理调整，不同的患者此过程时长不同。因此，及时有效的心理评估十分必要，首先可以通过交流及日常观察评估患者心理状况，在与肿瘤患者交谈时，可以询问患者睡眠情况，是否有早醒和入睡困难，日常精神状态及情绪变化，思维、反应及内在动力的变化，是否经常被消极意念困扰。常用的心理评估量表包括 HAMA、HAMD、SCL-90、HAD、SDS、GQOLI-74 等。

患者在入院时进行 HAMD 评估，得分为 22 分，有抑郁症；HAMA 得分 20 分，有焦虑。

3. 运动功能评定 骨恶性肿瘤患者在患病及进行手术、放疗、化疗后，多系统器官功能减退，需要适时进行躯体功能康复。

本例患者由于骶尾部术后长期卧床，双下肢肌力均有不同程度的减低。骨恶性肿瘤患者由于疼痛、长期不良姿势导致肌力降低和运动控制障碍，最终导致运动能力下降。

4. 膀胱直肠功能评定 患者二便不能控制，小便间歇清洁导尿，大便不能自行控制，查体示肛门括约肌肌力减退，球海绵体反射消失。

（二）结构评定

L_5 椎体及骶椎骨质破坏，可见多发结节或肿块样改变，其相应层面椎管内也可见受侵；矢状位可见向盆腔推压，以右侧梨状肌前方为重，病灶形态不规则，可见结节融合，边界欠清，双侧腹股沟区可见淋巴结显示。子宫信号均匀，未见明显增大。双侧附件区体积增大，右约 2.9cm×2.7cm，左 2.9cm×3.8cm，其内均可见脂肪信号及分隔影，膀胱充盈可，壁未见增厚。盆腔未见明显肿大淋巴结，盆腔未见明显积液。

（三）活动评定

要改善康复对象的自理能力，首先就必须进行 ADL 的评定。常用的 ADL 评定方法有 Barthel 指数，包括进食、修饰（洗脸、梳头、刷牙）、洗澡、穿衣（包括系鞋带）、控制二便、如厕、床椅转移、行走、上下楼梯等项目。

Barthel 指数（表 10-6-2）评定最高分是 100 分，60 分以上者为良，生活基本自理；40～60 分者为中度功能障碍，生活需要一定帮助；20～40 分者为重度功能障碍，生活依赖明显；20 分以下者为完全残疾，生活完全依赖。Barthel 指数 40 分以上者康复治疗效益最大。本案例中，患者入院时 Barthel 指数为 80 分，日常生活活动能力基本自理。

表 10-6-2　Barthel 指数项目和评分　　　　　　　　　　单位：分

ADL 项目	自理	稍依赖	较大依赖	完全依赖
进食	10	5	0	0
洗澡	5	0	0	0
修饰（洗脸、梳头、刷牙、刮脸）	5	0	0	0
穿衣（包括系鞋带）	10	5	0	0
控制大便	10	5	0	0
控制小便	10	5	0	0
如厕	10	5	0	0
床椅转移	15	10	5	0
行走（平地 45m）	15	10	5	0
上下楼梯	10	5	0	0

（四）参与评定

患者患病前外出打工为生，患病后未再外出务工，影响职业及收入。大专文化程度，与配偶及子女关系和睦，患病前常与家人一同散步，手术后因疼痛长期住院，与社会外界接触明显减少，休闲、娱乐活动明显受限。

（五）环境与个人因素

1. 患者居住于农村，平日务农，此次发病后患者户外活动受限。

2. 初中文化，既往性格平和，此次发病后与家人交流较少，配合度一般。

三、康复诊断

（一）功能障碍

1. 骶尾部骨巨细胞瘤术后疼痛

2. 感觉功能障碍

3. 心理障碍

4. 运动功能障碍

5. 神经源性膀胱、神经源性肠道

6. 马尾神经损伤

（二）结构异常

骶尾部骨巨细胞瘤Ⅱ级。

（三）活动受限

患者可自行进食、修饰、洗澡、穿衣、如厕、转移、行走及上下楼梯，不能控制二便，Barthel 指数评分为 80 分，日常生活活动基本自理。

（四）参与受限

患者社交、休闲娱乐及户外活动明显受限。

四、康复目标

1. **近期目标**　控制疼痛，改善腰骶部及双下肢大腿后侧感觉功能障碍，增强双下肢运动能力；促进手术切口愈合，注意观察手术刀口情况，保持干燥；缓解焦虑、抑郁情绪，乐观面对现实。

2. **远期目标**　二便能够自理，能够自行完成间歇清洁导尿操作，提高日常生活活动能力，回归社会及家庭。

五、康复方案

1. **健康宣教**　患者系骶尾部骨巨细胞瘤（Ⅱ级）术后，存在一定侵袭性，需要尽早进行大范围肿瘤切除手术，同时骶尾部血供丰富，因此术前要对相应血管进行栓塞术，防止术中及术后大量出血。骨巨细胞瘤经过彻底切除或者刮除植骨等手术治疗后多数患者预后相对较好，但仍有一定的复发、转移风险，2 年内复发较常见。因此要定期至医院复查，同时注意不要剧烈大量运动，防止病理性骨折的发生。

2. **癌痛治疗**　药物疗法是最常用的镇痛措施。癌痛治疗常采用三级镇痛阶梯疗法。第一阶梯用药：应用非阿片类镇痛剂，首选非甾体抗炎药。可先用阿司匹林、对乙酰氨基酚等解热镇痛药，效果不明显时改用布洛芬、吲哚美辛等非甾体抗炎药；第二阶梯用药，首选弱阿片类镇痛剂，如可待因、芬太尼等；严重疼痛采用第三阶梯用药，首选强阿片类镇痛剂，如吗啡、哌替啶、美沙酮等。进行药物治疗时要注意药物特性（镇痛强度、效应时间、控制能力等）、应用途径（口服、皮下注射、肌内注射、植入式可控微量注射泵等）、合理剂量（从小剂量开始，逐步加量，以"需要"为基础，规律给药，维持血药有效浓度），尽量减少副作用的产生，避免耐药性和成瘾性。

该患者术后疼痛明显，给予氟比洛芬及洛芬待因口服镇痛效果不佳，后换用强阿片类镇痛剂吗啡静脉注射，自小剂量开始给药，效果可，镇痛效果明显，患者疼痛减轻后，再次给予氟比洛芬镇痛，效果可。

3.运动治疗 给予患者下肢运动训练、肌力训练以增强下肢肌力，肌力的康复训练首先从等长运动开始，每次保持10秒后放松，10次/组，8～10组/d，然后逐渐过渡到等张运动和等速运动；平衡功能训练，增强站立及行走时的平衡能力；在他人辅助下步行，进行较低强度的运动训练，运动的强度和时间循序渐增，逐步增强体力。髋关节运动训练目的是促进血液循环，防止下肢深静脉血栓形成，维持关节活动度，增强股四头肌和腘绳肌的肌力。

4.作业治疗 进行日常生活活动能力训练，提高生活自理能力。

5.心理康复

（1）支持性心理疗法：倾听患者的叙述，观察其表现，帮助分析，给予疏导、安慰和鼓励，使之得到心理支持，能乐观面对现实，渡过心理危机。

（2）行为疗法：针对患者的病态心理、异常表现和不良行为，通过强化良好行为、抑制不良行为，建立正确的行为。

6.康复护理 训练患者进行膀胱功能训练，给予间歇清洁导尿，训练储尿排尿功能，预防尿路感染。

7.中医康复 电针治疗疏通经络、改善循环，促进手术刀口愈合，以及下肢感觉、运动功能改善，针刺远隔的相关腧穴有一定的镇痛效果，但禁止在肿瘤局部针刺。

8.营养支持 患者目前营养状况一般，自发病后体重减轻约8kg，日常生活中注意均衡饮食，后续根据患者全身情况和消化系统功能，给予合理的肠内及肠外营养。

六、实施康复治疗

医护治一体化查房，共同制订治疗方案，管床医师统筹安排治疗时间，PT、OT治疗师具体实施治疗方案，管床护士实施护理方案及健康宣教。

（虞乐华）

第十一章
慢性疼痛康复临床思维模式

第一节 基本知识

一、慢性疼痛的定义

1979年，国际疼痛研究协会（International Association for the Study of Pain，IASP）将疼痛（pain）定义为"与现存的或潜在的组织损伤有关联，或者可以用组织损伤描述的一种不愉快的感觉和情绪上的体验"。世界卫生组织（World Health Organization，WHO）于2018年发布了国际疾病分类（ICD）-11，慢性疼痛（chronic pain，CP）首次作为独立的疾病列入分类目录，这是国际疼痛医学界里程碑式的大事件。

2020年国际疼痛协会重新定义疼痛的概念：疼痛是一种与实际或潜在的组织损伤相关的不愉快的感觉和情绪情感体验，或与此相似的经历。慢性疼痛是指持续或反复发作超过3个月的疼痛。

新定义同时给出了6条附加说明：①疼痛始终是一种主观体验，同时又不同程度地受到生物学、心理学及社会环境等多方面因素的影响；②疼痛与伤害性感受不同，纯粹生物学意义上的感觉神经元和神经通路的活动并不代表疼痛；③人们可以通过生活经验和体验学习、感知疼痛并认识疼痛的实际意义；④个体对自身疼痛的主诉应该予以接受并尊重；⑤疼痛通常是一种适应性和保护性感受，但疼痛同时也可对身体功能、心理健康和社会功能产生不利影响；⑥语言描述仅仅是表达疼痛的方式之一，语言交流障碍并不代表一个人或动物不存在疼痛感受。

二、慢性疼痛的流行病学

《2016年全球疾病负担研究报告》重申，疼痛和与疼痛相关的疾病是全球残疾和疾病负担的主要原因，在世界范围内由慢性疼痛引起的负担正在不断增加。一项对10个发达国家和7个发展中国家的调查表明，成人中慢性疼痛的患病率分别为41%和37%。在美国，超过1亿的成年人患有慢性疼痛，每年直接和间接的成本超过6000亿美元。英国有13%～50%的成年人患有慢性疼痛，其中有10.4%～14.3%患有中重度致残性慢性疼痛，发病率大致在每年8%。在我国北京，慢性疼痛患病率为8.91%，60岁以上老年人群患病率可达35.71%，在老龄化程度高的地区甚至高达92.68%。

情感障碍和慢性疼痛之间相互作用、相互影响，纵向、观察性研究支持情绪障碍和持续疼痛之间有双向强相关关系，长期的疼痛状况大大增加了后续诊断情感障碍的风险。随着疼痛发展为慢性疾病，消极情绪状态可能伴随着其他情绪障碍，如焦虑、快感缺乏、认知缺陷、睡眠障碍和自杀，慢性疼痛患者发生情绪或焦虑症状的风险通常会增加数倍，自杀意念和自杀企图的发生率明显增高。降低疼痛频率和强度的治疗可以有效改善患者的情绪状态，对慢性疼痛和情绪障碍患者的抗抑郁治疗会产生相当快速的镇痛作用，但另一方面适当的情绪痛苦对疼痛体验有积极影响。

三、慢性疼痛的分类

在国际疾病分类（ICD）-11 中，慢性疼痛被具体划分为以下 7 大类：

1. 慢性原发性疼痛（chronic primary pain，CPP） 是指发生在身体的一个或多个部位，伴有严重情感障碍（焦虑、愤怒 / 沮丧或抑郁情绪）或功能障碍（干扰日常生活和社交）的慢性疼痛。慢性原发性疼痛是由生物、心理和社会等多因素共同导致的疼痛综合征。除非有另外一个诊断可以更好地解释所表现出的症状，否则慢性原发性疼痛的诊断就可成立，不管是否存在确认的生物或心理因素。需要考虑的其他慢性疼痛诊断包括慢性癌症相关性疼痛、慢性术后或创伤后疼痛、慢性神经病理性疼痛、慢性继发性头痛或口面部疼痛、慢性继发性内脏痛及慢性继发性肌肉骨骼疼痛。

2. 慢性癌症相关性疼痛（chronic cancer related pain，CCRP） 是指由原发癌症本身或转移病灶（慢性癌痛）或癌症治疗（慢性癌症治疗后疼痛）所引起的疼痛。慢性癌症相关性疼痛与癌症患者合并疾病引起的疼痛不同。慢性癌症相关性疼痛应该是由癌症本身或癌症治疗引起的疼痛；若疼痛病因不明，则应把此类疼痛归于慢性原发性疼痛。

3. 慢性术后或创伤后疼痛（chronic postsurgical or post traumatic pain） 是指因手术或组织损伤（包括烧伤在内的各种创伤）而产生或加剧的疼痛，其持续时间超出组织愈合时间，即在手术或组织创伤后至少持续 3 个月。疼痛部位常位于手术范围或组织损伤区域之内，或相对应的神经支配区域，以及由躯体深部或内脏组织手术损伤对应的皮节区域。诊断还需排除原先已经存在疼痛的病因，包括感染、恶性肿瘤等。外科手术的种类决定了慢性术后和创伤后疼痛多为神经病理性疼痛。神经病理性疼痛的机制固然重要，但疼痛的类别更需明确。慢性术后或创伤后疼痛的病因应当很明确，否则应考虑该疼痛为慢性原发性疼痛。

4. 慢性继发性肌肉骨骼疼痛（chronic secondary musculoskeletal pain，CSMSP） 是指骨骼（包括脊柱与关节）、肌肉、肌腱或相关软组织的慢性疼痛。慢性继发性肌肉骨骼疼痛是一组表现各异的慢性疼痛，源于局部或全身病因引起的骨骼（包括脊柱与关节）、肌肉、肌腱和相关软组织的持续伤害感受性刺激，也可与深部躯体损伤有关。疼痛可能是自发的或运动诱发的。如果疼痛与内脏病变有关，考虑诊断为慢性继发性内脏痛更为恰当；如果疼痛与神经病理性机制有关，应当编码在慢性神经病理性疼痛分类中；如果疼痛机制是非特异性的，则慢性肌肉骨骼疼痛应该编码在慢性原发性疼痛分类中。

5. 慢性继发性内脏痛（chronic secondary visceral pain，CSVP） 是指源自头颈部及胸腔、腹腔和盆腔内脏器官的持续性或反复发作性疼痛。疼痛的内脏病因应该是明确的；如果疼痛病因不明，则应把此类疼痛归为慢性原发性疼痛。

6. 慢性神经病理性疼痛（chronic neuropathic pain，CNP） 是由躯体感觉神经系统损伤或疾病引起的慢性疼痛。疼痛可能是自发的或诱发的，如对疼痛刺激的反应增强（痛觉过敏）或对正常非疼痛刺激的痛觉反应（痛觉超敏）。慢性神经病理性疼痛的诊断有赖于神经系统损伤或疾病病史，疼痛的部位应与相应的神经解剖学部位一致。反映躯体感觉神经系统受累的阴性（如感觉减退或缺失）和阳性（如痛觉超敏或痛觉过敏）感觉症状或体征必须与受累神经组织的支配范围相符。

7. 慢性继发性头痛或口面部疼痛（chronic secondary headache or orofacial pain，CSH，CSOFP） 包括所有具有潜在原因的头痛和口面部疼痛性疾病，在至少 3 个月内有至少一半时间发生疼痛。每天疼痛的持续时间至少 4 小时（未治疗）或每天发生几次较短的发作。如果疼痛病因不明，则应把此类疼痛归为慢性原发性疼痛。

四、慢性疼痛的病理生理机制

慢性疼痛的病因多种多样，其生物医学的发病机制十分复杂，目前尚存不少争议。整个伤害感受系统不仅在外围而且在中心都发生了生物学上的变化，且社会心理因素和功能也会和疼痛互相影响。

疼痛可分为三种主要类型：伤害性疼痛、炎症性疼痛和神经性疼痛。伤害性疼痛是指感觉系统对身体周围的痛觉感受器检测到的实际或潜在有害刺激的反应。炎症性疼痛与组织损伤和由此产生的炎症过程有关，这可能导致痛觉过敏、异位痛和交感维持疼痛等反应。神经性疼痛是一种由外周和 / 或中枢神经系统损伤或疾病引起的不适的局部感觉，在原发损伤或功能障碍后持续存在。神经性疼痛可能与同种异位痛有关，这是指对通常不会引起疼痛（非疼痛刺激）的刺激有疼痛反应。痛觉过敏是指对疼痛的敏感性异常增加，这与对刺激的过敏有关。原发性痛觉过敏直接发生在受损组织中，而继发性痛觉过敏发生在受损组织周围的区域，这是由于疼痛相关介质与损伤部位周围的受体结合，导致邻近的未损伤组织对机械刺激敏感。

在慢性疼痛的神经生物学机制中，中枢敏化、下行疼痛抑制通路受损、免疫学机制等学说已经引起了广泛关注。中枢敏化指的是中枢神经系统中疼痛相关神经元对其正常或阈下刺激的反应性增强。中枢致敏化是由损伤或炎症引起的伤害性感受输入增加触发的，是中枢神经系统的生理可塑性长期变化的结果。

慢性疼痛的生物 - 心理 - 社会模式中，恐惧 - 逃避模型、操作条件反射学说和巴甫洛夫条件反射学说的心理学机制广为人知。慢性疼痛和抑郁在发生和发展方面密切相关，并能够相互促进严重程度进展。慢性疼痛和抑郁症的相应病理生理机制及其相互相关性均尚未确定。近年来，研究显示，疼痛和抑郁诱导的神经可塑性变化和神经生物学机制变化之间存在相当大的重叠。身体疼痛的损伤感觉通路已被证明共享参与情绪管理的相同大脑区域，包括岛叶皮层、前额叶皮层、前扣带、丘脑、海马和杏仁核，它们形成了疼痛和抑郁共存的组织学结构基础。适应性不良的可塑性变化，指神经系统的可塑性导致的功能的破坏。这些适应性不良的可塑性变化也可能发生在从外周到中枢神经系统的感觉传导通路中，并参与了慢性疼痛的发生、发展和维持。

（黄礼群）

第二节　康复评定

疼痛可以通过自评量表、行为测试和生理测量进行评估，疼痛评估量表可以分为单维度疼痛量表、多维度疼痛综合评估量表和神经病理性疼痛筛查专用量表。单维度疼痛量表对患者的疼痛强度单方面进行评估，是临床上最常用的疼痛评估量表类型，有评估快速、内容简洁、患者容易理解等特点，在临床快速诊疗方面占优势，是疼痛快速评估的首选。多维度疼痛综合评估量表虽然耗时相对较长，但可以更好地、更全面地对疼痛进行描绘，更适用于进行临床科研或非急性期的健康调查。神经病理性疼痛筛查专用量表适用于对神经病理性疼痛患者的筛查。

疼痛的评估方法除了使用以上量表外，还可以通过痛阈的测定进行评估。人体痛阈一般分为两种：一种是人体感受到疼痛时的最小刺激强度，称为痛感觉阈，即我们常说的痛阈；一种是人体所能忍受的最大的刺激强度，称为耐痛阈。据测定方式的不同，人体痛阈可分为压痛阈、温度痛阈、电刺激痛阈等。

一、单维度疼痛量表

1. 视觉模拟评分法（visual analogue scale，VAS） 是目前临床上最常用的评定方法，用于评定疼痛强度，它由一条 100mm 的直线组成，此直线可以是横直线也可以是竖直线，线的左端（或上端）表示"完全无痛"，线的右端（或下端）表示"疼痛到极点"，患者会被要求用一个点或一个"×"等在这条线上标记自己的疼痛强度（图 11-2-1）。

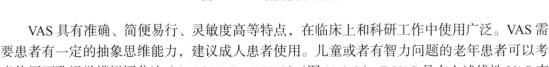

图 11-2-1 视觉模拟评分法

VAS 具有准确、简便易行、灵敏度高等特点，在临床上和科研工作中使用广泛。VAS 需要患者有一定的抽象思维能力，建议成人患者使用。儿童或者有智力问题的老年患者可以考虑使用面孔视觉模拟评分法（facial VAS，F-VAS）（图 11-2-2），F-VAS 是在上述线性 VAS 直线上加上若干卡通表情（高兴、中性、痛苦等），从而使评分更直观、更形象。

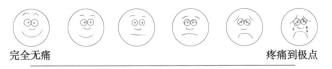

图 11-2-2 面孔视觉模拟评分法

2. 数字分级评分法（NRS） 是用数字计量评定疼痛的强度，最常用的数字范围为 0～10，0 表示"无痛"，10 表示"最剧烈的疼痛"，患者选择一个数字来代表其感受疼痛的强度。NRS 也是临床上经常使用的测量主观疼痛的方法，容易被患者理解，可以口述也可以记录，还可以用于口头采访和电话采访。

NRS 评分准确简明，分类比较清晰客观，可以帮助患者进行更准确的评估，从而提高不同患者之间在评估上的可比性。NRS 需要患者有抽象的刻度理解能力和一定的文字阅读理解能力，比较适用于 10 岁以上有一定文化程度的患者。

3. 口头评分法 又称语言分级评分法（verbal rating scale，VRS），是加拿大麦吉尔疼痛问卷的一部分，由一系列用于描述疼痛的形容词组成，这些描述词以疼痛从最轻到最强的顺序排列，用于评定疼痛的强度。VRS 有多个版本，但常用的为 5 点评分法（VRS-5）（图 11-2-3）。VRS 的优势是评估简单快捷，但要求评估对象有一定的语言理解能力。

0	1	2	3	4	5
无痛	轻度不适	不适	比较疼痛/难受	非常疼痛	疼痛到极点

图 11-2-3 语言分级评分法（5 点评分法）

4. 修订版 Wong-Baker 面部表情疼痛评估法（Wong-Baker faces pain scale revision，FPS-R） FPS-R 类似于 VAS，不用文字表明，而是以 6 种代表不同程度疼痛的面部表情的卡通图片（微笑、悲伤、痛苦的哭泣等）（图 11-2-4），按疼痛程度从 0（无痛）到 10（剧烈痛）排列，来形象表达分值区域所代表的疼痛程度。评估时，患者指向表示与其疼痛程度相符的刻度或卡通面孔即可。此法更适用于小儿、老人、文化程度较低者，甚至可以用于表达困难、意识不清及有认知障碍的患者。

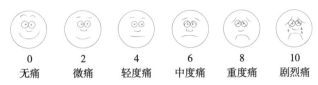

图 11-2-4　修订版 Wong-Baker 面部表情疼痛评估法

二、多维度疼痛综合评估量表

多维度疼痛综合评估量表在测量疼痛强度的同时，还会测试疼痛对心理、情绪、睡眠等的影响。多维度疼痛综合评估量表考察范围更全面，但使用起来却更为繁复。因此，多维度疼痛综合评估量表适用于全面了解疼痛给患者带来的影响。

1. 麦吉尔疼痛问卷（McGill pain questionnaire，MPQ）和简化麦吉尔疼痛问卷（short-form of McGill pain questionnaire，SF-MPQ）　原版 MPQ 是 1971 年开发的，可以对疼痛性质、特点、强度、情绪状态及心理感受等方面进行细致的记录。但 MPQ 耗时较长（需要 5～15 分钟），结构复杂，会受患者的文化程度、情感、性别和种族等因素影响，研究者对 MPQ 进行简化，制作了 SF-MPQ，SF-MPQ 保留 11 个疼痛强度评估和 4 个疼痛情感项目，而且添加一道单维度 VAS（10cm）用于评估整体疼痛的强度。SF-MPQ-2 是在英文环境下制定并验证的，为了在中文环境下使用，李君等制定了中文版 SF-MPQ-2。中文版 SF-MPQ-2 在 SF-MPQ 的基础上增加了神经病理性疼痛的评估，可以全面评估包括神经病理性疼痛在内的疼痛情况。

2. 整体疼痛评估量表（global pain scale，GPS）　是一个全面综合性疼痛评估工具，包含 20 个有关疼痛的评估条目，分为疼痛、情绪感受、临床表现、日常行为（即疼痛影响）四个部分。其中疼痛部分是对疼痛的强度进行评估；情绪感受部分是对害怕、沮丧、精疲力竭、焦虑、紧张进行评估；临床表现部分包括对睡眠质量、独立工作能力、整体躯体感受等进行评估；日常行为部分对日常生活的影响，如对购物、人际关系等进行评估。GPS 是临床疼痛护理工作中的一个兼顾全面性和便捷性的疼痛评估工具。一方面，GPS 对于测量疼痛具有信度良好、稳定性好、可靠性高、可以进行参数检验（0～10 分）等优点。另一方面，GPS 还能够较好地反映慢性疼痛患者近期的心理状态及疼痛对其日常生活的影响等。因此，临床上对疼痛进行全面考察时，GPS 也非常适用。

三、神经病理性疼痛筛查专用量表

在临床诊疗中，神经病理性疼痛与非神经病理性疼痛的病因和治疗方法均不同。神经病理性疼痛临床表现复杂多样，诊断难度较大，神经病理性疼痛筛查专用量表具有简便易行、灵敏度和特异度高的特点，可以辅助早期诊断神经病理性疼痛。

1. DN4 神经病理性疼痛量表（douleur neuropathique 4 questionnaire）　该量表是对神经病理性疼痛进行筛选的工具，其有 10 个选项，包括 7 个症状自评项目（烧灼、冷痛、电击样、麻、如坐针毡、麻木与瘙痒）和 3 个临床检查项目（触摸、针刺感觉减退、触诊诱发疼痛）。目前，临床上使用简版，包含 7 个症状自评项目，删除了临床检查项目。每个评估项目在回答"是"时赋值 1 分，回答为"否"则为 0 分。总分为 0～10 分，当总评分大于或等于 4 分时即为神经病理性疼痛。

2. 神经病理性疼痛问卷（neuropathic pain questionnaire，NPQ） NPQ 包含 12 个项目，包括 10 项症状描述项（如麻木感、针刺痛和触发痛）和 2 项自评项目。NPQ 对神经病理性疼痛评估最为全面，而且每个项目是 0～100 整数评分。

3. 利兹神经病理性疼痛症状与体征评价量表（Leeds assessment of neuropathic pain symptoms and signs scale，LANSS） LANSS 也是用于对神经病理性疼痛进行筛查，原版包括症状项目（5 项）和体格检查项目（2 项）。原版因体格检查项目需要医生用有刻度的 23 号针头触发疼痛，饱受争议。作者对原版 LANSS 进行了改版，将体格检查项目删除换成自查项目，所有的症状项目保留，从而形成了自评 LANSS（S-LANSS）。S-LANSS 目前在临床领域使用率很高，可以对由于经济原因或其他客观条件（有幽闭恐惧症或体内有金属支架等）不能做 MRI 检查的患者进行神经病理性疼痛的排查。

四、痛阈的测定

1. 压痛阈　压痛阈通常用压力测痛仪来进行测量，压力测痛仪通常由液晶显示器的主体、探棒及一个表面积为 1cm² 的橡胶圆形探头组成，通常以千克每平方厘米（kg/cm²）为测试结果的单位。测量时，选取测定点，将测痛仪探头垂直放在测痛点上，缓慢稳定加压，当受试者感觉疼痛时，停止加压。此时，显示器上的读数即为受试者的痛阈。

2. 温度痛阈（热痛阈、冷痛阈）　测量方法分两种。极限法指当外界温度刺激不断增加或不断减少时，患者刚刚感觉到热痛或冷痛时的温度值，作为热痛阈或冷痛阈。选择法：让患者在两次不同时间里两个不同外界温度刺激，选择一个能感觉到的温度刺激。极限法被认为是简便、快速的测定方法。

3. 电刺激痛阈　目前常用低频痛阈测定仪，刺激参数为波宽 5 毫秒，频率 100Hz。调制频率 120 毫秒的方波脉冲电流，缓慢加大电流输出，从弱到强，至患者刚感觉疼痛时，记录此时电流强度，作为电刺激痛阈。

（黄礼群）

第三节　康复治疗

康复治疗的原则：以导致慢性疼痛的病因和康复评定为基础，依据患者的具体身心状况，制订包括物理因子治疗、运动治疗、康复辅具、心理治疗、其他治疗等的综合治疗方法，调节或阻断感觉神经输入，达到缓解疼痛的目的。

一、物理因子治疗

1. 电刺激疗法

（1）高频电治疗：达松伐电疗法，超短波、短波、微波等高频电疗。

（2）低中频电治疗：经皮神经电刺激疗法（TENS）等。

（3）直流电药物离子导入疗法：如碘化钾、B 族维生素、糖皮质激素、利多卡因等镇痛、营养神经药物导入。

（4）中频电疗：干扰电疗法、等幅中频正弦电疗法等。

（5）电刺激疗法：经皮脊髓电刺激疗法（TSE）、脊髓刺激疗法（SCS）、深部脑刺激（DBS）。

2.激光疗法　如氦-氖激光（波长632.8nm）、半导体激光/高能量激光等。

3.脉冲磁疗仪、磁振热治疗仪等。

4.温热疗法　如石蜡疗法、泥疗法、湿热敷疗法、沙疗法、化学热袋疗法等。

5.冷疗法　如冰敷、冰按摩、冰加压包裹等。

6.超声波、冲击波疗法。

二、运动治疗

采用主动和被动运动，通过改善、代偿和替代的途径，改善运动组织（肌肉、骨骼、关节、韧带等）的血液循环和代谢，促进神经肌肉功能，提高肌力、耐力、心肺功能和平衡功能，减轻异常压力或施加必要的治疗压力，纠正躯体畸形和功能障碍的治疗方法；包括关节活动度训练，肌力和肌肉耐力训练，平衡、协调训练，心肺功能训练，水中运动疗法，医疗体操训练，有氧运动训练，提倡患者主动运动。

三、手法治疗

使关节的骨端能在关节囊和韧带等软组织的弹性所限范围内发生移动的手法操作技术，包括推动、牵拉和旋转。关节松动术是常用的手法治疗，常用轻手法。应用时选择关节的生理运动和附属运动。松动术的主要作用是通过生物力学与神经反射作用而达到镇痛效果，包括促进关节液的流动、改善关节软骨和软骨盘无血管区的营养；缓解疼痛，防止关节退变，抑制脊髓和脑干镇痛物质的释放，提高痛阈。

四、心理治疗

慢性疼痛与精神心理障碍存在复杂交互作用，长期慢性疼痛患者常伴随焦虑和抑郁，而存在心理疾病的患者出现慢性疼痛的概率亦增加，并且可能出现疼痛扩大化现象。因此，积极的心理评估和干预治疗对于控制慢性疼痛有益，可作为镇痛药物控制不佳的替代疗法或者辅助治疗，甚至可作为一线治疗方案。

1.认知行为疗法（cognitive behavioral therapy，CBT）　标准的认知行为疗法是通过改变个人思维和行为方法来改变不良认知，教育患者思维、信念、态度和情绪如何影响疼痛，强调自身在控制和适应慢性疼痛中的作用，以达到减少情绪和行为失调的心理治疗方法。采取的方法可包括忽略想象、疼痛想象转移、注意力训练等。放松训练是应用较多、效果较好的治疗方法，如缓慢深呼吸、膈肌呼吸、深部肌肉放松法等。

2.引导式景象刻画　引导式景象刻画是将注意力集中到风景、声音、音乐或词语上，从而产生充满力量和放松的感觉。

五、康复辅具

保持身体的正常对位、对线可以减缓疼痛，除了让患者自身矫正、注意姿势外，可采用支具支持和维持稳定，减少肢体的压力和应力，从而起到镇痛作用。

六、中医传统治疗

祖国传统医学历史悠久，目前较为常用的治疗方法包括针灸、针刀、银质针、推拿正骨以及中药（口服汤药、外用膏药）等。

1. 针灸治疗　针灸可减轻或缓解疼痛。针灸可以激活神经元的活动，从而释放出 5- 羟色胺、内源性阿片样物质、乙酰胆碱等神经递质，加强镇痛作用。

2. 推拿和按摩　对关节或肌肉进行推拿、按摩治疗，有助于放松肌肉、改善异常收缩、纠正关节紊乱、减轻活动时的疼痛。

七、药物治疗

药物治疗是慢性疼痛中常用的方法，目的是使疼痛尽快缓解，有利于患者尽早恢复或获得功能性活动。常选用镇痛药、镇静药、抗痉挛药、抗抑郁药、糖皮质激素、肌肉松弛剂、血管活性药物和中草药。镇痛药包括麻醉性镇痛药、非类固醇抗炎药和其他抗炎药。麻醉性镇痛药常用于治疗顽固性疼痛，特别是癌痛的主要治疗手段。非类固醇抗炎药有中等程度的镇痛作用，是一类具有解热、镇痛、抗炎、抗风湿作用的药物，对慢性疼痛有较好的镇痛效果。激素具有抗炎、免疫抑制及抗毒素等作用，可全身给药或局部注射，常用于急性疼痛，特别是神经阻滞中使用以加强治疗效果。

八、神经阻滞疗法

直接在末梢的神经干、丛，脑脊神经根，交感神经节等神经组织内或附近注入药物或给予物理刺激而阻断神经功能传导称为神经阻滞。神经阻滞疗法的机制是通过阻断痛觉的神经传导通路、阻断疼痛的恶性循环、改善血液循环、抗炎等达到镇痛目的，包括经皮用药、激痛点注射、腱鞘内注射、关节内注射、椎管内硬膜外给药、神经根封闭等。

九、康复护理

进行康复宣教、疼痛体位摆放等专科护理。

（梁　英）

第四节　患者教育

对慢性疼痛患者进行相关的生理和心理的教育是治疗的基础，内容包括让患者了解治疗计划，并促使他们积极参加到治疗计划中来。鼓励患者适应并保持良好的心态和健康的行为，避免一些与疾病相关的行为，并向患者告知大多数疼痛是可以得到有效治疗的，增强患者的治疗信心。

一、疼痛教育的对象

疼痛的主体是患者本身，同时，对于患者所承受的疼痛折磨，患者家属也会担心和感到害怕，所以疼痛宣教的对象为患者及其家属。

二、疼痛教育的宣教时机

1. 入院宣教　疼痛宣教应尽早实施，反复强化，护士在接收新患者时，应当将疼痛宣教纳入入院宣教范围，让患者对疼痛有初步了解，克服对疼痛的紧张、恐惧心理，摒弃"疼痛能忍则忍"的传统观念。

2. 入院次日宣教　责任护士对患者的疼痛宣教应更详细，内容更丰富，根据患者的年龄、文化程度、有无沟通障碍等，要求其掌握疼痛的危害、疼痛评分标准、疼痛治疗的原则及方法，学会使用适宜的疼痛评分尺对自身疼痛作出正确评估。

3. 术前宣教　准备接受手术的患者几乎都会担心手术的风险及术后的愈合情况等，造成极大的心理负担，往往是术后爆发痛发生和加重的重要因素。正确的心理疏导及团体宣教可以大幅减少患者对手术相关情况的担忧，让患者以积极的态度对待自身疼痛和疼痛治疗。

4. 术后次日宣教　目的主要在于强化患者对疼痛治疗知识的掌握，任何运用分散注意力、物理治疗及药物治疗等方法减轻疼痛感受，减少术后并发症的发生，更好地投入康复训练中。

5. 出院宣教　出院后要通过电话随访、家访、疼痛专题讲座等方式对患者及家属进行延续性教育。

三、疼痛教育的内容

目前慢性疼痛教育的内容尚不统一，主要包含积极的疼痛认知（如认知行为疗法）、疼痛管理知识（如疼痛用药知识、松弛治疗、活动与运动等）以及疼痛神经生物学教育。疼痛宣教应详细讲解疼痛的评分标准，教会患者熟练评估自身疼痛，讲解疼痛治疗方法，如分散注意力法、按摩、康复治疗，以及药物治疗当中的"三级镇痛阶梯疗法""超前镇痛""多模式镇痛"等，应使患者了解各类镇痛药的药理作用及副作用，消除患者对产生药物依赖性的担忧。对于准备出院的患者，加强疼痛健康宣教利于提高患者出院后对疼痛治疗的依从性，需侧重讲解慢性疼痛形成因素，镇痛药物的服用方法、时机及副作用的监测等。

认知行为疗法可以使慢性疼痛患者改变不良认知，提高自我效能并改善其情绪及疼痛感受，进而改善患者的生理功能。而疼痛管理知识作为传统的健康教育内容，在大多数研究中都显示出了较好的干预效果，如增加疼痛管理知识可改善疼痛相关的情绪障碍；但也有研究提出，尚不能认为常规的疼痛管理教育可以降低疼痛程度、改善疼痛相关失能、降低疼痛灾难化水平，不建议将其作为独立的疼痛干预手段，而应作为辅助手段与其他干预方式共同使用。

疼痛神经科学教育（pain neuroscience education，PNE）是近年来的研究热点，PNE 的核心内容是描述疼痛神经生理学以及神经系统的疼痛过程。多项研究均证实，PNE 可以降低患者的疼痛程度和疼痛灾难化水平，减少失能、焦虑，以及疼痛导致的周围神经敏感和中枢敏化。PNE 可以降低患者大脑皮质中疼痛网络的活跃性，甚至对疼痛的中枢调节也有影响。

1. 饮食起居

（1）合理饮食：可以适当多食绿色新鲜蔬菜、乳制品、全谷物、姜、橄榄油、鲑鱼、坚果、葡萄、草莓、维生素 C 含量高的食物等。

（2）忌食：饮酒、抽烟、辛辣刺激类食物等。

（3）改变不良生活习惯：养成良好的生活习惯，坚持锻炼，多饮水，保持乐观的心态，多参与社会活动，转移疼痛导致的心理障碍。

2. 自我锻炼　坚持有氧运动训练，如游泳、骑自行车、瑜伽、慢跑、太极拳、游泳、瑜伽、医疗体操等锻炼方式，增强体质，协助缓解疼痛，促进康复。

3. 医疗体操　是专门用来防治疾病的体操，是医疗体育的重要内容之一。医疗体操对创伤、手术后疼痛、颈胸腰椎脊柱关节病的疼痛及偏瘫、肩痛等疾病的功能恢复具有良好的作用。临床上常用的医疗体操有颈椎医疗体操、腰椎医疗体操、偏瘫医疗体操、脊柱伸展医疗体操、腰椎 Williams 体操、肩膝关节医疗体操、心肺康复医疗体操等。通过医疗体操的训练，可以有效缓解慢性疼痛，促进功能恢复，提高患者日常生活能力。

四、疼痛教育的形式

慢性疼痛教育的实施者以心理治疗师、康复治疗师和护士为主，教育实施机构主要包括研究机构和社区。也有部分研究将药剂师作为疼痛教育的实施者，针对疼痛药物的使用对患者进行教育，发现药剂师提供的教育干预可以有效减少疼痛用药的不良事件，并能提高患者的满意度，这提示疼痛教育应提倡多学科合作。疼痛教育的形式主要包含一对一课程、自学、团体教育、在线教育、健康宣教手册、视频等。

（梁　英）

第十二章

儿童脑瘫康复临床思维模式

第一节 基本知识

一、定义

脑性瘫痪（cerebral palsy，CP），简称脑瘫，是一组持续存在的中枢性运动和姿势发育障碍、活动受限综合征，这种综合征是由发育中的胎儿或婴幼儿脑部非进行性损伤所致。脑瘫的运动障碍常伴有感觉、知觉、认知、交流和行为障碍，以及癫痫和继发性肌肉、骨骼问题。

持续存在的运动和姿势发育障碍及活动受限是其主要临床表现。脑瘫不是一种单一的疾病，也不是暂时性运动发育落后或进行性发展的疾病；所有脑瘫均存在脑损伤，损伤发生于脑发育早期导致发育缺陷，但脑瘫的损伤不包括脊髓、周围神经、肌肉及运动器官损伤，脑瘫所发生的神经肌肉或骨骼肌肉系统的改变，是由于慢性运动障碍所致，这些变化进一步限制了脑瘫患儿的运动功能，从而导致二次损伤并与原发性损伤交织在一起，加重了病情；脑瘫的脑部病理改变呈非进行性，与肿瘤、退行性脑部病变和进行性疾病不同。

迄今为止，由于脑瘫的病因及发病机制复杂、临床表现呈多样性、常伴多种并发损害等，预防与康复仍是世界性难题。发育是脑瘫定义中的关键特征，发育本质决定了脑瘫康复干预的理论基础和方法。脑瘫导致的障碍可通过干预得到改善，康复目标应该是最大限度地促进脑瘫儿童身心全面发育和功能全面发展，充分发掘其自身及各相关方面的潜力，通过医疗、教育、职业、社会、工程等多种康复方法相结合的综合措施，使其在生活、学习、游戏、职业、参与社会等方面，享有与正常儿童一样的权利。

二、流行病学

（一）发病率与患病率

在世界范围内，脑瘫的患病率平均约为2‰。我国于2013年完成的不同地域的12个省、自治区、直辖市的32万名0～6岁儿童脑瘫流行病学调查结果显示，脑瘫的发病率为2.48‰，患病率为2.46‰，其中，青海省的脑瘫患病率最高，为5.40‰，山东省的最低，为1.04‰。研究表明，各国脑瘫发病率之间的差别不大，城乡之间的差别也不大，男性略高于女性。

（二）病因

造成脑瘫脑损伤的原因众多，一般将脑损伤和脑发育缺陷的时间划分为三个阶段，即出生前、围产期和出生后。出生前因素即先天性因素，即脑瘫由出生前脑发育障碍或损伤所致，主要包括母亲孕期大量吸烟、酗酒、理化因素，妊娠期感染等母体因素及遗传因素；围产期因素，主要与早产和产时因素相关，目前发现早产是脑瘫的最主要影响因素之一；出生后因素，可与产前、产时因素相重叠，主要包括感染、惊厥、缺氧缺血性脑病、颅内出血等因素。近年来的研究表明，对脑瘫病因学的研究重点应转向胚胎发育生物学的领域，70%～80% 的脑瘫发生于出生前，其中部分找不到确切原因。

三、脑瘫分型及主要功能障碍

（一）脑瘫分型

1. 分型依据　国际上，脑瘫分型趋于简化，但迄今尚无统一分型标准，主要依据脑瘫功能障碍、伴随损伤、解剖学和影像学特征，以及因果关系或时间因素进行分型。

（1）功能障碍：主要包括运动障碍的性质与类型，以及运动功能受限的程度与部位等运动功能状况。

（2）伴随损伤：包括是否存在相关的神经发育障碍或感觉障碍，以及上述障碍对脑瘫患儿产生何种程度的影响等。

（3）解剖学和影像学特征：解剖学特征指哪些身体部位的运动功能障碍或受限；影像学特征指磁共振或 CT 等影像学检查特征，如脑室扩大、脑白质减少或脑发育异常等。

（4）因果关系或时间因素：是否存在明确的病因，是否存在脑发育畸形，能否推测发生损伤的时间段等。

2. 脑瘫分型

（1）按运动障碍类型及瘫痪部位：分为六型。包括痉挛型四肢瘫（spastic quadriplegia）；痉挛型双瘫（spastic diplegia）；痉挛型偏瘫（spastic hemiplegia）；不随意运动型（dyskinetic），包括舞蹈性手足徐动型（athetoid）和肌张力障碍型（dystonic）；共济失调型（ataxic）；混合型（mixed）。

（2）按粗大运动功能分级系统（gross motor function classification system，GMFCS）：分为五级，按照 0～2 岁、2～4 岁、4～6 岁、6～12 岁、12～18 岁五个年龄段的标准，功能从高至低分为 I 级、II 级、III 级、IV 级、V 级。

（二）主要功能障碍

1. 运动功能障碍　脑瘫的运动功能障碍常常是最早出现的异常，通常在 18 个月之前被发现，以姿势运动发育延迟或异常为主。运动障碍及姿势异常是其核心表现，具体表现为各种不同模式的异常，同时伴有肌张力的改变。脑瘫常见其他中枢神经系统发育障碍及异常，可涉及很多方面，还可发生继发性损伤，即二次损伤。低出生体重儿和窒息儿易患痉挛型，占脑瘫患儿的 60%～70%。

（1）运动功能障碍的特点：运动发育的未成熟性、运动发育的不均衡性、运动发育的异常性、运动障碍的多样性及异常发育的顺应性。

（2）主要表现

1）痉挛型四肢瘫：以锥体系受损为主，包括皮质运动区损伤。牵张反射亢进是本型的特征。可表现为四肢肌张力增高，上肢背伸、内收、内旋，拇指内收，躯干前屈，下肢内收、内旋、交叉，膝关节屈曲，剪刀步，尖足，足内外翻，拱背坐，腱反射亢进，踝阵挛，折刀征和锥体束征等。临床表现通常重于痉挛型双瘫，上下肢损害程度相似，或上肢重于下肢。由于大多一侧重于另一侧，因此具有明显的姿势运动不对称。

2）痉挛型双瘫：在脑瘫中最常见，症状同痉挛型四肢瘫，主要表现为全身受累、双下肢痉挛及功能障碍重于双上肢，多呈现上肢屈曲和下肢伸展模式。

3）痉挛型偏瘫：症状同痉挛型四肢瘫，表现在一侧肢体。临床表现较轻，具有明显的非对称性姿势运动。可在 12 个月前出现利手。此型可见明确的颅脑影像学改变。

4）不随意运动型：以锥体外系受损为主，最明显的特征是非对称性姿势，头部和四肢出现不随意运动，即进行某种动作时常夹杂许多多余动作，四肢、头部不停地晃动，难以自我控制。肌张力可高可低，可随年龄改变。腱反射正常、锥体外系征紧张性迷路反射（tonic labyrinthine reflex，TLR）阳性、非对称性紧张性颈反射（asymmetric tonic neck reflex，ATNR）阳性。静止时肌张力低下，随意运动时增强，对刺激敏感，表情奇特，挤眉弄眼，颈部不稳定。婴儿期多表现为肌张力低下。

5）共济失调型：为小脑锥体系主要损伤部位，也存在锥体系、锥体外系损伤。主要特点是由于运动感觉和平衡感觉障碍造成不协调运动。为获得平衡，两脚左右分离较远，步态蹒跚，方向性差。运动笨拙、不协调，可有意向性震颤及眼球震颤，平衡障碍、站立时重心在足跟部、基底宽、醉汉步态、身体僵硬。肌张力可偏低、运动速度慢、头部活动少、分离动作差。闭目难立征阳性、指鼻试验阳性、腱反射正常。

2. 其他功能障碍　除主要功能障碍外，多数脑瘫患儿还伴有各种各样的其他功能障碍，主要有以下几方面：

（1）言语语言障碍：可出现语言发育迟缓、构音与发音障碍；也有部分脑瘫患儿同时存在语言发育迟缓和智力发育障碍；不随意运动型脑瘫患儿常由于控制语言和发音的肌肉受累而导致无法顺畅表达或根本无法表达。

（2）智力发育障碍：脑瘫患儿出现轻度或中度智力发育障碍的比例较高，智力发育障碍可严重影响脑瘫患儿对行走、说话等的学习；部分脑瘫患儿存在阅读困难、计算困难，画图能力较差。

（3）视觉障碍：痉挛型脑瘫可出现视觉发育速度缓慢、视觉体验效应不足、视觉功能发育不足，可伴有斜视，影响粗大和精细运动发育速度和质量。

（4）听觉障碍：不随意运动型脑瘫易出现中枢性听觉障碍且早期不易被发现；脑瘫患儿也可出现传导性听觉障碍。

（5）饮食困难：许多脑瘫患儿在婴儿期表现为吸吮困难，稍大后出现咀嚼困难、吞咽困难，易出现呛食；小婴儿常出现胃中食物反流且持久存在，最终导致拒食。

（6）直肠和膀胱的问题：脑瘫患儿因活动少常出现便秘，排泄困难并影响饮食；学习控制膀胱的能力差，如果膀胱长期不能排空，则易造成膀胱细菌感染。这些问题可严重影响脑瘫患儿的身心发育和生活质量。

四、最新指南的康复评定意见

脑瘫儿童在进行康复干预、手术或实施教育康复前，均应由具备医疗资质的专业康复团队进行康复评定、制订康复干预计划并提供康复干预指导。

康复评定是脑瘫儿童康复的重要环节，可通过评定全面了解脑瘫儿童的生理功能、心理功能和社会功能，分析儿童的运动功能状况、潜在能力、障碍所在，为设计合理的康复治疗方案、判定康复治疗效果提供有力依据。

评定原则：以正常儿童生理、心理、社会发育标准为对照，进行身心全面评定；重视脑瘫儿童异常发育特点的同时，需重视其能力及潜在功能；能够正确判断原发损伤和继发障碍；需判定是否伴有智力、视觉、听觉、言语语言障碍；遵循循证医学原则，重视量化指标及客观依据；以评定为前提，将评定贯穿于康复干预全过程。可根据儿童实际情况定期进行身体功能与身体结构评定、活动和参与评定及环境评定，可供选择的评定方法如下。

（一）身体功能评定

1. 神经肌肉骨骼和运动有关功能的评定

（1）关节和骨骼功能评定：可选用量角器评定关节活动范围；关节稳定性评定可采用解剖学知识、髋关节脱位评定及髋关节脱位预测。

（2）肌肉功能评定：①肌力评定，可选用徒手肌力评定（manual muscle testing，MMT）或器械肌力评定。②肌张力评定，可选用被动性检查、伸展性检查和肌肉硬度检查方法。痉挛程度评定可选用改良 Ashworth 量表，这是目前临床上应用最广泛的肌痉挛评定，也可选用综合痉挛量表。③肌耐力功能评定，可选用运动性肌肉疲劳度测定、身体疲劳度测定、负重抗阻强度测定及动作重复次数测定。

2. 运动功能评定

（1）运动反射功能评定：可进行深反射、由不良刺激引起的反射、原始反射和病理反射评定。

1）深反射：包括肱二头肌反射、肱三头肌反射、桡骨膜反射、膝反射、跟腱反射、髌阵挛和踝阵挛。

2）由不良刺激引起的反射：主要检查逃避反射（avoidance reflex）及腹壁反射、提睾反射两种浅反射。

3）原始反射：主要检查阳性支持反射、自动步行反射、侧弯反射、手握持反射、足握持反射、拥抱反射（莫罗反射）、手和足安置反射等。

4）病理反射：包括 Babinski 征、Oppenheim 征、Gordon 征和 Hoffmann 征。

（2）不随意运动功能评定：主要检查姿势反射、矫正反射、保护性伸展反射、平衡反应。

1）姿势反射：主要检查非对称性紧张性颈反射（ATNR）、对称性紧张性颈反射（STNR）和紧张性迷路反射（TLR）。

2）矫正反射（立直反射）：主要检查颈矫正反射，身体 - 头部矫正反射和身体 - 身体矫正反射，视性矫正反射和迷路性矫正反射。

3）保护性伸展反射：或称支撑反应或防御性反射，主要检查降落伞反射，坐位等各体位、各方向的保护伸展反射。

4）平衡反应：主要检查倾斜反应和立位平衡反应。

（3）随意运动控制功能评定

1）平衡功能评定：主要采用简易评定法（静态平衡、动态平衡）和 Fugl-Meyer 平衡功能评定法，也可选用 Carr-Shepherd 平衡评定法、Semans 平衡障碍分级法、人体平衡测试仪评。

2）协调功能评定：可选用观察法和协调性试验，后者包括平衡性协调试验、非平衡性协调试验。

（4）自发运动功能评定：可采用神经系统检查方法，小婴儿可采用全身运动评估方法。

（5）步态功能评定：可选用三维步态分析系统进行评定，也可选用足印法、足开关、电子步态垫法。

3. 智力功能评定 可选用韦氏幼儿智力量表（Wechsler preschool and primary scale of intelligence，WPPSI）、韦氏儿童智力量表（Wechsler intelligence scale for children，WISC）、贝利婴幼儿发展量表（Bayley scales of infant development，BSID），也可选用正常儿童智力发育里程碑的指标。

4. 语言功能评定

（1）语言发育迟缓评定：可选用汉语版 S-S 语言发育迟缓评定法（sign-significate relations，S-S），也可选用语言发育里程碑的指标。

（2）言语功能评定：可选用构音障碍评定法及 Peabody 图片词汇测验，也可选用正常儿童言语功能里程碑的指标。

5. 感觉功能评定

（1）视功能评定：可选用儿童神经系统检查方法、视觉诱发电位和眼科检查方法。

（2）感觉功能评定：可选用儿童感觉统合发展评定量表（sensory integrative schedule，SIS），也可选用儿童神经系统检查方法。

（3）痛觉评定：可选用儿童疼痛行为量表（face，legs，activity，cry，consolability behavioral tool，FLACC），也可选用儿童神经系统检查方法。

6. 气质和人格功能评定 可选用少儿气质性格量表中文版（junior temperament and character inventory，JTCI）。

7. 睡眠功能评定 可选用睡眠障碍评定量表（sleep dysfunction rating scale，SDRS）。

（二）身体结构评定

1. 与运动功能有关的结构 可应用运动学和运动解剖学知识并根据临床表现进行评定。

2. 发声和言语结构评定 可应用构音障碍评定法和解剖学知识对口腔、咽、喉的结构进行评定。

（三）活动和参与评定

1. 粗大运动功能评定 可采用粗大运动功能分级系统（gross motor function classification system，GMFCS）评定脑瘫儿童粗大运动功能障碍程度；可采用粗大运动功能评定量表（gross motor function measure，GMFM）-88、GMFM-66 及 Peabody 运动发育评定量表（Peabody developmental motor scales，PDMS）的粗大运动部分对脑瘫儿童的粗大运动功能进行评定；也可采用 Alberta 测试量表（Alberta infant motor scale，AIMS）、Gesell 发育量表、贝利婴幼儿发展量表的相关部分及正常儿童粗大运动发育里程碑的指标进行评定。

2. 精细运动功能评定 可选用脑瘫儿童手功能分级系统（manual ability classification system，MACS）对脑瘫儿童在日常生活中双手操作物品的能力进行分级评定；可选用 Peabody 运动发育评定量表的精细运动部分及操作部分、精细运动功能评定量表（fine motor function measure scale，FMFM）、双手精细运动功能（bimanual fine motor function，BFMF）对脑瘫儿童进行精细运动功能的评定；也可选用上肢技能质量评定量表（quality of upper extremity skills test，QUEST）对脑瘫儿童的上肢运动技能质量进行评定；选用墨尔本单侧上肢功能评定量表（Melbourne assessment of unilateral upper limb function，MA）对脑瘫儿童上肢运动质量和疗效进行评定；也可选用 Gesell 发育量表的相关部分及正常儿童精细运动发育里程碑的指标进行评定。

3. 日常生活活动能力评定 可选用残疾儿童能力评定量表中文版（Chinese version of pediatric evaluation of disability inventory，PEDI）、儿童功能独立性评定量表（functional independence measure，WeeFIM）、饮食能力分级系统（eating and drinking ability classification system，EDACS）对脑瘫儿童的日常生活活动能力进行评定；也可选用日常生活活动能力发育里程碑的指标。

4. 交流能力评定 可选用脑瘫患者交流功能分级系统（communication function classification

system for cerebral palsy，CFCS）、汉语沟通发展量表（mandarin communicative development inventory，MCDI）。

5. 游戏能力评定　可采用象征性游戏测试（symbolic play test，SPT）、游戏测试评定（test of playfulness，TOP）。

（四）环境评定

1. 矫形器和辅助用具评定　可通过询问家长和对儿童的观察进行矫形器和辅助用具适应性、适合程度、应用后的效果评定。

2. 支持和相互联系情况评定

（1）家庭对患者的支持情况：通过询问家长、自制调查问卷等方式对康复治疗的认识、家庭中康复情况、在家庭中应用康复机构训练成果的情况、家庭中无障碍设施情况、自制辅具情况等进行评定。

（2）卫生专业人员情况：通过询问家长、卫生专业技术人员，以及观察家长和卫生专业技术人员对脑瘫儿童的支持情况、治疗技术等形式，评定康复治疗团队成员对儿童及其家庭的支持和联系情况。

3. 亲属态度评定　通过询问家长和观察评定直系亲属家庭成员对疾病的认识、对康复治疗目标的要求及对康复治疗的积极或消极影响等。

五、最新指南的康复治疗意见

脑瘫康复的基本目标并非治愈及完全正常化，而是通过医疗、教育、职业、社会等康复手段，使其在身体、心理、职业、社会等方面达到最大程度的恢复和补偿，实现功能独立，提高生活质量，参与社会。

（一）康复的基本原则

1. 早期发现异常表现，早期干预　是恢复脑瘫儿童神经系统功能的最有效手段，是取得最佳康复效果的关键。即从发现儿童异常问题开始立即诊治，越早发现，越早干预，结局越好。

2. 综合性康复　以儿童为中心，采取多学科团队的合作模式，组织临床专家、康复治疗师、护士、教师、康复工程师、社会工作者及家长等共同制订全面系统的康复干预计划，进行相互配合的综合性康复，以促进儿童的身心康复。

3. 与日常生活相结合　要将专业康复干预融入脑瘫儿童日常生活活动中，除常规康复干预外，要对家长、看护者及有关人员进行健康教育和培训，开展好家庭康复。可通过行为干预、日常生活活动训练、心理护理、家长培训与参与等综合措施的实施提高和巩固康复效果。

4. 康复干预与游戏相结合　游戏介于康复干预与真实生活之间，是儿童学习的最佳途径，康复干预中与游戏相结合，可使治疗活动更具趣味性，有利于脑瘫儿童将所学的技能积极、主动地应用到实际生活中。

5. 重视循证医学的原则　脑瘫的康复干预应遵循循证医学原则，防止盲目地强调某种方法的奇妙性、滥用药物，盲目地应用某些仪器设备或临床治疗方法。

6. 集中式康复与社区康复相结合　在集中式康复的同时开展社区康复，与社区医疗、社区服务、妇幼保健、教育、社会环境改造及宣传教育等社会活动相结合，是脑瘫儿童康复治疗的重要途径。

（二）不同年龄段脑瘫的康复治疗策略

应根据不同年龄段脑瘫儿童的发育水平与特点，制订正确的康复治疗目标，选择恰当的康复治疗策略。

1. 婴儿期策略　康复治疗的重点是全面促进婴儿身心发育及正常运动功能的建立，抑制异常运动模式。多以神经发育学技术联合应用感觉运动与感觉整合技术为主，可重点考虑运动治疗、作业治疗、物理因子治疗、护理与管理等，适当选用辅助器具、传统医学康复方法、药物治疗等。

2. 幼儿期策略　围绕各种功能发育的不均衡性，各类异常姿势和运动模式、肌张力、肌力、反射等异常，运动障碍的多样性及发育异常开展康复治疗，同时注重促进脑瘫儿童的心理及社会功能发育。可重点考虑运动治疗、作业治疗、语言治疗、护理与管理等，适当选用康复教育、辅助器具、传统医学康复方法、引导式教育、物理因子治疗、药物治疗等。

3. 学龄前期策略　应用生物力学原理，以非固定性支撑或辅助方法促进良好的运动模式与功能十分必要。此期康复治疗的重要目标是为入学做准备。可重点考虑运动治疗、作业治疗、语言治疗、辅助器具、引导式教育、康复教育等，适当选用传统医学康复方法、感觉统合治疗、物理因子治疗、药物治疗、手术治疗、护理与管理等。

4. 学龄期策略　主要目标是适应学校的环境。康复治疗的重点为学会如何使用辅助用具，如何增强自理能力和学校学习能力等。精细运动、日常生活活动更为重要，设计和开展文娱体育训练，如马术治疗、游泳训练、自行车训练，以及滑冰、球类、跳舞等训练。同时应防止关节挛缩、脊柱侧凸等继发性损伤的发生和发展。

5. 青春期策略　肌肉骨骼的继发性损伤（二次损伤）多于此期表现，应根据具体情况采用辅助器具或手术治疗。根据脑瘫类型和病情严重程度及有无并发症，提高患者日常生活活动能力及职业能力，逐渐扩大其社交范围，使其将已获得的功能泛化至日常生活、社交及适当的工作中。

（三）不同类型脑瘫的康复治疗策略

1. 痉挛型脑瘫的康复治疗

（1）综合、全面的康复治疗（包括运动治疗、作业治疗、言语训练、感觉统合训练、引导式教育及手术治疗等）可改善脑瘫儿童的运动、言语、行为和认知、社交与社会适应能力，且优于单项治疗。

（2）可选择神经发育治疗（NDT）、Bobath 疗法、Rood 疗法、按摩、针灸、中药熏洗等用于早期干预。

（3）可选择改善患儿整体功能为中心的运动治疗和作业治疗提高儿童的综合能力。

（4）可选择强制性诱导运动治疗改善痉挛型偏瘫儿童精细运动和粗大运动功能。

（5）增强痉挛肌的拮抗肌肌肉力量，可选择神经肌肉电刺激。

（6）引导式教育可作为改善脑瘫儿童智力、日常生活活动和粗大运动功能的一种选择。

（7）矫形器的合理应用可稳定关节、控制痉挛、矫正畸形；辅助器具的合理应用是提高自理能力、转移能力和生活满意度的一种选择。

（8）可选用牵张（伸展）训练预防因痉挛引起继发的肌肉、肌腱甚至骨关节畸形。

（9）头针结合言语治疗可作为改善脑瘫儿童语言功能的一种选择。

（10）局部肌内注射 A 型肉毒毒素是缓解局部肌肉痉挛的一种选择。

（11）地西泮是缓解普遍肌张力增高的方法之一，可考虑使用替扎尼定、丹曲林，也可应用口服巴氯芬或鞘内注射巴氯芬。

（12）合理的手术治疗可作为缓解痉挛、矫正畸形、改善功能和生活质量的一种选择。

（13）家庭护理可作为减少儿童的病残率、促进脑瘫儿童康复的一种选择。

2. 不随意运动型脑瘫的康复治疗策略　可选用推荐用于痉挛型脑瘫康复治疗的第1、3、6、9、13项，在此基础上可增加以下方法：

（1）在综合治疗的基础上可增加中医穴位按摩、推拿、针刺治疗，作为改善不随意运动型脑瘫儿童综合功能的一种选择。

（2）吞咽训练可改善不随意运动型脑瘫儿童流涎和语言、摄食障碍。

（3）多巴丝肼可作为不随意运动型脑瘫药物治疗的一种选择。

3. 共济失调型脑瘫的治疗策略　可选用推荐用于痉挛型脑瘫的第1、3、6、9、13项。

4. 混合型脑瘫的治疗策略　可选用推荐用于痉挛型脑瘫的第1、3、6、9、13项；根据混合型脑瘫的个体差异，可选用相应的手术治疗。

（姜志梅）

第二节　儿童脑瘫案例

脑瘫的临床表现以持续存在的运动和姿势发育障碍及活动受限为主，可同时合并有智力障碍、癫痫、视觉障碍、语言障碍、吞咽障碍等功能异常。近年来，新生儿死亡率明显下降，但脑瘫发病率并无明显减少。我国脑瘫发病率为2.48‰，14岁以下人群中约有500万人患病，每年新增3万左右。脑瘫是一种致残性疾病，严重影响儿童身心发育、造成肢体残疾，给家庭和社会带来沉重负担。早发现、早康复，对减轻脑瘫患儿功能障碍，减少并发症，提高其生活质量具有重要意义。

一、病史摘要

患儿，女，35个月，因"出生至今不能独站、独走"就诊。

病史：患儿早产（孕32周出生），生后因"新生儿窒息"曾住院治疗。生长发育较同龄儿落后，生后6个月会抬头，11个月会翻身，14个月会独坐，20个月开始有意识地叫爸爸、妈妈，口齿不清。25个月会四点支撑爬，29个月可扶站、扶走，扶走时摇摆不稳、尖足步态。当地医院就诊，头颅MRI示：两侧侧脑室扩大，脑室周围白质软化。予神经营养药物治疗，未正规康复治疗。现患儿不能独站、独走，词汇量少，能说短语、短句，口齿不清，为进一步诊治来院就诊。

患儿自患病以来，精神、饮食、睡眠尚可，大小便正常，体重增长较同龄儿缓慢。

流行病学调查：患儿及家属近14天无国外旅居史，无发热、咳嗽，无腹泻。

入院查体：体温36.3℃，脉搏100次/min，呼吸26次/min，血压86/56mmHg，身长87cm，体重11.5kg，头围45cm。神志清楚，双侧瞳孔等大等圆，对光反射存在，颈软，皮肤、巩膜无黄染。心律齐，未及杂音，双肺听诊呼吸音清，腹平软，脾肋下未及，肝肋下1cm，腹部无包块，按压腹部无哭闹，肠鸣音正常。

专科检查：神志清楚，反应可，会叙述短语和3字短句，构音清晰度差。双上肢前臂喜旋前，拇指略内收；双下肢等长；Thomas征（+）；坐位头部前倾、圆背。四点支撑爬，双下肢分离运动不充分；直跪时腰椎前凸，跪位向站立位转换时，需辅助；扶站屈髋、膝过伸，双下肢内收，双足扁平外翻，扶走不稳，尖足，剪刀步态。四肢肌张力增高。腱反射亢进，双踝阵挛（+），双侧 Babinski 征（+）。

既往史：否认肝炎、结核等传染病史；否认药物、食物过敏史。按计划完成预防接种，接种后无不良反应，无外伤、手术史。

个人史：G_1P_1，孕 32 周，顺产，出生体重 2400g。有窒息抢救史，生后 Apgar 评分 1 分钟 3 分，5 分钟 5 分，10 分钟 8 分。无黄疸晚退，无新生儿低血糖、高热抽搐、中枢神经系统感染史。生后混合喂养，喂养过程中存在挑食现象。

母孕史：母亲孕早期有先兆流产、保胎史，孕 2 个月有上呼吸道感染、发热及用药史。

家族史：否认家族性、代谢性疾病史。

辅助检查：

头颅 MRI：两侧侧脑室扩大，脑室周围白质软化。骨盆 X 线片：双侧髋关节半脱位。脑电图：正常。

诊断：①脑性瘫痪（痉挛型双瘫）；②双侧髋关节半脱位。

二、康复评定

（一）功能评定

1.感觉功能评定

（1）视功能评定：用儿童神经系统检查方法、视觉诱发电位评定视觉感觉功能。视觉功能未见异常。

（2）痛觉评定：用儿童疼痛行为量表（FLACC）进行评定，得分 2 分（总分 10 分）。

2.运动功能评定

（1）肌张力评定

1）改良 Ashworth 量表痉挛评定：双上肢旋前肌张力 1 级，屈指肌张力 1 级，双下肢内收肌张力 2 级，腘绳肌张力 2 级，小腿三头肌张力 2 级。

2）改良 Tardieu 评定：左腘绳肌（R1）65°（R2）95°，右侧（R1）60°（R2）90°；左腓肠肌（R1）-35°（R2）0°，右侧（R1）-30°（R2）0°；左比目鱼肌（R1）-20°（R2）0°，右侧（R1）-20°（R2）0°。

3）伸展性评定结果：股角 60°，左侧腘窝角 95°，右侧腘窝角 90°，双侧踝背屈角 0°。

（2）关节和骨骼功能评定

1）关节活动度（ROM）评定：左踝被动 ROM 为背屈 0°、跖屈 35°，内翻 30°、外翻 20°。右踝被动 ROM 背屈 0°、跖屈 30°，内翻 27°、外翻 23°。其他关节 ROM 无异常。

2）关节稳定功能评定：X 线检查结果，髋臼指数（AI）35°、中心边缘角（CEA）为 10°、Shenton 线不连续，患儿双髋关节稳定性差。

（3）反射发育评定：腱反射亢进，双踝阵挛（+），双侧 Babinski 征（+）。

（4）量表评定

1）GMFM-88：卧位与翻身 96.08 分，坐位 100 分，爬与跪 95.24 分，站立位 35.90 分，行走、跑、跳 16.67 分，总分 66.29 分。

2）Peabody 运动发育评定量表 -2（PDMS-2）：粗大运动发育商 57，提示粗大运动非常差；精细运动发育商 82，提示中等偏下水平。

3）Gesell 发育量表评定：粗大运动智龄 52 周，发育商 34.67；精细动作智龄 27 个月，发育商 77.14。

3. 平衡功能评定　Berg 平衡量表：得分 1 分（总分 56 分），需一人帮助下转移，其余项目得分 0 分。

4. 言语功能评定　Gesell 发育量表言语能评定：智龄 27 个月，发育商 77.14。

5. 智力测试　全量表智商：79 分，智力处于临界水平。Gesell 发育量表认知评定：应物能智龄 24 个月，发育商 68.57；应人能智龄 25.5 个月，发育商 72.86。

（二）结构评定

两侧侧脑室扩大，脑室周围白质软化，双髋关节半脱位。

（三）活动评定

1. 脑瘫粗大运动功能分级系统（GMFCS）分级　Ⅲ级。

2. 采用基础性日常生活活动能力评分（MBI 量表）　日常生活活动得分 52 分。大便控制、膀胱控制满分，上楼梯 0 分，进食、穿衣、如厕 8 分，个人卫生、自己洗澡 1 分，床椅转移、行走 3 分，提示中度功能障碍。

（四）参与评定

患儿 35 个月，不能说长句，不能清晰表达，言语能落后，不能独站、独走，粗大运动能非常差，精细运动能中等偏下，因粗大运动、精细运动、言语能力落后，限制了其与同龄儿童互动、游戏、交往、学习的能力，限制了其独立户外活动的时间和空间。

（五）环境与个人因素

1. 患儿来自农村，居住地离医疗机构远，家长康复理念薄弱。

2. 家中无康复辅具，环境和家具不适合患儿在家中进行姿势管理和康复，需要进行改建，并布置可供家庭康复的软垫。

三、康复诊断

（一）功能障碍

1. 感觉功能障碍　主要为疼痛，表现为紧皱眉头。

2. 运动功能障碍　主要表现为四肢肌张力增高，35 个月不能独站、独走。

3. 平衡功能障碍　主要表现为不能独站、独走，转移困难。

4. 言语语言功能障碍　主要表现为口齿不清、句长较短。

（二）结构异常

双侧侧脑室扩大，脑室周围白质软化，双侧髋关节半脱位。

（三）活动受限

表现为不会自己进食，不能自主如厕，独立移动能力差，生活能力中度依赖。

（四）参与受限

表现为与同龄儿童互动、游戏和交往的能力受限。

四、康复目标

1. 近期目标　缓解疼痛，降低肌张力，改善坐、站的异常姿势，提高室内移动的能力，提高抓握能力，学会自主进食，改善构音清晰度和语言表达能力；预防髋关节脱位；加强父母家庭康复理念和能力。

2.远期目标　室内外独立行走，日常生活活动（穿衣、修饰、如厕、吃饭、洗澡等）自理，进入学校学习，正常交流，回归社会。

五、康复方案

1.物理治疗

（1）运动治疗：包括牵伸训练、核心稳定性训练、平衡训练、任务导向性训练和神经发育学疗法等。牵伸训练通过对痉挛肌的缓慢牵伸训练，降低肌张力（20分钟，1次/d）。核心稳定性训练通过对躯干和骨盆稳定性的训练为脑瘫患儿上下肢的运动创造支点，为平衡功能、步态、精细运动等训练提供基础，提升整体运动能力（15分钟，1次/d）。针对剪刀步态、尖足，进行平衡功能及步行训练以改善步态（15分钟，1次/d）。患儿不会自己进食，不能自主如厕，独立移动及生活能力差，任务导向性训练通过针对性地制订并引导患儿完成任务，提高患儿参与康复训练的积极性，改善患儿运动功能，提高生活自理能力（30～40分钟，1次/d）。

（2）物理因子治疗：针对肌力、肌张力异常，可采用功能电刺激（1次/d）、生物反馈疗法（1次/d）、经颅磁刺激（1次/d）等疗法。功能电刺激疗法可增加拮抗肌的肌力，进而改善运动及姿势异常。生物反馈疗法可有效提高患儿注意力水平及训练效果。经颅磁刺激技术通过影响脑神经电活动和代谢活动，有效降低肢体肌张力，缓解痉挛。

2.作业治疗　患儿精细运动功能落后，通过作业治疗有针对性地从日常生活中选择一些活动进行分解训练，提高患儿的转移、上肢灵活性和日常生活活动能力（20～40分钟，1次/d）。可采取的作业治疗方法包括日常生活活动训练、文娱疗法、游戏疗法、环境干预、辅助技术等，进行上肢功能训练，促进情绪稳定和社会适应性。患儿35个月龄，应为进入幼儿园生活做好准备，加强如厕、穿衣、进食日常生活活动能力的训练。结合患者认知、情绪等进行文娱疗法、游戏疗法，促进情绪、智能的发展与稳定。

结合国际功能、残疾和健康分类（ICF）理念，根据患儿情况与父母共同设计适合家庭的个体化作业治疗方案，指导家长进行家庭环境改造、家庭结构化实践，将家庭康复与医疗机构的治疗相结合，提高治疗效果。

3.言语治疗　患儿词汇量少，能说短语、短句，口齿不清，需行言语治疗。治疗内容包括构音训练、语言理解与表达训练、日常生活交流能力的训练等（30～40分钟，1次/d）。构音训练主要对参与构音的下颌、唇、舌等进行运动训练，改善肌力与运动的协调性后，开展语音训练、言语节奏训练等，使患儿掌握各个音位的发音部位、方式及送气特征，提高对不同音的辨别能力，提高发音的准确性。语言理解与表达训练可从主谓短语、偏正短语、并列短语等方面进行理解和表达训练。日常生活交流能力的训练鼓励将所学内容用于日常生活表达，提升其日常交流能力与意识，最大限度地开发语言能力。

4.认知知觉疗法　认知知觉疗法通过多种感知觉输入、时间空间知觉训练、注意力训练等促进患儿的认知知觉发育。如协助患儿进行绘本阅读，以提高其对人物关系、动作等的理解，将训练内容与日常生活相结合，提高认知与社会适应性。

5.康复辅具　患儿不会自己进食，不能自主如厕，独立移动能力差，可使用康复辅具进行治疗。上肢可使用辅助餐具，提高自主进食能力。下肢使用限制踝跖屈的踝足矫形器，有利于步行中踝背屈，同时防止尖足，改善步态。姿势管理可使用坐姿矫正椅，防止因内收肌张力高而引发髋关节半脱位、脱位。行走类辅具可根据患儿的肌张力特点与行走姿势选用后置式助行器，辅助站立和步行训练，以矫治其屈髋步态。

6. 康复护理　康复护理应注意促进其运动、生活自理能力的恢复，避免损伤和意外，加强对患者家属的健康宣教。家庭康复对改善脑瘫患儿的预后具有重要意义。护理人员应告知患者家属家庭康复的重要性，让家长认识到对于患儿肌张力增高，姿势、运动模式异常，仅仅依靠医疗机构中的牵伸、姿势纠正、运动控制等训练是远远不够的，需要结合科学的家庭康复、姿势管理、康复辅具应用等。具体方法包括向患者家属宣教患儿坐姿、站姿管理方法及康复辅具的正确佩戴方法等。

7. A 型肉毒毒素注射治疗　痉挛型双瘫患儿痉挛为其核心症状，痉挛的控制是改善其运动控制，预防髋关节脱位、关节挛缩等继发畸形的基础。肉毒毒素能安全、有效地缓解局灶性肌肉痉挛，局部注射后配合康复训练，可以改善患儿的步态与功能。

《中国脑性瘫痪康复指南（2015）》推荐将 A 型肉毒毒素用于痉挛型脑瘫患儿。患儿 35 个月龄有局灶性肌张力增高，有一定的认知能力，能配合完成后续康复训练，达成康复治疗目标，且无肉毒毒素注射禁忌证。

注射目的：降低内收肌、小腿三头肌张力，改善步态。

靶肌肉：双侧内收肌、小腿三头肌。

剂量：双下肢注射 A 型肉毒毒素 200U（17.4U/kg）；配置浓度：50U/ml；剂量分配：内收肌 20U/ 侧，比目鱼肌 25U/ 侧，腓肠肌 55U/ 侧，每点注射 10～15U。

康复治疗：注射后第二天即可进行康复治疗，包括适当牵伸、主动活动等提高注射治疗的效果。

注意事项：注射前需向患儿监护人告知肉毒毒素注射后可能出现的有利和 / 或不利情况，签署知情同意书，并完善相关检查。此外，教会家长辨别吞咽困难、发音困难、呼吸困难或呼吸性窘迫等症状。观察是否有不良反应：疼痛、水肿、红斑、瘀斑和局部无力、恶心、乏力、发热、"流感样"症状和皮疹及过敏反应等，若注射后出现以上症状，应嘱咐家长及时就医。

8. 髋关节管理　患儿存在双髋关节半脱位，要尽早进行髋关节监测与管理，应进行多学科（儿骨科或儿外科、康复医学科、神经科等）联合诊治，共同综合评定患儿髋关节情况、认知、运动功能等后，确定可选用肉毒毒素注射结合运动训练、康复辅具治疗的方案，6 个月后复查骨盆正位片，再次评定，必要时可行外科矫形手术。

9. 疼痛治疗　患儿存在轻度疼痛，可能与肌肉痉挛有关。疼痛可造成患儿的负面情绪，影响其活动与参与。因此早期识别疼痛、早期干预尤为重要。疼痛干预建议多学科联合管理。可以通过营造良好、舒适的环境，亲人的陪伴与鼓励稳定情绪，游戏、音乐等分散注意力等缓解疼痛；同时根据疼痛产生的原因对症治疗，患儿进行肉毒毒素注射治疗缓解痉挛后疼痛减轻，治疗中也尽量避免致痛性操作等。

10. 营养治疗　脑瘫儿童的营养不良风险较正常同龄儿童明显增高，且随着脑瘫严重程度增加，营养不良风险也会增高，因此需要关注脑瘫儿童营养摄入，保证其营养摄入充足，饮食安全、舒适。患儿 35 个月，身高、体重明显低于同龄儿童，且肌张力增高，进行行走训练，能量消耗增加，因此能量摄入需适当增加，可选择高能量配方奶，或增加高能量食物成分；蛋白质、维生素 D 及微量元素摄入参考健康儿童。患儿可以经口进食，首选经口营养，注意进食时正确的体位，言语治疗师可给予指导。同时关注其是否存在胃食管反流、便秘等问题，有问题建议至消化科进行临床干预。

11.家庭康复与生活方式建议　脑瘫的管理必须考虑家庭环境，家庭康复的内容涵盖牵伸训练、姿势管理、身体活动、日常生活活动训练和沟通交流等。

（1）牵伸训练：患儿肌张力高，指导家长进行适当的牵伸，包括旋前圆肌、屈指肌、内收肌、腘绳肌、小腿三头肌。

（2）姿势管理：指导家长对患儿进行长时间姿势管理，包括游戏和长时间保持同一姿势时，内容包括躯干的挺拔、髋外展、长腿坐位腘绳肌的牵伸、踝关节中立位。指导患儿在家庭康复中正确使用坐姿矫正椅、踝足矫形器、站立架、助行器等康复辅助器具，帮助维持正确姿势、负重训练等。

（3）身体活动：2021年《脑瘫儿童青少年24小时活动临床实践指南》提出脑瘫患者身体活动应执行24小时管理，包括睡眠、运动与久坐三大部分。

1）睡眠：脑瘫儿童需要充足的睡眠，包括午休和夜间睡眠；3～5岁睡眠时间为10～13小时。

2）运动：即使低强度的运动也比不运动要好，脑瘫儿童应至少每天进行中强度运动60分钟，每周高强度运动2～3次，每次至少20分钟。中至高强度运动是指让儿童感到比平时累、呼吸有些困难的活动，很多轮椅上的运动也是中高强度运动，如坐式篮球、硬地滚球等。

3）久坐：与健康儿童一样，每天久坐时间不要超过2小时，要经常改变体位，可以使用站立架，或进行轮椅上的运动。

（4）日常生活活动训练：起居活动等各项任务中，包括助行器等辅具运用等，家长尽量给予患儿部分的辅助而不是完全替代完成，逐渐培养独立能力。

（5）沟通交流：日常生活中，家长可准备不同质地和类型的食物，促进口部运动；日常沟通交流中创造语言机会，鼓励在集体活动中大胆表达，促进口语发展。对患儿行为进行差别性强化，将表扬正面行为与忽略轻微负面行为相结合，对较严重的负面行为进行有效的纪律管理（如乱发脾气、扔东西、大声喊叫等）。

六、实施康复治疗

医护治共同制订治疗方案，康复医师统筹安排治疗时间，物理治疗师、作业治疗师、言语治疗师具体实施治疗方案，医护治从不同角度对患儿及其家属进行健康宣教。

（杜　青）

第十三章

盆底康复临床思维模式

第一节 基本知识

一、盆底康复概述

（一）盆底康复定义

1. 盆底的正常结构及功能　骨盆以骶岬、弓状线、耻骨梳、耻骨结节和耻骨联合上缘的连线分为上方的大骨盆和下方的小骨盆。盆底肌肉由外到内可分为三层，外层主要包括浅层筋膜、会阴浅横肌、肛门外括约肌，中层主要包括泌尿生殖膈两层筋膜、会阴深横肌、尿道括约肌，内层主要包括深层筋膜、肛提肌、尾骨肌。肛提肌自前向后可分为耻骨阴道肌或前列腺提肌、耻骨直肠肌、耻骨尾骨肌、髂骨尾骨肌四部分。尾骨肌起于坐骨棘和骶棘韧带，止于尾骨的外侧缘。

盆底的躯体神经来自腰丛和骶丛，自主神经来自骶交感干、腹下丛和盆内脏神经。骶丛由腰骶干、所有骶神经、尾神经的前支组成。骶丛分支主要有臀上神经、臀下神经、阴部神经、股后皮神经及坐骨神经等。骶交感干为腰交感干的延续，每条骶交感干上有 3～4 个神经，其节后纤维部分参与组成盆丛，部分形成灰交通支，与骶神经和尾神经连接。腹下丛分为上腹下丛和下腹下丛。上腹下丛发出腹下神经与盆内脏神经和骶交感干的节后纤维共同组成下腹下丛，即盆丛。盆丛再发出直肠丛、膀胱丛、前列腺丛、子宫阴道丛，支配相应的脏器。盆内脏神经属于副交感神经，发自 S_2～S_4 骶神经前支，参与盆丛组成，但部分纤维经腹下神经再穿过上腹下神经丛上行，支配结肠左曲、降结肠和乙状结肠。支配肛提肌的神经源自 S_2～S_4 和 / 或 S_5 骶神经，支配尾骨肌和肛提肌肌群；阴部神经起自 S_2～S_4（主要为 S_3）骶神经干，支配尿道和肛门横纹括约肌，以及会阴深肌和会阴浅肌，并为外生殖器提供感觉神经支配；直肠下神经，则支配肛门外括约肌和肛周皮肤。

盆底解剖结构由前到后可分为前盆、中盆、后盆，分别支持膀胱和尿道、子宫和阴道以及直肠和肛门。盆底肌肉除了承托盆腔脏器功能以外，还有协助排尿、排便、分娩、性生活及体位支持、协助运动等功能，盆筋膜分为盆壁筋膜和盆脏筋膜，主要起到支撑和固定的作用。

2. 盆底功能障碍及相关因素　盆底功能障碍（pelvic floor dysfunction，PFD）是指盆底无法完成其对盆底器官的支持作用或不能允许这些器官行使正常的功能，而引起的盆底器官支持结构损伤或功能紊乱的一系列功能障碍，这些功能障碍可能累及一个或多个器官，从而导致尿失禁、大便失禁、盆底疼痛、盆腔器官脱垂及性功能障碍等在内的一系列症状。盆底功能障碍的发生与年龄增大、肥胖、激素分泌、怀孕、分娩、重体力活动、慢性便秘、慢性咳嗽、神经肌肉损伤等因素密切相关。盆底肌功能障碍的定义与"大盆底"的概念有所区别，盆底肌功能障碍限定为盆底肌肉或相关支持组织损伤或功能下降所导致的一系列盆底症状，并不包括盆腔器官损伤所致功能障碍。

3. 盆底康复定义 盆底康复是指科学地运用多种治疗方法针对盆底功能障碍者进行康复治疗的一种综合性手段。盆底功能障碍的治疗方法众多，包括基于临床的盆底肌训练、物理治疗、药物治疗、手术治疗、健康教育、饮食调整等方面。大量研究和临床实践证明，康复治疗可有效改善盆底功能障碍患者的盆底肌肉收缩功能，促进盆底器官支持结构的损伤或功能紊乱的恢复，从而缓解盆底疾病对患者日常生活的影响。

（二）盆底功能障碍性疾病的分类

盆底功能障碍的主要表现为尿失禁、大便失禁、盆腔脏器脱垂、盆底疼痛、性功能障碍等。

1. 尿失禁 国际尿控协会（International Continence Society，ICS）将尿失禁定义为"任何客观上的不自主的漏尿"，主要分为压力性尿失禁、急迫性尿失禁和混合性尿失禁。尿失禁的表现形式可有尿急、日间尿频、夜尿多、遗尿、尿流缓慢、间歇性排尿、排尿踌躇、排尿费力、尿不净感、持续性尿失禁等。在大于 60 岁的女性中，尿失禁的整体患病率上升至 50%，年龄超过 65 岁的男性中尿失禁的患病率为 11%～34%。

2. 大便失禁 大便失禁（fecal incontinence，FI）是指反复发生的不能控制的粪质排出，且症状持续超过 3 个月，主要分为被动型大便失禁、急迫型大便失禁和漏粪。主要原因为肛门括约肌功能障碍、直肠顺应性异常、直肠感觉减退、大便性状改变等。研究显示大便失禁的患病率为 8.3%，女性和男性的患病率类似且发病率随着年龄增长逐渐增加。

3. 盆腔脏器脱垂 盆腔脏器脱垂指盆底支持组织不足以维持盆底器官在正常的位置和功能，可导致器官功能下降、局部疼痛、排尿排便障碍、感染甚至出血渗液等症状。体检发现不同程度的盆腔脏器脱垂发生概率约 31%。一般来说，脱垂的症状晨轻暮重，患者常因盆底异物感而就诊。临床上，根据症状、手法检查、盆腔脏器脱垂定量量表（POP-Q 评分）及影像学检查可明确诊断其脱垂程度。

4. 盆底疼痛 盆底疼痛（chronic pelvic pain，CPP）指骨盆及骨盆周围组织器官持续 6 个月及以上的周期性或非周期性的疼痛，其发病机制复杂且疼痛表现形式不尽一致。盆底疼痛源自胃肠道、泌尿道、妇科疾病、肌肉骨骼、神经系统等多个系统，可伴随妇科炎症、尿路感染/结石、膀胱肿瘤、间质性膀胱炎、慢性前列腺炎、盆腔炎、子宫内膜异位、神经源性膀胱及盆底肌筋膜炎和肌肉痉挛等疾病。盆底疼痛患病率为 4%～16%，大约占所有妇科门诊的 10%。

5. 性功能障碍 性功能障碍包括性欲缺乏、性唤起障碍、不能达到性高潮或性交痛。疲劳、压力、心理等因素均可导致性功能障碍。此外，脊髓损伤等神经损伤所致的性功能障碍也逐渐受到重视。女性性功能障碍的发病率可高达 43%。

二、盆底康复评估

盆底康复涵盖康复医学科、泌尿外科、妇产科、肛肠外科、老年医学科等多个临床学科相关病种。盆底疾病病种丰富且病因复杂，不同科室医师对于疾病观察和诊疗的角度不一，可导致治疗效果参差不齐。因此盆底康复评估需要在现有临床基本资料采集的基础上，进行相应的查体和专科检查，从而对盆底疾病进行全方位的评估，有利于后续康复治疗手段的精准化选择。

盆底疾病的康复评估主要包括临床资料采集、外形的评估、手法检查评估、盆底局部肌肉的感觉检查、肌力检查、反射检查、姿势步态检查等运动学评估，盆底器官的动力学检查如尿流动力学检查、肛门的球囊逼出试验检查、阴道压力测试检查等，盆底器官和组织的影像学检查如盆底超声检查、盆底磁共振检查、骨盆和脊柱的 X 线检查等，盆底肌肉的神经生理学检查如盆底肌肉的表面肌电检查和盆底神经肌肉的针极肌电图检查等。

盆底功能障碍患者的临床资料采集主要包括现病史、既往史、家族史、伴发疾病，以及基本查体、专科检查等。

（一）基本查体

盆底功能障碍患者外形观察包括外阴形态、色泽、发育、是否膨出，以及红肿、分泌物、瘘管、尿便残留等。盆底功能障碍患者应注意膝反射、踝反射、跖反射、腹壁浅反射、肛门反射和球海绵体反射的检查。盆底感知检查包括盆底肌的正确收缩、肌肉和身体意识、协调和运动控制、肌肉力量和耐力及放松。盆底感觉检查可明确盆底区域的浅感觉、深感觉和复合（皮质）感觉情况。盆底张力检查一般采用国际尿控协会的盆底肌力 4 级分类（正常、亢进、减弱、缺失）。盆底肌力检查一般采用改良牛津评分法，总计分为 6 级。此外，还包括直肠指检等常规临床检查。量表评估可采用临床常见的尿失禁问卷表简表、POP-Q 评分、性功能调查表、便秘评估量表、Bristol 粪便性状量表等。

盆底功能障碍患者还需进一步进行姿势步态检查，如姿势、步态、关节活动、肌肉长度及疼痛分布和程度评估，观察是否存在肌肉无力、僵硬、肌张力下降、肿块等病变，是否存在疼痛触发点。此外，直腿抬高试验、4 字试验、骨盆分离挤压试验、梨状肌挤压试验、托马斯试验等可进一步了解骨盆、髋关节及周围骨骼肌肉的情况。

（二）专科检查

尿流动力学检查可检测尿路各部压力、流率及生物电活动，从而了解排尿功能障碍性疾病的病理生理学变化。尿动力学检查中的尿流率图可检查排尿量、尿流时间、尿流速度，并做残尿量的判定，可明确膀胱、尿道的排尿功能。尿动力学检查中的容积压力图可测量膀胱的容量，并了解膀胱在储尿期及排尿期的问题。

球囊逼出试验在临床上是一个有效的筛选试验，可以排除患者因出口功能障碍而引起的便秘。在直肠内置入球囊，间断注水后监测直肠感觉情况、内括约肌松弛情况、球囊排出情况。近年来，临床上已开始应用 3D 肛门测压等较为先进的评估手段。

超声检查在盆底功能障碍的评估中已较为常见。盆底功能障碍的超声评估也是按照三腔室顺序采用经腹、经会阴、经阴道和经直肠等方式进行盆底功能的评估。经腹超声主要观察膀胱残余尿量；经会阴超声主要观察观察盆底结构在 Valsalva 动作和收缩状态下的位移情况，如膀胱逼尿肌厚度、子宫脱垂、直肠膨出；经阴道超声可以清楚地显示阴道前壁、后壁及邻近脏器的结构状态；经直肠超声显示肛管、直肠的局部结构，肛门括约肌综合体的结构和完整性。

盆底磁共振检查主要有静态磁共振、动态磁共振和磁共振排便造影三种方法。静态磁共振检查主要观察盆腔内脏器、盆底肌肉、盆底韧带等的解剖结构。动态磁共振一般在静息、肛提肌收缩、Valsalva 动作、排便四个不同状态下对盆底解剖结构进行检查。磁共振排便造影能清晰显影并分析排便时肛直肠肌肉的功能、会阴下降程度和排便过程中盆底肌的超细微改变。

盆底疾病 X 线检查包括骨盆、脊柱和下肢 X 线检查，可观察耻骨联合、骶髂关节、骨盆倾斜和长短腿等情况。

表面肌电（surface electromyography，sEMG）信号可反映肌肉疲劳程度、收缩程度、激活模式、多肌群协调性等规律，在盆底功能障碍中应用广泛。常用指标为平均振幅（AEMG）、变异系数、中位频率值、触发时间与触发顺序等。检测多采用插入式阴道或肛门电极，近年已有采用阵列式探头采集盆底肌肉肌电信号的研究报道。盆底功能障碍表面肌电检测已有经典的 Glazer 方案，并在尿失禁、大便失禁、便秘、盆底疼痛、盆腔器官脱垂等方面有着广泛的应用。该方案共有 5 个阶段：维持 1 分钟放松的前静息阶段，主要反映静息状态肌肉张力；快速收缩阶段执行 5 次间隔 10 秒的最大肌力收缩，评估快肌纤维的功能状态；连续收缩阶段执行 5 次持续 10 秒的最大肌力收缩，反映快慢肌结合收缩的能力；维持 1 分钟持续收缩的耐力收缩阶段，评估慢肌纤维功能状态；维持 1 分钟放松的后静息阶段，主要反映收缩后盆底肌恢复到静息状态的情况。目前国内已有文献报道了正常人群盆底肌表面肌电 Glazer 方案的正常参考范围。

盆底功能障碍患者可能合并腰骶丛神经损伤、脊髓损伤或盆底肌肉损伤，可采用针极肌电图进行神经肌肉损伤的定位、定性和损伤程度确定。

三、盆底康复治疗技术

盆底疾病的治疗主要分为手术治疗、非手术治疗和药物治疗。药物治疗主要通过作用于盆底神经肌肉的递质或受体，调节其功能状态以达到治疗的目的。康复医学科主要关注的是非手术治疗部分。盆底疾病的非手术治疗主要目的是促使患者感知盆底肌肉的收缩，利用各种物理的手段恢复盆底肌肉组织的收缩活动并使其能够执行承托盆腔器官、控制尿便、维持正常性功能及缓解盆底疼痛的相关功能。

盆底疾病的非手术治疗手段主要包括盆底运动治疗、盆底肌电刺激治疗、盆底肌生物反馈训练、激光治疗、传统康复治疗及其他。

（一）盆底运动治疗

运动治疗是为了缓解症状或改善功能，根据伤病的特点，选择适当的运动方法进行全身或局部的运动以达到治疗疾病和功能障碍的目的的一种康复治疗手段。运动治疗着重于躯干、四肢的运动，感觉、平衡等功能的训练，常用的方法包括关节松动、软组织牵伸、肌力训练、步态训练、有氧训练和日常生活作训练等。最具代表性的盆底运动治疗为凯格尔训练、家庭功能康复器（如阴道哑铃）训练。

手法治疗可包含在运动治疗的范畴之内，是研究用手工操作进行防病治病的一门科学，主要包括关节松动术、整骨疗法、软组织技术（如软组织牵伸技术、肌肉能量技术、神经肌肉本体感觉促进技术、神经松动术、肌筋膜徒手治疗术）等。

（二）盆底肌电刺激治疗

神经肌肉电刺激（neuromuscular electric stimulation，NMES）是指应用电流刺激使神经支配的肌肉恢复其功能的方法，它利用低频脉冲电流刺激结构完整的下运动神经元，引起肌肉收缩，从而提高肌肉功能或治疗神经肌肉疾患。将探头插入阴道或直肠可进行盆底肌电刺激（pelvic floor electrical stimulation，PFES）或直肠电刺激（rectal probe electrical stimulation，RPES）。

（三）盆底肌生物反馈训练

生物反馈（biofeedback，BF）是采用现代电子技术准确测定神经肌肉正常和异常的生理电信号，仪器快速、准确地将信号信息反馈给操作者，使受试者对其自身的生理功能有了直观的了解和有针对性的控制。生物反馈的实质是训练大脑控制盆底肌群协调和放松的技术，主要通过测压或肌电采集盆底肌肉运动的信号，让患者感知理解，从而建立大脑和盆底肌肉之间的联系，重建外部条件反射，训练或部分代偿已经受损的内部反馈通路。

（四）激光治疗

激光的治疗主要依赖其生物学效应。激光的生物学效应指在激光辐射下，生物体可能产生的物理、化学或生物化学反应及变化，包括热效应、光化效应、压力效应、电磁场效应和刺激效应等。目前用于治疗盆底功能障碍性疾病的激光主要是 CO_2 激光和 Er-YAG 铒激光。

（五）传统康复治疗

针灸治疗是一种外治方法，以中医学的基本理论、经络和腧穴学说为辨证论治的依据，通过针刺、艾灸的方法刺激机体，激发、调动自身的调整功能，改善、纠正机体紊乱的功能状态，使之趋于正常。中药熏蒸疗法是根据治疗疾病的需要，通过中医辨证论治原则配置一定的中药组成熏蒸药方，利用药物和水沸腾产生的蒸气熏蒸患者疾患处，通过熏蒸的热能和对症的药物相互影响，共同作用发挥生理药理效应，治疗相应疾病的一种方法。其他传统康复治疗手段还包括艾灸、中药、推拿等。

（六）其他盆底康复治疗

盆底功能障碍的康复治疗手段还包括盆底磁刺激治疗、肌内效贴治疗、肉毒毒素注射治疗、胶原蛋白注射治疗、骶神经电刺激调节、胃肠功能起搏治疗等。

四、盆底康复的作用

盆底功能障碍治疗目的主要是促使患者感知盆底肌肉的收缩，利用各种物理的手段恢复盆底肌肉组织的收缩活动并使其能够执行承托盆腔器官、控制尿便、维持正常性功能及缓解盆底疼痛的相关功能。

（一）盆底运动治疗的作用

盆底功能障碍患者存在盆底肌肉、韧带、筋膜等支持组织薄弱、骨盆稳定性较差及神经卡压等因素。运动治疗和手法治疗可针对性地进行干预，从而改善盆底肌肉筋膜韧带的血液循环和淋巴回流、改善盆底肌肉收缩功能，同时，牵张短缩软组织，调整肌肉、筋膜张力等。盆底疾病患者可合并存在骨盆倾斜、骨盆旋转、耻骨联合分离、尾骨活动度减小等问题，可进行相应的脊柱、骨盆的姿势矫正和整骨治疗。盆底功能障碍患者也可存在盆底筋膜紧张等情况，筋膜的长期紧张和挛缩可限制肌肉活动范围和肌肉收缩能力从而引起相邻肌肉的代偿性收缩和代偿模式的形成，长期的代偿可引起代偿肌肉的劳损和被代偿肌肉的功能下降并引发一系列盆底功能障碍的发生，故需要进行盆底肌筋膜松解和肌力训练治疗。行为训练即生活方式等干预训练，可从心理、行为习惯等方面对患者进行训练，可加强盆底肌训练的效果。

（二）盆底肌电刺激治疗的作用

盆底肌的电刺激可通过直接刺激盆腔组织器官或支配它们的神经纤维，对效应器产生直接作用引起肌肉收缩。同时，盆底肌电刺激可反馈性地增加中枢神经系统发出的神经冲动，调动更多的肌纤维参与肌肉收缩，增大盆底肌的收缩力量。长期的盆底肌电刺激可引起肌纤维增粗、细胞核体积和数量显著增加、DNA含量增加、肌纤维内线粒体数量显著增多，从而改变盆底肌肌纤维的组成成分。盆底肌电刺激还可增加肌纤维周围毛细血管血液循环，提高血氧浓度同时降低肌纤维周围组织液代谢产物的浓度，从而增加肌肉收缩耐力。

盆底肌电刺激可兴奋阴部神经 - 腹下神经反射而增加膀胱尿道括约肌作用和抑制阴部

神经 - 盆神经反射而抑制逼尿肌收缩，从而缓解膀胱过度活动和急迫性尿失禁，激活盆底功能。电刺激的频率在 10Hz 左右可有效促进阴部神经的反射调节作用，故盆底肌的神经调节一般选择 10Hz。电刺激的频率在 1～10Hz 之间可引起肌肉单收缩，频率在 25～50Hz 之间可引起肌肉强直收缩，故盆底肌电刺激时肌力训练一般选择 50Hz，耐力训练一般选择 20～30Hz。

（三）盆底肌生物反馈训练的作用

生物反馈作为一种重要的治疗方法用于盆底功能障碍的患者已有 30 余年的历史，但在治疗方法、疗效、疗程及远期效果评估等方面还没有形成统一的标准。生物反馈训练的目的因患者的治疗靶症状不同而不同。尿潴留，常与慢性或者情境性外括约肌张力增高有关，训练的目的是在排泄期间学会有意地放松括约肌；尿失禁，训练的目的是学会有意识地收缩外尿道括约肌，抑制肠或膀胱的急迫感。生物反馈训练改善排便障碍是一个调整神经肌肉协调活动的复杂生理过程，当患者获得反馈信息后，通过"自我认识"与"自我调控"，刺激和建立正常的排便反射。盆腔器官脱垂时，通过生物反馈对阴部神经、盆腔神经的反射性刺激或神经肌肉的直接刺激，唤醒本体感受器、加强盆底肌力，使脱垂的器官因强有力的肌群、筋膜和韧带的支托而回缩。

（四）盆底激光治疗的作用

盆底肌肉、筋膜、韧带及神经构成了复杂的盆底支持系统，起到承托并保持盆腔脏器正常位置的作用。胶原蛋白是这些支持结构的主要成分，对维持盆底支持组织的弹性和韧性起重要作用。激光光源所发出的热能可以增强胶原蛋白组织的活性并刺激新的胶原蛋白的产生，增强了胶原蛋白原纤维的强度。通过激光的光热解作用可以增强盆底支持组织的张力和承托力，改善其对盆腔脏器的支撑作用，从而达到治疗盆底疾病的目的。

（五）传统康复治疗的作用

2003 年世界卫生组织提出并建议在全世界推广应用的针灸治疗病症更新为 4 类 107 种，其中盆底功能障碍 4 种。针灸治疗盆底功能障碍性疾病最常见的取穴位置是八髎穴，与骶髓排尿排便中枢（S_2～S_4）接近。针刺八髎可刺激 S_2～S_4 神经节段，调节支配盆内脏器的盆神经和支配盆底的阴部神经，改善盆腔脏器和盆底肌功能。针灸治疗盆底功能障碍性疾病近年来也常用"骶四针"疗法，使用长针直刺阴部神经，使针感达尿道或肛门，从而达到治疗的目的。

熏蒸疗法是通过热力和药力联合发挥作用于人体，结合熏蒸药物中逸出的中药粒子作用于体表或经透皮吸收发挥一系列生理药理效应。中药熏蒸具有促进血液循环、促进药物吸收、调节神经系统功能、缓解肌肉痉挛和抗炎镇痛等作用。此外，艾灸、推拿等治疗也可促进膀胱和肠道功能的恢复。

（六）其他盆底康复治疗的作用

磁刺激是将脉冲磁场作用于神经肌肉组织，改变神经细胞的膜电位，使之产生感应电流，影响肌肉组织代谢和神经电活动，从而引起一系列生理生化反应的技术。盆底磁刺激相对于腔内电刺激治疗，具备感染创伤概率小、治疗依从性高、刺激强度无衰减等优势。

肌内效贴通过生物力学原理及贴扎产生的生理学效应，在不影响身体活动的情况下，稳定、支撑肌肉与关节，改善局部循环，促进淋巴回流，消除软组织肿胀及疼痛。盆底疾病的贴扎治疗可在腹直肌、腹横肌、腹内斜肌、耻骨联合等区域进行，起到激活核心肌群及臀大肌、促进盆底肌的协同收缩、增强盆底支持结构、支持腹壁、减轻盆底压力的作用。

肉毒毒素是由肉毒梭状芽孢杆菌在缺氧条件下产生的一种细菌外毒素，主要原理是注射后直接作用于神经肌肉接头处，通过阻断神经突触前膜 SNARE 蛋白的胞吐释放神经递质乙酰胆碱，从而导致肌肉松弛性麻痹。

五、盆底康复适应证

（一）盆底运动治疗适应证

凯格尔训练是通过自主、反复的盆底肌肉群收缩和舒张练习，增强支持尿道、膀胱、子宫和直肠的盆底肌特别是耻骨尾骨肌的肌力和张力、增加尿道阻力、恢复松弛的盆底肌，适用于轻中度尿失禁、盆腔脏器脱垂等。

尿失禁的患者多数存在盆底肌收缩能力下降，但在盆底肌肉收缩功能训练过程中，需根据患者的盆底肌收缩能力进行区分训练。当患者的肌肉收缩能力相对较差时，可进行盆底肌的激活手法训练。当患者的肌肉收缩功能较好时，可采用盆底肌强化手法训练，主要是渐进性的盆底肌抗阻训练和不同难度体位姿势下的肌力训练，如咳嗽情况下的盆底肌收缩训练。

排便障碍患者经过完善的康复评估，根据情况可进行脊柱、骨盆位置异常的调整及软组织牵伸技术、神经松动术和筋膜松解术等。盆底肌力异常所致排便障碍者，可应用肌肉能力释放技术，随着患者肌力改善，可进行盆底肌抗阻训练。

盆腔脏器脱垂的患者主要进行盆底肌的肌力及耐力训练。对于盆底肌力 0～2 级的患者，运用神经肌肉本体促进技术促进盆底肌肉收缩，整体激活盆底肌肉。对于盆底肌力 3～4 级的患者，可运用软组织牵伸技术及肌肉能量技术进行肌力训练，主要采用抗阻训练，阻力由轻到重逐渐增加。如患者合并有神经粘连或卡压等情况，可进一步采用神经松动术。

对于盆底疼痛者，运动治疗和手法治疗可改善盆底的肌肉收缩、缓解筋膜紧张、促进盆底血液循环和淋巴回流、提高肌肉的兴奋性、抑制肌肉的异常张力并缓解神经卡压等。通常，在治疗慢性盆腔疼痛时，除松解盆腔肌筋膜，还要松解腰腹部、臀部、大腿肌筋膜。

性功能障碍的患者常常合并盆底肌肉软组织的功能下降和张力异常，运用筋膜松解、神经肌肉本体促进和牵伸技术进行阴茎（球）海绵体肌、坐骨海绵体肌、尿道阴道括约肌及其筋膜、阴茎（阴蒂）背神经激活，恢复盆底感觉和运动能力。

（二）盆底肌电刺激治疗适应证

盆底肌电刺激在临床上的开展已经较为广泛，其应用的病种包括膀胱过度活动症、压力性尿失禁、脊髓损伤后排尿障碍、功能性便秘、性功能障碍和神经源性膀胱、神经源性直肠等。2017 年中华医学会妇产科学分会妇科盆底学组在 2011 年版本的基础上发布了《女性压力性尿失禁诊断和治疗指南（2017）》。该指南提出对于不能主动收缩盆底肌的患者，盆底肌电刺激治疗有一定效果。

盆底肌电刺激的禁忌人群包括：心脏装有起搏器者；阴道电极禁用于重度子宫脱垂和阴道松弛脱垂致阴道短缩者；女性月经期及孕妇、产后 42 天内恶露未干净者；直肠电极禁用于重度痔疮、肛裂者；严重的精神疾病、抑郁症或者强迫症患者；过度疲劳和病态人格患者；重度糖尿病、急性盆腔炎、恶性肿瘤患者。

（三）盆底肌生物反馈训练适应证

产后妇女的常规盆底肌肉锻炼；轻中度子宫脱垂，阴道膨出；各种尿失禁、大便失禁；阴道松弛、阴道痉挛、性生活不满意、性交痛者；泌尿生殖修补术后辅助治疗。盆底肌生物反馈训练禁忌人群同盆底肌电刺激。

（四）盆底激光治疗适应证

近年来文献报道经阴道无创点阵激光对于压力性尿失禁、盆底脏器脱垂、膀胱过度活动症等多种盆底功能障碍的治疗安全有效、依从性好，但缺乏临床循证医学依据，因此也缺乏各大指南的推荐。

（五）传统康复治疗的适应证

针灸治疗根据中医理论进行辨证取穴，可对尿失禁、尿潴留、大便失禁、便秘、盆底器官脱垂、盆底疼痛和性功能障碍等盆底功能障碍性疾病具有一定的治疗效果。但需关注存在凝血功能障碍患者可能存在出血风险、肿瘤患者慎用、孕妇禁用等特殊情况。

神阙穴进行隔盐或隔姜艾灸或穴位贴敷可对尿失禁、尿潴留、便秘患者达到双向调节的治疗作用。而百会穴穴位贴敷则可促进直肠子宫脱垂患者的恢复。压力性尿失禁、慢性盆腔炎、子宫脱垂、便秘等盆底功能障碍性疾病进行中药熏蒸治疗已在临床上取得良好效果。传统的按摩、推拿手法治疗技术可有效地改善排便障碍，推拿在排便障碍中的取穴以天枢、中脘、足三里、大横、脾俞、大肠俞、气海等穴应用频次较高，方法以摩法、推法、揉法、按法等较为常见。

（六）其他盆底康复治疗适应证

不同磁刺激参数（模式、频率、强度、间隔、持续时间、刺激位点、刺激方向等）产生不同的神经生理效应，低频刺激模式引起神经细胞的抑制作用明显，高频刺激模式则引起兴奋。根据临床需要可进行盆底磁刺激应用于排尿障碍、排便障碍和盆底疼痛等基本的康复治疗。

盆底功能障碍的肉毒毒素注射治疗适应证包括良性前列腺增生、肛裂、神经性膀胱过度活动症、神经源性膀胱、间质性膀胱炎、直肠痉挛、阴道痉挛。

随着临床医学的飞速发展，盆底功能障碍的范围不断扩大，新技术的临床应用也越来越多。不同康复技术的临床应用适应证也随着临床的发展不断发生变化。我们在把握好临床应用尺度的基础上，借助更多的高质量研究，未来盆底功能障碍的治疗适应证会越来越规范。

六、盆底康复模式

随着人口老龄化的进展和人民对生活水平要求的逐渐提高，越来越多的人开始重视盆底疾病及其带来的困扰，但绝大多数患者如产后孕妇存在的腰痛、耻骨联合分离、腹直肌分离和压力性尿失禁等并发症和慢性便秘患者存在的盆底肌肉收缩失调等情况都未经过系统的评估、诊疗和随访观察。这一方面与人们对于盆底疾病的认识不够而导致疾病存在发生和发展的空间有关，也与人们对于盆底疾病羞于就医有关，常常导致疾病的诊治延迟，从而严重影响患者的生活质量。另一方面，针对医疗机构而言，目前国内尚没有一个真正系统的完善的盆底疾病联合诊治中心，多数机构仍然以泌尿外科、妇科或康复医学科中的单一科室为重点承担全部的诊治任务，且针对盆底疾病的诊治范围较为局限。目前，盆底疾病的康复治疗分散在妇产科、泌尿外科、肛肠外科等不同的科室，由于治疗者的角度和视野的不同，选择的评估手段和治疗手段也存在较大的差别，且治疗手段的选择范围多局限在电刺激、生物反馈训练和盆底肌提肛收缩等康复手段，缺乏较为全面的从康复医学角度进行的评估和治疗。

　　妇产科是盆底功能障碍患者的最大来源科室之一。盆底功能障碍的康复治疗最早是在产后女性中开展起来的，主要针对产褥期女性的盆底肌损伤康复、产后尿失禁、产后骨盆带疼痛等症状进行相应的康复治疗。随着人们对于生活质量的要求增加，对盆底肌松弛、尿失禁等临床症状逐渐重视起来，有康复需求的人群也逐步增多，因此，妇产科开展盆底功能障碍康复存在着先天优势，而较多的妇产科也建立了属于自己科室内部的盆底功能障碍康复部门，做了较多的前期工作。这也是目前为止国内最为普遍的盆底功能障碍康复模式。盆底肌电刺激和盆底生物反馈训练等治疗手段因具备临床应用成熟、操作简便且适应证明确等优势，在妇产科开展的盆底功能障碍康复诊疗中是最为常见的康复手段。但基于妇产科的盆底康复模式也出现了部分问题，如康复治疗手段单一、缺乏个性化的康复治疗策略、功能评估与康复覆盖面不够全面等。妇产科对于尿失禁的临床判断和手术治疗有着丰富的临床经验，但术前术后的康复治疗仍有待于进一步的优化。同时，对于产后腰骶部疼痛、骶髂关节紊乱、耻骨联合分离、腹直肌分离等情况的康复功能分析和治疗尚有欠缺。以杭州市妇产科医院为例，该院已经逐步开始重视康复治疗专科治疗师在盆底功能障碍中的介入治疗，探索将更多的康复治疗手段和手法治疗应用于盆底功能障碍康复中。

　　泌尿外科存在大量的尿失禁、尿潴留、神经源性膀胱直肠患者，盆底功能障碍相关的疾病也是泌尿外科常见病种之一，且前列腺术后、肿瘤术后等均可导致新的盆底功能障碍康复需求。以上海交通大学附属仁济医院泌尿外科为例，该科室在国内较早开始重视盆底功能障碍的康复治疗，具备电刺激、生物反馈、磁刺激、针灸、行为治疗等治疗手段，且将康复治疗融入术前术后规划之中，构建了具备自身特色的泌尿外科盆底康复模式，该模式已构建了包括预防、保守治疗、术前辅助治疗、术后康复治疗、随访的一体化康复诊疗体系，可以说已经较为全面；但多学科的交流发现，主动的康复训练手段仍然有所欠缺，康复医学特色的个性化评估与运动治疗、手法治疗等手段还可以进一步互补。

　　肛肠外科有着较多肛门直肠脱垂、直肠肿瘤等患者来源，国内外也有部分肛肠外科开展了相对简单的盆底功能障碍康复治疗，构建了属于自身的盆底康复模式。肛肠外科对于病因查找和检查完善方面均存在较高的临床科室特异性，但是对于术前保守治疗处理上手段较为单一，多数以药物治疗或自身训练为主。

　　而康复医学科虽然具备多样化的评估手段和个性化的康复方法，但对于相对专科化的盆底功能障碍相关特定疾病，在疾病诊断和鉴别诊断方面存在薄弱环节，且在手术治疗的时机、选择等方面所知甚少。康复医学科自行进行盆底功能障碍的康复将缺乏有力支持，需要多学科进行全面合作，对患者的疾病和功能进行整体的诊断、评估和治疗，可有效提高患者的治疗效果。

　　众多的评估手段和治疗方法决定了盆底功能障碍性疾病的诊治是一个多学科团队合作的系统工程。近年来，以康复医学科为主的盆底功能障碍性疾病诊治中心逐渐兴起，借助多学科团队合作的模式，形成了初步的包含盆底功能障碍性疾病筛查、评估、诊断和康复治疗以及随访观察等的一系列诊治模式。

　　盆底功能障碍相关疾病种类较多，其表现形式多样，很多患者在就诊过程中反复在泌尿外科、消化内科、妇产科之间徘徊。实际上，盆底功能障碍相关疾病的诊治涵盖了包括康复医学科、泌尿外科、妇产科、肛肠外科、老年医学科等临床多个学科以及影像科、超声科、肌电图室、肛肠动力室等多个辅助科室，患者常常因为症状的出现而就诊于某个科室，也可能在诊疗过程中因为医疗人员仔细地询问病史而表述相关症状。盆底疾病本身的病因较为复杂，可能由于不同科室医疗人员对于疾病观察和诊疗的角度视野不一，从而导致治疗效果参差不齐。

因此，通过结合临床多个学科以及影像学、尿动力学等检查，从而对盆底疾病进行全方位的评估和针对性的治疗越来越受到关注，随着康复医学科治疗手段的精准化选择和专业化应用取得相关临床科室越来越多的认可，多学科合作的模式呼之欲出，整合医院资源构建一个盆底功能障碍相关疾病的学科合作与交流平台对于提高盆底功能障碍性疾病诊治和方便患者就医起着重要的作用。

以浙江大学医学院附属邵逸夫医院盆底功能障碍性疾病诊治与康复中心为例，该中心经医院批准由医务科牵头在医院层面成立盆底功能障碍性疾病诊治与康复中心，学科包含康复医学科、妇科、产科、泌尿外科、消化内科、肛肠外科、精神卫生科、疼痛科、超声医学科、影像科、肛肠动力室及肌电图室、医务科，学科门类齐全，且参与人员均为盆底功能障碍性疾病诊治亚专科方向。中心每月开展业务学习、病例交流、多学科义诊与院内多学科会诊。按疾病类型和功能障碍类型进行分类讨论和治疗方案制订，切实实现一种症状患者同时接受多个专科的治疗建议，让疾病的诊断更加精准，治疗方案更加全面。在此基础上，还建立了多学科会诊制度、多学科联合门诊制度、多学科疑难病例讨论制度、多学科诊治流程和多学科合作病例数据库。

（李建华）

第二节　盆底康复案例（一）

国际尿控协会将尿失禁定义为"任何客观上的不自主的漏尿"，主要分为压力性尿失禁、急迫性尿失禁和混合性尿失禁。尿失禁的表现形式可有尿急、日间尿频、夜尿多、遗尿、尿流缓慢、间歇性排尿、排尿踌躇、排尿费力、尿不净感、持续性尿失禁等。

一、病史摘要

患者，女，30岁，因"产后在咳嗽等腹压增加情况下出现憋尿困难，下腹部存在坠胀感3个月"就诊。

现病史：3个月前患者自然分娩一女婴（第1胎），产后第3天出现咳嗽等腹压增加情况下憋尿困难，下腹部存在坠胀感，无腰痛、无肢体麻木无力，大小便可自解，当地医院泌尿外科就诊后考虑"产后压力性尿失禁"，建议康复治疗，遂就诊咨询产后康复。自诉是职业教师，需长期站立工作，每日约站立3小时，产后以来并无尿急、尿频感，但偶有漏尿数滴，本院尿常规检查及泌尿系统超声检查正常。

既往无外伤病史及腰部或盆底疾病手术病史，否认糖尿病、高血压等内科疾病病史。

患者自患病以来，精神、饮食、睡眠可，大便正常，小便偶有漏尿，体重未见明显减轻。

入院查体：体温36.7℃，脉搏72次/min，呼吸18次/min，血压125/70mmHg。神志清楚，自然面容，自主步入病房。皮肤巩膜无黄染，全身浅表淋巴结未扪及肿大。颈静脉正常。心界不大，心律齐，各瓣膜区未闻及杂音。全腹柔软，无压痛及反跳痛，腹部未触及包块，肝脏肋下未触及。双下肢无水肿。

专科查体：外阴形态正常、色泽红润、发育正常，无阴道肛门膨出，肛门、阴道、尿道口无明显分泌物及尿便残留；肛门反射、球海绵体反射正常；会阴部感觉检查正常；阴道指测肌力（改良牛津评分法）4级，张力正常；直肠指检正常；直腿抬高试验、4字试验、骨盆分离挤压试验、梨状肌挤压试验、托马斯试验阴性。

既往史：无特殊。

个人生活史：居住于杭州市区，家庭主妇，生活规律，本科文化程度，喜欢旅游，性格平和。经济条件可，家住25楼电梯房。

辅助检查：

骨盆X线：耻骨联合分离（间距5mm）；盆底功能超声：尿道开口呈漏斗样改变；盆底肌表面肌电检查：快速收缩阶段平均振幅（AEMG）值较正常范围明显下降。

诊断：产后压力性尿失禁。

二、康复评定

（一）功能评定

1. 感觉功能评定　数字分级评分法（NRS）评分0分；四肢、躯干和会阴部深浅感觉正常。

2. 运动功能评定　四肢关节活动度正常，四肢肌力5级。阴道指测肌力（改良牛津评分法）：4级，张力正常。

3. 膀胱功能评定　1小时尿垫试验：5g（中度尿失禁）。

4. 心理功能评定　表现为焦虑情绪，担心以后一直漏尿。

（二）结构评定

耻骨联合分离，间距5mm；腹直肌分离：2指；双下肢等长，肚脐至内踝均为98cm。

（三）活动评定

采用MBI量表，日常生活活动能力得分100分。

（四）参与评定

患者为家庭主妇，职业无影响。文化程度为本科，生活有规律，喜欢旅游，漏尿情况可能影响其外出旅游和社会交往。患病以来休闲、娱乐及聚会活动无明显受限。

（五）环境与个人因素

1. 患者居住于市区，生活方便，家住25楼，患者活动无受限。

2. 本科文化程度，性格平和，依从性较好，配合度较好，对生活质量要求高。

三、康复诊断

（一）功能障碍

1. 运动功能障碍　主要表现为盆底肌肉收缩肌力下降。

2. 膀胱功能障碍　主要表现为漏尿。

3. 心理功能障碍　焦虑情绪。

（二）结构异常

耻骨联合分离；腹直肌分离。

（三）活动受限

无。

（四）参与受限

表现为社交、户外活动受限。

四、康复目标

1. 近期目标 缓解漏尿严重程度至轻度，促进耻骨联合分离恢复，促进腹直肌分离恢复，消除焦虑情绪。

2. 远期目标 恢复社交与户外活动等参与能力；预防压力性尿失禁再发。

五、康复方案

1. 物理治疗 盆底运动治疗（1次/d），盆底手法治疗（1次/d），腹直肌电刺激治疗（1次/d），盆底肌电刺激治疗（1次/d）。

2. 作业治疗 有氧训练（1次/d），骨盆矫正训练（1次/d）。

3. 传统康复 电针治疗（1次/d）。

4. 心理治疗 以疏导和支持为主。

5. 康复护理 康复宣教，盆底功能障碍专科康复护理。

六、实施康复治疗

医护治一体化查房，医护治共同制订治疗方案，管床医师统筹安排治疗时间，物理治疗师、作业治疗师具体实施治疗方案，管床护士实施护理方案及健康宣教。

（李建华）

第三节 盆底康复案例（二）

盆底肌是位于骨盆底部用来支持盆腔器官位置及功能、封闭骨盆的肌肉群，除了起到"网兜"作用维持器官位置之外，还有参与控尿、控便、协调分娩收缩等作用。怀孕后因激素、腹压、结构负重、分娩等改变，盆底肌可能会失去正常的张力，造成盆底功能障碍性疾病，包括尿失禁、排尿困难、便秘、慢性盆腔疼痛、脏器脱垂、性功能障碍等问题。目前，盆底康复训练的方法主要有凯格尔盆底肌训练、阴道哑铃、功能性电刺激、生物反馈等。

一、病史摘要

患者，女，35岁，因"产后尿失禁伴腰背痛3个月"就诊。

病史：患者诉3个月前经阴道自然分娩一3.5kg婴儿，顺产，过程顺利，无侧切。产后一周左右出现尿失禁、腰背疼痛等症状，否认下肢放射痛、麻木等不适，漏尿频次大于5次/周，腰部疼痛活动时加重，于医疗美容机构进行相关产后康复治疗（具体治疗内容不详），恢复不佳，为寻求进一步康复治疗来门诊就诊。

发病以来，神志清楚，精神一般，胃纳一般，睡眠差，体重无明显变化。

查体：体温36.5℃，脉搏72次/min，呼吸20次/min，血压120/65mmHg。神志清楚，精神可，情绪低落。自行步入诊室。皮肤巩膜无黄染，全身浅表淋巴结未及肿大。听诊：心律齐，各瓣膜区未闻及杂音，两肺呼吸音粗，未闻及干湿啰音。肋骨外翻。腹肌肌力减弱，双下肢肌力正常，双下肢腱反射正常，双侧病理征（-）。

专科查体：腹直肌分离（3cm）。骨盆前倾，脊柱侧凸，右侧下肢较对侧短缩1.5cm，耻骨联合未见明显分离。$L_4 \sim L_5$ 棘间压痛（+）；双侧腰段竖脊肌紧张，压痛（+）；直腿抬高试验：左90°，右60°。站姿弯腰测试双手离地距离>10cm。腹肌肌张力减弱，腹直肌肌力减弱5⁻级。子宫、膀胱未及明显脱位，外阴视诊正常，会阴区深浅感觉正常，徒手会阴肌力测试（GRRUG）Ⅱ级（不完全收缩，微弱无包裹感，保持2秒）。尿失禁生活质量问卷51分（满分100分）。

既往史：产前有腰痛史，休息后可自行缓解；既往无分娩史。否认高血压、糖尿病、冠心病病史。

个人生活史：常住上海，生活有规律，本科文化程度，家庭主妇。经济状况良好，家住5楼，无烟酒等不良嗜好。

辅助检查：

肌电图：未见神经源性及肌源性损害表现；脊柱全长X线片：脊柱侧凸。

诊断：盆底功能障碍性疾病；产后腰痛；腹直肌分离；脊柱侧凸。

鉴别诊断：

1. 泌尿生殖道瘘　常表现为不定时持续的漏尿，且不合并其他症状。该患者妊娠前无漏尿，且经阴道自然分娩后出现尿失禁，可进行膀胱镜检查、泌尿道造影等排除泌尿生殖道瘘。

2. 尿路感染　尿路感染的患者常存在尿频、排尿时烧灼感等情况，偶可见血尿。该患者否认泌尿道刺激症状，可完善尿常规或尿培养明确诊断。

3. 萎缩性尿道炎　萎缩性尿道炎可存在尿频或排尿刺激症状，同时可见黏膜表层由表皮细胞转化为旁基底细胞为主，以及尿道内pH增加。该患者35岁，且有经阴道自然分娩史，可完善阴道镜检查黏膜表层情况及阴道内pH明确诊断。

4. 腰椎间盘突出症　腰椎间盘突出症的患者往往以腰痛伴下肢放射痛或麻木为主要症状，严重时可引起相应神经根支配肌肉的肌力下降、肌肉萎缩。腰椎间盘CT、MRI及肌电图等检查可以帮助明确诊断，本病例与此不符。

二、康复评定

（一）功能评定

1. 感觉功能评定　双下肢深浅感觉正常，腰部浅感觉正常，本体感觉减弱（触压定位觉）。腰部VAS评分3分，活动时加重。会阴区深浅感觉正常。

2. 躯干活动评定　腰部活动受限，站姿弯腰测试双手离地距离>10cm，后伸正常，旋转左30°、右30°，侧屈左20°、右20°。患者胸式呼吸为主，腹肌肌力减弱。

3. 盆底肌功能评定　徒手会阴肌力测试（GRRUG）Ⅱ级（不完全收缩，微弱无包裹感，保持2秒）。

4. 盆底Glazer肌电图　对患者盆底快肌、慢肌等肌电活动信号进行描记，提示患者前后静息阶段曲线变异性大，波形欠规则，快肌纤维、慢肌纤维得分均下降，紧张收缩和耐力测试阶段、后静息阶段得分降低，提示为松弛型患者。

5. 心理功能评定　表现为焦虑情绪。

（二）结构评定

腹直肌分离 3cm。骨盆前倾，脊柱侧凸（Cobb 角 =15°），右侧下肢较对侧短缩 1.5cm，耻骨联合未见分离。

（三）生活质量评定

尿失禁生活质量问卷 51 分，显著影响其生活质量。

（四）参与评定

患者为家庭主妇，本科文化程度，经济条件良好，对生活质量有一定要求。自产后发生漏尿等盆底功能障碍及腰痛等问题后，其日常活动、休闲、娱乐及社交活动明显受限。患者漏尿情况在咳嗽、跳跃、跑步时会加重，影响患者运动锻炼活动。

（五）环境与个人因素

1. 患者为家庭主妇，因腰痛不能久坐、久站，影响其日常家务活动、养育孩子。

2. 患者年轻且文化水平较高，对生活质量有一定要求，漏尿直接影响其日常活动、社交活动的同时，也对患者的情绪、自尊有了一定的影响。

三、康复诊断

（一）功能障碍

1. 感觉功能受限　主要表现为腰部本体感觉减弱（触压定位觉）。

2. 运动功能受限　主要表现为腰部活动受限，腹肌、盆底肌肌力减弱。

3. 盆底肌功能障碍　主要表现为频繁漏尿。

4. 心理功能障碍　焦虑情绪。

（二）结构异常

腹直肌分离 3cm。骨盆前倾，脊柱侧凸，右侧下肢较对侧短缩 1.5cm。

（三）活动受限

腰部疼痛及活动受限影响患者家务等日常活动，漏尿等问题影响患者进行运动锻炼等活动。

（四）参与受限

表现为社交、休闲娱乐及户外活动受限。

四、康复目标

1. 近期目标　缓解腰部疼痛，改善脊柱活动范围；提高盆底肌及腰腹核心肌群肌力，改善呼吸模式，减少漏尿频率；同时缓解焦虑情绪。

2. 远期目标　恢复正常排尿功能、脊柱活动能力，解除疼痛；恢复较正常的生物力线结构；恢复家务、运动锻炼等日常活动能力；帮助患者重拾自信，回归家庭、社交、休闲娱乐生活。

五、康复方案

1. 物理治疗　盆底生物反馈治疗（30 分钟，1 次/d）；低频电刺激治疗（腹部，1 次/d）；超短波治疗（腰骶 - 腹部对置，1 次/d）；中频电刺激治疗（腰部，1 次/d）；呼吸训练（1 次/d），悬吊训练（1 次/d），盆底肌肌力训练（1 次/d），核心肌群训练（1 次/d）。

2. 作业治疗　瑜伽球等体操训练（1 次/d）。

3. 心理治疗 以疏导和支持为主。

4. 康复辅具 早期可用软质腰带进行支持。

5. 康复宣教 科普凯格尔盆底肌训练方法，教会患者在卧、坐、站位不同体位下的锻炼；间断排尿训练，每次小便时减慢排出尿液速度或中途停尿数秒，以及在如咳嗽、打喷嚏、提重物、大笑等容易诱发尿失禁动作之前先收缩盆底肌，以稳定膀胱的收缩，降低排尿紧迫感、频率和溢尿量；指导正确腰部姿势，避免单侧抱小孩、跷二郎腿等不对称性活动。

6. 药物治疗 患者哺乳期，尽量避免药物治疗。

六、实施康复治疗

康复医学科门诊治疗由康复医师作出康复诊断，并与治疗师一起评估患者的主要康复问题，制订个体化的康复处方。治疗师实施治疗项目并进行康复专科宣教。康复门诊团队在整个治疗过程中密切随访患者病情变化，紧密协作，依据患者病情变化及时调整治疗方案。

（谢 青）

第七次全国人口普查数据结果显示，中国 60 岁及以上老年人口达到 2.64 亿，占总人口的 18.70%。中国老年人的健康状况不容乐观，超过 1.8 亿老年人患有慢性病，60 岁及以上老年人中老年痴呆患者约有 1507 万，对康复的需求巨大。

第一节 基本知识

一、老年康复概念

老年康复（geriatric rehabilitation）是研究老年人功能障碍的预防、评定和处理的一门医学学科，属于康复医学的一个分支。老年人常常伴有功能障碍，既可能是老年化引起的功能退化所致，也可能由疾病造成的，康复医学能够更有效地帮助老年患者从疾病中康复，使老年人能够更好地独立生活，获得更高的生活质量。

（一）老年化对功能的影响

老年化是衰老的过程，也是健康状况逐渐恶化、死亡风险上升的过程，衰老本身对功能的退化有着重要的影响，且不同器官系统功能减退的速度有很大的差异。

1. 结构形态的变化　老年人常有脊柱弯曲、身高下降、皮肤松弛、头发及牙齿脱落、视力及听力下降等，具体表现在：

（1）血液系统：老年人发生贫血的机会增加，多由于营养缺乏、失血或恶性肿瘤，另外，慢性病及营养不良也会使血液学改变有所增加。

（2）消化系统：老年人因为食管功能的改变出现食管排空延迟、括约肌松弛不全、蠕动收缩幅度减小等，导致腹胀、便秘或大便失禁等，老年人吞咽功能退化使得误吸和侵入气管发生率增加，引起肺炎高发；肝脏老化的改变包括肝脏大小、肝血流的进行性减少及肝脏生物转变减慢，导致肝脏解毒等代谢功能下降。

（3）泌尿系统：老年化导致肾重量、肾小球和肾小管的数目与作用、肾血流和肾小球滤过率的下降，对药物的排泄产生影响；老年人血浆肾素和醛固酮浓度减少 30%～50%，容易发生高钾血症等电解质紊乱。

（4）呼吸系统：呼吸系统随着老化，呈现进行性减退，最大通气量可下降 60%，远比神经传导速度和基础代谢率下降 15% 要高，呼吸储备功能的下降使得老年人容易在轻微的伤害情况下出现明显的缺氧，也是老年人高发肺炎的重要原因之一。

（5）心血管系统：在休息和分级运动时，心脏的搏出并不受年龄的影响，但运动最大心率会随着年龄的增长逐渐下降，随着年龄增加心脏最大摄氧量也会逐渐降低，另外，心脏压力感受器敏感性的下降会导致直立性低血压的发生率增高。

（6）免疫系统：老年化会导致免疫功能发生明显改变，包括循环的自身抗体与免疫复合物的增加，抗体生成减少，免疫反应减弱，老年人对抗原刺激发生的反应，使淋巴增生减弱，容易发生变态反应的缺失。

（7）内分泌系统：葡萄糖耐量随老年化逐渐降低，甲状腺激素的生成率与代谢率下降，皮质激素的生成逐渐减少，健康男性随老年化可见血清睾酮水平逐渐下降，女性绝经期后雌激素水平下降，出现血管运动不稳定综合征（瞬间发热）、萎缩性阴道炎与骨质疏松等。

（8）神经系统：最重要的变化为短期记忆减退，运动速度减低，而中枢信息处理减慢，姿势、本体感觉和步态发生损害；另外，老年人对温度变化的敏感性下降，易于发生体温过低或过高，大多数感觉会随着老年化出现衰退，如视力衰退、听力下降。

（9）肌肉骨骼系统：运动单位随老年化减少，肌肉总量、肌原纤维大小、肌纤维数量和线粒体酶浓度均减退，肌肉组织中的结缔组织和脂肪增多，如肌肉衰减症会导致生活活动能力下降，行走困难，容易跌倒，另外，骨质疏松和退行性关节病在老年人中高发。

（10）生殖系统：良性前列腺增生在40岁以上的男性几乎普遍发生，严重者会导致尿潴留或闭塞性泌尿道疾病，性功能也随着年龄增长逐渐下降。

2. 心理社会因素的变化

（1）心理因素：老年人的心理变化除了有神经系统改变的基础外，生活环境的改变也是一个重要因素，如从社会回归家庭、从忙碌到休闲、从照顾他人到被人照顾等，经历了巨大的变化，对老年人的心理产生重要的影响。①意识水平的影响：意识水平直接影响老年人的认知及精神状态，如视觉、听觉、味觉及一般感觉减退会直接影响老年人对外界的判断；②情感状态的影响：抑郁是老年人最常见的情绪障碍，此外，情感调控障碍也很常见，如在短时间内出现情感暴发；③生活环境和社会角色的影响：与他人沟通的减少、室外活动的时间减少都会增加老年人消极的情绪和情感，如失落、孤独、焦虑、恐惧等。

（2）社会因素：维持社会关系对于促进老年人的幸福感和身体健康至关重要，社会互动和交往可以降低心血管疾病风险、减少功能下降和死亡、提高情绪健康及生活满意度。①退休后的角色变化：退休会造成社会责任和义务的巨大改变，引起社会关系节点的破坏，导致社会地位、人际关系、生活方式、生活节奏发生变化，容易产生自卑、自弃感，情绪波动等；②人际关系的改变：与家人的关系和朋友的关系对老年人的幸福感很重要，特别是与老伴的婚姻状况，子女有自己的工作和家庭，平时难得有空关心老人的生活；与周围朋友的相处不仅可以维持社会接触的紧张度，在困难时朋友也可以提供一些实际的帮助。

（3）其他因素：丧偶等生活事件的压力会给老年人带来很大的负面情绪和精神压力；经济收入的下降，生活保障的不足也会给老年人造成很大的麻烦。

（二）老年化对疾病的影响

老年人与年轻人疾病的处理模式多数并不相同，年轻人以急性病为主，以治愈为目标，老年人则多数患有慢性病，以控制或缓解症状为目标。原因通常包括：

1. 大多数器官、系统与年龄相关的生理变化会影响诊断和治疗的反应，如一位65岁的老人可能患有多种疾病，即多病共存，具体某种症状和体征到底是由何种疾病导致，常常难以鉴别，也难以将健康和功能障碍归于某种特定的疾病。

2. 老年人常见的不适症状，如疼痛、头晕、乏力、失眠、反应性下降和步态异常，多由生理、心理、社会、环境、疾病等多种因素导致，并非由单一疾病所致。

3. 关于疾病的诊断，对于老年人来说，其诊断参数与年轻人不同，也比年轻人更加复杂，在治疗上需要考虑的因素也较多。

4. 漏报是一些老年人的重要特点。首先，老年人和医生通常忽视可治疗的症状和损害，把这些认为是老年化改变所致；其次，对经济、社会或自身功能的担心而采取的否认态度也会导致漏报；再次，老年化引起的认知损害和抑郁症状进一步限制了某些老年人报告症状和健康状况的能力和愿望。

5. 老年化导致老年人患病症状的不典型，尽管疾病的表现常常有典型的症状和体征，但老年化和共存疾病往往掩盖了这些典型的表现，使得疾病的诊断和功能评定更加复杂。老年人患有急性病或慢性病恶化时，这些症状和体征对于确诊的帮助有限。

6. 老年人的疾病谱与年轻人不同，不仅有急性病和慢性病，还有老年综合征及老年人特有的认知障碍和躯体障碍。老年综合征是多种诱因累加的结果，容易被急性病所诱发，如谵妄、跌倒、尿失禁等，也可能是潜在性疾病的当前表现。

（三）老年综合征

老年人发病率较高的疾病有高血压、糖尿病、高脂血症、冠心病、脑卒中、肿瘤及精神疾病等，此外，老年人还经常出现由多种疾病或多种原因导致的同一种临床表现或综合征，常见的有衰弱、跌倒、尿失禁、肌少症、痴呆、便秘、晕厥、谵妄、抑郁、焦虑、疼痛、失眠、药物滥用等，以衰弱最为常见，也被称为老年综合征，可造成老人致残、骨折、脑出血，后果严重，影响老年人的生活质量。

1. 衰弱　衰弱是易损性增加和维持自身稳态能力降低的一种临床状态，骨骼肌肉系统、激素、免疫和炎症系统的改变是导致衰弱发生、发展的关键，主要表现是肌肉减少、瘦，体重指数下降到一定数值即提示衰弱，老年康复的核心在于对衰弱的老年人进行辨识、评定和康复，预防衰弱带来的生活自理能力的丧失和其他不良后果。随着人口老龄化不断加深，身体衰弱者的构成比例逐渐增高，在65岁以上人群中占10%～25%，在85岁以上人群中高达30%～45%，衰弱导致的残疾和死亡也越来越多。

2. 内环境稳定性下降　所谓维持内环境稳定（homeostasis）是指机体功能达到最优化状态，与生理"稳定"不同，有效的内环境稳定需要机体所有代偿机制保持适宜的活性、反应性和准确性，涉及全身每个器官、组织和细胞，表现在生物系统从细胞到整体的各级水平，除体温、血压、细胞内钙离子浓度或血清皮质醇水平外，衰老在机体各系统中对导致内环境稳定下降起到了很重要的作用，如生理储备的降低对于即使健康的老年人，当其所处的环境温度改变、体位突然改变、液体负荷过重或低血容量时，也会出现内环境紊乱的表现。

3. 谵妄　谵妄（delirium）是指急性发病的注意力和全脑认知功能的紊乱，急性起病、思维混乱和意识水平下降是谵妄的主要临床特点，也可以有定向力障碍、认知障碍、类偏执狂妄想、情绪不稳定、睡眠觉醒周期障碍等，精神状态的变化可以在数小时到数天之间，可以诱发老年人发生一系列灾难性事件，甚至死亡，是住院老年人最常见的并发症，发病率为14%～56%，是多个脑区或神经递质功能障碍等不同病理机制损害的结果，脑电图、诱发电位等神经检查提示谵妄患者右侧大脑的功能异常，非结构损害。由于谵妄涉及多个神经环路、神经递质系统及大脑区域，故又称"急性脑功能衰竭"。

4. 跌倒　跌倒（fall）指一个人突然倒在地上，但不是因为意识丧失、卒中、抽搐或外力导致。跌倒现象在老年人群中常见，在1年中，有35%～40%超过65岁的老年人会有跌倒发生，其中50%以上有1次以上的跌倒。发生在社区的跌倒时常发生在家中，而养老院和医院的发生率是社区居住老年的3倍，跌倒可使老年人失去行动和独立照顾自己的能力，导致各种并发症，甚至死亡，如跌倒后发生骨折、破损、软组织损伤和脑外伤等，65岁以上的老年人1年之中大约有5%的机会因为跌倒造成损伤急诊到医院救治，骨折发生的部位通常为髋部、骨盆、股骨、椎骨、肱骨、手部、前壁、腿和踝等，跌倒是老年人发生脑损伤和脊椎骨折的第二大原因，是 65 岁以上的老年人的第 5 大死亡原因。平衡、力量和步态的不协调是最主要的危险因素，年龄的增长导致的相关性改变和慢性病、治疗药物的影响等都可以导致上述危险因素增加。

5. 睡眠障碍　睡眠障碍（sleep disorder）是指各种原因引起的睡眠觉醒的节律紊乱，导致睡眠质量异常以及睡眠中行为异常所造成的临床综合征。睡眠障碍的人会疲劳、头昏、精神不振、全身乏力等，其类型包括失眠症、嗜睡症、发作性睡病、呼吸相关的睡眠障碍、昼夜觉醒、睡眠节律紊乱、非快速动眼期的睡眠唤醒障碍、快速动眼期的睡眠行为障碍、梦魇症、不宁腿综合征、药物或物质依赖所导致的睡眠障碍，约有 50% 老年人主诉存在各种形式的睡眠困难。相对于年轻人，老年人需要花更多的时间才能入睡，老年人睡眠质量较低，夜间觉醒次数增多，醒得早，且白天打盹更多。老年人睡眠障碍由生物节律改变、睡眠障碍性呼吸、甲状腺功能亢进、关节炎、抑郁、焦虑、痴呆、服用药物的副作用及不良的生活习惯等因素造成。

6. 头晕　头晕（dizziness）是指身体在空间感觉上不舒适、站立不稳的症状，可有头昏、头胀、头重脚轻、脑内摇晃、眼花等感觉，通常归类为眩晕、平衡失调、昏厥和其他四个类型，可导致跌倒、直立性低血压、晕厥和脑卒中等。65 岁以上老年人头晕比例为 4%～30%，头晕可能是一个独立的疾病或多种因素作用的结果，常见于发热性疾病、高血压、脑动脉硬化、颅脑外伤综合征、神经症等。此外，还见于贫血、心律失常、心力衰竭、低血压、药物中毒、尿毒症、哮喘等。抑郁症早期也常有头晕。头晕可单独出现，但常与头痛并发，当伴有平衡觉障碍或空间觉定向障碍时，患者感到外周环境或自身旋转、移动或摇晃。

7. 晕厥　晕厥（syncope）是指一过性的自限性意识丧失，常伴有轻度头痛、恶心、出汗、乏力和视觉障碍等，易导致跌倒，是大脑功能暂时停滞导致，是部分负责意识的脑干网状刺激系统的血流在瞬间突然减少引起的，自主神经调节失常、血管舒缩障碍、心源性脑缺血、突然发生的脑干供血不足等是主要的原因，如颈动脉窦综合征、直立性低血压、餐后低血压和多种心律失常均可导致晕厥，发生速度快，可完全恢复正常，是 65 岁以上老年人急症入院的常见的原因。

8. 压疮　压疮（pressure ulcers）是局部组织损伤，是局部组织坏死的标志，可导致头痛和体表变形，败血症是压疮最严重的并发症，通常发生于易遭受外部压力的骨质突出和体表物体长期压迫的软组织部位，如骶骨、坐骨结节、股骨大转子和足跟等，以骶骨和足跟部位最常见，较易发生于长期卧床者，入住过老人院的患者中有高达 20%～33% 的人患有压疮。压力、营养不良和皮肤抵抗力降低是压疮发生的常见原因，压疮的发病率和严重程度是判断相关机构护理质量好坏的重要指标。压疮根据其临床表现，可分为 4 期：①Ⅰ期压疮（淤血红润期），为压疮初期，局部软组织受压后，出现红、肿、热、麻木或触痛，为可逆性改变，只要及时去除诱因，就可恢复。②Ⅱ期压疮（炎性浸润期），红肿部位如继续受压，局部的血液循环得不到及时改善，局部红肿向外浸润、变硬，受压皮肤的表面呈紫红色，有小水疱形成，极易破溃。③Ⅲ期压疮（浅度溃疡期），水疱继续扩大，表皮破溃，露出创面，有黄色渗出液，感染后创面有脓性分泌物覆盖，致使浅层组织坏死，疼痛加剧。④Ⅳ期压疮（坏死溃疡期），坏死组织侵入真皮下层和肌肉层，感染严重者，可向深部和周围组织扩展，脓性分泌物增多，有臭味，坏死组织呈黑色。如不及时控制感染，可引起脓毒败血症，危及患者生命。

9.尿失禁　尿失禁是指非随意性的漏尿，即尿不能控制而自行流出，在老年人比较常见，女性发病率是男性的1.3～2.0倍，会改变老年人生活方式，影响其身体健康、心理幸福和社会地位。常见的原因有脑血管意外、脑萎缩、脑脊髓肿瘤、侧索硬化等引起的神经源性膀胱，因前列腺切除术、膀胱颈部手术、直肠癌根治术、子宫颈癌根治术、腹主动脉瘤手术等损伤膀胱及括约肌的运动或感觉神经，雌激素缺乏引起尿道壁和盆底肌肉张力减退，子宫脱垂、膀胱膨出等引起的括约肌功能减弱，此外，肥胖、缺乏锻炼等也是尿失禁的危险因素。持续性尿失禁分为：①急迫性尿失禁，包括膀胱不稳定、逼尿肌反射亢进、膀胱痉挛和神经源性膀胱，尿失禁与逼尿肌收缩未被控制有关；②压力性尿失禁，身体运作如咳嗽、喷嚏、颠簸或推举重物时腹压急剧升高后发生不随意的尿液流出，无逼尿肌收缩时，膀胱内压升高超过尿道阻力即发生尿失禁，压力性尿失禁的缺陷在膀胱流出道（括约肌功能不全），致使尿道阻力不足以致尿液漏出；③充溢性尿失禁，当长期充盈的膀胱压力超过尿道阻力时即出现充溢性尿失禁，其原因可以是无张力（不能收缩）膀胱或膀胱流出道功能性或机械性梗阻，无张力膀胱常由脊髓创伤或糖尿病引起，老年患者膀胱流出道梗阻常由粪便嵌顿引起，便秘的患者约50%有尿失禁；④功能性尿失禁，患者能感觉到膀胱充盈，只是由于身体运动、精神状态及环境等方面的原因，忍不住或有意地排尿。

10.老年人虐待　老年人虐待（elder mistreatment）是指对老年人实施的各种不良事件，故意施加导致疼痛、伤害或精神上的痛苦，其重要特点是多种的虐待行为，包括身体上和言语上的虐待、忽视及经济上的剥夺，老年人虐待是很常见的，常由家庭暴力引起。老年人许多高发的慢性病临床表现与虐待相似，因此，确定老年人虐待是非常困难的一件事。老年人虐待可能的危险因素包括受害者身体功能残疾、认知障碍、施虐者嗜好、施虐者依赖、居住环境的安排、外界刺激、社会关系的孤立等。

二、老年康复技术

首先，康复服务确定患者的健康状况和功能障碍的类型和程度；其次，康复团队分析在临床检查和功能评定过程中发现的问题，拟定康复计划；再次，根据康复计划实施服务，明确诊断，控制并发症，改善功能，提高生活活动能力；最后，是评定康复治疗的效果。老年康复的服务对象为老年人，在康复评定和康复治疗技术方面都呈现老年人的特点，既要考虑老年人健康状况，又要考虑其功能需求，还要考虑其经济能力、环境等因素，方可实现康复目标。

（一）康复评定

1.临床评定　临床评定主要是明确疾病诊断，这是临床上常常忽视的问题，个别康复人员误认为康复服务应该关注功能和障碍，实际上，准确的疾病诊断是实施有效康复的基础和保障，康复的目标不仅是功能提高，还应有利于疾病的治疗和健康状况的提升。老年康复在病史采集阶段，不仅要询问患者，还需要询问家人和照料者，参阅既往病史，包括障碍史及与障碍有关的个人生活史、家族史等，不进行深入的障碍原因分析，将导致康复治疗的盲目性，必将影响康复效果。健康状况的判断对于老年人特别重要，因为老年人常常多病共存，伴有多种临床表现，明确疾病诊断及其严重程度是保障康复治疗安全的前提，也是制订康复计划的重要依据之一。对于老年患者，除需要明确基础疾病及其状态，还需要清楚并发症和合并症，应尽可能详细地列出，因为这些都将决定康复的安全性和影响康复效果，如一位因心房颤动导致脑梗死的患者，不仅要通过影像了解脑梗死的部位、程度及其对周围组织的影响，还需要通过超声检查了解心脏情况、实验室检查了解凝血功能，判断抗凝血药使用的效果，以及再次发生脑梗死的风险，此外，还应该检查脑电图，了解是否有癫痫并发症。

2.功能评定　功能评定的主要内容包括确定有无功能障碍、功能障碍的类别、功能障碍的程度、选择适宜的康复手段及评定康复效果。功能评定不应该仅仅体现在专科检查和几种评定量表的实施过程中，应展现在整个康复服务过程。康复医师通过临床检查和评定，确定患者是否有功能障碍及功能障碍的类型，偏重患者整体层面的功能状况，需要在病历诊断中呈现。而各专业康复治疗师则应更强调具体的功能评定，进一步明确功能障碍的类型、严重程度和选择适宜的康复手段，以及在实施康复过程中和康复结束后的疗效评定。因为认知功能是其他功能的基础，所以一般先予以评定，然后依次按照言语、吞咽、呼吸、心功能、大小便、手功能、转移能力、日常生活活动能力、社会支持、福利帮助和环境资源等的顺序予以评定，全面了解老年人的精神功能、身体功能、心理功能、社会能力、经济能力及家居和环境等状况。对于老年人，环境的评定尤为重要，无电梯的高楼对老年人造成的困难是相当严重的，老年人居住在有物理障碍的环境中发生跌倒的风险将大大增加。

3.康复计划　康复计划一般包括患者的基本资料、主要问题、康复目标、康复方案和在康复过程中的注意事项。在一般资料中，老年人的医保有无及其类别、经济状况及照料者情况是非常重要的信息，对于没有医保的老年人，若经济情况不佳，则康复可能就是一个沉重的负担，直接关系到康复手段的选择；老伴的照料是任何普通照料者无法替代的。在康复方案中，应优先考虑康复的安全性和再次损害的预防，应充分体现以改善功能为目标，需要遵循与疾病诊断和功能诊断相一致的原则，在康复方案中不应出现针对疾病诊断和功能诊断以外的问题，避免发生以康复岗位为目标的治疗方案。注意事项中应体现老年人的生理特点和疾病特征。

（二）康复治疗

康复治疗的选择是由康复评定决定的，所有选择的康复手段应能直接或间接改善患者的功能障碍和生活质量，健康管理、营养治疗、合理用药、吞咽康复、体能训练、日常生活活动能力训练、适老辅助器具的使用、适老环境改造、社会工作及团队照顾在老年康复中尤为重要。

1.健康管理　健康管理（health management）是指对个人或人群的健康危险因素进行全面管理的过程，主要表现在以下三个方面：①以控制健康危险因素为核心，通过改变可控因素，如不合理饮食及缺乏运动、吸烟酗酒等不良生活方式，降低高血压、高血糖、高脂血症等异常指标；②体现一、二、三级预防并举，一级预防是无病防病，二级预防是有病防残，三级预防是有残防障，通过康复使残疾在功能层面上没有体现；③通过健康监测、健康评估和健康干预三个环节不断循环运行，以减少或降低危险因素的个数和级别，保持低风险水平。

2.营养治疗　营养治疗（nutrition therapy）是通过肠内或肠外途径使人体获得营养素，保证新陈代谢正常进行，抵抗或修复疾病侵袭，进而改善患者的临床结局，如降低感染性并发症发生率、减少住院时间等，包括营养疗法、营养支持治疗和医学营养疗法三部分内容。健康饮食有助于获得更好的健康状况和功能恢复，如健康饮食可降低血压和血脂，理想的膳食结构可降低慢性病发生风险，特别是冠心病、糖尿病、肥胖和某些癌症。研究显示，蛋白质、锌、钙、维生素 E 和其他营养成分的平均摄入量，随着年龄增长而降低，糖类、蛋白质和脂肪的摄入量也是如此，会增加疾病发生的风险，也会致残，导致日常生活活动能力下降。

3. 合理用药　合理用药是指根据疾病种类、患者状况和药理学理论选择最佳的药物及其制剂，制订或调整给药方案，是有效、安全、经济的防治和治愈疾病的措施。老年人慢性病的发病率高，其用药种类是年轻人的 3 倍，而几种药物同时服用会大大增加药物相互作用和不良事件的发生风险，由于药物的吸收、分布、代谢、排泄及药效学与年龄有相关性变化，因此医生在决定对老年人用药时需要特别谨慎，决定是否用药、用什么药、药物的剂量如何及疗程如何。一般应遵循如下原则：①具有较好的安全性；②具有明确的疗效；③药物间的相互作用较少；④选择合适的剂型；⑤药物使用方式便捷；⑥考虑患者的经济能力。

4. 吞咽康复　安全有效地进食和吞咽是人体基本的功能，是维持生命和健康最基本的行为。吞咽障碍包括口咽和食管问题，是指在口腔准备吞咽、把食物从口腔移动到食管、从食管移动到胃部时产生障碍。口咽部疾病，如口炎、咽炎、咽后壁脓肿、咽肿瘤等；食管疾病，如食管炎、食管瘢痕性狭窄、食管癌、贲门失弛缓症等；神经肌肉病，如各种原因引起的延髓麻痹、重症肌无力、多发性肌炎等；精神性疾病，如癔症等，均可导致吞咽障碍的发生。老年人在疾病和某些药物的影响下更容易发生吞咽障碍，导致误吸，引起肺炎、慢性肺病恶化，甚至窒息和死亡。康复治疗师可以通过体位调节、改变饮食速度和数量、使用饮食辅助设备及饮食修正等措施改善吞咽困难。

5. 体能训练　体能（physical fitness）是通过力量、速度、耐力、协调、柔韧、灵敏等运动素质表现出来的人体基本的运动能力，是表述身体素质的指标，体能水平的高低与人体的形态学特征及人体的功能特征密切相关。美国弗雷希曼将所有身体活动所需要的基本体能分为力量（弹力、动力和静力）、灵活与速度（伸展性、柔韧性、快速变向、跑步速度）、平衡（静态平衡和托物平衡）、协调（包括手脚协调和协调自己控制全身各部位）和耐力五大类，体能训练可防止身体功能衰退的发生、改善情绪、减轻压力、提高免疫力、延长寿命，有助于提高耐力、力量和弹性，延缓行动受限的发生，使老年人保持正常的生活能力。体能训练旨在帮助中老年人优化生活和运动表现，保持身体健康，提高生活品质。

6. 日常生活活动能力训练　日常生活是否可以自理对于老年人的身心健康至关重要，但是随着年龄的增长，日常生活活动能力必然会衰退，特别是疾病的影响，会大大加速这一进程。

7. 适老辅助器具　老年人的功能障碍除由老年疾病引起外，多数是由于器官的退行性改变导致的各种能力逐渐减退，可依靠辅助技术来提高活动和参与的能力。使用合适的辅助器具通过补偿、代偿、适应、重建创建老年人的移动、自理、沟通交流、居家管理、健康管理和休闲娱乐等无障碍环境。常见的辅助器具有 3 类。①运动辅助设备：拐杖是最常见的运动辅助设备，轮椅是脊髓损伤者、下肢伤残者、颅脑疾病患者、老年和体弱多病者常用的代步工具。②自助具：是能够帮助老年人省时、省力地完成某些原来无法完成的日常生活活动，增加生活独立性的一些简单工具，包括进食自助具、个人卫生自助具、书写自助具、阅读自助具等。③电子设备：使用一些复杂的电子设备，可以使使者具有更强的交流能力和日常生活活动能力，如老年人借助环境控制器可以控制其他电子设备，改善功能，提高日常生活活动能力。

8. 适老环境改造　适老环境改造是指在住宅或商场、医院、学校等公共建筑中充分考虑到老年人的身体功能及行动特点作出相应的设计和改造，既需要安全舒适的休息空间，又要有出入便捷的活动空间，包括实现无障碍设计和改造，引入急救系统等，以满足已经进入老年生活或以后将进入老年生活的人群的生活及出行需求。适老环境改造需要考虑的因素：

①系统性。老人各个层面的需求必须以一种系统的方式予以解决，从规划到建筑、到景观、到室内，甚至到部件，如在规划层面上要考虑适合轮椅使用者的汽车停车位，同时也可以适合推婴儿车的车主使用。②精细化。老年住宅中，对精细化的要求非常高，要考虑轮椅的摆放，卫生间与外部地面的高差，洗澡或坐便的安全性，以及窗台的高低对轮椅使用者的视线影响等。③适度性。很多老年人环境改造项目是由社会资本进行的，必须考虑自身的盈利和使用者的价格承受能力，需要对适度性的精准把握。

9. 社会工作　社会工作者针对老年患者的需求提供各式各样的服务，发现、评定和干预个人、夫妇、家庭及群体所面临的社会问题，并利用专业的沟通和协调技巧为患者和其家庭调解矛盾和获得各种资源，其服务可以是治疗性的，也可以是教育性的、社会性的或支持性的，从帮助社区生活乃至提供临终陪护服务，帮助患者提高对于生活环境的适应能力。在医疗机构服务的老年医疗社会工作者，有76%服务于老年人。有研究报告，经过专业老年医疗社会工作者服务，平均每年可以降低老年患者在医院、康复医院和护理院的护理和康复费用约10%。

10. 团队照顾　在对衰弱老年人进行康复治疗的过程中，因为多病共存的关系，没有人可以独自面对多种疾病、功能障碍的老年人，为他们提供综合的、能够满足老年人需求的服务，团队照顾是必不可少的。一个专业的健康团队，核心专业成员是康复医师、内科医师、护士、社会工作者及药剂师，还有物理治疗师、作业治疗师、言语治疗师、营养师、心理医师或精神科医师等。通过团队照顾，可以改善老年人功能和精神状态，增加幸福感，使患者的再入院率下降，节约医疗成本。

三、老年康复模式

老年康复主要的形式有机构康复、社区康复和居家康复。从事老年康复的医务人员包括初级保健人员、康复医师和其他专科医师、护士、社会工作者、康复治疗师、药师、辅助器具服务人员及相关的医疗保障工作人员。提供服务的机构主要包括医疗机构和支持服务的社区，其中医疗机构有急救中心、医院急诊、康复医院、护理院、社区卫生服务中心等，支持性社区服务有以社区为基础的社区护理和居家护理。

（一）康复医疗机构功能定位

包括综合医院康复医学科、康复专科医院及老年护理院，分别涉及急性期康复、亚急性期康复、恢复期康复及长期护理。

1. 三级和二级综合医院的康复医学科　主要为康复急性期、亚急性期老年患者提供康复医疗服务，开展疑难危重症临床康复早期介入，临床专科的床边服务是其重要的服务形式。

2. 康复医院、设有住院床位的康复医疗中心　主要为康复亚急性期和恢复期老年患者提供安全、规范、系统的全程康复治疗。

3. 社区卫生服务中心等基层医疗机构　主要为诊断明确、病情稳定或者需要长期康复的老年患者开展健康教育、康复指导、康复评定及训练等维持性康复和护理支持服务、诊疗转介等服务，为家庭医生签约居民按照有关规定和协议提供康复服务。

（二）康复医疗机构服务内容

当老年人患急性病时需要到医院急诊，生命体征平稳后功能康复成为主要矛盾，此时需要到康复机构接受服务，当功能稳定后，生活又不能自理，仍需要大量的医疗护理服务，此时患者应转介到护理院。

1. 医院急诊 具有高超的医疗技术和先进的医疗设备，很少关注急性病和慢性病的长期治疗。在 65 岁以上老年人群中，每年到医院急诊就诊的人数近 25%，很多老年人在急诊就医后有长期的功能衰退，健康状况恶化。在美国约有 20% 住院患者在重症监护病房死亡或刚住院不久就死亡了，其中老年人占很大的比例。慢性疾病和呼吸系统疾病是老年人住院的主要原因。

2. 康复医院或综合医院康复医学科 主要关注患者的功能，实施康复治疗，每日进行数小时的健康训练。老年人因为急性病住院治疗，出院后需要康复治疗，希望通过康复专科服务能够回归家庭，然而 10%～33% 亚急性期患者达不到出院标准，需要转到护理院长期住院，另外，约 25% 亚急性期患者因为病情不稳定或病情反复，需要再次住院。除了临终患者外，此时康复服务的价值是使治愈回家的患者人数最大化、再次住院的患者及需要长期住院患者人数最少化。

3. 护理院 独立存在于社区内或医院单独的单位，主要针对机体和认知功能低下的患者进行护理和健康支持，工作重点是护理和康复，很少关注疾病的诊断和治疗。美国护理院居住者的年龄中位数为 85 岁，具有 3 种或以上的功能障碍、6 种慢性病，一半人具有认知功能损害，并伴有其他功能损害或慢性病，大多数人缺乏充足的个人和经济支持。根据住院时间的长短和目的可以分为两类人群：①长期住院者，时间超过 6 个月，存在认知障碍、身体残疾和生活不能自理；②短期住院者，住院时间短于 3 个月，正在从急性病恢复中、患有晚期疾病或寿命有限且医学上情况不稳定的。

（三）我国社区老年康复机构

我国为老年人提供生活照料、家庭病床和康复服务等连续性医疗保健服务的医疗机构主要有以下 4 种类型：

1. 医养结合机构 具有专业医疗卫生和养老服务资质及能力的医疗卫生和养老服务相结合的机构。

2. 养老机构增设医疗服务功能 包括自建医疗机构和与外部医疗机构合作两种方式。其中，自建医疗机构指养老机构根据相关准入标准，开设经卫生部门批准的医疗科室或医养结合型机构，养老床位数量在 100 张以下的养老机构可内设医务室或护理站，养老床位数量达到 100 张以上的养老机构可申请开办护理院或康复医院。对于不具备自建条件但医疗服务需求较突出的养老机构，可与符合要求的外部医疗机构签订合作协议，委托外部医疗机构提供健康咨询、医生巡诊、双向转诊等医疗服务。

3. 医疗机构增设养老服务功能 包括自建养老机构和与外部养老机构合作两种方式。其中，自建养老机构指医疗机构根据相关标准，申请开办医养结合型机构；对于不具备自建条件但养老服务需求较突出的医疗机构，可与符合要求的外部养老机构签订合作协议，委托外部养老机构提供养老服务；若与社区养老服务中心合作，则属于医联体 - 社区养老联合体模式。

4. 医联体 - 社区养老联合体 医联体与养老机构签署合作协议，建立医养联合体。医联体可以定期到社区养老机构巡诊，提供健康咨询、常规体检，以及将康复期的老年患者转至社区养老机构。社区养老机构老年人出现紧急健康状况时，医联体向老年患者开通就诊绿色通道，进行紧急救治。

（四）老年患者转诊机制

老年患者转诊机制是在保障患者治疗的连续性和协调性的前提下，老年患者在不同医疗机构之间的转运。一个好的转诊机制不仅包括患者本身的转运，还包括患者的治疗和康复职责的逐层转移，应突出患者的安全性和以患者为中心的服务理念，不合格的转诊机制会使患者病情恶化，出现一系列危险，良好的转诊机制是患者个人意愿、需求和价值的体现，是各种医疗资源的有效利用。

上述机制要求，当患者病情发生变化时，患者可在不同的医疗机构得到处理并由不同的医务人员实施专职服务，如一位老年女性患者因为身体不适到医院的急诊科就诊，诊断为肺炎，接受了相关治疗。病情稳定后，该患者被转诊到康复医院实施康复治疗，同时包括继续抗感染治疗和密切的护理服务。若在此期间出现病情恶化，患者将被转回急诊科，收入院进一步治疗，住院后经过进一步检查和治疗病情好转，该患者被转回康复医院实施康复治疗，最终出院进行社区康复，并由社区康复服务机构对其家人进行康复和护理工作上门指导。

（王玉龙）

第二节　老年康复案例

脑梗死也称缺血性脑卒中，指由于脑的供血动脉（颈动脉和椎动脉）狭窄或闭塞、脑供血不足导致的脑组织坏死的总称，约占脑卒中总发病率的80%，其发病率、死亡率和致残率均很高，分为大血管动脉粥样硬化（15%）、栓塞（57%）、腔隙性（25%）和其他（3%）4个亚型，治疗目标是阻止病情进一步恶化并争取补充或者重建缺血区的血流。在明确患者病理生理类型诊断，以及评定、制订补充或重建脑灌注及预防脑卒中复发的治疗方案后，更多地应处理和预防并发症，如深静脉血栓、坠积性肺炎及功能康复。

一、病史摘要

患者，女，81岁，因"左侧肢体无力伴头晕2个月"入院。

患者2个月前在无明显诱因下发现行走时向左偏，次日出现左上肢无力，但抬臂及持物尚可，夜间家属发现其左手端碗无力、扶持拐杖仍不能行走。家属遂送患者至某医院就诊，查头颅CT提示双侧放射冠低密度影，以"脑梗死"收入院诊治。患者左侧肢体无力持续无好转，伴头晕，进食有恶心，无呛咳，3天后转至另一医院神经内科继续住院治疗。查头颅MRI+MRA提示，右侧额顶叶少许急性脑梗死，诊断为"脑梗死、肺部感染"，予抗血小板聚集、调脂、改善循环及抗感染等对症治疗，其间症状好转后出院。出院当天回家时头晕加重，呕吐数次胃内容物，为求进一步诊治于某医院就诊，以"头晕、脑梗死"收入该院神经内科，予抗血小板聚集、抗凝、调脂、稳定动脉斑块、改善循环、营养神经、止晕、静脉营养支持、床边康复等治疗。患者生命体征较前平稳后办理出院，现患者头晕好转，仍偶有恶心不适，左侧上下肢抬举无力。家属为求功能恢复入住本院康复医学科行康复治疗，以"脑梗死"收住入院。近期患者精神一般、睡眠可，饮食欠佳，小便正常，大便秘结，近期体重未见明显改变。

高血压病史20余年，发病前服用"硝苯地平片"，自诉血压控制可，目前予"苯磺酸氨氯地平5mg，1次/d"降压治疗。本次病程中其他诊断还有：①2型糖尿病，目前服用"阿卡波糖50mg，2次/d"降糖治疗，血糖控制良好；②"甲状腺结节、肾囊肿"，未予特殊治疗；③"双下肢肌间静脉血栓形成"，目前未予抗凝治疗；④"葡萄糖6-磷酸脱氢酶缺乏症"，禁食蚕豆及其他可致溶血的药物；⑤发现血钾水平偏低，予口服补钾治疗后好转，目前已暂停口服补钾治疗。

入院查体：体温37.3℃，脉搏82次/min，呼吸21次/min，血压140/80mmHg，神志清楚，疲惫面容，轮椅推入病房。全身皮肤黏膜色泽正常，未见皮疹，未见皮下出血点及瘀斑，全身浅表淋巴结未扪及肿大。颈静脉搏动正常。心界不大，心律齐，各瓣膜区未闻及杂音。全腹柔软，无压痛及反跳痛，腹部未触及包块，肝脏肋下未触及，肠鸣音正常，双下肢无水肿。

专科查体：神志清楚，精神较差，查体合作，饮水无呛咳，言语流畅，对答切题，定向力、逻辑思维能力、记忆力及计算力等高级脑功能欠佳。双侧瞳孔等大等圆，直径：左2.5mm，右2.5mm；双侧对光反射灵敏，眼球运动各方向运动无受限，无眼震。左侧肢体肌张力正常，左上肢肌力4级、左下肢肌力3$^+$级。左侧肢体浅感觉、针刺觉较对侧减弱。双侧肱二头肌反射、桡反射、膝反射、跟腱反射减弱。双侧Babinski征阴性。左侧Brunnstrom分期：手5期，上肢5期，下肢4期。可独立完成床上翻身，可独坐，坐位平衡1级。MBI量表评分：25分，生活需要很大帮助。

既往史：既往因双侧股骨头坏死行髋关节置换术。既往发现颈椎退行性病变，未积极处理。否认"冠心病、消化道溃疡"等慢性病史。否认"肝炎、结核"等传染病史。否认药物、食物过敏史。预防接种史不详。

个人生活史：生于广东省河源市，久居深圳，否认嗜酒史、吸烟史。生活较规律，发病前常于公园散步。

辅助检查：

头颅磁共振（3T）：右侧小脑半球、双侧放射冠、基底节区、丘脑及额顶叶多发腔隙性脑梗死，考虑中脑微出血灶，脑白质变性，轻度脑萎缩。颈椎磁共振（3T）：颈椎退行性改变；颈椎间盘变性伴$C_{4\sim5}\sim C_{6\sim7}$椎间盘向后方稍膨出。甲状腺及淋巴结超声检查：甲状腺两侧叶对称性肿大，考虑符合毒性弥漫性甲状腺肿超声改变可能，甲状腺内等回声结节，考虑滤泡性结节可能。

诊断：①右侧额顶叶脑梗死，穿支动脉闭塞；②头晕；③高血压2级，很高危；④2型糖尿病；⑤颈椎退行性变；⑥双下肢肌间静脉血栓；⑦甲状腺结节；⑧肾囊肿；⑨葡萄糖6-磷酸脱氢酶缺乏症；⑩髋关节置换术后。

处理：①降压，苯磺酸氨氯地平5mg，1次/d，口服；②降糖，阿卡波糖50mg，2次/d，口服；③抗血小板聚集，替格瑞洛片90mg，2次/d，口服；④改善脑血流，氟桂利嗪胶囊5mg，1次/晚，口服；⑤营养神经，甲钴胺片0.5mg，3次/d，口服；⑥通便，乳果糖口服溶液15ml，2次/d，口服；⑦预防骨质疏松，维生素D滴剂400U，1次/d，口服，碳酸钙D$_3$片600mg，1次/d，口服。

二、康复评定

（一）功能评定

1.认知功能评定 简易精神状态检查（MMSE）量表21分。

2.感觉功能评定 Fugl-Meyer平衡功能评定：左侧肢体轻触觉4分，本体感觉16分。

3.运动功能评定 MMT：左上肢肌力4级、左下肢肌力3$^+$级；Brunnstrom分期：左手

5 期、左上肢 5 期、左下肢 4 期。

4. 平衡功能评定　坐位平衡一级，功能性行走受限。

5. 心理功能评定　焦虑情绪，担心自己会跌倒。

（二）结构评定

右侧小脑半球、双侧放射冠、基底节区、丘脑及额顶叶多发腔隙性脑梗死。

（三）活动评定

可独立完成床上翻身，可独坐，坐位平衡一级，不可独站以及独立行走。MBI 量表评分为 25 分，功能等级为生活需要很大帮助。

（四）参与评定

患者已退休，职业无影响。小学文化水平，生活有规律，喜欢公园散步。患病以来休闲、娱乐、日常行走明显受限。

三、康复诊断

（一）功能障碍

1. 认知功能评定　主要表现为定向力、逻辑思维能力、记忆力及计算力等高级脑功能欠佳。

2. 感觉功能评定　主要表现为左侧肢体浅感觉、针刺觉较对侧减弱。

3. 运动功能评定　主要表现为左上肢屈肘、伸肘、指屈肌力下降，左下肢屈髋、屈膝、伸膝肌力下降，偏瘫侧肢体动作协调性下降。

4. 平衡功能评定　坐位平衡一级。

5. 心理功能评定　焦虑情绪。

（二）结构异常

右侧小脑半球、双侧放射冠、基底节区、丘脑及额顶叶多发腔隙性脑梗死。

（三）活动受限

进食、转移、修饰、如厕、洗澡、行走、穿脱衣服受限。

（四）参与受限

MBI 量表评分为 25 分，生活需要很大帮助，参与社交、休闲娱乐、家务、室内活动受限。

四、康复目标

1. 近期目标　控制高血压、血糖，防治下肢静脉血栓，做好脑卒中二级预防，提高沟通理解能力，改善头晕等症状。

2. 远期目标　恢复进食、转移、修饰、如厕、洗澡、行走、穿脱衣服能力，回归家庭和社会。

五、康复方案

（一）基础疾病的治疗

1. 高血压　主要措施是服用适宜的降压药物，使血压控制在合理的范围。

2. 糖尿病　主要措施是饮食控制、适量地运动，辅以服用降糖药物，使血糖控制在合理的范围。

（二）并发症的治疗

1. 下肢静脉血栓　患者卧床时间长、运动功能障碍、肌力低下、血液循环障碍等均可导致静脉血液瘀滞，形成静脉血栓，血栓脱落可出现肺梗死，严重可致死。康复措施有四肢关节被动训练、物理因子等治疗，促进和改善血液循环，缓解疼痛，提高舒适性。

2. 再次脑卒中　血压、血糖控制不佳可能再次发生卒中，康复措施主要是积极治疗原发疾病。

3. 肩手综合征　主要的康复措施是注意保护左侧肩关节、支具固定、卧床良肢位摆放。

（三）功能障碍康复

1. 认知康复治疗

（1）针灸治疗：头皮针（认知功能区：百会穴、四神聪）治疗。

（2）促进认知能力训练：针对感知力、注意力、记忆力、思维力、执行力、情绪能力等系统化训练。

（3）经颅磁刺激（TMS）治疗：通过 TMS 治疗改善认知功能。

（4）心理治疗：实施松弛疗法、心理支持治疗、音乐治疗。

2. 心功能锻炼　主要措施为有氧训练、运动治疗（器械训练）。

3. 运动障碍治疗

（1）物理因子治疗：主要措施有低频电刺激、电脑中频等。

（2）运动治疗：主要措施有偏瘫肢体综合训练、抗痉挛治疗、足底反射、平衡训练、步态训练、减重支持系统训练。

（3）中医传统治疗

主要措施：①针刺疗法，普通针刺（肩三针、臂臑、手五里、曲池、尺泽、手三里、外关、列缺、合谷、八邪、后溪、风市、血海、阳陵泉、光明、悬钟、丰隆、足三里、上、下巨虚、三阴交、申脉、解溪、至阴、太冲）和头皮针；②推拿（偏瘫侧上下肢）；③中药，中药定向药透治疗。

4. 日常生活活动能力训练　主要措施有手功能训练、肌电生物反馈、感觉统合、仪器平衡功能训练、特殊工娱等作业治疗。

六、实施康复治疗

医护治一体化查房，共同制订康复治疗方案，康复医师统筹安排治疗时间，物理治疗师、作业治疗师和心理治疗师等具体实施，管床护士结合康复计划实施护理方案及进行健康宣教。在实施康复治疗过程中，应密切注意不良反应和疗效，为修改康复计划提供依据。

（王玉龙）

第十五章

早期康复临床思维模式

第一节 基本知识

一、早期康复定义

早期康复（early rehabilitation，ER）是在急性医疗过程中针对有康复、安全或社区支持需求的患者以快速的方式启动治疗服务。随着康复医学的发展，越来越多的学者认为康复不再是一个后续治疗，而应该尽早地介入到临床治疗体系之中。早期介入、综合措施、循序渐进、主动参与是康复治疗的原则。康复介入的时机因人而异，一般来说，只要在患者生命体征稳定且病情允许的情况下，即可进行早期康复介入。

二、早期康复方法

1. 运动训练　运动训练不仅可以维持肌肉的弹性、延缓其萎缩、提高患者的肌肉耐力，而且可预防关节挛缩，还能改善机体血管内皮功能。长期卧床的危重症患者会出现关节挛缩、关节功能缺损等问题，而早期关节活动训练，可以有效地减少患者关节功能障碍的发生率，如减少由于卧床导致的关节僵硬、失用性肌肉萎缩等并发症的发生率，提高患者的关节功能。对于意识模糊的患者，早期康复应进行被动肢体训练，即由康复治疗师或智能康复器械协助的关节活动训练；而对于意识清醒的患者，则可进行主动康复训练，即由患者本人进行主动性肢体活动。此外，关节活动训练的内容应包括机体各个主要关节部位，如上肢的手、肩、肘、腕及下肢的髋、膝、踝等部位，同时还应包括躯干、颈部等关节的活动训练。

2. 物理因子治疗　①冷疗法：应用制冷物质和冷冻器械产生的低温作用于人体治疗疾病的方法，称为冷疗法。常用的方法有冰袋敷贴法、冰毛巾冷湿敷法、冰块按摩法和冷喷雾疗法等，可产生降低皮肤温度、镇痛解痉、控制患处肿胀等作用。适用于急性软组织损伤、骨科术后护理、疼痛性疾病等。②温热疗法：以各种热源为导热体将热能传递至机体，而达到治疗疾病目的的方法称为温热疗法。温热疗法具有消炎、镇痛、促进组织修复的作用。临床常用有石蜡疗法和湿热袋敷疗法等。适用于肩关节周围炎、腱鞘炎、坐骨神经痛等疾病。③加压疗法：又称压力疗法，是将加压设备作用于人体体表，对人体组织中的血管、淋巴管施加压力或由人体内部肌肉扩张挤压周围组织产生压力从而防治肢体水肿。肢体水肿多见于脑血管意外、外科术后及淋巴循环障碍患者。早期介入加压疗法是临床预防和治疗肢体水肿的常用方法，其作用机制是通过提高周围组织压力抑制进一步渗出，降低毛细血管滤过，促进组织液经淋巴和静脉回流，增强局部血液流动，抑制炎症细胞因子释放。加压疗法可以分为两大类型：加压绷带、机械性充气加压。如采用医用弹性绷带向心性包扎能够减轻脑卒中偏瘫患者的肢体肿胀。④电疗法：电疗法可分为直流电疗法、低频电疗法、中频电疗法和高频电疗法等。研究表明，在脑卒中早期康复中使用电刺激疗法能增强肌肉的收缩能力，有效改善患肢的运动功能，降低肌肉萎缩、关节挛缩、肩手综合征和足下垂内翻等继发性功能障碍的发生率。⑤磁疗法：利用磁场的物理性能作用于人体来治疗疾病的方法称为磁疗法。磁疗具有镇痛、镇静、消炎消肿、降压等作用。如经颅磁刺激（TMS）治疗能够改变大脑皮质兴奋性，对神经细胞起到易化或抑制作用。研究表明，在脑卒中急性期，介入TMS治疗能提高肢体运动能力。⑥光疗法：应用人工光源或日光的辐射能作用于人体治疗疾病的方法称为光疗法。临床常用的疗法包括红外线疗法、紫外线疗法和激光疗法。如红外线辐射于人体时主要产生温热效应，具有改善组织血液循环、消炎、消肿、镇痛等作用。临床适用于关节炎、神经痛和烧伤初期等。

3. 作业治疗　作业治疗是通过系统的活动行为分析，设计有治疗目的的活动，并运用特殊的治疗技巧或生活环境改造等方法，提高患者自理、工作及休闲活动的能力。早期介入作业治疗就是以帮助患者尽早改善或恢复日常生活活动能力为目标，改善患者生活质量，帮助患者重新融入社会生活中。在患者早期康复过程中介入作业治疗，根据患者功能障碍程度，进行翻身、穿衣、洗浴、进食等精细动作的训练。同时针对患者需求选择患者适合的作业治疗项目。早期即开展作业治疗，不仅能激发患者主动参与的意识，通过精细活动训练还可增强患者的日常生活活动能力，促进患者生活质量的改善。如脑卒中患者发病后，早期2周内开始借助健侧肢体功能训练患侧肢体功能，学习自主翻身、进食和转移等活动，最大化提高患者生活自理能力，进一步提升日常生活活动能力。此外，早期介入作业治疗还能减少患者由于患病导致的心理压力，增加康复信心，避免不良事件产生。

4. 言语训练　言语训练目的是改善患者言语功能，使患者重新获得最大的沟通与交流能力。目前国内外研究表明，积极治疗原发病，在早期即采取言语训练可以减少致残率，促进语言功能的恢复。通常情况下，首先对患者进行查体及全面的功能评定，明确患者言语障碍类型及其障碍程度，制订出个体化的言语康复治疗方案。目前常采用构音器官训练、发音训练、语音训练、读写训练等训练方法，促进患者语言的理解、表达，恢复或改善构音功能，提高语言清晰度等。言语训练是脑卒中后失语康复的重要组成部分，已被临床广泛应用，通过早期介入反复的听觉、视觉、言语发音器官的运动刺激训练使患者残存的语言功能得以充分利用，以实现中枢神经功能重组，促进语言功能康复。早期进行言语训练，能提高患者交流能力，为改善患者预后及提升生活质量奠定基础。

5. 吞咽训练　吞咽障碍是指由于下颌、双唇、舌、软腭、咽喉、食管等器官结构和/或功能受损，不能安全有效地把食物输送到胃内。吞咽功能障碍会增加发生继发性吸入性肺炎、窒息、营养不良和脱水等的风险，增加疾病的死亡率。吞咽训练通过与摄食-吞咽活动有关的器官进行功能训练来解决患者存在的吞咽功能受限。通过口周肌肉群、面颊肌肉、舌肌的运动（主动或被动），可促进病后残存的神经功能重组、吞咽及构音器官的血液循环，从而建立正常的吞咽模式。在患者患病后早期（24~48小时），只要患者的生命体征稳定，神经系统症状不再恶化，即可实施间接吞咽训练的基础训练和直接吞咽训练的摄食训练。临床常用吞咽治疗方法包括吞咽障碍治疗仪治疗、吞咽器官训练、冰刺激和咳嗽与呼吸训练等。早期康复可采用唇运动、舌运动闭锁声门练习、咽部冷刺激训练等基础训练方式，并对患者进行一系列摄食训练，以促进患者恢复正常的吞咽模式。此外还可练习腹式呼吸、深呼吸、有效咳嗽等动作，加强呼吸功能和气道保护功能的训练。患者早期吞咽功能康复，通过直接吞食功能训练及吞咽功能训练，充分训练患者吞咽肌肉群，锻炼患者吞咽功能，预防吞咽肌肉群萎缩，纠正已经存在的吞咽功能障碍。同时患者吞咽功能障碍的改善能够改善患者营养状况，对患者的康复疗效也有一定的提升作用。

6.针灸　针灸是康复治疗的主要手段之一，是以调节人体营卫气血的盛衰与阴阳的平衡为目标，辨证论治，使身心得以康复的疗法。针灸的方法众多，常用的有毫针法、温针法和电针法等，主要应用于神经系统疾病、肌肉骨骼系统疾病等领域的康复治疗中。临床上中医应用针灸治疗脑卒中积累了丰富的经验。中医认为脑卒中患者多因年老体弱、气虚运血无力、血瘀脉中致缺血性脑卒中；气虚化源不足、阴液亏损或情志失调、肝肾阴虚、阳亢风动、气血逆乱、血溢脉外致出血性脑卒中。故治疗以益气祛瘀、滋补肝肾为主。而针灸具有调和阴阳、疏通经络、扶正祛邪的作用。现代研究表明，针刺能够减轻急性脑卒中后的炎症反应、减少细胞凋亡、促进神经细胞再生，使中枢神经系统受损神经细胞的功能得到恢复。例如：脑卒中后常见认知功能障碍，诸项研究表明，针灸疗法能改善脑卒中后认知障碍，提高患者认知功能和日常生活活动能力。

7.其他　①体位摆放：对于卧床患者，早期康复应该注重体位摆放。例如：对于脑卒中患者应采取"良肢位"，以防止痉挛模式的出现，以及预防偏瘫肢体并发症，如肩关节半脱位、肩痛、肌肉挛缩、足内翻、足下垂、失用综合征等。②体位引流：对有大量痰液且不能主动排出的患者应进行体位引流，并用雾化吸入的方法稀释痰液。此外，体位引流时一般根据不同部位采用叩击、震动和摇法等手法技巧，以协助排出痰液。③呼吸训练：呼吸训练的方法包括缩唇呼吸训练、腹式呼吸训练、深呼吸训练、咳嗽反射训练及强化呼吸肌的训练等，以达到改善肺通气功能，增强咳嗽机制的效率，增强肺部、胸廓的顺应性，以保持或改善胸廓的活动度，强化呼吸肌力量，改善呼吸的协调性，增强患者整体功能等目的。

三、早期康复作用

在疾病的早期，当患者的生命体征稳定后，应立即开展康复训练以预防并发症的出现。早期康复的作用如下：

1.早期康复可防止制动带来的不良反应　长期卧床或制动易引起患者运动功能障碍、感觉异常，导致多种并发症的产生，如骨量减少和/或骨质疏松、肌肉萎缩、肌力下降等。此外制动也影响皮肤及其附件的营养和卫生，会导致局部组织缺血、缺氧，进而造成局部肿胀压力性溃疡，产生萎缩和压疮。尤其对于老年患者来说，因皮肤弹力下降、血液循环缓慢，更容易发生压疮。同时患者易产生直立性低血压、静脉血栓形成、肺通气功能减退、坠积性肺炎、食欲下降，发生一定程度的低蛋白血症，低蛋白血症加上血浆容积减少，脱水和括约肌痉挛造成便秘、尿潴留和尿路感染，增加产生尿结石的概率。早期康复可预防上述不良事件的发生。例如：对脑卒中患者早期介入电刺激疗法，不但能够抑制肌纤维横截面积减少及肌肉质量的丢失，而且还能阻止肌肉功能的损失，维持其正常的肌张力和肌紧张。

2.早期康复介入有利于功能恢复　众多研究表明早期康复介入可促进患者功能恢复。例如：在膝关节术后，患者由于局部疼痛常常减少关节活动，容易使关节呈僵直状态，而使膝关节功能出现减退。早期康复在患者术后及时采用镇痛措施，缓解患者膝关节肿胀、减轻疼痛程度。然后根据患者具体病情制订具有针对性的康复训练计划，循序渐进式地加强股四头肌等长收缩、屈膝等训练，增强膝关节屈伸肌群肌力，增加膝关节活动度，维持膝关节活动的动态平衡，促进关节周围血液循环，预防膝关节粘连、屈曲功能障碍，使患者能够尽早下床活动，进而加快膝关节功能恢复，加快术后康复进程。

四、早期康复适应证

（一）神经系统疾病的康复

1. 脑卒中　脑卒中又称脑血管意外，临床上可分为缺血性脑卒中和出血性脑卒中两大类。脑卒中患者的早期康复治疗是具有最高证据支持的卒中康复管理。卒中后早期康复能提高患者的功能预后。脑卒中早期康复的根本目的是最大限度地减轻和改善患者的功能障碍，提高其日常生活活动，防止产生失用、误用及过用综合征，预防肌肉萎缩、关节挛缩、肩手综合征、肩关节半脱位等并发症。国内有学者将"早期康复"定义为卒中后 2 周内给予康复干预，以改善卒中后损伤或残疾。早期康复包括床上关节活动度练习、床上良肢位保持、床上坐位训练、体位转移训练、站立训练和行走训练等，随后活动水平进一步增加，早期康复还应包括鼓励患者重新开始与外界的交流。根据《中国脑卒中早期康复治疗指南》推荐，脑卒中患者病情稳定（生命体征稳定，病症体征不再进展）后应尽早介入康复治疗（Ⅰ级推荐，A 级证据）。脑卒中轻度到中度的患者，在发病 24 小时后可以进行床边康复、早期离床期的康复训练，康复训练应以循序渐进的方式进行，必要时在监护条件下进行（Ⅰ级推荐，A 级证据）。

2. 脊髓损伤　脊髓损伤是严重致残性疾病，极大影响患者生活质量。积极开展脊髓损伤的早期康复，对预防和减少脊髓功能的进一步损害、预防并发症的发生、最大程度地利用残存功能具有重要意义。有学者认为，早期康复一般指在脊髓损伤后 8 周内，是指脊髓损伤发生后直到骨科情况允许患者伤区脊柱适当负重以采取垂直姿位的这一段时间，在脊髓损伤早期，由于脊髓休克，肢体呈弛缓性瘫痪，应保持瘫痪肢体的良好功能位摆放，并每天进行关节被动活动训练，定时变换体位以预防关节挛缩、压力性溃疡、骨质疏松，为下一步的康复训练打下基础。脊髓损伤的早期康复的主要目标是：①预防呼吸道感染、泌尿系统感染、压疮、深静脉血栓等并发症；②维持关节活动度和肌肉软组织的正常长度，并对受损平面以上的肢体和受损平面残存肌力进行肌力和耐力训练；③防止发生失用综合征，预防肌肉萎缩、骨质疏松和关节挛缩等。

3. 脑性瘫痪　脑性瘫痪是自受孕开始至婴儿期非进行性脑损伤和发育缺陷所导致的综合征，主要表现为运动障碍及姿势异常。脑性瘫痪是一组持续存在的中枢性运动和姿势发育障碍、活动受限综合征。脑性瘫痪的运动障碍常伴有感觉、知觉、认知、交流和行为障碍。脑瘫儿童的大脑损伤尚处于初期阶段，脑功能发育的可塑性较强。早期发现、早期干预治疗，可使已损害的大脑功能得到有效的代偿，并能促进正常功能的发育。早期康复过程遵循循序渐进的原则，采用综合性康复治疗，包括运动治疗、作业治疗、言语训练、物理因子治疗和中医康复方法等。早期康复的介入能促进中枢神经系统的发育、改善异常姿势和运动模式、抑制异常反射，可防止肌腱挛缩和骨关节畸形等并发症，从而减少致残率。

（二）骨骼肌肉疾病的康复

1. 骨折　骨折不仅使骨的完整性、连续性受到破坏，而且往往伴有肌肉、韧带、血管、神经等软组织损伤。较严重的骨折经手法复位或手术治疗后都会出现功能障碍，而早期康复的介入能避免和减轻后遗症和并发症的发生。在骨折复位并获得固定后即应开始康复的介入。早期康复可以促进肿胀消退、减轻肌肉萎缩、防止关节挛缩、加速骨折愈合、缩短疗程、促进功能恢复。

2. 人工关节置换术后　随着人口老龄化加剧，关节病发病率增高和人们对生活及治疗要求的提高，接受人工关节置换的人数近年来在成倍地增长。关节置换术在现阶段主要包括髋关节置换手术和膝关节置换手术。关节置换术增加了患者的活动能力，减轻其疼痛。早期康复的介入不仅是提高手术疗效的有效手段，也是提高患者日常生活活动能力、减少术后并发症、使其最终回归社会的关键。在患者接受关节置换术前即可进行术前康复指导和训练，为术后关节和全身功能恢复开始预防性训练，包括良肢位摆放、指导运动训练方法、指导正确使用拐杖等康复训练内容。

（三）心肺疾病的康复

1. 冠心病　冠心病是以心绞痛、心肌梗死和心源性猝死为主要发作形式的一种疾病。当患者生命体征稳定、病情稳定无加重、无并发症时即可进行渐进性的训练。包括床上肢体运动、呼吸训练、坐起训练、步行训练、保持排便通畅等运动疗法的使用，以及健康宣教，使患者及其家属了解冠心病的发病特点和预防再次发作。早期康复的目的是尽早进行身体活动，保持现有的功能水平，防止失用综合征的出现，消除患者紧张焦虑的情绪，安全过渡到日常生活自理。

2. 慢性阻塞性肺疾病　慢性阻塞性肺疾病（简称"慢阻肺"）是常见的慢性呼吸系统疾病，患病人数多，病程长，病死率高，严重影响患者的劳动能力和生活质量。其特征是持续存在的气流受限，气流受限呈进行性发展，伴有气道和肺对有害颗粒或气体所致慢性炎症反应增加。慢阻肺患者会出现呼吸困难、肺功能下降、日常生活活动受限。早期康复治疗的目标是改善持续的肺功能障碍、提高生活质量、延长生命、使肺部疾病引起的病理生理改变稳定或转归。包括放松体位学习、呼吸训练（包括缩唇呼吸训练、腹式呼吸训练等）、咳嗽训练、呼吸肌力训练及体位排痰、超声雾化吸入等物理因子治疗。

（四）其他疾病的康复

1. 烧伤　烧伤一般指人体受热力（火焰、沸液、蒸气等）、电流、化学物质等作用而引起的皮肤及深部组织的损伤。深度烧伤在愈合过程中常出现瘢痕增生、挛缩，乃至畸形，不仅改变了外观、影响了功能，还给患者心理上造成极大创伤，影响工作和生活。烧伤康复是烧伤救治不可或缺的环节，康复治疗应该从早期开始贯穿于烧伤治疗的全过程。烧伤早期康复不仅可以减轻疼痛、预防和控制感染、促进创面愈合，更有利于防止关节挛缩和瘢痕增生、促进肢体功能康复。烧伤的早期康复治疗包括心理疗法、物理因子治疗（冷疗法、红外线疗法、短波及超短波治疗等）、适当的体位摆放预防瘢痕挛缩、压力疗法预防增生性瘢痕等（弹力绷带、弹力服等）。

2. 手外伤　手是人类的重要器官，但在日常劳作中易受到伤害。手外伤后可造成手功能障碍，局部出血、水肿可引起软组织硬化和肌腱粘连，此外手部制动还会引起关节粘连，关节周围软组织挛缩，而皮肤损伤则带来瘢痕挛缩，关节损伤引起关节破坏僵直等。手外伤后导致功能障碍，直接影响日后的生活和再就业。手外伤术后不同损伤部位、程度及不同时期制订的不同康复治疗方案对于手功能恢复产生重要的影响，原则是早期开始、个别对待、循序渐进、目的明确。外伤后，首先要解决创面和肿胀问题，此期以消肿、减少感染、减轻粘连为目的。使用超短波和红外线治疗可镇痛、消炎、消肿，加强局部血液循环，改善组织通透性，有利于渗出物吸收并能扩张血管，缩短手外伤肿胀时间，避免因长期肿胀和纤维渗出而出现肌腱粘连和关节强直，为其他治疗方法创造条件。手外伤术后康复的早期介入可以有效促进手部功能的改善，降低致残程度。

五、早期康复模式

采用团队合作模式，由康复医师、康复治疗师（物理治疗师、作业治疗师、言语治疗师等）、护士、营养师等组成康复治疗小组，对患者实施早期康复多学科合作团队模式干预。具体为：

（1）早期康复多学科合作小组构建。医院基于疾病治疗组建多学科合作早期康复团队，包括手术外科、介入科、麻醉科、心理咨询中心及营养科等，制订手术临床干预目标和具体流程，并在患者入院后，予以综合评估，并据此制订后续干预方案。

（2）术前，积极同患者交流沟通，向其讲解进行手术的大致过程、预后效果、注意事项等，加强针对性心理疏导，提高患者的治疗信心。在术前即可开始进行功能训练，为术后康复奠定基础。并叮嘱其充分休息，保持良好身体状态，做好手术准备。

（3）术后，要加强疼痛控制。同时，应根据患者具体情况帮助制订个性化康复治疗方案，引导患者早期参与康复训练。此外，还应加强营养指导，制订有针对性、合理化的术后营养计划和食谱，并根据患者情况及时调整计划内容。

小组人员应定期对患者的临床状况进行观察与记录，分析患者术后恢复情况，评估临床干预工作的效果进度，并根据恢复速度和患者状态调整和优化干预方案。一旦患者出现异常状况，应立即通知主管医生进行诊断处理，避免影响到治疗效果和患者安全。

（何　坚）

第二节　早期康复案例（一）

股骨颈骨折（femoral neck fracture）指由股骨头下至股骨颈基底部之间的骨折，好发于中老年人群，股骨颈位于股骨头与转子间线之间，近年来发病率不断升高，严重影响人们健康。目前，中国人的股骨颈骨折的发生率已占全身骨折的 3.6%，占髋部骨折 48%～54%。股骨颈局部血供特殊，骨折后易发生骨不连、股骨头坏死，预后较差。患肢在术后若长期处于制动状态，将会严重影响关节功能恢复，极易导致肌肉萎缩、关节僵硬及创伤性关节炎等。因此，对股骨颈骨折患者进行早期康复是促进患肢关节功能恢复、减少术后并发症发生的关键因素。

一、病史摘要

患者，女，68 岁，因"摔伤致左髋部畸形、肿痛、活动受限 1 天"入院。

病史：患者入院前 1 天，行走时不慎摔倒，左髋部着地，之后出现左髋部外旋短缩畸形、肿痛、活动受限，当时肢体无麻木、乏力，无肢端青紫冰凉，无胸痛腹痛，无肉眼血尿及血便。自行休息 1 天后，未见明显好转。遂就诊于当地医院，查双髋关节正位 X 线片示：左侧股骨颈骨折，建议手术治疗。今为进一步治疗，就诊于笔者医院门诊，门诊详细查体、X 线检查后以"左侧股骨颈骨折"收入院。

患者自发病以来，无对称性关节游走性疼痛，无关节畸形；无潮热盗汗，夜间痛甚，进行性消瘦。左髋关节疼痛、畸形、活动不利，乏力，饮食尚可，睡眠正常，二便正常。

入院查体：体温 36.5℃，脉搏 72 次 /min，呼吸 20 次 /min，血压 118/83mmHg。神志清楚，发育正常，营养中等，无特殊面容，自主体位，检查合作，平车入院。全身皮肤黏膜未见黄染、出血点。颈部、锁骨上等处浅表淋巴结未触及。颈软，气管居中，颈静脉无充盈，甲状腺无肿大。双肺呼吸音粗，未闻及明显干湿啰音。心率 72 次 /min，律齐，各瓣膜听诊区未闻及杂音。腹平软，全腹无压痛及反跳痛，肝脾肋下未触及，肝区及双肾区无叩击痛，肠鸣音 4 次 /min。双下肢无水肿。双侧足背动脉搏动存在。

专科查体：脊柱生理弯曲存在，活动度正常。左髋部稍肿胀，左下肢呈外旋短缩畸形，较右下肢缩短约 1cm。左股骨大粗隆叩击痛阳性，左下肢纵行叩击痛阳性。左髋关节活动受限，左下肢肢端血运、皮感正常，肌力 5 级。其余肢体肌张力、肌力、感觉、活动、血运未查及异常；马鞍区感觉无异常；生理反射存在，病理征未引出。

既往史：无特殊。

个人生活史：居住于福州，生活有规律，经常进行体育锻炼，初中文化程度，喜欢跳广场舞，性格平和。经济状况一般，家住 2 楼。

辅助检查：

外院双髋关节正位 X 线片示：左侧股骨颈骨折。

诊断：左侧股骨颈骨折。

处理：患者为老年女性，"左侧股骨颈骨折"明确，股骨颈骨折属于头下型，保守治疗将导致股骨头坏死；另外，保守治疗需长期卧床，易导致坠积性肺炎、压疮、下肢血栓等并发症。故手术指征明确，待完善相关检查，排除手术禁忌，择期行"左人工股骨头置换术"。

二、康复评定

（一）功能评定

1. 感觉功能评定　VAS 评分 7 分。

2. 运动功能评定　关节活动度：左髋前屈 30°，左髋后伸 0°，左髋外展 10°，内收 0°，左髋内旋 10°，左髋外旋 20°。

3. 心理功能评定　表现为焦虑情绪，担心以后不能走路。

（二）结构评定

左髋部稍肿胀，左下肢呈外旋短缩畸形，较右下肢缩短约 1cm。外院双髋正位片示：左侧股骨颈骨折。

（三）活动评定

采用 MBI 量表，日常生活活动能力得分 54 分。

其中洗澡 1 分，上下楼梯 0 分，床椅转移 3 分，如厕 2 分，平地步行 3 分，其余均为满分。

（四）参与评定

患者已退休，职业无影响。初中文化程度，生活有规律，经常进行体育锻炼，喜欢跳广场舞。患病以来活动明显受限，限制患者参与广场舞活动。

（五）环境与个人因素

1. 患者居住于市区，购物方便，家住 2 楼，患者户外活动受限。

2. 初中文化程度，性格平和，依从性较好，配合度较好。

三、康复诊断

（一）功能障碍

1. 感觉功能障碍　主要表现为左髋关节疼痛。

2. 运动功能障碍　主要表现为左髋关节活动受限。

3. 平衡功能障碍　行走受限。

4. 心理功能障碍　焦虑情绪。

（二）结构异常

左髋部肿胀，左下肢呈外旋短缩畸形，较右下肢短缩约 1cm，外院双髋关节正位 X 线片示：左侧股骨颈骨折。

（三）活动受限

表现为步行、如厕、上下楼梯受限。

（四）参与受限

表现为社交、休闲娱乐受限，患者不能参加广场舞活动。

四、康复目标

1. 近期目标　缓解髋关节疼痛，预防术后并发症发生。

2. 远期目标　恢复下肢肌力，恢复功能性行走，消除焦虑情绪，改善上下楼及如厕能力。

五、康复方案

1. 术前准备　术前进行适应性训练，训练患者床上大小便，以适应术后床上大小便。进行股四头肌力量训练，为术后恢复打下基础。

2. 良肢位摆放　去枕平卧、患肢保持外展中立位。避免髋关节极度屈曲内收、内旋造成髋关节脱位，可使用"丁"字鞋。术后翻身时，两腿之间应垫软枕，防止髋关节过度内收。

3. 预防并发症　①预防下肢深静脉血栓形成：术后当天即指导患者进行踝泵运动和股四头肌运动，并穿弹力袜，促进下肢血液循环。②预防压疮发生：术后 6 小时内，在患者制动的前提下使用防压疮气垫，从而解除骶尾部的压迫，并按摩压迫部位，每 2 小时一次。定时翻身，使平卧与侧卧位交替进行，改变受压部位。③防止呼吸道感染：指导患者做有效咳嗽、吹气球等锻炼，以及家属做轻拍背动作以助排痰。

4. 功能锻炼　术后第 1 天开始功能训练，包括臀肌、足跖屈肌、股四头肌等的肌肉等长收缩锻炼。术后患者生命征平稳、健肢感觉良好，由主管医师、责任护士和康复技师协助患者借助助行器下床活动，并根据患者个体情况合理计划下床活动时间，以患者能耐受的强度为主，并逐步增加。

5. 物理因子治疗　术后予冰敷、低频脉冲电治疗镇痛。

6. 康复辅具　三角软垫、弹力袜、"丁"字鞋。

7. 康复护理　予骨伤科一级护理，康复宣教。

8. 心理治疗　以疏导和支持为主。骨折具有突然性、创伤性，患者年龄偏大，存在恐惧、焦虑、急切的心理，因此接诊患者后，要消除其恐惧心理，制订周密的手术计划和术后护理计划，向患者及其家属交代清楚，取得患者信赖，帮助患者树立积极的康复意识。

9. 认知教育　向患者讲解骨折的愈合过程、康复功能训练的重要性、并发症及其防护措施等，消除患者的顾虑、担忧，提高康复的依从性。

六、实施康复治疗

医护治一体化查房，医护治共同制订治疗方案，管床医师统筹安排治疗时间，物理治疗师、作业治疗师具体实施治疗方案，管床护士实施护理方案及健康宣教。

（何　坚）

第三节　早期康复案例（二）

前交叉韧带（anterior cruciate ligament，ACL），又称前十字韧带，位于膝关节内，连接股骨与胫骨，主要作用是限制胫骨向前过度移位，维持膝关节前向稳定。前交叉韧带损伤占膝关节韧带损伤的80%，发病率约为1/3000，约70%的前交叉韧带损伤与运动有关，损伤后膝关节稳定性缺失，如不及时治疗，膝关节会出现反复损伤，容易引起关节软骨、半月板等重要结构组织的损害及另一侧膝关节损伤，导致关节过早老化和骨关节病的发生。2016年8月，荷兰皇家物理治疗学会组织前交叉韧带多学科专家组制订发布了前交叉韧带重建后康复共识，主要内容涉及前交叉韧带术前康复、术后康复、返回治疗标准。

一、病史摘要

患者，男，19岁，因"扭伤致左膝关节疼痛伴活动受限2个月"入院。

病史：患者自诉于2个月前不慎扭伤左膝，出现左膝关节疼痛，伴活动受限，后稍肿胀，无局部皮温升高、膝关节卡顿等表现，无打软腿、弹响，无步态不稳感，上下楼梯疼痛症状加重，在当地医院行膝关节MRI检查示：前交叉韧带损伤，自行使用镇痛及活血化瘀药物、理疗、中医等辅助治疗，稍有好转。今患者为求进一步诊治前来就诊，以"左膝关节前交叉韧带损伤"门诊收住院，拟行手术治疗。病程中患者神志清楚，精神好，睡眠、饮食可，大小便正常。体重、体力无明显改变。

入院查体：体温36.5℃，脉搏60次/min，呼吸20次/min，血压120/80mmHg，VAS疼痛评分2分，体重60kg，身高175cm。神志清楚，精神好，查体合作。表情自如，跛行步入病房。皮肤巩膜无黄染，全身浅表淋巴结未扪及肿大。颈静脉正常。心界不大，心律齐，各瓣膜区未闻及杂音。全腹柔软，无压痛及反跳痛，腹部未触及包块，肝脏肋下未触及。

专科查体：患者步入病房，跛行步态，双下肢未见内外翻畸形，双下肢等长，双下肢未见明显瘢痕，左膝关节未见明显肿胀，股四头肌未见明显萎缩，皮温正常，膝眼压痛，内侧关节间隙压痛，浮髌试验（-），髌骨研磨试验（-），膝关节活动度0°～90°，侧方应力试验（-），拉赫曼试验（+），抽屉试验（+），轴移试验（-），麦氏征（-），蹲走试验（-），左髌骨恐惧试验（-）。双下肢皮肤感觉、肌力、腱反射未见明显异常。足背动脉可触及，病理反射未引出。

既往史：平素健康状况良好，否认食物或药物过敏史。

个人生活史：大学生，无疫区、疫情、疫水接触史，否认牧区、矿山、高氟区、低碘区居住史，否认化学性物质、放射性物质、有毒物质接触史，无吸毒史，否认吸烟、饮酒史，无冶游史。

辅助检查：

外院膝关节MRI：前交叉韧带损伤。双下肢血管超声：双下肢动静脉血管未见明显异常。术中关节镜下见左膝关节前交叉韧带自股骨附着处完全撕裂，后交叉韧带正常，左膝内、外侧半月板损伤，左膝关节游离体。

诊断：①左膝关节前交叉韧带损伤；②左膝内侧半月板损伤；③左膝外侧半月板损伤；④左膝关节游离体。

处理：行关节镜下膝关节前交叉韧带重建术，半月板缝合术，膝关节游离体取出术。

二、康复评定

（一）功能评定

1.感觉功能评定　VAS疼痛评分：左膝关节静息时2分，活动时5分。

2.运动功能评定 关节活动度：左膝关节屈曲90°，伸直0°。肌力：左侧膝关节屈5级，伸5级。

3.平衡功能评定 采用Berg平衡量表，得分48分（56分）。表现为站立位从地上拾物可在监督下捡起，能安全地转身1周但较慢，无支持站立时将一只脚放在台阶或凳子上不能，单腿站立不能。

4.心理功能评定 无焦虑。

（二）结构评定

左膝关节前交叉韧带自股骨附着处完全撕裂，后交叉韧带正常，左膝内外侧半月板损伤，左膝关节游离体。

（三）活动评定

基础性日常生活活动评定采用MBI量表，日常生活活动能力95分。表现为上下楼梯5分，其余为满分。

（四）参与评定

患者目前为在校大学生，平时按时上课，喜欢运动，患病以来体育活动明显受到影响。

（五）环境与个人因素

患者在大学住宿为下铺，日常活动无影响。户外活动受限。患者配合积极，心态良好。

三、康复诊断

基于康复评定的结果进行归纳总结，形成康复诊断。

（一）功能障碍

1.感觉功能障碍 主要表现为左膝关节静息时轻度疼痛，活动时中度疼痛。

2.运动功能障碍 主要表现为左膝关节屈曲活动受限。

3.平衡功能障碍 平衡功能较好但未达正常，可独立步行。

（二）结构异常

左膝关节前交叉韧带自股骨附着处完全撕裂，后交叉韧带正常，左膝内外侧半月板损伤，左膝关节游离体。

（三）活动受限

日常生活活动受限表现为上下楼梯受限。

（四）参与受限

表现为体育参与活动受限。

四、康复目标

1.近期目标 缓解左侧膝关节疼痛，康复宣教，为手术准备。术后继续缓解疼痛，术区理疗消肿，改善膝关节屈曲活动。

2.远期目标 恢复上下楼能力，恢复体育运动能力。

五、康复方案

1.物理治疗

（1）术前康复

1）踝泵训练：仰卧或坐于床面，膝关节保持伸直，脚掌向床面跖屈使关节跖屈达到极限；

然后缓慢向上勾脚尖到达极限，完成足背伸。应尽可能多地进行（>200 次 /d），以维持血液循环，避免血栓形成。

2）股四头肌收缩练习：仰卧躺或坐于床面，反复进行患侧下肢绷紧收缩及放松，还可以用毛巾卷垫于膝关节下，关节下压协同收缩和增加舒适度。应尽可能多地进行（>200 次 /d），以维持下肢力量，避免肌肉萎缩。

3）缓慢直抬腿训练：大腿紧绷保持膝关节伸直，直腿抬离床面 15cm，保持到无力维持为止，然后缓慢放下。训练组次数：每日上午、下午各 2 组，每组 20 次，组间休息 30 秒。

4）主动屈 / 伸膝关节练习：在保护和指导下完成膝关节的主动反复全关节范围屈伸活动，保持膝关节活动度，每日 2～3 组，每组 10～30 次。

（2）术后当天：术后当晚抬高患肢，间断冰敷治疗，每次 15 分钟左右，间歇时间为待皮温恢复至上次冰敷前的温度时即开始下次冰敷。

麻醉过后开始行股四头肌等长收缩和踝泵运动。

术后早期需正确摆放体位：患肢足跟放于枕头上，足尖朝向正上方，膝关节后方悬空放置直至能完全伸直，不得用枕头将腿垫成微弯位置。

如疼痛不可忍受，则在医生及治疗师指导下摆放于舒适体位。

（3）术后 2 周内：每日练习踝泵运动（要求：用力、缓慢、全方位屈伸踝关节。此项运动对于促进循环、消退肿胀、防止深静脉血栓具有重要意义）。

每日练习股四头肌等长收缩，直至大腿绷紧时感觉到股四头肌明显变硬。

每日练习各个方向的直腿抬高（直抬腿、侧抬腿、后抬腿），训练组次数：每日上午、下午各 2 组，每组 20 次，组间休息 30 秒。

每日上午屈膝练习、下午伸膝练习（屈膝练习和伸膝练习一般相隔 5～6 小时），屈膝练习后需冰敷冷疗。2 周时屈膝角度≥90°。

（4）此后根据患者关节活动情况定期康复评估及根据结果针对性治疗，4 周时膝关节屈曲最好达到 120°。

2. 作业治疗　日常生活活动训练，平衡功能训练。

3. 康复辅具　配备双拐一副。

4. 康复护理　康复宣教，膝关节专科护理。

5. 心理治疗　以疏导和支持为主。

6. 药物治疗　术后镇痛（外科根据实际情况使用），此后可口服依托考昔、塞来昔布等镇痛药物。

六、实施康复治疗

骨科医师、康复医师、护士、治疗师一体化查房，共同制订治疗方案，骨科医师和康复医学科医师安排具体治疗时间，物理治疗师、作业治疗师具体实施治疗，护士实施护理方案及健康宣教。

（王宝兰）

第十六章

远程康复临床思维模式

第一节 基本知识

一、远程康复定义

20 世纪 80 年代我国开始在远程医疗领域进行探索，近年来发展迅速。远程康复最早源于远程医疗，是远程医疗的一个新分支，是远程医疗应用到康复的具体体现。远程医疗（telemedicine）的定义：在远距离的情况下，利用信息和通信技术进行诊断交流、治疗及预防疾病、研究与评估以及对医务人员进行继续教育的医疗服务，进而促进个人及公众的健康。远程康复（telerehabilitation）也称电子康复（electronic rehabilitation）或在线康复（online rehabilitation），其定义为：在计算机和通信技术基础上，综合运用远程感知技术、远程控制技术和信息处理技术等实现跨地区的康复医疗服务，包括远程康复诊断、远程康复会诊、远程康复指导等康复医疗服务。

面对日趋紧张的康复门诊、住院资源及患者出门受限等问题，远程康复作为一种消除康复医疗专业人员与远距离患者之间空间距离障碍的通信手段，不仅可以跨越距离障碍，将康复医疗服务应用到服务对象的家庭、社区等场所，也可以形成康复医疗人员与患者的良性互动。远程康复作为一种新型康复医疗服务方式，是解决康复医患供需矛盾的新途径。

二、远程康复方法

（一）基于网络多媒体通信方法

网络多媒体是一种基于计算机的信息传播媒体，传输的内容包括文字、视音频等，终端设备主要由电脑、摄像头和音响系统构成。在远程康复媒体方面，电话因其易用的特点最早应用于远程康复，利用电话方法进行远程康复主要是通过持续监督与沟通的方式来确保患者进行持续的康复训练。网络也是当今最常见的远程康复媒介，通过网络可以应用微信、QQ等软件，以视频等形式使康复治疗师和患者之间形成联系，治疗师可以对患者进行一对一、一对多或多对多的康复指导。网络视频已逐渐成为较为方便的远程康复方法，允许康复治疗师远程传递指令和监测患者的康复活动。通过视频的形式进行远程康复，是基于双向视频系统的快速网络连接特点，实时为康复治疗师和患者提供视频直播互动渠道。基于视音频的远程康复是未来远程康复的主要方法。此外，随着智能康复软件的出现，在电脑、手机及平板等设备可以安装相关软件，患者使用智能康复软件可以避免枯燥的居家康复，还可以促使其进行规范的康复训练，促进功能恢复。如现有基于云平台的远程血压监测系统，该系统以手机为中心，通过血压测量设备采集患者 24 小时动态血压信息，通过网络传回数据库、医疗终端，医务人员可以及时了解患者 24 小时血压，也可通过此平台联系患者达到监督和指导目的。但由于网络多媒体技术的使用需依托数据的传输，其分辨率和清晰程度会受不稳定的数据传输干扰，且偏远农村地区可能没有合适的基础通信设施来引进远程康复。

（二）基于医学传感器方法

此方法主要依靠可穿戴传感技术，通过医生端、患者端、传感器和云数据库对患者的康复训练进行监测及反馈。包括无线可穿戴技术等，通过无线可穿戴设备上的传感器，可以测量和记录人体的生理信息（心率、血压、血氧和呼吸等）、外部环境（如温度、位置和湿度等）和运动信息（体育运动的体能消耗、轨迹及速度等）等。如在高血压患者身上进行远程心电监测可及时发现患者异常心电先兆，从而给予患者恰当的预防指导。无线可穿戴设备能够长时间、连续、动态、无意识地监测且携带方便，使用灵活，相对于传统康复训练，可穿戴传感器训练可以更好地促进患者肢体运动功能的恢复，其优势主要是在交互环境中对患者进行针对性的训练和及时反馈患者的表现，利用医学传感器进行远程监测也能使远程参数采集更客观。远程可穿戴传感技术主要结合其他远程康复方法进行综合辅助康复。但目前可穿戴传感技术应用到远程康复中面临着设备昂贵、训练模式单一等缺点。同时，相关研究还集中于实验室及医院，未来此方法在远程康复中应用于患者身上还需进一步研究。

（三）基于虚拟现实方法

虚拟现实（virtual reality，VR）是一种可以创建和体验虚拟世界的计算机仿真系统，它利用计算机生成一种模拟环境，使用户沉浸到该环境中，为用户提供接触类似于真实世界的物体和事件的机会。虚拟现实技术具有较好的交互性，虚拟现实技术应用于远程康复中可以发挥其交互优势。虚拟现实技术在康复中主要用于脑卒中患者的运动障碍训练。与传统康复方法相比，在康复中应用虚拟现实技术可以为患者提供一个有趣的训练环境，也有利于患者的康复训练效果，促进患者康复。远程康复中的虚拟现实技术对终端设备的要求较高，操作相对复杂，需要对患者及其家属进行培训，且设备的费用等问题也会一定程度上增加患者家庭的负担。目前虚拟现实技术在康复中的应用还主要集中于综合医院，较少用于家庭和社区的远程康复。将虚拟现实技术与电子信息技术结合起来，加强康复治疗师与患者的互动，是远程康复的重要途径之一。

三、远程康复作用

目前我国康复服务发展现状具有康复职业技术人员远远无法满足康复服务需求和医疗资源分配严重不平衡两大特点。如何提升康复服务水平是我国康复工作者最为关注的问题。

随着计算机科学与信息技术的迅速发展，远程康复正以惊人的速度和影响力带动着现代康复医疗技术向超越"空间"、超越"时间"的更广泛、更深入的领域发展，开拓了康复服务的新模式和新境界，远程康复可以满足跨医院、跨地域乃至跨国家的医疗求助或医疗协作需求，打破了传统康复医疗在"环境""地点""场所""资源"等方面的限制，在最大范围内实现全国乃至全世界的康复医疗卫生资源的共享。远程康复使康复服务更加贴近人民大众，为提高人民生活质量发挥越来越大的作用。

针对我国目前的康复服务现状，远程康复在以下几方面发挥重要作用。

（一）远程康复可有效缓解人口分布差异大、专家资源不均衡的现状

我国大部分人口分布在县以下医疗卫生资源相对不足地区，而优质康复医疗卫生资源（三级医院、医疗专家、高精尖医疗设备）又集中分布在大中城市。医疗资源与就医需求的不匹配促使大量基层医院患者涌入大型三甲医院，导致大型医院超负荷运转而基层医院人员设

备闲置，加剧了医疗服务供需矛盾。利用远程康复系统可令基层患者更好地享受便捷、优质的康复医疗健康服务，同时远程示教等先进技术手段也有助于提高基层医院医师、治疗师的业务水平。

（二）远程康复可有效解决偏远地区康复转诊率及转诊成本过高的问题

偏远地区的患者，由于当地康复医疗条件无法满足患者康复需求，疑难危重患者常需送上级医院实行专家会诊，由此产生的交通费、家属陪护费、外地就诊住院费等增加了患者的经济负担，旅途颠簸、舟车劳顿也给患者身心带来了诸多不适，最佳治疗时机的延误更是常有发生。远程康复系统可让患者在当地接受大型医院同质化的康复医疗服务，大大降低了治疗成本。

（三）远程康复可对出院患者实现疗效随访跟踪

在临床上，康复疗效的远期跟踪随访一直是困扰康复医师、治疗师的一大难题，目前常采用的电话随访、再次入院随访等方式占用患者、医师及治疗师大量时间、精力，同时随访效果参差不齐，对康复疗效评估、反馈产生重大阻碍，不利于患者疾病的预后发展。远程康复从随访质量、随访成本等多方面最大程度缓解上述问题，医师、治疗师和患者之间通过远程康复平台建立良好医患关系，不断提升康复效果，助力患者提升生活质量，重返社会。

远程康复形式多样，包含远程咨询、远程家庭护理、远程监测、远程治疗等形式，多形式、多学科参与的远程康复为未来康复服务的发展打开新窗口，也为条件受限的患者带来更多福音。

四、远程康复适应证

（一）脑卒中

脑卒中是目前人类疾病三大死因之一，也是我国死亡率和致残率第一的重大疾病。根据2013 年脑卒中全球疾病负担研究显示，我国脑卒中的发病率、患病率、死亡率及伤残调整生命年四大指标均呈现上升趋势，脑卒中导致的疾病负担相当严重。目前我国的脑卒中发病率仍以 8.7% 的年增长率迅猛攀升，根据推测，2030 年我国脑血管事件发生率将比 2010 年升高约 50%。随着脑卒中人数的增加，日趋庞大的脑卒中救治支出也让患者家庭负担沉重。随着老龄化进程的加速，我国脑卒中康复工作极其严峻。

脑卒中致残患者需要长期的康复和护理，与其他慢性疾病相比，他们通常需要更密集、更持续、更专业的医疗服务。虽然脑卒中医疗成本占我国卫生保健费用比例很大，但现有的康复资源仍无法满足患者的需求。脑卒中出院患者可能面临诸多问题，如照顾者知识匮乏、门诊康复服务有限、患者出门受限、社会支持系统缺乏，康复锻炼不当导致失用、过用或误用综合征等。远程康复可以在一定程度上弥补这些不足，例如：远程康复可以实现康复治疗师与残疾患者的实时互动，提高出院患者康复依从性，免去就诊交通耗时，降低医疗费用。远程康复可以提供预防、评估、监测、干预、监督、教育和辅导等服务，保证了连续有效的康复；同时有助于康复专业人员对出院脑卒中患者神经康复机制的深入探索。

脑卒中远程康复在家庭和社区康复中有一定的优势，但同样面临着许多的挑战，如执行成本高、技术要求高、接受程度低、缺乏操作规范或应用指南等。国外远程康复已经得到了较好发展，然而国内仍处起步阶段。远程康复服务并不能代替医院的康复，如果患者既不方便出行也不能支付高额的医院康复费用，远程康复可以作为一种可接受的替代方法。

（二）脑瘫

脑性瘫痪，简称脑瘫，是指由发育中的胎儿或婴儿的大脑非进行性损害引起的一组持续性运动和姿势发育不良综合征。临床表现主要为运动障碍和姿势异常，常合并癫痫、惊厥、智力障碍、言语障碍、情绪异常等健康问题。

康复治疗在小儿脑瘫的管理中起着关键作用，可以帮助脑瘫患儿最大限度地发挥身体独立和健康水平潜力，尽量减少身体损伤造成的影响。目前，脑瘫的康复治疗以物理治疗为主，包括运动治疗、作业治疗、颅脑刺激等。研究显示，我国脑瘫患儿康复多集中在医院，住院康复花费的人力、财力和时间较多，大部分脑瘫患儿来自农村，其家庭经济能力不足、就医途径不便导致患儿无法维持长期的住院康复治疗。将康复引入家庭并与远程通信技术相结合，在患儿日常生活中融入康复训练，由专业康复治疗师远程指导患儿家长康复训练方法，既能保证患儿康复训练持续、正确、有效地进行，又能在一定程度上减轻家庭经济负担和家长的压力。因此，发展脑瘫患儿家庭远程康复对患儿、患儿家庭及社会有重大意义。

（三）认知障碍

认知功能是指感知、思维、学习、记忆等方面的能力，临床上多种疾病可导致认知功能受损出现认知障碍，如阿尔茨海默病、帕金森病、癫痫、脑外伤、脑卒中等，已成为值得全社会重视并迫切需要解决的公共卫生问题。认知功能障碍主要表现为记忆、注意、执行功能障碍及空间忽略等，会影响患者运动、言语和日常生活活动能力的康复，影响患者生活质量及生存时间，从而加重脑卒中本身所致的功能残疾，患者参与工作、社交生活受损，给家庭和社会带来沉重的负担。认知障碍病理生理学过程复杂，目前尚缺乏特异性靶向治疗药物。越来越多的临床试验数据证明，物理治疗现代等康复治疗能够改善认知障碍。因此，康复治疗具有重要的临床实用价值。

这些针对认知的训练方式需要治疗师现场实施，面对面给予患者指导，但是由于大部分患者分散于偏远地区，存在就诊困难、治疗人员缺乏、治疗人员技术水平不等、训练方式单一等弊端。而随后出现的计算机辅助训练系统，虽可提供同等水平的康复治疗，但是仍有治疗条件受限、出院后训练效果下降及记忆功能评估及训练中断等局限性，不足以满足脑卒中或脑损伤后患者记忆训练的长期需求。随着科学技术的发展及患者对康复需求的增多，远程康复技术成为解决上述问题的最主要的方式之一。远程认知康复技术作为一种新的康复治疗方式，具有保证康复治疗连续性、弥补康复资源不足、节省费用、减轻家庭负担及社会医疗成本的特点。

远程认知康复实际上是电脑辅助的认知康复在空间上的延伸，即通过网站或软件提供认知康复训练，为患者提供治疗处方，保证患者在院外继续进行认知训练，让脑卒中患者真正地回归家庭与社会。近年来，远程认知康复治疗受到重视并逐步向智能化远程认知康复方向发展。目前关于远程认知康复的相关文献报道主要集中于记忆力、注意力、语言交流能力、视空间能力、执行力和解决问题能力等方面。相关研究表明，远程认知康复治疗的疗效与传统的面对面的认知评估及治疗方法间无显著差异，具有可比性，而远程认知康复治疗的损耗率却远低于传统认知疗法。随着我国互联网及手机等网络、信息技术的发展，医疗体制的改革，医疗技术的创新，政府对智能化远程医疗的鼓励支持，患者对远程医学和远程康复的理解增加，远程认知康复必定拥有广阔的发展前景。

（四）心血管疾病

心血管疾病在居民死亡率占比中高居榜首，严重威胁国民健康。虽然诊治技术的发展降低了心血管疾病的死亡率，但再发率却未得到明显改善，术后带病生存人数急剧增长，超过 1/3 的患者再次出现急性冠脉综合征并入院治疗。

心脏康复是心血管疾病患者不可或缺的一部分，是改善患者身心健康的一种经济有效的方法。心脏康复是一个结构化的计划，包括医学评估、运动、教育和个性化咨询，是救治心血管疾病患者的重要措施，可提供有效的心血管疾病预防方法，改善患者生活方式，减少心血管疾病患者的危险因素，同时降低心血管疾病事件和病死率，提高患者生活质量。尽管心脏康复的益处已被大众所熟知，但参与心脏康复的患者仅占心血管疾病患者的少数。EUROASPIRE Ⅲ 的一项调查显示，发生过心血管事件或者血运重建后的患者仅有 44.8% 接受医务人员心脏康复的建议，其中又仅有 81.4% 的患者确实参与了心脏康复，即参与心脏康复的患者仅占接受调查患者总数的 36.5%。影响患者参与心脏康复的因素有很多，如患者的年龄、教育程度、疾病状态、交通、工作、家庭等医疗、经济和社会方面的因素。因此，如何制订全面有效的心脏康复方案，让所有心血管疾病患者从中受益是亟待解决的问题。

通过远程监测和技术设备，可对心脏康复患者进行以家庭为基础的康复治疗。远程心脏康复就是远程医疗中重要的一部分。基于家庭的远程心脏康复或许能解决患者参与门诊心脏康复的大部分障碍，为完善康复计划、提高患者心脏康复依从性提供良好的机会。

目前国内外对心脏康复的关注度较高，心脏康复可有效改善患者运动能力、生活质量和疾病管理状况。我国开展心脏康复较晚，且患者的参与度和依从性低，因此，需要开发和研究新的心脏康复干预形式，如基于移动技术的传感器、基于网络的互联网网站和基于智能手机的移动应用程序，在提供远程医疗干预的同时克服时间和距离障碍，满足患者不断变化的需求，在鼓励患者自我管理的同时优化医疗保健效率。

（五）慢性阻塞性肺疾病

慢性阻塞性肺疾病（COPD），简称"慢阻肺"，通常是由有害颗粒或气体暴露引起，其特征是持续的呼吸系统症状和 / 或气道和 / 或肺泡异常引起的气流受限，是一种常见的、可预防和治疗的疾病。据 WHO 预测，到 2030 年，COPD 将成为全球第三大死亡原因。COPD 急性加重期通常与气道炎症增加、黏液生成增加和明显的气体滞留有关，主要表现是呼吸困难加重，还包括痰脓性、痰量、咳嗽和喘息增加等症状。肺康复是基于对患者的全面评估，然后进行个体化治疗，包括但不限于针对行为改变的运动训练、教育和自我管理干预，旨在改善患者身心健康。

远程医疗技术集远程诊断、远程会诊、远程监测、远程教学于一体，具有方便、快捷、可移动性等特点。将远程医疗应用于 COPD 患者居家肺康复中，能够打破时空的限制，通过线上与 COPD 患者进行对接、远程指导其进行居家肺康复治疗，促进了医疗资源的合理化、康复方案的个性化。

远程医疗技术通过远程监护、远程指导等，将肺康复服务由医疗或康复中心转移到家中，从而降低医疗成本、提高患者的参与度，同时，在减少 COPD 患者住院治疗、提高生活质量及增强运动耐力等方面均显示出巨大的应用潜力，具有较好的发展前景。

（六）骨关节置换

全膝关节置换术和全髋关节置换术均是非常成功且具有较高成本效益的骨科手术。随着人工关节置换技术的进步和假体材料与制造工艺的提升，关节置换已经成为骨关节炎等终末期关节疾病的重要治疗手段，采用关节置换术的患者越来越多，且保持着逐年递增的趋势。术后康复锻炼在恢复关节置换患者运动、心理和社会功能，以及预防关节纤维化等方面发挥着重要作用。关节置换术后的传统康复治疗方式由于缺乏医务人员的专业指导、人口学因素、患者心理因素、患者依从性差等原因，康复效果常难以达到预期。

关节置换远程康复以远程通信技术如光盘、虚拟现实或视频会议平台，作为传输媒介提供远程康复服务，使所有参与的用户（卫生专业人员和患者）实时交换信息，提供一系列患者服务，如评估、监测、干预、监督、教育和咨询，保证从医院到患者居家康复的延续性。但是远程康复也存在一些挑战，如老年人等特殊人群对于远程康复的接受度较低、缺乏康复系统的专业培训，以及如何弥补在康复过程中视频指导相较于身体接触指导的巨大劣势等问题。现有的循证证据多为国外文献，国内相关研究甚少，因此未来研究应着眼于我国国情，针对我国患者的特点制订远程康复方案、制作远程康复系统，为远程康复在我国的应用提供循证证据。

五、远程康复模式

随着移动互联网技术的快速发展与普及，许多传统行业都将互联网作为行业新高地，由此催生了许多以"互联网+"为基础的新型行业模式，这些新型模式以互联网为平台，深度结合传统行业，基于通信技术推动产业升级转型，融合更多新形式的产品，创建基于网络连接的相关业务生态圈。将康复医学与"互联网+"充分结合，使康复诊疗流程纳入互联网服务体系之中，通过将医疗资源整合，有利于提高医疗资源整体利用率；基于康复医疗的互联网信息化，能够充分利用互联网的便利性，将医疗资源数字化，通过线上互动和线下服务完美结合，打破医疗信息时间与空间的限制，将康复服务方式和对象拓展开来，使康复流程更加便捷，促进康复服务水平和效率的发展，提高患者康复治疗体验。

互联网科技的不断创新无疑为社区康复注入了新的活力，未来"互联网+"远程康复将更能应对我国地区发展不平衡、人口众多的基本国情，成为康复医疗发展的重要推动力量。自1997年美国国家残疾和康复研究所建立关于"远程康复"的康复工程研究中心（Rehabilitation Engineering Research Center，RERC）以来，远程康复进入人们的视野，随着远程康复的规范化发展，人们不断践行着远程康复模式的探索，各个国家和地区都依照自己的实际情况探索并建立了不同的模式，为解决患者长期康复需求提出可行建议。

（一）传统远程康复模式

1. 家庭远程康复（home telerehabilitation，HTR） HTR 模式是远程康复的基本模式，是指远程康复的接受者在家中即可进行相关的治疗活动。利用互联网通信技术及家用电子设备，如手机、电脑、电视、摄像头、音响等，模拟患者与康复医师或治疗师常规"面对面"的治疗场景。该模式下，患者与康复医师或治疗师无须进行身体上的接触，而是通过互联网与电子媒体的交互作用就可以实现面对面沟通交流及治疗指导。

2. 远程指导的家庭康复（home rehabilitation teleguided，HRTG） HRTG 模式是指社区执业医务人员在患者家中对其进行康复治疗的同时，通过远程康复手段获取相关康复专业人士的指导。例如：当地社区治疗师或者护士到患者家中进行康复治疗和护理时，可通过远程会诊方式向远方大医院的专业人士进行电子咨询，综合专家的意见，在家庭康复过程中帮助患者解决相关难题。在这种模式下，基层社区执业医务人员通过远程康复的手段，搭建患者和专业人士之间的桥梁，是现阶段解决我国医疗资源分配不够均衡等问题的有效办法；另一方面，这种远程会诊与咨询也是十分有价值的医疗记录，不仅可以提高基层社区执业医务人员的技能，同时对那些条件特殊、康复与护理依赖详细指导和训练的患者有着重要价值。

3. 社区远程康复（community telerehabilitation，CTR） CTR 模式是指患者借用社区诊所或医院的场地与远程的康复专业人员进行直接沟通。CTR 模式的实施手段有两种：一种是借用场地，这种实施方式类似于 HTR 模式，只不过地点不在患者家中，而是在所借用场地安排患者远程与康复医师或者治疗师进行直接的沟通交流与治疗指导；另一种是将远程康复交流与现场专业人士指导相结合，通过交流技术增加社区诊所工作人员与其他康复专业人士的联系。同 HTR 模式相比，CTR 模式的技术需求大大降低，且治疗场所位于社区，家中不需要相应的设备。

4. 远程指导的社区康复（community rehabilitation teleguided，CRTG） CRTG 模式是指在社区诊所或医院接受远程康复治疗指导的另一种形式。像 HRTG 模式一样，远程的康复相关专家通过互联网通信与电子多媒体手段指导基层社区医生、护士或治疗师，再由这些基层社区专业人员在治疗室内向患者提供康复服务。在标准的 CRTG 和 CTR 模式中涉及的相关专家资源库或专家系统（expert systems，ES）往往由大城市的综合三甲医院康复医学科或大型康复机构的医师或治疗师组成，可通过远程手段为基层社区提供康复指导。

（二）我国远程康复模式的发展现状

随着国家对互联网＋战略的不断推进，康复领域也开始了互联网化的探索，目前国内远程康复模式主要有三种形式。

1. 区域网络模式 通常由政府主导建立，由区域内多家三级医院、康复医院、社区服务机构共同构成区域三级康复服务网络，借助区域人口健康信息平台探索信息共享。由北京市医院管理局主导的北京康复转诊网络是区域网络模式的代表。

2. 医院中心模式 常见于公立综合性医院与民营康复机构之间的合作，是以一家大型综合性医院为核心构建的三级转诊网络，以医联体模式实现体系内信息共享；多为市场化运营。由中南大学湘雅医院与某民营机构旗下康复医院联合打造的"湘雅模式"是其典型代表。

3. 互联网第三方模式 互联网第三方平台，整合几家大型医院康复医学科资源作为线上核心资源，借助互联网手段将优质资源下沉至地方，指导地方医院、基层医院进行线下康复服务，构建线上线下康复体系，是互联网＋康复的新模式。

（三）我国远程康复模式的发展趋势

1. 构建支撑多元化康复体系的信息网络 构建基于统一标准、共享数据的协同服务平台，面向行业提供资源整合和业务协同，为患者提供分层次、分阶段的一体化康复服务，可以充分利用现有资源，快速有效地搭建从医院到社区的三级康复体系，同时通过服务模式创新和新技术应用，全面提升服务质量和服务水平。我国卫生信息标准研究工作整体起步较晚，各地也欠缺地方标准的研发，造成标准落地困难。因此，康复协同服务平台，在协同区域康复医疗服务资源时，从技术层面会遇到标准缺失问题。在建设康复协同服务平台时应尽可能标准先行。同时，完善的互联网＋康复体系应能覆盖各种类型的康复服务资源，在卫生系统康复机构基础上不断整合非卫生系统乃至非公康复资源；其中，尤其需要重视的是社会康复力量，未来民营康复机构会成为中国康复体系的重要组成部分，民营康复机构的发展将以标准化为基础构建连锁化集团经营模式，在内部进行网络化管理的同时，大型连锁民营机构将不断寻求与公立医疗资源之间的衔接途径，以求真正融入政府主导的康复医疗体系。这就要求国家在构建康复基础数据库、制订康复标准、构建信息共享平台等信息化基础建设时，必须考虑非公医疗机构的信息接入及共享问题。

2. 大力发展"互联网＋"模式下的新型社区康复 相对于机构康复，社区康复是一种费用低、受益人群广的模式，根据国外数据，机构康复人均费用 100 美元仅覆盖 20% 康复对象，而社区康复人均费用仅 9 美元却覆盖 80% 康复对象。基于我国庞大的康复需求及较为薄弱的费用支付基础，社区康复必然成为未来中国康复体系的重要发展方向。社区康复基于其低投入、广覆盖、可及性强的特点，是三级康复体系中重要的组成部分。通过互联网等先进技术手段，社区康复在原有范畴内将有更多发展，以社区为载体的资源整合和协同平台将建立，基于互联网的康复协作团队将形成，远程康复和上门康复将成为新型的服务手段。第一，通过远程康复平台对接优质康复资源，一方面可指导基层康复人员开展高水平康复工作，提高基层康复服务水平，另一方面也可以针对患者开展远程康复服务，充分提高资源利用效率。第二，基于远程康复平台组建线上线下协同康复团队，组成包括线上的康复医师和线下的康复治疗师或康复护士，满足患者上门康复的需求。第三，远程康复平台可作为开放平台，支撑各类资源联合开展社区康复服务。尤其是基于物联网技术的社区远程康复可以有效缓解社区康复资源紧缺的压力，但在实际推广过程中，从技术角度需要加强物联网相关标准的研究，实现两个层面的标准对接与融合：一是物联网领域内的技术标准统一，建立物与物之间的高效连接；二是实现物联网的技术标准与卫生系统内行业标准的融合，确保技术能够很好地支撑业务开展。

3. 倡导新型器械与传统技术的结合　基于人工智能、康复工程学等技术开发的新型康复器械将逐渐成为康复医疗的重要组成部分，而中国传统中医在康复领域有其独特的方法，针灸、推拿等传统技术在康复领域有着重要的应用价值，日本康复学家预言未来东方康复技术将成为康复医疗的主流技术。因此，未来我国康复医学的发展会基于两方面，一方面基于《中国制造 2025》战略促进新技术在康复领域的应用，另一方面则不断挖掘传统医学在康复领域的应用内涵，形成具有中国特色的康复技术。康复领域的信息化的设计需要有较强的包容性和弹性，构建新型科技与传统技术间的信息桥梁。

（黄国志）

第二节　远程康复案例

高血压是最常见的慢性疾病之一，在世界范围内有 10 亿人患有高血压，每年有 710 万例左右的死亡病例与高血压有关。随着寿命延长、肥胖、活动减少和不健康饮食等相关因素的流行，高血压越来越常见。我国半数以上的老年人患有高血压，而在 ≥80 岁的高龄人群中，高血压的患病率接近 90%，是罹患脑卒中、心肌梗死乃至造成心血管死亡的首要危险因素。

随着互联网时代的到来，远程医疗发展迅速，许多国家的卫生组织逐步应用网络技术为患者提供医疗诊断和健康服务，远程康复是其中一个重要方向。远程康复是康复医疗专业人员以远程通信技术为依托，应用康复诊疗技术为在家中、社区或偏远地区患者开展的一种新型康复医疗服务。其利用各种互联网平台，通过在线语音、视频等方法，为有需要的患者在家庭和社区内提供各种康复知识咨询、病情诊断、训练指导，使其能更加便捷、具体、准确地得到适合自身特点的康复指导，保证了连续有效的康复。其中智能可穿戴设备可实现人体数据采集、传输，具有实时、便捷和量化的特点。将人工智能、可穿戴传感和移动多媒体等应用于系统研发，可以实现高血压早期发现、智能运动诊疗、安全监测、远程服务和健康宣教，解决了痛点问题，对于实现高血压主动运动健康具有重要意义。

一、原发性高血压智能康复体系

近年来，信息、传感、网络和人工智能等技术发展迅速，带动了智能化康复技术的发展。智能化技术具有信息化、网络化、数据量化和自动化等诸多特点，已在国内外临床康复评估和干预、康复信息化建设和居家康复等方面得到广泛研究和应用。笔者团队提出一条系统整合各类智能技术的智能化康复实施路径，让智能康复更好地为"健康中国"目标服务。

智能康复应定位于全民、全周期和康复同质化。将康复网络下沉家庭，使人人享有康复服务的可及途径；进行实时健康指标监测，前移康复干预，使个体全周期都能得到康复介入；让优质的康复资源可到达各方基层，康复服务实现同质化。根据健康影响因素和危险指标，预测个体将来可能或已经存在某些健康问题，并对健康问题进行分类和评价，给予个体和家庭反馈。针对个体的健康问题，提供科学的处理意见和途径。对于需要在医疗机构干预的，提供转介途径；对于可居家干预的，进行远程家庭干预。同时，全程跟踪记录个体的干预和健康变化情况，直到该轮干预结束后继续进行日常实时健康监测。以原发性高血压的智能康复路径进行展示说明（图 16-2-1），通过智能可穿戴设备的传感系统和云平台网络，全程跟踪个体的方案落实情况和结局（图 16-2-2、图 16-2-3）。

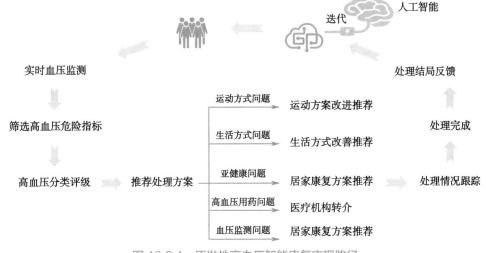

图 16-2-1　原发性高血压智能康复实现路径

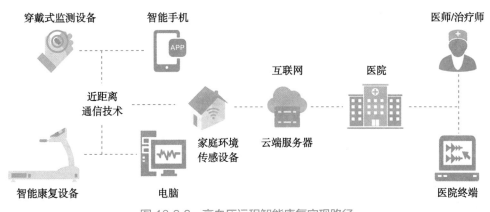

图 16-2-2　高血压远程智能康复实现路径

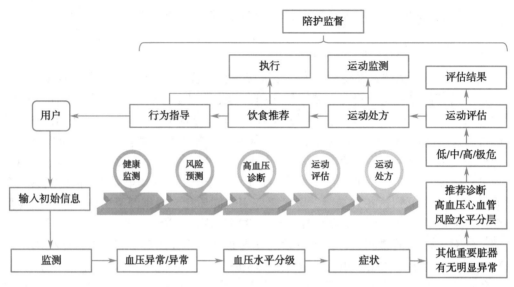

图 16-2-3　高血压智能康复系统总流程

二、病史摘要

患者，男，47 岁，主因"间断头晕头胀，加重 7 天"入院。

病史：7 天前患者早晨准备上班时无明显诱因突发间断头晕头胀，无双眼复视、意识障碍，无大小便失禁，无头痛、恶心、呕吐，无四肢抽搐及双眼凝视等。立即自测血压 150/100mmHg 左右，休息后头晕头胀症状缓解。间断发作上述症状，立即测血压波动于 150/100mmHg 至 170/100mmHg，未服药治疗。患者从小体型偏胖，无短期体重明显变化病史。3 年前曾检出"右肾结石"，余无特殊病史。无高血压、糖尿病、甲状腺疾病家族史。现患者为进一步明确治疗入院。发病以来，患者神志清楚，精神稍差，饮食、睡眠可，大小便正常。

入院查体：体温 36.5℃，脉搏 69 次 /min，呼吸 15 次 /min，血压 156/96mmHg（左）、154/94mmHg（右）。身高 178cm，体重 73kg，BMI 27.8kg/m^2，腰围 97cm，臀围 120cm，腰臀比 0.81。颜面、四肢无水肿，甲状腺不大，颈静脉正常，未闻及血管性杂音。双肺呼吸音粗，未闻及明显干湿啰音，心界不大，心律齐，各瓣膜区未闻及杂音。全腹柔软，无压痛及反跳痛，腹部未触及包块，肝脏肋下未触及。四肢肌张力不高。神经系统查体无明显阳性体征。

专科查体：神志清楚，对答切题，两侧瞳孔等大等圆，对光反射灵敏。心界不大，心律齐，各瓣膜区未闻及杂音。卧位血压：左上肢 156/96mmHg，右上肢 154/94mmHg，左下肢 148/84mmHg，右下肢 148/82mmHg。

既往史：既往无糖尿病、冠心病史，无药物过敏史，偶有饮酒，吸烟 10 年，每天 1 包，父母健在。

个人生活史：居住于广州市区，经常加班，生活有规律，偶尔体育锻炼，高中文化程度，不喜欢运动，性格平和，经济状况较好。

辅助检查：胸部 X 线片、肾上腺 CT、肾动脉 CT 血管造影（CTA）均未示异常。腹部超声示：脂肪肝、右肾结石（0.5cm×0.5cm）。超声心动图、颈动脉超声未示异常。踝肱指数、趾肱指数正常。动态血压监测结果显示符合高血压改变，血压昼夜节律存在。睡眠呼吸监测示：轻度阻塞性睡眠呼吸暂停。

诊断：①原发性高血压1级（中危）；②轻度阻塞性睡眠呼吸暂停。

处理：生活习惯及运动干预降压，必要时药物降压。

三、康复评定

（一）整体功能评定

1. 危险因素评估 对患者进行基本信息采集及评定（图16-2-4），可知其有如下的高血压的危险因素：饮酒、吸烟、喝咖啡、不运动、高钠饮食、少食果蔬、肥胖、高血压家族史，该患者属于高风险人群。

用户初始信息表
基础资料
姓名： ×× 性别：☑男 □女 年龄： 47 民族： 汉 职业： 工程师   文化程度：□小学及以下 □初中 □高中 ☑本专科 □研究生 常住地区： 广东省广州市   婚育：□未婚 ☑已婚 □离婚，育有 1 子 1 女，当前是否处于妊娠：□是 ☑否 血型：□A ☑B □O □AB   联系电话： 157****2577 联系地址： 广东省广州市 ** 区 ** 街道224号4单元601室
行为资料
饮酒 ☑是 □否   类型：□高度酒（51%~67%） □中度酒（38%~50%） ☑低度酒（38%以下）   频率：□几乎每天 □每周1~5次 ☑每月1~4次 □少于每月1次，每次饮酒量：约 250 ml
吸烟 ☑是 □否   类型：☑卷烟 □雪茄 □烟斗 □电子烟 □二手烟   频率：☑几乎每天 □每周1~5次 □每月1~4次 □少于每月1次，吸烟量：每天约 10 支
喝咖啡 ☑是 □否   频率：□几乎每天 ☑每周1~5次 □每月1~4次 □少于每月1次
运动 □是 ☑否   类型：□跑步运动 □大球运动（篮球、足球等）□小球运动（乒乓球、羽毛球等）   □全身性体操运动（太极、瑜伽等）□力量性运动（举哑铃、俯卧撑等）   □户外运动（登山、滑雪、游泳等）□休闲性运动（踢毽子、跳绳等）   频率：□几乎每天 □每周1~5次 □每月1~4次 □少于每月1次，每次__分钟
饮食   咸淡：☑偏咸 □中等 □偏淡 甜食：□喜好 ☑不喜欢 □一般喜好   水果：□几乎每天 □每周1~5次 ☑每月1~4次 □少于每月1次   蔬菜：□几乎每天 □每周1~5次 ☑每月1~4次 □少于每月1次
性格：□胆汁质 □多血质 □黏液质 □抑郁质 ☑无明显倾向
人体测量资料
体重（kg）：73 身高（cm）：178 腰围（cm）：97 臀围（cm）：120   体重指数（BMI=体重/身高^2）： 腰高比（WHtR=腰围/身高）： 腰臀比（WHR=腰围/臀围）：   身体形态指数，ABSI=腰围/（BMI 2/3×身高1/2）：   身体圆润指数，BRI=364.2−365.5×{1−[（WC (m)/2π）/（0.5×身高(m)）]^2}$^{1/2}$：   内脏脂肪指数（VAI）：
临床资料
既往病史：无 既往高血压治疗：3年间坚持口服苯磺酸氨氯地平片5mg，每日1次   直系亲属有无高血压：☑有（☑父母 □祖父母 □子女 ☑兄弟姐妹）□无 □未知   最近一次血压测量值：收缩压 145 mmHg，舒张压 92 mmHg；测量时间： 2020 年 7 月 5 日 7 时。

最近一次检验结果
  甘油三酯 总胆固醇 低密度脂蛋白胆固醇：
  1.38mmol/L (0.56~1.7mmol/L) 4.35mmol/L (3.4~5.2mmol/L) 1.13mmol/L (0.9~1.4mmol/L)
 检验时间： 2020 年 7 月 5 日 7 时。

图 16-2-4 患者信息采集及评定

2. 血压情况评估　入院后采用可穿戴血压心率监测设备测定其 24 小时平均血压：收缩压 142mmHg、舒张压 94mmHg，静息心率 75 次 /min，心律、波形未见明显异常，血氧饱和度 99%，每日步数和活动时间偏低。

3. 异常项目　24 小时平均收缩压 142mmHg（>130mmHg），舒张压 94mmHg（>80mmHg）。

4. 血压水平分级　原发性高血压 1 级（中危）。

5. 运动功能评估　患者在医用跑步机上测定运动能力，同时佩戴医用专业蓝牙遥测运动心电监护。根据患者运动数据显示，其心率区间：88～174 次 /min；血压区间：收缩压 141～155mmHg，舒张压 89～97mmHg；血氧饱和度区间：96%～100%；呼吸频率区间：14～28 次 /min；最大摄氧量（VO$_{2max}$）：45ml/（kg·min）；最大心率（HR$_{max}$）：173 次 /min；低中强度运动靶心率区间：120～140 次 /min。

（二）结构评定

胸部 X 线片、肾上腺 CT、肾动脉 CT 血管造影（CTA）均未示异常。腹部超声示：脂肪肝、右肾结石（0.5cm×0.5cm）。超声心动图、颈动脉超声未示异常。踝肱指数、趾肱指数正常。动态血压监测结果显示符合高血压改变，血压昼夜节律存在。睡眠呼吸监测示：轻度阻塞性睡眠呼吸暂停。

（三）活动评定

1. 基础性日常生活活动评定　采用 MBI 量表，日常生活活动能力得分 100 分，所有项目均能独立完成。

2. 工具性日常生活活动（IADL）　采用 IADL 量表得分 23 分，所有项目均能独立完成。

（四）参与评定

患者间断头晕头胀，影响工作效率。本科文化程度，生活无规律，不喜欢运动，经常加班，喜欢在家休息看电视。患病以来工作及娱乐活动中度受限。

（五）环境与个人因素

患者居住于市区，购物方便，患者户外活动少。本科文化程度，总体依从性较好，配合度较好。

四、康复诊断

（一）功能障碍

原发性高血压 1 级（中危）、轻度阻塞性睡眠呼吸暂停。

（二）结构异常

腹部超声示：脂肪肝、右肾结石（0.5cm×0.5cm）；睡眠呼吸监测示：轻度阻塞性睡眠呼吸暂停。

（三）参与受限

患者间断头晕头胀，影响工作效率。本科文化程度，生活无规律，很少运动，经常加班，喜欢在家休息看电视。患病以来工作及娱乐活动中度受限。

（四）环境与个人因素

患者居住于市区，购物方便，患者户外活动少。本科文化程度，总体依从性较好，配合度较好。

五、康复目标

1. 近期目标　调节血压至正常，完全缓解头晕头胀的症状，缓解阻塞性睡眠呼吸暂停症状。

2.远期目标　减重及降压同时进行，进一步改善血压水平和阻塞性睡眠呼吸暂停症状，进而提高患者的生活质量，促进患者社会参与能力的恢复，能让患者重返正常的社会生活。

六、康复方案

1.运动治疗　经高血压智能康复系统诊断，患者属于原发性高血压（1级），心血管风险水平分层为中危，符合运动处方干预条件，进行有氧运动45分钟（1次/d）。

2.呼吸治疗　八段锦及慢呼吸训练分别10分钟（1次/d）。

3.饮食干预　按下述计划进行饮食干预。

4.行为管理　应用智能可穿戴设备、互联网远程监测软件及视频管理等工具进行。视频指导每周2～3次，每次30分钟左右，远程患者教育每月1次。

七、实施康复治疗

患者在院进行运动功能评估后，远程佩戴可穿戴设备进行血压监测和运动监测，通过互联网工具和智能化评估设备进行血压监测和治疗，指导血压的管理。

1.运动治疗

（1）治疗目的：提高心肺功能，增强运动耐力，降低血压。

（2）运动强度：低中强度，60%～70% HR_{max}，相当于50%～60% VO_{2max}，心率控制在120～140次/min。

（3）运动方法：①准备活动5分钟，可做腰、腿、髋关节轻微活动。②慢走与快走交替20分钟，如步行以慢-快-慢相结合；用10分钟走完1200m，速度2步/s，再用10分钟走完1300m；也可以慢20分钟。③基础体力练习15分钟，仰卧起坐20个（手抱头或不抱头均可），仰卧撑20个×2组，俯卧抬起上体20个，提踵50次，蹲跳起20次。④放松整理活动5分钟，做放松操，调整呼吸。⑤以上全部内容锻炼45分钟，共消耗热量约1300kJ（315kcal），此热量相当于米饭95g，或3个煎鸡蛋。

（4）运动时间和频率：每次40～50分钟，每周7次。

（5）注意事项

1）锻炼过程中全程佩戴智能可穿戴设备，采集运动的血压、心率及血氧等数据内容，运动后通过蓝牙连接的手机应用程序上传至高血压管理软件，并记录运动中及运动后的感受，即时在该平台上与医生进行远程交流。

2）锻炼时感觉轻松或过于吃力时，可稍微调节内容和次数。

3）以锻炼后第二天不感到疲劳为宜，可每周适当增加运动量。

2.呼吸治疗

（1）治疗目的：提高心肺功能，增加肺功能，降低血压。

（2）治疗原理：缓慢呼吸训练可降低交感神经活性，增加副交感神经对心脏的控制，提高自主神经的调节能力；增加心血管系统反射感受器的敏感性，从而降低血压和心率。

（3）呼吸项目：八段锦呼吸锻炼。

一式：两手托天理三焦。上焦心肺，中焦脾胃，下焦肝肾，掌心向上托，小指和无名指有麻的感觉。

二式：左右开弓似射雕。向前推出的示指向上，拇指斜向上，做法正确时会有麻胀的感觉。

三式：调理脾胃须单举。调理脾胃。

四式：五劳七伤向后瞧。任督通，病不生，头旋转，手下按，打通任督二脉。

五式：摇头摆尾去心火。健肾（去心火即强身）。

六式：两手攀足固肾腰。健肾，通过身体前后动，两手至命门。

七式：攒拳怒目增气力。练内气。

八式：背后七颠百病消。血脉通。

练习完毕后，请注意周身放松，呼吸均匀，气沉丹田。

运动时间和频率：每次 10 分钟，每天 1 次。

（4）呼吸项目：慢呼吸治疗。

取舒适体位，两手分别置于胸部和腹部，用鼻深吸气，稍屏气用嘴缓慢呼气，吸气时膈肌下降，腹部外凸，呼气时膈肌上升，腹部内凹，呼气时用手按压腹部和肋下，促使气体呼尽。在进行慢呼吸治疗过程中，播放手机中呼吸训练的应用程序，使患者的呼吸节奏与每个音调同步进行吸气—呼气（每分钟 8 次呼吸）。

运动时间和频率：每次 10 分钟，每天 1 次。

（5）注意事项

1）锻炼过程中全程佩戴智能可穿戴设备，采集锻炼过程的血压、心率及血氧饱和度等数据内容，运动后通过蓝牙连接的手机应用程序上传至高血压管理软件，并记录运动中及运动后的感受，即时在该平台上与医生进行远程交流。

2）锻炼时感觉轻松或过于吃力时，可稍微调节内容和次数。

3）以锻炼后第二天不感到疲劳为宜，可每周适当增加次数。

3. 饮食治疗

（1）治疗原则：限制钠盐摄入，每日食盐 3～5g。应增加富含钾、镁、钙的食物。蛋白质供给 1g/（kg·d）左右，可多选用豆腐及豆制品、脱脂奶、酸奶、鱼虾等。脂肪占总能量的 25% 以下，减少饱和脂肪酸的摄入量，避免选用畜类及内脏类食物，胆固醇限制在 <300mg/d。碳水化合物宜占总能量的 50%～60%。增加绿叶蔬菜摄入。

（2）食谱推荐

7：00 烙饼（标准粉 50g），豆腐脑（豆腐脑 150g、鸡蛋 25g、干木耳 2g）。

9：00 水果（苹果 200g）。

12：00 面条（标准粉 100g），芹菜肉丝（瘦肉 50g、芹菜 150g），拌土豆丝（土豆 50g，胡萝卜丝 50g）。

15：00 水果（西瓜 400g）。

18：00 米饭（大米 50g，小米 50g），清蒸鲤鱼（鲤鱼 100g），凉拌苦瓜（苦瓜 200g）。

20：00 脱脂酸奶 200ml。

全日油（橄榄油）30g，全日盐 5g。

（3）营养成分：总能量 7.7MJ（1847kcal），蛋白质 75g（16%），脂肪 47g（23%），碳水化合物 281g（61%）。

4. 行为管理

（1）远程视频指导：指导者通过互联网平台的远程视频对话，听取和观察该患者在居家生活和运动训练中遇到的具体问题，并提供解决办法，通过实时的视频交流对患者进行健康咨询和个体化指导，点对点解决患者存在的问题，设定和纠正训练方法，该远程监测和行为管理的频率为每周 2～3 次，每次 30 分钟左右。同时，指导者对智能化血压管理平台的血压情况和运动过程中的相关数据进行整理总结，结合患者下一步的治疗方案发送到网络沟通平台，供患者家属或陪护进行自学和训练。

（2）远程患者教育：每月 1 次通过互联网视频工具对患者进行健康教育，并普及高血压知识。具体内容包括高血压最新诊疗进展、高血压并发症表现、自我血压管理对高血压治疗的重要性等。

八、远程康复效果

根据上述高血压智能康复干预，2 个月后对患者的饮食控制、运动锻炼、血压监测及疾病管理能力进行远程评定，发现患者的 24 小时血压已恢复正常（24 小时平均收缩压 113～121mmHg，舒张压 78～80mmHg），体重降低 3kg，BMI 降低至 22kg/m²，睡眠质量较前好转，已达到康复目标。该患者继续进行运动和呼吸训练，进一步改善生活质量。

九、远程康复案例小结

在该患者的高血压远程康复治疗的过程中，运用智能可穿戴设备监测动态血压及心率变化，保证了运动治疗和呼吸训练过程的安全性，且形成了大量的血压变化数据，可以更加精确地看到降压效果，实现了最终的降压目的。除此之外，患者的呼吸训练有助于改善患者肺功能，调节交感神经系统兴奋性，并且改善患者的阻塞性睡眠呼吸暂停症状。并且，运动和呼吸锻炼带来的心血管功能改善和体重下降进一步提高了患者的身体活动能力，提高了生活质量。在整个远程康复的过程中，还运用了手机中的高血压管理应用程序、互联网视频工具等，开展多种形式（图像、文字、语音、视频等）的健康教育，干预过程的连续性，使得高血压管理的内容精简、容易接受及搜寻便捷易获取。

（黄国志）

第十七章

重症康复临床思维模式

第一节 基本知识

一、重症康复的定义

重症康复指针对危重症患者，在重症监护环境中包括重症监护病房（ICU）及高度依赖病房，在24小时密切医疗监测和照护下，在病情允许范围内，为促进躯体、心理及社会功能恢复所进行的多学科合作的康复治疗。

二、重症康复的有效性及安全性

ICU可以对重症患者提供生命支持，在美国，住院患者中有1/4人群曾经接受ICU治疗。随着临床技术的进步，大部分ICU患者可以存活且逐年增加。但不管在ICU住院期间还是ICU出院后，存活患者都将面临认知、精神功能及生理功能的减退及再入院率增加等问题。在过去10～15年，人们开始ICU患者早期康复的有效性研究，这些研究及伴随的荟萃分析证明成人ICU患者的康复是可行的、安全的，对机械通气下的呼吸衰竭患者进行早期康复活动，可以提高患者的肌力（Ⅰ级证据）、物理功能和生存质量（Ⅴ级证据），而患者的住院时长（Ⅰ级证据）、医疗费用（Ⅲ级证据）、昏迷时长（Ⅱ级证据）、镇静治疗时长（Ⅴ级证据）、机械通气时长（Ⅰ级证据）都有不同程度的减少或降低。

尽管患者在ICU治疗期间接受上述康复干预受益良多，但是在临床工作中如何平衡重症康复的有效性和安全性仍存在争议。例如在进行康复训练时可能会对患者的血压和血氧饱和度造成影响，治疗时可能需要移除一些医疗设备（如心电监护仪），可能会增加某些与生命体征变化相关问题出现的风险。但现有证据表明早期活动是安全、可行和重要的。即使患者使用机械呼吸机并进行连续肾脏替代治疗、体外膜氧合或股动脉导管插入术，早期康复也可以在没有不良事件的情况下安全地进行。此外，在不影响颅内压的情况下，可以安全地进行颅内压正常或升高的神经ICU患者的被动和主动活动运动。虽然在康复过程中可能出现气管导管、鼻饲管或胸管脱落，血流动力学不稳定如低血压、高血压或血氧饱和度下降，跌倒等不良事件，但这些事件可通过仔细的患者监护和工作人员的丰富经验来预防。应建立康复前筛查标准，以确定适合康复的患者和停止康复的标准。

三、重症康复适应证

重症康复适用于各种疾病（如神经系统疾病、呼吸系统疾病、心血管系统疾病等）危重症期。为了保证在危重症期物理治疗的安全性，尽量减少风险，必须在物理治疗干预前对患者进行详细评估，符合标准者可以开始康复治疗（表17-1-1）。

表 17-1-1 重症康复介入标准

分类	项目	标准
镇静水平	Richmond 躁动镇静评分（RASS）	−2 分≤RASS ≤2 分
呼吸	呼吸频率	<40 次 /min
	血氧饱和度	≥90%
	吸入气氧浓度（FiO_2）	<60%
	呼气末正压（PEEP）	<10cmH$_2$O
	氧合指数（PaO_2/FiO_2）	>200mmH$_2$O
	二氧化碳分压（$PaCO_2$）	<50mmH$_2$O
循环	心率	≥40 次 /min，≤130/min
	心律	无新发的心律失常
	心肌酶	心肌酶指标无进一步增加
	心肌缺血	心电图所示无新发心肌缺血
	平均动脉压	维持在≥65mmHg，≤110mmHg
	收缩压	维持在≥90mmHg，≤200mmHg
	多巴胺或去甲肾上腺素使用量	多巴胺≤10mg/（kg·min）
		去甲肾上腺素≤0.1mg/（kg·min）
其他	颅内压	<20cmH$_2$O
	无出血或出血倾向	血小板计数 >30×10^6/L，国际标准化比值（INR）<2.5
	无严重贫血	血红蛋白 >70g/L
	无低血糖	血糖 >4mmol/L
	无严重电解质紊乱	Na$^+$ 125～150mmol/L，K$^+$ 3.2～5.2mmol/L
	无正在进行的肾替代治疗	
	无持续静脉注射镇静剂	
	患者及家属知情同意	

ICU 的患者由于病情较重，物理治疗中可能出现一些跟治疗相关或不相关的病情变化，如果在治疗中出现表 17-1-2 列举情况时需要中止治疗。

表 17-1-2 重症康复中止标准

类别	具体指标
被动活动	神经系统：
	• 颅内压 >20mmHg
	心血管系统：心率
	• 心率超过预计最大值的 70%
	• 心率下降超过 20%
	• 心率 <50 次 /min 或 >130 次 /min
	心血管系统：血压
	• 存在临床指征或心肺窘迫
	• 收缩压 >180mmHg
	• 平均动脉压 <60mmHg 或 >130mmHg
	• 收缩压或舒张压下降超过 20%
	呼吸系统：血气
	• 血氧饱和度 <90%

类别	具体指标
主动活动	神经系统（警觉/激动）： • 激动 • 焦虑 • 患者主观感到痛苦 心血管系统：心率 • 心率 <40 次/min 或 >130 次/min，或偏离基线的 20% • 新发心律失常 • 新记录的心肌梗死性心律失常 • 关注心肌缺血 心血管系统：血压 • 收缩压 <90mmHg，>180mmHg • 新型血管增压药物的使用 • 平均动脉压 <65mmHg 或 >110mmHg 呼吸系统：血气 • 血氧饱和度 <80% • 血氧饱和度 <88% 持续 1min 呼吸系统：机械通气 • 呼气末正压上升 • 调整为辅助呼吸模式 • 呼吸机不同步 • 关注气道装置完整性 呼吸系统：呼吸频率 • >35 次/min • 偏离基线呼吸频率的 20% • <5 次/min 或 >40 次/min 整体： • 拔管 • 跌倒 • 管子脱落 • 患者受到躯体性暴力

四、重症康复的方法

重症康复是在病情允许范围内为促进躯体、心理及社会功能恢复所进行的多学科合作的康复治疗。因此针对不同的功能障碍需要采用不同的方法。

1. 意识障碍的康复治疗 意识障碍是指患者对自身和周围环境刺激的觉醒感知能力不同程度降低或丧失。意识障碍评估包括格拉斯哥昏迷评分、修订昏迷恢复量表及全面无反应性量表。对意识障碍目前尚没有统一的治疗方案，相关的临床试验证据不多。常用的治疗方法包括：①药物治疗。目前促醒药物主要有作用于多巴胺能系统和作用于谷氨酸能系统两大类，常用药物有金刚烷胺、溴隐亭、多巴丝肼、盐酸纳洛酮和酒石酸唑吡坦等。也可以根据中医辨证，选用中药促醒。②感觉刺激治疗。情感、感觉刺激（如痛觉、温觉等）可解除环境剥夺导致的觉醒及觉知通路抑制，有助于提高上行网状激活系统及大脑皮质神经元的活动水平，利于觉醒。③神经电刺激治疗，包括正中神经电刺激、颈部脊髓硬膜外电刺激、脑深部电刺激等。④无创脑调控技术，包括经颅磁刺激、经颅直流电刺激、迷走神经刺激等。⑤高压氧。⑥中药与针灸。

2. 谵妄的管理　谵妄是在意识障碍的基础上表现普遍性精神活动紊乱的病理状态，是一种以兴奋性增高为主的高级神经中枢急性活动失调状态，临床主要表现为意识模糊、定向力丧失、感觉错乱、躁动不安、语言杂乱。谵妄的评估通常采用重症监护病房患者意识模糊评估法（confusion assessment method for the ICU，CAM-ICU）。当前常用的治疗方法包括：①药物治疗。必要时可给予镇静药物，包括右美托咪定、丙泊酚。②非药物预防与治疗。单一因素预防包括光疗、家人参与照护，多重因素预防重点是减低谵妄的危险因素，包括认知干预（定向训练、认知刺激、音乐、使用钟表）、镇静/睡眠干扰（如减小镇静、调暗灯光、降低噪声）、活动（早期康复/活动）、听觉和视觉障碍干预（使用助听器和眼镜）。

3. 心肺功能障碍的康复治疗　重症患者通常有坠积性肺炎、肺不张、获得性膈肌功能下降等心肺问题。常用干预措施包括：①患者及家庭教育，有效改善焦虑，使患者更好地配合治疗，改善干预效果，预防并发症。②早期体位管理，对循环、呼吸、骨骼系统等有重要意义。③气道廓清技术，包括运动、体位引流与自主引流、胸部叩击与机械振动排痰、主动循环呼吸技术、主动咳嗽与辅助主动咳嗽技术、徒手过度通气与机械过度通气，可有效廓清气道，改善通气。④肺复张技术，包括深呼吸、激励式肺量计、徒手过度通气、呼气末正压等。⑤呼吸肌训练，包括体外膈肌起搏、吸气肌抗阻训练、呼气肌（腹肌）抗阻训练等。⑥需关注脱机流程，包括脱机前的自主呼吸试验和拔管前的漏气试验。

4. 运动障碍康复　重症患者运动障碍包括 ICU 获得性衰弱、关节活动度障碍、肌张力障碍等。ICU 获得性衰弱评估通常采用英国医学研究委员会（Medical Research Council，MRC）肌力分级标准评估双侧各 6 个肌群：肩外展、屈肘、伸腕、屈髋、伸膝、踝关节背屈。MRC 总评分 <48 分提示 ICU 获得性衰弱。多种康复手段被运用于重症患者的早期运动康复：①良肢位摆放及被动活动，如徒手被动活动、持续被动运动器械、紧张的肌肉关节牵伸等可预防制动并发症。②神经肌肉电刺激，制动患者常规治疗手段，治疗禁忌较少。③离床运动，视患者情况渐次递进。包括坐位训练，从床上有依托坐位至床上无依托坐位，床边有依靠椅上坐位至床边无依靠椅上坐位。步行训练，从床边站立至床边步行至走廊步行，从下一层楼至上下一层楼。速度从慢至快，时间从短至长。④有氧训练及抗阻训练，有氧训练可改善心肺耐力可以采用床边踏车进行，抗阻训练增加肌纤维数量及肌肉力量，通常采用弹力带等进行。⑤运动时监测，需密切检测患者的主观感觉、血压、心率及血氧饱和度。主观劳累计分一般在 9～13 分，心率活动时比安静时增加小于 20 次/min，收缩压增加小于 30mmHg，血氧饱和度下降 <4%。

5. 吞咽障碍与营养干预　重症患者吞咽障碍评估包括染料测试、容积-黏度测试及吞咽纤维内镜检测等评估手段。在吞咽功能专项评估后，临床可采用多种方法针对性介入：①通过设定进食环境、进食姿势、食物形态、一口量等获得安全、有效的经口摄食能力；②口腔护理包括清洁护理和促通刺激，保持口腔湿润清洁，促进有意识的舌反射运动；③不同难易程度的直接摄食训练；④间接训练包括舌骨上电刺激、冰酸刺激、吞咽相关肌群的肌力训练等；⑤辅助器具的使用。

采用营养风险筛查 2002（NRS2002）或危重症营养风险（NUTRIC）评分表进行营养风险筛查，对于需要营养支持治疗的重症患者首选肠内营养（EN），急性应激期目标喂养能量推荐：25～30kcal/（kg·d）；应激与代谢状态相对平稳后目标喂养能量推荐为：30～35kcal/（kg·d）。鼻胃管是 EN 的首选方式，建议使用鼻胃管进行管饲时将患者床头抬高 30°～45° 以减少误吸风险。对于严重胃食管反流、胃瘫、胃瘘、十二指肠梗阻、十二指肠瘘及高误吸风险患者，推荐使用幽门后喂养途径，即通过鼻肠管经空肠进行喂养。

6. 神经源性膀胱干预　重症患者急性期留置导尿管进行膀胱管理，临床康复应关注神经源性膀胱与神经源性直肠的预防：①规范留置导尿适应证，尽早拔除尿管；②用尿管拔除提示信息系统及医嘱终止系统；③拔管前进行膀胱功能训练；④严格执行尿管拔除后抗菌药物的使用原则，不常规使用抗菌药物；⑤详细制订尿管拔出后的替代方案。

7. 其他并发症　压疮与深静脉血栓。

压疮与深静脉血栓（DVT）是重症患者长期制动的常见并发症，常规的预防及干预措施包括：①体位改变，及时翻身、妥善安置体位、使用减压工具（合适支持面、高规格泡沫床垫）等能够有效预防压疮；②对压疮伤口进行全面、系统、动态评估，及时清洁常规伤口，根据伤口细菌培养结果有针对性地处理感染伤口。

深静脉血栓（deep vein thrombosis，DVT）是血液非正常地在深静脉内凝结，从而引起下肢静脉回流障碍性疾病。是住院患者特别是急危重症患者常见并发症之一。临床上常用 Wells 评分来预测下肢深静脉血栓形成可能性大小。辅助检查主要是血浆 D- 二聚体测定、彩色多普勒超声检查，因其敏感性、准确性较高，可床边操作，是 DVT 临床诊断的首选检查方法。危重症患者预防与治疗措施包括抗凝、药物治疗、弹力袜、运动治疗等单一或联合应用。

五、重症康复模式

目前国内外的重症康复模式主要包括 2 种。一是 ICU 床旁康复：针对其他病区 ICU 重症患者，在病情允许范围内康复团队早期介入开展床旁康复；二是康复医学科重症依赖病房的康复：针对康复医学科重症依赖病房的患者（一般已脱离呼吸肌，血流动力学比较稳定，但依然遗留意识障碍、心肺功能障碍、肢体障碍等复杂问题），在接受 24 小时密切的医疗监测和护理的同时接受积极的康复训练。

不管是哪种模式的康复都需要多学科团队协作进行综合康复治疗以提升治疗效果。重症康复的团队成员视患者情况可选择包括重症医生、康复医生、相关临床医生、ICU 护士、康复治疗师（物理治疗师、作业治疗师、言语治疗师、假肢矫形师）、呼吸治疗师、营养师、心理治疗师在内的各个组合。各医疗人员协调不充分、治疗时间冲突、治疗理念不一是重症康复实施的难点。克服这些障碍需要多学科团队的努力，团队内部对重症康复的重要性达成共识，同时制订相关的规章制度开展多种形式的沟通有助于患者获得更理想的治疗。

（陆　晓）

第二节　心力衰竭案例

心力衰竭（heart failure，HF）是指由多种原因导致心脏结构和 / 或功能的异常改变，使心室收缩和 / 或舒张功能发生障碍，从而引起的一组复杂的临床综合征，主要表现为呼吸困难、疲乏及液体潴留（肺淤血、体循环淤血及外周水肿）等症状。由于心力衰竭通常伴有肺循环和 / 或体循环的被动性充血，故又称之为充血性心力衰竭。心功能不全（cardiac insufficiency）或心功能障碍理论上是一个更广泛的概念，伴有临床症状的心功能不全称为心力衰竭，根据心力衰竭发生的时间、速度分为慢性心力衰竭和急性心力衰竭。

流行病学资料显示，目前全球心力衰竭患者的数量已高达 2250 万，并且仍以每年 200 万的速度递增，且 5 年生存率与恶性肿瘤相仿。随着社会经济的发展和人们饮食、生活习惯的改变，我国心力衰竭的流行病特点正发生着相应的转变，20世纪80年代导致心力衰竭第一病因的风湿性心脏病发病率现已下降，而同发达国家一样，冠心病已成为我国心力衰竭最主要的病因。

一、病史摘要

患者，男，57岁，因"活动后胸闷、气促3个月，加重3天"入院治疗。

病史：患者于3个月前劳累后出现胸闷、气促症状，曾在当地医院住院治疗，诊断为"心功能不全、冠心病"，经对症治疗（具体用药及剂量不详）后，病情有所缓解，但病情常反复发作。3天前，患者由于过度劳累及情绪激动，胸闷、气促症状加重，伴有明显的咳嗽，咳大量白色泡沫样痰，时有夜间不能平卧，坐起后减轻，食欲明显减退，双下肢明显水肿。自行口服利尿药物（呋塞米），效果不明显。为求进一步诊治，故来就诊，门诊以"心功能不全、冠心病"收住院。患者自发病以来精神焦虑，食欲缺乏，失眠，大便正常，小便少，体重略有加重。

入院查体：体温36.5℃，脉搏110次/min，呼吸20次/min，血压125/67mmHg。神志清楚，语言流利，痛苦面容，扶入病室，查体合作，营养中等，发育正常，全身皮肤黏膜未见黄染，全身浅表淋巴结未触及肿大。卧位颈静脉充盈，颈动脉未见异常波动，胸廓无畸形，呼吸运动对称，双侧语颤正常，双肺叩诊呈清音，双侧呼吸音增强，双肺底可闻及散在湿啰音，未闻及明显干啰音。腹部平坦，柔软，无压痛，肝脾未触及，移动性浊音阴性，肠鸣音正常。双下肢呈对称性中度水肿。

专科查体：心前区未见明显隆起，未触及明显细震颤。心脏相对浊音界见表17-2-1。

表 17-2-1　心脏相对浊音界结果

右 /cm	肋间	左 /cm
2.0	2	2.5
3.0	3	3.5
3.0	4	7.0
	5	11.0

心率110次/min，心律绝对不齐，强弱不等，于心尖区可闻及3/6级收缩期杂音，周围血管未闻及水冲脉及股动脉枪击音。双侧呼吸音增强，双肺底可闻及散在湿啰音，双下肢呈对称性中度水肿，未见杵状指。

既往史：既往冠心病病史8年，否认高血压、糖尿病病史；否认手术及外伤史。

个人生活史：既往吸烟20年，现已戒，否认饮酒史。适龄结婚，育有1子，体健，否认冶游史，预防接种史不详。

家族史：否认家族遗传病史。

辅助检查：血、尿常规正常，肝功能、肾功能正常；NT-proBNP 1800ng/L；胸部X线片示心脏扩大；超声心动图：LVEF 34.2%，左心室舒张末期内径（LVEDD）58.6mm，二尖瓣中度反流、心脏收缩功能下降；心电图：心房颤动，电轴正常，ST-T改变。

诊断：①心功能不全，心功能NYHA Ⅲ级；②冠状动脉粥样硬化性心脏病，不稳定型心绞痛；③心律失常，心房颤动。

处理：①心血管内科入院常规；②二级护理；③低盐低脂饮食；④抗凝、强心、利尿、扩血管、控制心室率等对症治疗。

二、康复评定

（一）功能评定

1. 心功能评定

（1）症状限制性运动试验

踏车运动试验：患者静息 3 分钟；然后以 60 转 /min 蹬车速率无负荷热身 3 分钟；根据患者年龄、性别和估计的功能状态预设功率，自行车功率递增速率 10～30W/min，使患者在 6～10 分钟内达到症状限制性极限心肺运动试验（cardiopulmonary exercise testing，CPET），获得最大运动功率，继续记录恢复期 5～10 分钟。

各项数据如下：

基础心率：82 次 /min，心率峰值：124 次 /min；收缩压：129mmHg，收缩压峰值：169mmHg；舒张压：69mmHg，舒张压峰值：79mmHg；无氧阈：9.2ml/（kg·min）；峰值摄氧量：14ml/（kg·min）。

（2）6 分钟步行试验：患者 6 分钟内步行 365m，中度心功能不全。

（3）NYHA 分级：Ⅲ级。

（4）超声心动图：LVEF 34.2%；LVEDD 58.6mm。

2. 呼吸功能评定　6 分钟步行试验后，Borg 呼吸困难评分 4 分，患者呼吸时气短稍微严重。

3. 运动功能评定　徒手肌力评定：患者双上肢肌力 4$^+$ 级，双下肢肌力 4$^+$ 级，肌张力正常。

4. 心理功能评定

（1）汉密尔顿焦虑量表评分为 8 分，有焦虑。

（2）汉密尔顿抑郁量表（24 分版）评分为 6 分，没有抑郁症状。

5. 生存质量评定　采用明尼苏达心力衰竭生活质量调查表予以评定，患者评分 56 分，生存质量受到影响。

（二）活动、参与评定

患者现已退休，对职业无影响。本科文化程度，生活不规律，喜欢同朋友和同事聚餐，患病以来朋友聚餐活动明显受限。

三、康复诊断

1. 心功能障碍　主要表现为胸闷、心悸，劳力时加重，休息后减轻。

2. 呼吸功能障碍　主要表现为胸闷气短，活动后加剧。

2. 运动功能障碍　肌力轻度下降。

3. 心理功能障碍　焦虑情绪。

四、康复目标

1. 近期目标　逐步恢复一般日常生活活动，包括轻度家务、劳动娱乐等活动，运动能力达到 4～6METs，提高生活质量。

2. 远期目标　巩固康复成果，控制危险因素，改善或提高体力活动能力和心血管功能，恢复发病前的生活和工作。

五、康复方案

（一）药物治疗

1. 利尿剂　如噻嗪类利尿剂、袢利尿剂、保钾利尿剂等，减轻心脏负担。

2.血管扩张剂　如钙通道阻滞剂、血管紧张素转化酶抑制剂等。

3.增加心输出量　洋地黄制剂，如地高辛、毛花苷 C 等。

4.其他　如 β 受体阻滞剂等。

（二）康复治疗

1.物理治疗　以循序渐进地增加活动量为原则，生命体征一旦稳定无合并症时即可进行康复治疗，要根据患者的自我感觉，尽量进行可以耐受的日常活动。

（1）呼吸训练：呼吸训练主要指腹式呼吸，要点是吸气时腹部浮起，膈肌尽量下降；呼气时腹部收缩，把肺内的气体尽量呼出，呼气与吸气之间要均匀、连贯、缓慢。

（2）有氧训练

1）运动方式：步行训练。

2）训练形式：连续性运动。

3）运动量：合理的每周总运动量为 700～2000kcal（相当于步行 10～32km）。①运动强度：运动训练必须达到的基本训练强度称为靶强度，可用最大心率、心率储备、最大摄氧量、代谢当量、主观用力评分法等方式表达。靶强度与最大强度的差值是训练的安全系数。靶强度设定：靶强度 =（40%～85%）VO_{2max}。②运动时间：靶强度的运动时间一般持续 10～60 分钟；根据患者 CPET 监测结果精准制订个体化运动方案，时间 30min/d，外加 10～15 分钟热身运动和 10～15 分钟恢复期整理动作，共计 50～60 分钟，运动中结合 Borg 呼吸困难评分（控制在 12～14 分）。③训练频率：国际上多采用每周 3～5 天的训练频率；患者每周运动 5 天；每 2～4 周调整一次运动强度，运动康复训练周期为 12 周。

运动量合适的主要标志：运动时稍出汗，轻度呼吸加快但不影响对话，早晨起床时有舒适感，无持续的疲劳感和其他不适感。

（3）循环抗阻训练：根据患者 CPET 监测结果精准制订个体化运动处方。踏车运动，负荷运动强度为 80% 无氧阈水平。运动时间 30min/d，外加 5 分钟热身运动和 5 分钟休整期，共计 40 分钟；运动频率 5d/ 周；运动治疗周期为 12 周。

2.作业治疗　可以早期进行吃饭、洗脸、刷牙、穿衣等日常生活活动；进行下棋、画画等文娱活动。

3.物理因子治疗　进行水疗及脉冲超短波治疗。

4.心理治疗　有明显的焦虑、抑郁状态的患者，医护人员应耐心、细致地为患者进行心力衰竭相关康复常识宣教。常用的心理调节疗法有说理疏导法、暗示疗法、音乐疗法、疏泄疗法、移情疗法等。同时，建议患者规律服药、适度运动锻炼、保持乐观的心态，可对疾病预后产生积极的影响。

（三）康复护理

护士和康复治疗师必须对患者进行医学常识教育，使其了解心力衰竭的发病特点、注意事项和预防再次发作的方法，特别强调戒烟、低盐低脂饮食、规律生活、个性修养等。

（四）中医康复方法

1.中药、针灸、穴位按摩等具有调节气血、疏通经络的作用，对慢性心力衰竭均有较好治疗效果。

2.中医传统功法如太极拳、八段锦、易筋经等具有颐养性情、调节脏腑功能、强身健体的功效，对慢性心力衰竭有较好的辅助治疗作用。

（五）康复方案调整与监护

如果患者在训练过程中没有不良反应，运动或活动时心率增加不足 10 次 /min，则次日训练可以进入下一阶段。若运动中心率增加 20 次 /min 左右，则需要继续同一级别的运动。若心率增加超过 20 次 /min 或出现不良反应，则应退回到前一阶段的运动，甚至暂时停止运动训练。为了保证活动的安全性，可以在医学或心电监护下开始新一阶段的活动，在无任何异常的情况下，重复性的活动不一定要连续监护。

分别在心脏康复治疗前、治疗后、3 个月后分别检测运动心肺功能变化，同时采用超声心动图评价射血分数、左心室舒张末期内径，以及 6 分钟步行试验和心力衰竭生活质量评分等评估心功能变化，并根据监测结果及时调整治疗方案。

（六）出院后运动处方制订

运动方式：选择适当的运动，如步行训练、八段锦等，避免竞技性运动。

运动强度：有生活自理能力者，定期监测心率、血压等，采用目标心率法评估运动强度。

目标心率：（最大心率 – 静息心率）× 60%+ 静息心率。

运动时间：要求运动时间持续 20～30 分钟，运动之前需做好准备工作及进行热身锻炼，防止运动期间出现不良后果。

运动频率：一周维持 3～4 次。

（七）出院后运动注意事项

1. 规律服药，定期监测血压、心率。

2. 每月需要门诊随访一次，出现任何不适均应暂停运动，及时就诊。

3. 药物治疗发生变化时，要注意相应调整运动方案。参加剧烈运动时，要尽可能先进行心电运动试验。

4. 只在感觉良好时运动，感冒痊愈或发热停止两天以上再恢复运动。

5. 注意周围环境因素对运动反应的影响，饭后不做剧烈运动，穿宽松、舒适、透气的衣服和鞋子，上坡时要减慢速度。寒冷和炎热天气后，要降低运动量和运动强度，避免在阳光下和炎热气候时剧烈运动。

6. 患者要充分了解个人能力，避免过度训练。

7. 警惕症状，运动时如发生心绞痛或其他症状，应停止运动，及时就医。

8. 训练必须持之以恒，间隔 4～7 天以上，再开始运动时宜稍降低强度。

六、实施康复治疗

康复医师、护士及康复治疗师共同制订治疗方案，管床医师统筹安排治疗时间，治疗师实施具体治疗方案，管床护士实施护理方案及健康宣教。

（唐　强）

第三节　呼吸衰竭案例

呼吸衰竭（respiratory failure）是指呼吸功能严重障碍，以致不能进行有效的气体交换，导致缺氧伴或不伴二氧化碳潴留而引起一系列生理功能和代谢障碍的临床综合征。其标准为海平面静息状态呼吸空气的情况下，动脉血氧分压（PaO_2）<60mmHg 伴或不伴有动脉血二氧化碳分压（$PaCO_2$）>50mmHg。重症医学科中常见的呼吸衰竭以急性肺损伤（acute lung injury，ALI）/ 急性呼吸窘迫综合征（acute respiratory distress syndrome，ARDS）为主。近年来，国内外对重症康复重要性和必要性的认识日益增强，越来越多的证据表明，重症康复对呼吸衰竭患者的预后、生存质量和回归正常生活都有积极的影响。

总体而言，呼吸衰竭重症康复的治疗原则是：预防卧床并发症发生，减轻已出现的并发症损伤；促进气道廓清，维持或增加肺容量；优化通气效能，减小呼吸做功；增强呼吸肌肌力，减少呼吸机依赖。

一、病史摘要

患者，男，77岁，呼吸困难2个月，呼吸机辅助通气一个半月，为帮助患者彻底脱离呼吸机，重症医学科请康复医学科会诊。

病史：患者2个月前出现胸闷、咳嗽、咳白色黏稠痰，伴有发热，体温波动于37～37.5℃，以"肺内感染"为诊断收入当地医院。患者经头孢他啶抗感染、补液、控制血糖等对症药物治疗后，病情未见明显好转。一个半月前患者出现呼吸困难及神志恍惚，并进行性加重，伴痰量增多，痰液转变为黄白色黏稠痰。当地医院复查肺CT提示肺部炎症，无创呼吸机辅助通气下，血气分析提示：$PaCO_2$ 57mmHg，PaO_2 88mmHg，BE 11.2mmol/L。急诊以"Ⅱ型呼吸衰竭，吸入性肺炎"为诊断，将患者收入重症医学科。重症医学科给予有创呼吸机辅助通气，行抗感染、稳定循环、营养支持、纠正酸碱失衡、纠正电解质紊乱等药物对症治疗，后患者病情好转。目前患者病情平稳，右美托咪定静脉滴注镇静中，嗜睡状态，泵控鼻饲饮食；去甲肾上腺素0.3μg/(kg·min)持续泵入中，血压116/62mmHg；50L/min，35%氧浓度接气管插管吸氧，血氧饱和度100%。患者呼吸机辅助通气与高流量吸氧交替进行，纤支镜可吸出少量白色黏稠痰液。

既往史：28年前曾诊断"脓气胸，支气管胸膜瘘"，12年前于某医院行左肺大部切除术。2型糖尿病病史25年，应用胰岛素联合阿卡波糖控制血糖，血糖控制不佳。高血压病史5年，血压最高达150/90mmHg，口服美托洛尔控制血压，血压控制不佳。2年前诊断"脑梗死"，遗留失语及吞咽障碍。

个人生活史：脑梗死后患者进食量减少，偶有呛咳；否认有害气体接触史，否认药物过敏史，否认麻醉药物使用，否认输血史。

会诊时查体：体温36.2℃，脉搏90次/min，呼吸18次/min，嗜睡，消瘦体型，双侧瞳孔等大等圆，瞳孔直径3mm，对光反射灵敏。

专科查体：悬雍垂居中，软腭上抬无力，左侧咽反射减弱，右侧咽反射消失。心率90次/min，律齐，各瓣膜区未闻及病理性杂音。左肺呼吸音消失，右肺呼吸音粗，未闻及干湿啰音。舟状腹，腹软，无压痛，四肢无水肿。

辅助检查：

胸部X线正位片：左侧胸廓塌陷，左肺呈致密影改变，右肺纹理模糊，肺野透过度降低。气管居中，可见插管。左侧肋膈角消失，右侧肋膈角锐利。超声心动图：左心室心肌肥厚，左心室容积减小，射血分数62%；右心室流出肺动脉瓣血流速度轻度加快；主动脉瓣退行性变伴有轻度反流。双下肢静脉超声提示：双下肢静脉、股-腘静脉未见异常。头颅CT：双侧侧脑室旁、基底节区可见斑片状低密度影；双侧侧脑室前后角脑白质密度减低。脑室明显扩张，脑沟、脑裂、脑池可见加深。血常规：WBC $12.95×10^9$/L，中性粒细胞百分比81.8%，RBC $2.67×10^{12}$/L，Hb 86g/L。ALB 22.7g/L，脑钠肽455ng/L。痰细菌培养：肺炎克雷伯菌。

诊断：①Ⅱ型呼吸衰竭，吸入性肺炎，左肺叶切除术后；②慢性心功能不全，心功能Ⅲ级；③吞咽障碍，运动性失语，脑梗死后遗症；④高血压1级（极高危）；⑤2型糖尿病。

二、康复评定

(一)功能评定

1.呼吸功能评定　患者目前辅助呼吸方案：50L/min，35%氧浓度接气管插管吸氧；自主通气模式，压力支持（PS）12cmH$_2$O，氧气浓度30%，呼吸机辅助通气。改良呼吸困难指数（mMRC）评定：4级。

2.循环功能评定　窦性心律，心率波动于90～110次/min，血压波动于110～170/50～70mmHg，心功能Ⅳ级。脑钠肽455ng/L。

3.其他评定　嗜睡状态，运动性失语。患者鼻饲饮食，进食量偏少，中度贫血，低蛋白血症。

(二)结构评定

胸部X线正位片：左侧胸廓塌陷，左肺呈致密影改变，双肺纹理模糊，肺野透过度减低。超声心动图：左心室心肌肥厚，左心室容积减小，射血分数62%；右心室流出肺动脉瓣血流速度轻度加快；主动脉瓣退行性变伴有轻度反流。

(三)活动评定

四肢可见轻微活动，但不能抬离床面。

(四)环境与个人因素

77岁，男，胸闷、气短2个月，呼吸机辅助通气一个半月。患者既往左肺大部切除术后12年，本次发病前体力衰弱，血糖、血压控制不良。目前患者心电监护下应用呼吸机辅助通气，可以平躺于床，安静休息。

三、康复诊断

(一)功能障碍

1.呼吸功能受限　左肺缺如，肺总量减小，呼吸肌群肌力下降，呼吸机辅助通气。

2.循环功能受限　心功能Ⅳ级，依赖药物维持血流动力学稳定。

3.运动功能受限　吞咽功能障碍，鼻饲饮食；呼吸肌肌力下降，自主呼吸能力低下；体能衰弱，活动受限。

(二)结构异常

左肺大部切除术后，左侧胸廓塌陷，左侧残肺萎缩、实变。

(三)活动受限

表现为不能自主床上翻身、活动，不耐受摇床坐起。

四、康复目标

1.近期目标　纠正贫血及低蛋白血症，改善体能及精神状态，恢复患者自主呼吸功能，使其尽早脱离呼吸机，转出重症病房。

2.远期目标　回归家庭，延长生命。

五、康复方案

1.康复护理　半卧位体位引流，背部叩击和医用振动排痰机排痰，纤支镜吸痰（1次/d）。

2.物理因子治疗　咽部低频电治疗（每日1次，每次30分钟）、膈肌低频电治疗（每日1次，每次20分钟）、肺部超短波（每日1次，每次10分钟）。

3.运动治疗　呼吸训练（缩唇呼吸、深慢呼吸、膈肌呼吸训练）、坐起训练、肢体肌力训练、四肢各关节主被动活动。

4.营养支持　制订营养支持方案，在血糖相对稳定前提下，逐步提高血清白蛋白及血红蛋白水平。

六、实施康复治疗

1.康复介入　康复医师到重症医学科病房床头会诊，进行康复评定，制订重症康复计划。康复医师定期到重症医学科病房随访病情，根据患者治疗耐受及功能恢复情况，调整治疗方案及治疗强度。

2.康复执行　重症医学科病房内护士及护工实施康复护理，重症医学科医生实施纤支镜吸痰；心肺物理治疗师实施运动治疗，电疗治疗师实施物理因子治疗；营养科会诊制订营养支持方案。

3.过程管理　治疗开始前，治疗师需要查看患者周身置管及监护设备安装情况；治疗过程中，治疗师要关注心电监护指标变化，当心率、血压及血氧饱和度等指标出现显著变化时，及时报告重症医学科医护人员处理；治疗之后，应再次核查患者周身置管及监护设备安装情况，完善治疗记录。

（马跃文）

第四节　多器官功能衰竭案例

多器官功能衰竭（MOF）是一种病因繁多、发病机制复杂、病死率极高的临床综合征，是指机体受到严重感染、创伤、手术、烧伤、休克等严重打击后，两个或两个以上器官发生序贯性功能衰竭的临床综合征。多见于脓毒血症、肺炎、腹腔脓肿等，多发生在原发病的24小时后，感染是首位诱因。早期症状和体征不明显且无特征，不易被发现。多器官功能衰竭的病死率很高，并随衰竭器官的数目增加而增高，累及1个器官者的病死率为30%，累及2个器官者的病死率为50%～60%，累及3个以上者的病死率为72%～100%。病死率还与患者的年龄、病因和基础病变等因素有关。多器官功能衰竭的病理生理基础主要为应激反应、氧代谢障碍、代谢紊乱、凝血机制障碍等，主要功能障碍包括肺功能障碍、肾功能障碍、心功能障碍、肝功能障碍、胃肠道功能障碍等。多器官功能衰竭已成为重症康复患者致死的重要原因。围绕重症康复患者功能及相关临床问题，《感染诱发的老年多器官功能障碍综合征诊断与治疗中国指南2019》《神经重症康复中国专家共识》对重症患者的救治、并发症处置及康复治疗均提出了指导意见，以提高重症患者的生存率及远期生活质量。

一、病史摘要

患者，女，72岁，因"意识障碍伴四肢活动不利5个月"入院。

病史：5个月前无明显诱因突发头痛，伴呕吐，呕吐物为胃内容物，就诊于当地医院，行头颅CT检查示蛛网膜下腔出血，数字减影血管造影（DSA）提示脑动脉瘤，经保守治疗（具体不详）后好转，后以"脑动脉瘤"收入本院神经外科，住院期间动脉瘤再次破裂出血，急于全身麻醉下行脑动脉瘤夹闭术，术后予以抑酸、补液、脱水降颅内压、降糖、调节电解质、保肝等治疗，后复查头部影像显示脑积水加重，后行脑室腹腔分流术，住院期间予以头孢哌酮舒巴坦钠、万古霉素、头孢曲松等抗感染治疗，现仍遗留认知障碍、肢体功能障碍，为求进一步全面康复治疗，以"脑动脉瘤术后"收入本院康复医学科。

患者自发病以来，目前神志尚清，认知障碍，鼻饲流质饮食，留置尿管，大便尚可，睡眠尚可，体重稍下降。

入院查体：体温36.5℃，脉搏74次/min，呼吸19次/min，血压143/65mmHg。神志清楚，慢性病容，平车推入病房，被动体位，查体欠配合。全身皮肤黏膜未见明显黄染，全身浅表淋巴结未扪及肿大，颈静脉正常，双肺呼吸音粗，双下肺可及少量湿啰音，心脏未见异常隆起，心音可，律齐，未闻及病理性杂音，心率74次/min，肢体活动障碍，双下肢无明显水肿。

专科查体：神志清楚，自主睁眼，言语不能，认知障碍，高级神经功能查体不能配合，双侧额纹对称，双侧瞳孔等大等圆，直径3mm，光反应（+），眼动不合作，伸舌示齿不配合，双侧鼻唇沟对称，四肢肌力粗测2～3级，四肢肌张力稍高，双上肢腱反射正常，双下肢腱反射减弱，双侧Babinski征阳性，感觉共济查体欠配合，Brunnstrom分期（左上肢、左手、左下肢，3期；右上肢、右手、右下肢，3期），日常生活活动（ADL）评分0分。

既往史：既往8年前行双髋关节置换术，高血压病史10年，口服"氨氯地平"控制，血压控制尚可。否认冠心病病史，否认糖尿病病史，否认肝炎、结核等传染病病史，否认输血史，否认药物过敏史，否认食物过敏史。预防接种史不详。

个人生活史：居住于天津市区，平素生活规律，已退休，高中文化程度，有医保，经济及社会支持系统良好。

住院期间患者出现发热，体温最高41℃，呼吸25次/min，心率140次/min，血压81/53mmHg。神志欠清，24小时尿量600ml。血常规：白细胞23×10^9/L，中性粒细胞百分比91.1%；血生化：肌酐184μmol/L（48小时内上升），尿素氮42.8mmol/L，谷草转氨酶183U/L，谷丙转氨酶80U/L，碱性磷酸酶167U/L，白蛋白25g/L，降钙素原（定量）48.22μg/L，CRP 497.0mg/L。予头孢哌酮舒巴坦钠抗感染、补液治疗，多巴胺维持血压。完善血培养等检查，回报：1-3-β-D葡聚糖243.74ng/L，K^+ 3.1mmol/L，白蛋白22g/L，白假丝酵母菌、粪肠球菌阳性，考虑菌血症、真菌感染，积极抗感染、补液、保肾、保肝、纠正内环境紊乱等治疗，给予万古霉素、氟康唑抗感染治疗。监测万古霉素血药浓度，调整药物剂量。患者右侧季肋区、胸前可见片状红斑、水疱，带状分布，考虑带状疱疹。监测心、肝、肾功能，监测心功能LVEF 58%，脑钠肽51.9ng/L。经治疗患者病情好转，体温逐渐降至正常，神志清楚，肝肾功能好转，内环境紊乱纠正，生命体征平稳。

辅助检查：

外院头颅CT：蛛网膜下腔出血；外院DSA：脑动脉瘤。超声心动图：二、三尖瓣反流，左心室舒张功能减低，收缩功能正常，LVEF 58%。胸部CT：两肺多发斑片影、实变及不张影。腹部CT：肝脏形态、大小正常、边缘光滑，各叶比例协调，肝顶可见低密度小结节影，肝内外胆管无扩张，胆囊不大，壁不厚，腔内密度不均匀增高；左侧肾上腺呈结节样增厚，脾、胰腺及双肾形态、大小及密度未见异常；所示肠管排列规整，未见积气、积液及扩张，肠间、脂肪间隙密度存在；膀胱充盈欠佳，子宫形态、大小正常，双侧附件区未见确切异常；腹主动脉周围多发淋巴结，少量盆腔积液；皮下至腹腔管状影；所示双侧股骨头区金属致密影伴放射状伪影。头颅 CT：左侧额颞部骨瓣影及金属内固定物影，鞍上区金属夹影。脑室系统扩张较前加重，侧脑室内引流管影。双侧额部颅骨内板下窄条状混杂密度影。下肢血管超声提示有小腿肌间静脉血栓。

诊断：①前交通动脉瘤术后；②蛛网膜下腔出血、脑积水、肺部感染、菌血症、真菌感染、感染性休克、急性肾衰竭、高血压 2 级（极高危）、胃肠功能紊乱、认知障碍、下肢静脉血栓形成、低蛋白血症、肝功能异常、电解质代谢紊乱、消化道出血、贫血、带状疱疹性肋间神经痛、双侧髋关节置换术后。

二、康复评定

（一）功能评定

1. 感觉功能评定　患者认知障碍，感觉评定无法配合。

2. 运动功能评定

肌力评定：应用 MRC 肌力分级标准，四肢肌力粗测 2～3 级。

肌张力评定：应用改良 Ashworth 量表，粗测 1～1$^+$ 级。

关节活动度评定：各关节主动关节活动度受限，被动关节活动度无明显受限。骨盆 X 线双髋关节假体无明显移位。

运动功能恢复评定：Brunnstrom 分期，左上肢、左手、左下肢为 3 期，右上肢、右手、右下肢为 3 期。

平衡协调功能评定：协调共济检查不能配合。

3. 认知功能评定　简易精神状态检查（MMSE）量表 0 分。

4. 吞咽评定　饮水试验，咽反射减弱，经口少量喂半流质食物，口腔控制尚可，吞咽动作协调性稍差。余吞咽评定不能配合。

5. 呼吸功能评定　呼吸频率及节律尚可，有呼吸频率增快，无异常呼吸运动模式，胸廓活动度对称，尚可，肺部听诊双下肺可闻及湿啰音，主动咳嗽及咳痰能力较差。实验室评定：血氧饱和度 91%～95%；胸部 CT：两肺多发斑片影、实变及不张影。

6. 心脏功能评定　心率偏快，90～140 次 /min，心音可，心律尚齐，未及病理性杂音，心电图示窦性心动过速，心肌酶不高，心功能尚可，脑钠肽 51.9ng/L。超声心动图：二、三尖瓣反流，左心室舒张功能减低，收缩功能正常，LVEF 58%。

7. 肾功能评定　肾区无包块，无叩击痛，颜面部及肢体无明显肿胀，病情加重期出现少尿，24 小时尿量 600ml，实验室检查示肾功能异常，尿素氮 42.8mmol/L，肌酐 184μmol/L。腹部 CT：左侧肾上腺呈结节样增厚，双肾形态、大小及密度未见明显异常。治疗后尿量和肌酐、尿素氮得到纠正。

8. 肝功能评定　皮肤、黏膜无黄染，肝肋下未及。实验室检查示转氨酶升高，谷草转氨酶 183U/L，谷丙转氨酶 80U/L，碱性磷酸酶 167U/L，白蛋白 25g/L。腹 CT：肝脏形态、大小正常、边缘光滑，各叶比例协调，肝顶可见低密度小结节影，肝内外胆管无扩张，胆囊不大，壁不厚，腔内密度不均匀增高。对症处理后纠正。

9. 胃肠功能评定　偶有呕吐，不除外脑积水、高颅压等中枢性因素所致，定期鼻胃管回抽无潴留，腹部未及包块，无明显压痛、反跳痛、肌紧张，肠鸣音可，胃液潜血及便潜血双阳性，不除外消化道出血。腹部 CT：所示肠管排列规整，未见积气、积液及扩张，肠间、脂肪间隙密度存在。

10.二便功能评定　留置尿管，后拔除尿管，患者可自行排出小便，每次 200～300ml，24 小时出量 2300ml，测残余尿量小于 100ml。大便有时需开塞露辅助排便。

（二）结构评定

患者脊柱四肢未见明显畸形、肿胀。肢体活动障碍。超声心动图：二、三尖瓣反流，左心室舒张功能减低，收缩功能正常，LVEF 58%。胸部 CT：两肺多发斑片影、实变及不张影，考虑感染性病变。腹部 CT：肝脏形态、大小正常、边缘光滑，各叶比例协调，肝顶可见低密度小结节影，肝内外胆管无扩张，胆囊不大，壁不厚，腔内密度不均匀增高。左侧肾上腺呈结节样增厚。脾、胰腺及双肾形态、大小及密度未见异常。所示肠管排列规整，未见积气、积液及扩张，肠间、脂肪间隙密度存在。膀胱充盈欠佳，子宫形态、大小正常，双侧附件区未见确切异常。腹主动脉周围多发淋巴结，少量盆腔积液。皮下至腹腔管状影。所示双侧股骨头区金属致密影伴放射状伪影。头颅 CT：左侧额颞部骨瓣影及金属内固定物影，鞍上区金属夹影。脑室系统扩张较前加重，侧脑室内引流管影。双侧额部颅骨内板下窄条状混杂密度影。下肢血管超声提示有小腿肌间静脉血栓。

（三）活动评定

采用 MBI 量表，ADL 评分 0 分。

（四）参与评定

患者认知障碍，遵嘱活动欠佳，日常生活活动能力完全受限，社会参与能力丧失。

三、康复诊断

（一）功能障碍

1.感觉功能障碍　患者认知功能障碍，感觉功能无法评定。

2.运动功能障碍　主要表现为肢体肌力减退，肌张力稍高，功能性活动缺失。

3.平衡功能障碍　患者可倚靠下坐位，坐位平衡及站位平衡均丧失。

4.言语功能障碍　无言语，认知障碍，无法评定。

5.认知功能障碍　认知功能障碍，表现为时间定向、空间定向、记忆力、注意力、复述及计算力等均欠。

6.心理功能障碍　无法评定。

7.心功能障碍　心率增快，心功能及结构尚可。

8.肺功能障碍　肺感染，呼吸频率增快，血氧饱和度不高，血气分析氧分压低。

9.肾功能障碍　肌酐、尿素氮异常，24 小时尿量减少。急性肾衰竭。

10.肝功能障碍　转氨酶升高。

11.内环境障碍　血糖升高，电解质代谢紊乱，高渗状态，神志欠清。

12.胃肠功能障碍　消化道出血，大便需开塞露辅助。

13.营养障碍　消化道出血，影响肠内营养摄入，贫血、低蛋白血症。

14.免疫障碍　机体免疫力降低，带状疱疹病毒感染。

（二）结构异常

1.头颅　左侧额颞部骨瓣影及金属内固定物影，鞍上区金属夹影。脑室系统扩张较前加重，侧脑室内引流管影。双侧额部颅骨内板下窄条状混杂密度影。

2.心脏　二、三尖瓣反流，左心室舒张功能减低，收缩功能正常，LVEF 58%。

3.肺部　两肺多发斑片影、实变及不张影，考虑感染性病变。

4. 腹部脏器 肝顶可见低密度小结节影，胆囊腔内密度不均匀增高。左侧肾上腺呈结节样增厚。腹主动脉周围多发淋巴结，少量盆腔积液。皮下至腹腔管状影。

5. 下肢血管 小腿肌间静脉血栓形成。

6. 皮肤 季肋区带状疱疹，皮肤破损。

（三）活动受限

基础性日常生活活动能力（BADL）及工具性日常生活活动（IADL）完全受限，生活完全依赖。

（四）参与受限

社会参与能力完全丧失。

四、康复目标

1. 近期目标 控制感染，抗休克，保肾保肝治疗，稳定内环境，纠正多脏器功能紊乱，提高心肺功能，促进患者生命体征平稳，稳定病情。维持关节活动度，预防压疮及下肢静脉血栓形成等并发症。

2. 远期目标 促进认知功能恢复，提高运动功能，提高日常生活活动能力，部分生活自理，提高转移能力，实现轮椅上坐位。

五、临床处理与康复方案

1. 医疗治疗经过

（1）原发疾病的处理

1）脑积水：行头颅 CT 检查及腰椎穿刺检查，请神经外科协助调节脑室腹腔分流泵，密切观察患者意识情况变化。

2）认知功能：采用改善认知功能的药物，盐酸美金刚、多奈哌齐治疗。

（2）并发症的处理

1）抗感染治疗：予万古霉素、氟康唑、卡泊芬净治疗，予冰毯物理降温，按照药敏试验结果给予美罗培南、替加环素抗感染治疗。

2）抗休克治疗：多巴胺维持治疗。

3）保肾保肝治疗：维持组织灌注，肌酐上升，予尿毒清治疗，转氨酶上升予异甘草酸镁保肝治疗，监测肝肾功能电解质。

4）消化道出血，便潜血及胃液潜血双阳性，予药物抑酸护胃治疗。

5）小腿肌间静脉血栓，予以右旋糖酐扩容。

6）患者白细胞计数升高，查血常规显示中性粒细胞百分比 91.4%，考虑不除外导管相关感染，完善上肢血管超声，拔除经外周中心静脉导管（PICC）。

7）应激性血糖升高，血糖波动大，予监测血糖，胰岛素泵入治疗。

8）肋间出现带状疱疹，予神经妥乐平、喷昔洛韦、局部理疗治疗后好转。

2. 康复治疗

（1）物理运动治疗：肢体良肢位摆放，床上活动，包括转移及桥式运动，关节肌肉牵伸，不同角度体位适应性训练，神经肌肉电刺激疗法，床旁功率自行车训练。肌张力控制：肢体被动训练、关节活动度被动活动、电动起立床训练等。

物理因子治疗：紫外线、神经肌肉电刺激、经颅直流电刺激治疗。

（2）作业治疗：进行床上坐起训练及上肢功能训练，患者配合欠佳，效果不理想。

（3）吞咽治疗：吞咽肌低频电刺激，口腔感觉运动训练（舌肌被动训练、冰刺激、口面部震动刺激等），摄食训练。

（4）心脏运动康复：2小时翻身1次；肢体良肢位摆放；被动关节活动2~3次/d；神经肌肉电刺激；气压治疗；床边功率自行车训练；逐渐由床头抬高到床上直立位训练。出入量平衡，监测心电图，心肌酶、脑钠肽等指标，维持电解质平衡。

（5）肺康复：依据药敏试验结果针对性抗感染抗休克治疗，患者频繁呕吐，予以鼻肠管置入，加强口腔护理，及时进行分泌物吸引，床头抬高30°以上，机械振动排痰，体位排痰等气道廓清技术促进痰液排出，减少坠积反应。足够的营养支持。监测生命体征、血气分析。

（6）胃肠康复：药物抑酸护胃，予以鼻肠管置入减少反流误吸风险，确保足够的能量；适当使用胃肠动力药、胃肠菌群药物，采用中频电疗、肢体功能活动促胃肠蠕动。监测胃液潜血、便潜血等。

（7）康复护理：2小时翻身拍背，避免反流误吸，肢体良肢位摆放，加强肺部护理，加强痰液引流，体位排痰，向陪护宣教。

（8）传统中医治疗：采用中药和针灸推拿治疗。

医护治一体化治疗，医师为主导，统筹安排，控制病情，积极开展危重症疾病抢救和功能救治，提高生存率和功能留存水平；治疗师实施康复方案，提高和维持现有功能，预防并发症；护士加强康复护理及监测生命体征及病情变化，管理患者情绪，实施护理方案并做好宣教。

（万春晓）

第五节 ICU 获得性肌无力案例

ICU 获得性肌无力（intensive care unit acquired weakness，ICU-AW）是 ICU 发生率最高的急性多神经肌病，临床上也称为 ICU 获得性衰弱。镇静、骨骼肌松弛、制动机械通气、高血糖、脓毒症等因素均可导致 ICU-AW 的发生。ICU-AW 的实质是神经肌肉功能障碍，包括危重病性多发性神经病（critical illness polyneuropathy，CIP）、危重病性肌病（critical illness myopathy，CIM）及两者共存的危重病性神经肌病（critical illness neuromyopathy，CINM）。任何原因导致的危重症都可引起上述两种症状，可单独发生也可合并发生。

一、病史摘要

患者，男，22岁，因"四肢活动不灵1个月"入院。

现病史：患者1个月前在游泳池仰泳时被人发现意识不清，呼之不应，后立即被其同学救上岸，上岸后仍意识不清，四肢发软，面色发青，口唇发绀，急给予胸外心脏按压，患者呕吐出血色泡沫状液体，量不详。急救车到达现场时患者存在自主心率，约15分钟送至医院急诊，当时无自主呼吸，SpO_2 30% 左右，瞳孔直径3mm，对光反射消失。给予气管插管、呼吸机辅助呼吸，留置胃管、尿管等措施，胃管引出 400ml 咖啡色胃内容物。急查血常规：WBC 15.28×10^9/L、中性粒细胞百分比 76.6%、Hb 166g/L，PLT 324×10^9/L，BNP<12ng/L；

心肌梗死三项：CK-MB 2.20μg/L、肌钙蛋白 I 定量 0.10μg/L、肌红蛋白 297.4μg/L；肝肾功能、生化离子、淀粉酶：ALT 213U/L，AST 180U/L，Cr 152μmol/L，尿酸 705μmol/L，钠 133mmol/L、钙 2.8mmol/L、镁 1.4mmol/L、磷 3.40mmol/L、二氧化碳结合力 9.0mmol/L，淀粉酶 523U/L；D-二聚体 478μg/L FEU；尿常规酮体（±），隐血（+++），尿蛋白（++）。给予小苏打、甲泼尼龙、地塞米松、磷酸肌酸、哌拉西林他唑巴坦、呋塞米等药物，患者血氧饱和度 90% 左右，躁动明显，给予适当镇静后完善 CT 示：颅脑未见明显异常，建议短期复查；结合病史，考虑双肺吸入性肺水肿、炎症（淹溺肺）；心脏增大；脂肪肝；建议结合临床，必要时短期复查。给予患者机械通气等综合治疗后 3 天，患者逐渐清醒，四肢肌力 5⁻级，不自主震颤明显，应用氯硝西泮、丙泊酚等镇静药物控制，效果可，后逐渐减少镇静药物用量，患者肌力下降，结合肌电图检查。诊断为：①溺水；②心肺复苏术后缺氧缺血性脑病；③急性呼吸窘迫综合征；④吸入性肺炎；⑤心肌损伤；⑥代谢性酸中毒；⑦乳酸酸中毒；⑧急性肾功能不全；⑨肝功能不全；⑩应激性溃疡；⑪ICU-AW。为行进一步康复治疗以 "四肢运动障碍" 收入康复医学科。

入院查体：青年男性，神志清楚，精神一般，发育正常，营养中等，皮肤黏膜未见黄染及出血。全身浅表淋巴结未触及肿大。头颅无畸形，眼睑无水肿、充血及苍白，双侧瞳孔等大等圆，对光反射灵敏。耳鼻未见畸形，口唇无发绀，扁桃体无肿大及化脓。颈软，气管居中，甲状腺无肿大，无颈静脉怒张。胸廓对称，活动度减弱，双侧呼吸动度差，呼吸无力，双肺未闻及干湿啰音。心前区无隆起，心界不大，心率 82 次/min，心律规整，各瓣膜听诊区未闻及病理性杂音。腹部平坦，未见肠型及蠕动波，无腹壁静脉曲张，腹软，触诊未出现痛苦表情，肝脾肋下未及，墨菲征阴性，腹部未触及明显包块。腹部叩诊呈鼓音，移动性浊音阴性，振水音阴性，肠鸣音 2~3 次/min，未闻及血管杂音。肛门及外生殖器外观无异常。脊柱四肢无畸形。

专科查体：四肢肌张力低，上肢近端肌力 3⁺级，远端肌力 3 级，双下肢肌力 3 级。双侧膝反射减弱、跟腱反射减弱，双下肢触觉、痛温觉及振动觉正常。双侧 Babinski 征（−），左侧查多克征（−），颈抵抗（−），克尼格征（−）。

既往史：既往体健。近期减肥节食、熬夜劳累，否认高血压、心脏病、糖尿病等病史；否认有肝炎、结核等传染病史及密切接触史；无药物及食物过敏史；无重大外伤、手术及输血史，预防接种史不详。

个人生活史：生于原籍，无外地长期居住史，无毒物接触史，吸烟约 20 支/d，否认酗酒及其他不良嗜好。

辅助检查：

血常规：WBC 9.28×10⁹/L、中性粒细胞百分比 76.6%、Hb 134g/L，PLT 288×10⁹/L，BNP<12ng/L。

心肌梗死三项：CK-MB 0.20μg/L、肌钙蛋白 I 定量 0.10μg/L、肌红蛋白 454μg/L。

肝肾功能、生化离子、淀粉酶：ALT 35U/L，AST 43U/L，Cr 65μmol/L，尿酸 74μmol/L，钠 137mmol/L、钙 2.8mmol/L、镁 1.4mmol/L、磷 1.40mmol/L、二氧化碳结合力 9.0mmol/L，淀粉酶 523U/L。

头颅 CT：脑水肿。

颅脑 CT：脑水肿较前已完全吸收，未见明显异常。

肌电图：

（1）运动神经传导速度（MCV）：右正中神经腕 - 掌 MCV 明显减慢、余段轻度减慢、波幅明显下降；双尺神经、右腓总神经、右胫神经 MCV 减慢、波幅下降。

（2）感觉神经传导速度（SCV）：右正中神经 SCV 减慢、波幅下降；右尺神经 SCV 减慢、波幅下降；左尺神经 SCV 正常低限、波幅正常；右腓浅神经、右腓肠神经 SCV、波幅正常。

（3）F 波：双侧尺神经，胫神经 F 波未引出。

（4）H 反射：双侧胫神经 H 反射未引出。

结论：周围神经病变（运动神经轴索损害为主）。

诊断：①ICU-AW；②四肢不完全性瘫痪；③溺水；④缺氧缺血性脑病；⑤心肺复苏术后。

处理：

患者在 ICU 期间采用如下治疗方案：

1. 心肺复苏术后，存在缺氧缺血性脑病，给予亚低温治疗，同时给予脱水、脑保护、营养神经。

2. 患者 CT 示双下肺实变，存在急性呼吸窘迫综合征，给予充分镇静、肌肉松弛，呼吸机辅助通气，监测血气分析等指标变化，及时调整呼吸机参数，患者炎性指标高，肺部感染严重，给予碳青霉烯类抗生素抗感染治疗，加强吸痰等呼吸道管理。

3. 患者心肌损伤，给予营养心肌等治疗，中心静脉置管监测中心静脉压，指导液体治疗。

4. 患者肾功能不全，床旁连续肾脏替代治疗，清除毒素同时脱水减轻心脏负荷；余给予护肝、化痰、纠正电解质紊乱、维持内环境稳定等治疗。

5. 被动肢体活动训练，防止肌肉失用性萎缩及关节挛缩。高压氧治疗，改善脑血供，提高脑细胞活性。超短波改善肺部炎症，促进患者呼吸功能恢复。

二、康复评定

（一）功能评定

1. 感觉功能评定

（1）浅感觉：患者四肢痛觉、触觉、温度觉无明显异常。

（2）深感觉：患者运动觉、振动觉、位置觉无明显异常。

（3）复合感觉：患者定位觉、两点辨别觉、图形觉、实体觉正常。

2. 运动功能评定

（1）关节活动度：患者上下肢所有关节主动、被动关节活动度均在正常范围内。

（2）肌张力：四肢肌张力略降低。

（3）肌力：双上肢近端肌力 3$^+$ 级，远端肌力 3 级，双下肢肌力 3 级。

徒手肌力评定是评定者在借助重力或徒手施加外在阻力的前提下，评定受试者所测肌肉（或肌群）产生的最大收缩能力的一种肌力评定方法。

除此之外还可以使用简单仪器评定，患者局部肌肉（或肌群）的徒手肌力达到 3 级以上时，可借助一些简单的测力计（握力计、捏力计、拉力计和水银血压计等）进行肌力测定，并可直接获得以力量、压强等为单位的定量肌肉数值。评定方式可以分为等长肌力评定和等张肌力评定。

（4）肱二头肌反射（++）、肱三头肌反射（++）、桡骨膜反射（++）、膝反射（++）。

（5）MRC 关键肌群评分（表 17-5-1）：

表 17-5-1 MRC 关键肌群评分　　　　　　　　　　　　　　　　　　单位：分

肌群	左侧	右侧
抬起手臂	3	3
屈曲前臂	2	2
伸直手腕	1	1
屈曲腿	3	3
伸直膝关节	3	3
向背侧屈曲脚	2	3

总分 29 分（<48 分），肌力从 0 级到 5 级共分 6 级，5 级代表正常肌力。将 6 对肌群的肌力相加，总分小于 48 分诊断肌无力。但是 MRC 评分的结果受患者体位及肢体可用性的影响，MRC 评分存在很大的局限性，如鉴别力差和潜在的上限效应。根据 MRC 评分诊断为 ICU-AW 的患者应接受连续的评估，如果评分持续低下，还应继续行电生理学检查和 / 或肌肉活检。

（6）握力测试：右手握力 2kg，左手握力 1kg。一般认为，女性握力小于 7kg 或男性小于 11kg 表明有肌无力。

3. 平衡功能评定　立位平衡难以保持，坐位可短暂保持。

（二）结构评定

影像学检查：

头颅、胸部、腹部 CT：头颅 CT 平扫未见明显异常，建议短期复查；结合病史，考虑双肺吸入性肺水肿、炎症（淹溺肺）；心脏增大；脂肪肝。

头颅 CT：患者头颅 CT 示脑水肿。

头颅 CT：脑水肿较前已完全吸收，未见明显异常。

（三）活动评定

Barthel 指数评分 20 分。日常生活完全依赖。

三、康复诊断

（一）功能障碍

1. 感觉功能障碍　患者浅感觉、深感觉、复合感觉无明显异常。

2. 运动功能障碍　四肢不完全性瘫痪，双上肢近端肌力 3$^+$ 级，远端肌力 3 级，双下肢肌力 3 级。

该患者属于危重症患者，入住 ICU 天数≥5 天，出现了广泛肢体无力，MRC 评分 29 分；存在肌肉失用，包括长期镇静药物使用、卧床和制动；使用糖皮质激素；神经肌肉肌电图结果显示存在周围神经病变（运动神经轴索损害为主），患者意识清醒后，四肢肌力 5$^-$ 级，可排除原发疾病影响。综上，作出 ICU-AW 的诊断。

3. 平衡功能障碍　立位平衡难以保持，坐位可短暂保持。

（二）结构异常

1. 头颅 CT　急症入院时头颅 CT 平扫未见明显异常，建议短期复查；4 天后，头颅 CT 示脑水肿。入住康复医学科时头颅 CT：脑水肿较前已完全吸收，未见明显异常。

2. 肌电诱发电位检查　提示周围神经病变（运动神经轴索损害为主），患者入院后给予大剂量激素治疗，该患者的特征符合危重病性神经肌病（CINM）的特点。危重病性多发性神经病（CIP）电生理学表现为复合肌肉动作电位及感觉神经动作电位波幅降低或消失，而神经传导速度无改变或轻度改变。危重病性肌病（CIM）电生理特征是复合肌肉动作电位波幅降低，而感觉神经动作电位及神经传导速度正常。

但是确诊该病需进一步行神经肌肉病理学检查，CIP 患者周围神经活检发现，神经纤维丧失和原发性神经轴突变性，且远端病变较重，无炎性细胞浸润。CIM 肌活检可见原发性肌损害，特有的病理现象为电子显微镜下可见选择性肌球蛋白丝丢失，肌动蛋白丝和肌纤维 Z 区保留。虽然病理检查有诊断价值，被认为是 ICU-AW 的"金标准"，但是神经肌肉组织活检是有创检查，并且无确切的活检指征，在临床应用中存在争议，鉴于此，本病例未采取神经肌肉组织活检。

（三）活动受限

日常生活活动受限：表现为基本的日常生活活动能力缺失，MBI 评分 20 分，日常生活完全依赖。

四、康复目标

1. 近期目标　稳定患者生命体征，预防坠积性肺炎、压疮、下肢深静脉血栓等并发症。促进患者肌力恢复，提高身体协调性。使其能够进行下一步的康复治疗。

2. 远期目标　患者四肢肌力达到 5 级，康复出院。实现日常生活活动部分完全独立，回归家庭，回归社会，提高患者生活质量，显示出自我价值，增强自信心。回归学校，继续学业。

五、康复方案

1. 物理治疗

（1）呼吸功能康复：ICU-AW 患者存在典型的膈肌无力、不易脱离呼吸机。机械通气时间 18～24 小时即可引起呼吸肌失用性萎缩和无力，并且随着机械通气时间的延长，呼吸肌萎缩进行性加重，使患者难以脱离呼吸机，产生严重的呼吸机依赖性。近年来，以呼吸肌功能锻炼为主的肺康复治疗在 ICU-AW 患者中取得了一定的效果，使呼吸肌尤其是膈肌强壮有力，改善呼吸，提高呼吸效率，促进排痰。呼吸功能康复主要包括有效咳嗽、缩唇呼吸、腹式呼吸和主动呼吸循环技术（active cycle of breathing techniques，ACBT），目前的技术已经发展到在患者机械通气期间可行，甚至在体外膜氧合（extracorporeal membrane oxygenation，ECMO）治疗时也已可行。

呼吸控制和呼吸肌训练是肺康复计划中主要的手段。

1）呼吸控制：应用早期活动方案，一旦患者的血流动力学稳定且有适当的呼吸机参数设置（如 $FiO_2 \leq 60\%$，呼气末正压 $\leq 10cmH_2O$），即应鼓励患者活动。

2）呼吸肌训练：从呼吸衰竭开始即进行呼吸肌的训练，可以明显改善出院时患者的自理能力，减少机械通气的天数，改善谵妄的程度，增加最大步行距离。对呼吸肌的功能训练集中在力量与耐力两个方面，其中又以呼吸肌耐力训练的研究更为常见。

　　3）胸廓放松训练：重症病房中的患者常常采用浅而快的上部胸式呼吸，这种呼吸模式多采用胸锁乳突肌、斜角肌、肋间肌等呼吸肌，呼吸效率差，易导致呼吸肌疲劳。通过徒手胸部伸张（肋间肌松动术、胸廓松动术）、胸廓辅助法、胸部的放松法、呼吸体操等能有效地维持和改善患者胸廓的活动度，增加吸气深度和调节呼吸的节律，以达到改善呼吸困难的目的。

　　4）气道廓清技术：根据患者的情况，可选择以下技术的一项或者多项结合，包括体位引流、主动呼吸循环技术、振动排痰、咳嗽等。

　　5）咳嗽训练：指导患者进行咳嗽被认为是最有效的气道廓清手段，同时，咳嗽是体位引流、叩击、振动等传统气道廓清技术的重要环节。咳嗽能力受损会导致分泌物潴留和支气管阻塞，从而导致肺部膨胀不全和肺炎等问题。

　　（2）四级早期活动与康复锻炼方法

　　第一级为患者无意识，由康复治疗师对患者四肢关节进行被动联合活动，每天2次，每个关节的主要方向重复10次。主要为手指的屈曲和伸展，手腕的屈曲、伸展，肘屈曲、伸展，肩屈曲、外展、内旋，每2小时翻身一次，可用器械辅助下肢被动活动。

　　第二级为意识恢复，指导患者配合进行主动关节活动的康复治疗，每个关节的主要方向重复5次，鼓励患者做抗重力和阻力运动，目标是向各方向至少重复5次，并协助患者过渡为端坐位，努力坚持至少20分钟。

　　第三级为患者意识清醒，可以抗重力举起手臂，则从第二级进入第三级，在二级活动的基础上，帮助患者坐在床沿。

　　第四级为患者意识很清醒，可以抗重力抬腿，则从第三级进入第四级，在第三级活动的基础上，协助患者逐步练习：离床坐到床边的椅子上—离床站立—行走。相比之下，四级早期活动与康复训练方法对预防ICU-AW较好，锻炼过程分级逐步加强、循序渐进，考虑到患者的耐受能力，值得临床推广。

　　（3）肌力及关节活动度训练：肌力和关节活动度训练可以改善肢体循环。部分肌力恢复时应鼓励患者主动活动，主动训练能增强肌力。肌力训练时要选择阻力原则和超量负荷原则。根据现有肌力的水平选择肌力训练的方式，包括被动关节活动度、主动关节活动度、辅助主动关节活动度、抗阻关节活动度训练和神经肌肉本体促进技术（PNF）。ICU早期关节活动度训练要依据患者的实际情况进行。还可以运用搭桥运动、八步操功能锻炼、悬吊运动疗法、主动或被动的骑车运动等改善患者肌力及关节活动度。肌力训练对于ICU-AW患者具有以下作用：①防止失用性肌萎缩，特别是机体制动后的肌萎缩；②促进神经系统损伤后的肌力恢复，以改善肌病时的肌肉舒缩功能；③维持主动肌与拮抗肌间的平衡，促进关节的动态稳定性，防止负重关节发生退行性变。患者可以采用以下方式进行训练：①徒手抗阻训练，训练中施加的阻力主要由治疗师徒手、患者本人的健侧肢体等提供。②器械抗阻训练，训练时所给予的阻力由专门的器械提供。给予阻力的器械包括"自由重量"（如沙袋、哑铃、实心球等）；弹性阻力装置；滑轮系统；等张力矩臂组件（如股四头肌训练器）；可变阻力装置；功率自行车等。

　　（4）神经肌肉电刺激治疗（NMES）：神经肌肉电刺激有助于改善危重症患者的肌力，低频电流可通过刺激神经纤维激活运动神经元，增加肌肉的血流量与收缩力，提高患者的MRC评分，减少ICU-AW的发生。对于机械通气或镇静后不能自主活动的患者，进行被动活动同时配合神经肌肉电刺激治疗，较只接受被动训练的患者能够获得更强的肌力和更低的呼吸频率。此外，在ICU患者中应用功能性电刺激、脚踏车训练系统并联合基础康复治疗肌无力的患者恢复效果更好。

（5）高频电疗法：高频电疗法可用于 ICU 中肺部炎症患者的康复治疗，多项研究表明高频电可用于改善 ICU-AW 患者的肺功能及各种并发症的防治。

2. 康复辅具　可在患者意识恢复，病情稳定后尽早应用康复辅具促进患者的康复治疗。可供选择的有轮椅、步行器等。也可以根据患者在病情稳定后的恢复状况定制特定的生活辅具，使患者可以尽可能独立完成日常生活活动、学习和工作。

3. 康复护理　早期康复锻炼和 ICU 动员尤为重要，可减少认知和生理功能障碍的发生。多个研究已经表明，早期的可行性运动能够减少患者呼吸衰竭的发生率。此外早期康复治疗已被证明可独立减少住院天数、减少谵妄发生率，早期的康复锻炼应该被认为是 ICU 日常护理的一部分。ICU-AW 患者应采取集束化护理方案，主要包括每日唤醒和自主呼吸试验、镇静选择、谵妄的评估、早期活动，以及家庭参与构建治疗方案。

4. 传统中医康复　针灸治疗：针灸治疗本病，急性期采用平补平泻法。以手足阳明经穴和夹脊穴为主。主穴，上肢取肩髃、曲池、合谷、颈胸段夹脊穴；下肢取髀关透伏兔、阳陵泉、足三里、三阴交、腰部夹脊穴。风邪盛者加膈俞、血海；寒邪盛者加肾俞、腰阳关；湿邪盛者，另加阴陵泉；湿热困郁者，另加大椎以泄热除湿；痰热腑实者，加支沟、丰隆、气海、天枢、中脘、下巨虚、内庭。缓解期用补法，加百会、四神聪、风池，加灸法。并运用中医推拿，加强肢体肌肉及关节的早期康复锻炼，促进肢体运动及感觉功能恢复。

六、实施康复治疗

在完善相关辅助检查及康复评定后可以明确：此患者由于溺水而导致多器官功能受损，在入住 ICU 期间长期制动、使用镇静药物及糖皮质激素等，导致患者增加了新的功能障碍，直接导致肌肉病变（肌肉体积缩小，肌纤维间的结缔组织增生；非收缩成分增加，导致肌肉单位面积的张力及肌力下降），从而使患者罹患 ICU-AW。为患者制订了以下康复治疗方案：

呼吸训练：①呼吸控制；②呼吸肌训练；③胸廓放松训练；④气道廓清技术，振动排痰等；⑤咳嗽训练。

肌力训练：①徒手抗阻训练，由治疗师徒手、患者本人的肢体相互配合进行训练；②器械抗阻训练，给予阻力的器械包括"自由重量"（如沙袋、哑铃、实心球等）、滑轮系统、股四头肌训练器、功率自行车等。

平衡功能训练：利用平衡板、平衡木、斜板步行、身体移位运动、平衡运动等进行练习。

步行训练：利用平衡杠内训练、减重步态训练、助行器步态训练等进行练习。

物理治疗：应用神经肌肉电刺激、高频电治疗、温热疗法等治疗。

中医治疗：应用针灸等治疗。

经过为期 3 周的康复治疗，患者四肢肌力恢复至 5 级，肌电图检查恢复正常，患者可独立坐，独立行走，恢复日常生活活动能力，回归家庭、学校、社会。

（孙强三）

第六节　重症患者嗜睡谵妄案例

谵妄（delirium）是一种以基线精神状态的剧烈变化或波动、注意力不集中、思维混乱或意识水平改变为特征的综合征。不同 ICU 患者中谵妄的患病率在 32%～87%，主要危险因素包括高龄、疼痛、慢阻肺病史、高血压病史、糖尿病病史、心力衰竭病史、谵妄病病史等。谵妄的主要特征是意识水平受到干扰，集中、维持或转移注意力的能力降低，以及认知的改变或知觉障碍（即幻觉）的发展。谵妄有以下三种类型：多动性谵妄，以激动、攻击、迷失方向和幻觉为特征；低活动性谵妄，以嗜睡、运动迟缓和社交退缩为特征；混合性谵妄，表现为意识水平在低活性和高活性之间波动。谵妄是一个重大的公共卫生问题，它可以影响患者的长期预后，如认知能力的长期损害。一项纳入 3562 名谵妄患者的荟萃分析显示，谵妄与长期认知损害之间存在显著相关。同时与患者运动功能、日常生活活动能力等长期预后相关。2018 年美国危重症医学学会发布的《ICU 成人患者疼痛、躁动/镇静、谵妄、制动和睡眠中断的临床管理指南》指出谵妄治疗的重点是减少或控制谵妄的可逆危险因素，优化危重症患者的睡眠，改善认知、活动能力、听力和视力。

一、病史摘要

患者，男，89 岁，因"肢体活动障碍 1 天"入院。

病史： 患者 1 天前午睡后自觉右侧肢体及左下肢无力，活动困难，伴有小便失禁，当时无头晕头痛恶心呕吐症状，家属发现后测血压 160/100mmHg，约 3 小时后送至急诊就诊，急查头颅 CT+CTA 提示：脑内少许斑点状低密度影，腔隙性梗死可能。左侧大脑中动脉远段分支局部线样狭窄。双侧颈内动脉颅底段粥样硬化，管腔轻中度狭窄。患者急诊室内逐渐出现嗜睡症状，血气分析示：pH 7.45，PaO_2 55mmHg，$PaCO_2$ 34mmHg，HCO_3^- 24.9mmol/L，Lac 1mmol/L。胸部 CT 示：左肺上叶肺大疱，两肺散在陈旧灶、慢性炎症。急诊予吸氧、抗感染、营养神经等对症治疗，症状改善不明显。头颅 MRI 示：脑内双侧额叶、侧脑室旁及左侧顶枕叶多发急性梗死灶。由急诊转入脑卒中监护病房进一步治疗，病程中患者右侧肢体及左侧下肢无力，嗜睡，精神萎靡，饮食一般，睡眠昼夜颠倒，大便正常，小便留置尿管，近期体重未见明显改变。

入院查体： 体温 36.5℃，脉搏 93 次/min，呼吸 18 次/min，血压 142/83mmHg。嗜睡，精神萎靡，平车推入病房。体型肥胖，BMI 28.1kg/m^2，瞳孔等大等圆，直径 4mm，对光反射灵敏，皮肤巩膜无黄染，全身浅表淋巴结未扪及肿大，颈静脉正常。心界不大，心律不齐，各瓣膜区未闻及杂音。两肺底部可闻及少许湿啰音。全腹柔软，无压痛及反跳痛，腹部未触及包块，肝脏肋下未触及。双下肢无水肿。

专科查体： 患者嗜睡，入室格拉斯哥昏迷评分 13 分，美国国立卫生研究院卒中量表（NIHSS）评分 14 分，唤醒后淡漠，视听理解尚可，应答迟缓，记忆力、计算力、定向力减退，MMSE 评分 18 分，洼田饮水试验 1 级。感觉功能：浅感觉正常，深感觉（运动觉）减退，复合感觉减退。肩峰下间隙无增宽。关节活动度：双侧踝关节背屈 10°，余关节活动度未见异常。肌张力（改良 Ashworth 量表）：右侧肘屈肌群 1 级，腕屈肌 1 级，腘绳肌 1^+ 级，小腿三头肌 1 级。左侧腘绳肌 1^+ 级，小腿三头肌 1 级。Brunnstrom 分期：右上肢 2 期，右手 2 期，右下肢 2 期。坐位平衡未建立。生理反射存在，双侧 Babinski 征阳性。日常生活活动评定：Barthel 指数评分 10 分（大便），ICF 评分：48/60 分。

既往史： 既往高血压病史 30 余年，平素予氨氯地平 5mg 控制血压治疗，血压控制一般，最高至 180/110mmHg。冠心病病史 30 余年，未规范治疗。有频发"房性期前收缩、室性期前收缩"病史 5 年余，平素予通心络、养心氏片治疗，期前收缩控制不佳。无肝炎、结核等传染病史，无重大手术外伤史，无食物药物过敏史。

个人生活史：小学文化程度，居住于南京市区，生活较规律，每日晨起步行200m买菜，性格平和，经济状况良好，家住1楼，平素锻炼量少。

辅助检查：

血气分析（未吸氧）：pH 7.45，PaO_2 55mmHg，$PaCO_2$ 34mmHg，HCO_3^- 24.9mmol/L，Lac 1mmol/L。

头颅MRI：脑内双侧额叶、侧脑室旁及左侧顶枕叶可见多发急性梗死灶。

胸部CT：左肺上叶肺大疱，两肺散在陈旧灶、慢性炎症。

心电图：阵发性心房颤动。

诊断：①脑梗死；②意识障碍；③脑动脉狭窄（左侧大脑中动脉、双侧颈内动脉）；④I型呼吸衰竭；⑤肺部感染；⑥慢阻肺；⑦冠心病；⑧高血压3级（很高危）。

处理：入院后予吸氧、抗感染、抗凝、营养神经、清除氧自由基、改善脑灌注、调脂稳定斑块、稳定心律、控制血压、抑酸护胃、维持水电解质平衡等对症治疗。

二、康复评定

（一）功能评定

1. 意识状态评定　患者嗜睡，唤醒后淡漠，应答迟缓，记忆力、计算力、定向力减退，MMSE评分18分，格拉斯哥昏迷评分13分，患者意识状态较发病前明显改变，需怀疑谵妄可能，入科后予谵妄评估进一步明确患者意识状态。

第一步：评估患者意识水平——应用Richmond躁动镇静评分（Richmond agitation-sedation scale，RASS）（表17-6-1）。

表17-6-1　Richmond躁动镇静评分（RASS）

得分/分	术语	描述
+4	具有攻击性	有暴力行为，对工作人员构成危险
+3	非常躁动	试图拔除各种管路通道
+2	躁动焦虑	频繁的无目的性动作，与呼吸机抵抗
+1	烦躁不安	焦虑、紧张，但身体仅有轻微移动
0	清醒平静	清醒自然状态
−1	嗜睡	非完全清醒，声音刺激后保持清醒超过10s
−2	轻度镇静	声音刺激后能维持短暂清醒，但不超过10s
−3	中度镇静	声音刺激后有活动或睁眼反应，但不清醒
−4	深度镇静	声音刺激无反应，身体刺激后有活动或睁眼
−5	昏迷	对声音及身体刺激均无反应

注：RASS ≥−3分时，继续行重症监护病房患者意识模糊评估法（CAM-ICU）谵妄评估。RASS为−4或−5分时，停止CAM-ICU谵妄评估。

本例患者嗜睡状态，呼唤后可清醒超过10秒，RASS为−1分。康复评定提示谵妄状态不能排除，需进一步行谵妄定性评估。

第二步：评估患者意识内容——应用CAM-ICU谵妄评估量表（表17-6-2）。

表 17-6-2　CAM-ICU 谵妄评估量表

评估内容	阳性标准	阳性时打√
特征 1. 意识状态的急性改变或波动		
患者的意识状态是否与其基线状态不同？ 或在过去 24h 内，患者的意识状态是否有任何波动？表现为镇静量表（如 RASS）、格拉斯哥昏迷评分或既往谵妄评估得分的波动	任何问题答案为"是"	☑
特征 2：注意力障碍		
字母法检查注意力 指导语：跟患者说"我要给您读 10 个字母，任何时候当您听到字母'A'，就捏一下我的手"。然后用正常的语调朗读下列字母，每个间隔 3 秒。"SAVEAHAART"，当读到字母"A"患者没有捏手或读到其他字母时患者做出了捏手动作均计为错误	错误数 >2	☑
特征 3：意识水平改变		
如果 RASS 的实际得分不是清醒且平静（0 分）为阳性	RASS 不为 0 分	☑
特征 4：思维混乱		
是非题： 石头是否能浮在水面上？海里是否有鱼？一斤是否比两斤重？您是否能用榔头钉钉子？ 执行指令：跟患者说"伸出这几根手指"（检查者在患者面前伸出两根手指）。然后说"现在用另一只手伸出同样多的手指"（这次检查者不做示范） 如果患者只有一只手能动，第二个指令改为要求患者"再增加一个手指"，如果患者不能成功执行全部指令，记录 1 个错误	错误数 >1	☑

注：患者评估结果提示特征 1 和特征 2 阳性，且特征 3 和 / 或特征 4 阳性时，即可诊断为谵妄。RASS，Richmond 躁动镇静评分；CAM-ICU，重症监护病房患者意识模糊评估法。

　　本例患者四个意识特征均阳性，意识评定为谵妄状态。

　　2.感觉功能评定　浅感觉正常，深感觉（运动觉）减退，复合感觉减退。

　　3.运动功能评定　肌张力（改良 Ashworth 量表）：右侧肘屈肌群 1 级，腕屈肌 1 级，腘绳肌 1^+ 级，小腿三头肌 1 级。左侧腘绳肌 1^+ 级，小腿三头肌 1 级。肌力（MMT）：右侧肱二头肌 1 级，腕屈肌 1 级，指浅屈肌 1 级，腘绳肌 1 级，小腿三头肌 1 级。左侧上肢肌力 5 级，左下肢腘绳肌 1 级，小腿三头肌 1 级。关节活动度：双侧踝关节背屈 10°，余关节活动度未见异常。Brunnstrom 分期：右上肢 2 期，右手 2 期，右下肢 2 期。

　　4.平衡功能评定　坐位平衡未建立，立位平衡未建立。

　　5.呼吸功能评定　Ⅰ型呼吸衰竭，左肺大疱，肺功能提示阻塞性通气功能障碍。

　　6.心理功能评定　抑郁自评量表（SDS）评分提示抑郁状态，患者情绪低落，对病情预后感到担忧。

　　（二）结构评定

　　颅内双侧额叶、侧脑室旁及左侧顶枕叶多发急性梗死灶。

　　（三）活动评定

　　日常生活活动评定：采用 MBI 量表，日常生活活动得分 10 分（大便）。

（四）参与评定

患者高龄，已退休，当前无社会劳动能力，小学文化程度，生活较为规律，在家可做少许家务，平素锻炼量偏少，平素每日步行约300m以内。平素休闲时喜爱看电视、听新闻，患病以来休闲活动减少，与子女及亲属团聚减少，情绪低落，精神萎靡。

（五）环境与个人因素

小学文化程度，居住于南京市区，性格平和，生活较规律，经济状况良好，家住1楼，患病前每日晨起可步行200m买菜。

三、康复诊断

（一）功能障碍

1. 意识障碍　根据康复评定结果，患者当前诊断为谵妄状态，主要表现为意识水平下降，意识内容混乱。记忆力、计算力、定向力减退，对刺激反应淡漠。

2. 感觉功能障碍　主要表现为深感觉减退，复合感觉减退。

3. 运动功能障碍　主要表现为右侧肢体及左下肢瘫痪，肌力减退，暂无肢体自主功能活动。

4. 平衡功能障碍　主要表现为患者卧床，坐位平衡未建立，立位平衡未建立。

5. 通气功能障碍　患者肺部感染合并肺大疱，肺功能提示阻塞性通气功能障碍，需持续低流量氧疗。

6. 心理功能障碍　情绪低落，反应迟缓。

（二）结构异常

脑内多发急性梗死灶。

（三）活动受限

表现为日常生活绝大部分依赖，吃饭、穿衣等活动需依赖他人。

（四）参与受限

休闲娱乐活动受限，日常社交能力受限。

四、康复目标

1. 近期目标　①纠正患者谵妄状态，改善患者意识水平，恢复正常意识内容（RASS 0分，CAM-ICU阴性），改善认知功能（MMSE评分达到23分以上）；②改善氧合能力，纠正呼吸衰竭，控制肺部感染；③诱导患肢活动，维持关节活动度；④日常生活活动评分提高10分（小便）；⑤消除抑郁情绪，建立康复信心。

2. 远期目标　①神志清楚，认知功能接近或达到患病前水平；②恢复患肢运动功能，恢复坐位、站位平衡能力，恢复步行能力（Holden步行能力分级达到3级以上）；③日常生活基本自理（60分），回归正常社会生活。

五、康复方案

（一）谵妄的药物治疗

1. 右美托咪定　是一种选择性α₂肾上腺素受体激动剂，它通过作用于蓝斑核α₂受体及激动内源性促睡眠通路而发挥镇静效果，使患者维持非快动眼3期自然睡眠状态，这种镇静催眠状态的特点是患者可以被刺激或语言唤醒。右美托咪定可缩短活动增多型谵妄的持续时间，2018年《中国成人ICU镇痛和镇静治疗指南》推荐使用右美托咪定预防或治疗ICU患者谵妄。2018 年美国危重症医学学会发布的《ICU 成人患者疼痛、躁动 / 镇静、谵妄、制动和睡眠中断的临床管理指南》指出只在机械通气的成人患者中有条件地推荐使用右美托咪定治疗谵妄。

2. 苯二氮䓬类　苯二氮䓬类药物是 ICU 最常用的镇静镇痛药物之一，但苯二氮䓬类药物的使用也是谵妄发生的危险因素，它的使用及停用均可能诱发谵妄发作。目前国内外指南已经明确指出不推荐苯二氮䓬类药物用来预防或治疗谵妄。

3. 抗精神病药物　包括典型抗精神病药物氟哌啶醇及非典型药物奥氮平、喹硫平、利培酮等药物，已有多项临床试验表明此类药物并不能有效预防和治疗谵妄，当前国内外指南均不推荐抗精神病药物应用于谵妄的预防和治疗。

4. 其他药物　如褪黑素、辛伐他汀、丙戊酸钠、赛庚啶等药物，均有改善谵妄的研究报道，但目前此类药物预防治疗谵妄的证据不足，仍需进一步开展大样本量的随机对照试验研究来证实其疗效。

（二）谵妄的非药物治疗

1. 纠正危险因素　如前文所述，谵妄的常见危险因素有高龄，慢阻肺、高血压、糖尿病、谵妄病史等，对于 ICU 相关的谵妄危险因素包括疼痛、外伤、机械通气、镇痛镇静治疗、脓毒症、低灌注等因素。本例患者具有高龄、慢阻肺病史、高血压病史等谵妄危险因素，治疗上予低流量吸氧联合呼吸训练治疗改善患者肺通气功能，同时积极控制患者血压水平。

2. 改善睡眠状态　国内外指南均推荐改善睡眠来减少谵妄的发生，有随机对照试验研究报道了耳塞可降低谵妄发生率。本例患者嗜睡，夜间易觉醒，睡眠节律颠倒，康复治疗上需要积极调整睡眠，白天嗜睡时唤醒，晚夜间减少对患者的声光刺激诱导患者建立正常睡眠节律。

3. 早期康复治疗　早期康复治疗对预防重症患者谵妄的发生具有积极意义，能够促进患者对自身问题的认识，改善患者的认知功能，增加患者的活动量，延长睡眠时间，改善患者精神状态，从而减少谵妄的发生。

（1）物理治疗：早期活动的康复方案可应用于谵妄治疗，早期活动治疗包括主被动关节活动和床上训练，逐步进阶到床椅转移训练、站位平衡训练和步行训练。已有随机对照试验研究报道了其能降低重症患者谵妄的发生率及持续时间。国内外指南一致推荐通过早期活动治疗来减少或控制谵妄发作。

（2）认知治疗：认知训练可以改善患者认知功能，特别是感官刺激训练（视觉听觉等）、定位训练、认知训练及日常生活活动能力训练等，可以帮助患者恢复正常的意识状态，更好地控制谵妄。有研究表明早期加强 ICU 患者治疗干预包括感官刺激、认知训练等，相比于对照组，患者谵妄的发生率更低、功能独立性水平更高、认知能力更好。

（三）其他康复问题治疗

本例患者入院后存在运动功能障碍、通气功能障碍等康复问题。除了谵妄相关的康复治疗手段外，还需进行主被动仪器训练、电刺激治疗及神经肌肉促进技术改善患者肢体运动功能、呼吸训练改善通气。同时进行脑卒中康复知识宣教、指导患者患肢摆放、预防压疮下肢血栓等并发症，积极疏导患者心理、帮助患者建立信心积极康复治疗。

六、实施康复治疗

患者入院后由主治医师组织医师、护士及治疗师开展团队会议，医护治共同讨论分析患者病情，明确患者短期及长期康复目标，确定患者住院期间康复治疗方案，并根据患者治疗反馈适时调整方案。康复医师统筹安排患者临床及康复治疗。各部门治疗师执行相应康复治疗，并做好记录及时反馈。护士负责健康宣教及患者心理疏导，协助患者积极进行康复治疗。医护治团队共同查房，发现问题及时解决。

本例患者高龄，脑梗死合并呼吸衰竭等多种疾病，一般情况差，转入康复医学科时存在谵妄病情，同时有胸闷、气喘、肢体无力等不适症状。入科查体：体温 36.5℃，心率 93 次 / min，血压 142/83mmHg，SpO_2 95%，嗜睡，精神萎靡，心律不齐，各瓣膜区未闻及杂音。两肺肺底部可闻及湿啰音。腹部无压痛及反跳痛，双下肢无明显水肿。入科辅助检查：胸部 CT 提示两肺散在炎性病灶，左肺上叶肺大疱。复查动脉血气分析提示低氧血症伴有 CO_2 潴留。心电图提示阵发性心房颤动。诊断考虑急性脑梗死合并意识障碍、肺部感染、慢阻肺、呼吸衰竭、阵发性心房颤动、冠心病及高血压等。康复医学科接诊后首先针对患者原发病及临床并发症给予积极对症支持治疗，包括给予持续低流量吸氧（3L/min）维持氧合减轻 CO_2 潴留；根据痰培养及药敏试验结果予以头孢唑肟联合莫西沙星抗感染，氨溴索雾化化痰，布地奈德舒张支气管；患者急性脑梗死合并心房颤动病情，卒中风险高（$CHADS_2$ 评分 >2 分），予达比加群酯抗凝；患者脑梗死急性期予以神经节苷脂营养神经、依达拉奉清除氧自由基治疗，辅以他汀调脂稳定斑块、美托洛尔稳定心室率、氨氯地平控制血压、奥美拉唑抑酸、营养支持维持水电解质平衡等治疗。针对患者卒中后功能障碍问题行康复治疗，除卒中后肢体运动功能障碍康复外，重点加强了对患者谵妄相关康复治疗：首先，积极纠正患者谵妄发生的危险因素，康复治疗期间予低流量吸氧，改善患者氧合水平，纠正缺氧状态，同时积极行呼吸训练，加强患者胸廓牵张及气道廓清训练，从而改善患者通气功能，增加血氧交换。其次，对于患者病程中出现睡眠障碍，昼夜颠倒，夜间躁动幻觉等情况，康复治疗期间积极改善患者睡眠环境，避免声音光线刺激，必要时予右美托咪定适度镇静治疗。最后，加强认知功能训练，包括虚拟情景下的音乐视频治疗以增加感官刺激输入，通过日常生活活动能力训练如进食、梳洗、穿衣等活动，帮助患者改善身体功能促进认知恢复。

经积极康复治疗，患者一周后谵妄控制，神志清楚，应答切题，计算力、定向力有所恢复，MMSE 复评 21 分，RASS 0 分，CAM-ICU 评估阴性。两周后患者肢体功能较前明显改善：Brunnstrom 分期，右上肢 5 期，右手 5 期，右下肢 4 期；坐位平衡一级；日常生活活动能力复评 40 分（大便 10 分、小便 10 分、进食 10 分、修饰 5 分、穿衣 5 分）。经过近 2 个月的综合康复治疗，患者日常生活基本能够自理，并回归正常社会生活。

（陆　晓）

第七节　重症患者的气道管理与困难撤机

一、概述

1. 人工辅助通气对人体造成的影响　长期的正压辅助通气给人体带来的功能障碍是多样的，在肺内可导致肺气压伤，包括气胸、皮下气肿、纵隔气肿和气腹、继发呼吸机相关肺损伤（VALI）、内源性呼气末正压（iPEEP）的产生，以及通气血流比例失调（V/Q 失调）等，在肺外会导致膈肌萎缩，这种现象称为呼吸机相关膈肌功能障碍（VIDD）；正压辅助通气还可导致血流动力学的变化，主要表现为多机制参与的心输出量下降，可导致应激性溃疡、胃肠动力下降等胃肠道功能障碍，颅内压增高，肌无力，此外对于肾功能、免疫系统、睡眠均有不同程度的影响。

早期脱机训练可增加脱机成功率，减少相关并发症的发生。脱机训练，受多种因素影响，临床应综合评估，对改善患者预后有意义。患者出现脱机训练失败的表现时，应立即终止脱机，积极寻找原因，等患者稳定后可再次评估脱机，再次自主呼吸试验（spontaneous breathing trial，SBT）期间应间隔 24 小时，重复直至脱机。

2. 重症患者的气道管理　重症患者气道管理的好坏，直接影响患者的预后及治疗时程，一般而言，临床气道管理主要包括气道分泌物评估、气囊管理、气道湿化/温化、气道雾化吸入、气道吸引排痰、气道廓清等。

（1）气道分泌物评估：观察分泌物量、性质的变化，是否伴发血痰，如果患者痰量增多且黏稠，主动或被动呛咳无力情况下，易导致窒息或阻塞性肺不张。

（2）气囊管理：气管插管或气管切开套装选择有囊上吸引管的套装，可利于清除气囊上的滞留物。标准的气囊最小压力 2.45～2.94kPa，合适的气囊压可防止气囊对气道黏膜的压迫，也可有效地封闭气囊与气管之间的间隙，避免气道分泌物或反流的胃液进入气道，预防下呼吸道感染。气囊压高增加气道损伤发生率，气囊压低增加误吸发生率。

（3）气道湿化/温化：①气道湿化液，常用灭菌注射用水。②气道湿化。有效的湿化气道，有利于维持气道黏液的纤毛清理系统功能，有效改善氧合。气道湿化最佳的效果评估：观察患者自主呼吸平稳、呼吸均匀；听诊无明显痰鸣或者哮鸣音；吸痰管吸痰顺畅、无痰栓感；痰液稀薄，可顺利咳出或者吸出痰液。③气道温化。为避免干冷气体刺激气道，气道湿化前对吸入管道的气体温度及湿度进行调节，设定最适温度为 35～39℃，若温度过高可能烫伤气道。此外，应及时清理呼吸管路内积水，以避免其吸入气道诱发呛咳。

（4）气道雾化吸入：可将糖皮质激素、黏液溶解剂、支气管扩张剂等药物加入生理盐水或者灭菌注射用水，可增加吸入气体的湿化效果，更能促进排痰，并发挥药物的治疗效果。但经人工气道雾化可降低吸入气体氧浓度，更容易产生药物刺激，会增加气道分泌物，甚至发生气道管腔狭窄，因此在雾化吸入后，要及时清除气道分泌物。

（5）气道吸引排痰：目的是清除气道分泌物保证气道清洁。吸痰操作尽量无菌操作，所选的吸痰管要小于气管插管管径 50%，无负压插入吸痰管 10cm 后打开负压，再继续旋转吸痰管进入气道，避免插入过深，切忌上下提插，吸痰时间 <15 秒。呼吸机设置高呼气末正压（PEEP）时，建议使用密闭式吸痰管。

（6）气道廓清：无效的咳嗽或纤毛清除功能下降会限制氧从肺部转运到组织。患者和医护人员可用一系列协助清除气道分泌物的技术来增强患者清除分泌物的能力。

常用的气道廓清技术有：

1）体位引流：是一种患者被放置在特定体位，通过重力协助分泌物从支气管中引流出来的特定技术。体位引流通过使患者处于特定体位使肺段角度在重力作用下发挥最佳引流效果。

2）叩击：是一种清除分泌物的传统方法。在涉及肺段部分，治疗时双手成杯状对胸部做有节律的叩拍，以到达移除或者松动支气管分泌物的目的。

3）振动和摇动：振动是温和、高频的力，摇动更加有力。振动是在所涉及的肺段处，通过对胸壁施加压力时上肢的持续共同收缩产生的振动力。摇动与振动类似，给胸壁施加的一个并发的、压缩的力。

4）咳嗽：包括主动咳嗽和辅助咳嗽。

（7）呼吸肌功能：ICU中危重患者常因呼吸肌无力（最大吸气压<60%），从而延迟拔管或脱机，这些患者多用力吸气力量减弱或肺功能差，康复训练前需详细评估胸廓的活动度及对称性、呼吸相关肌肉的功能、跨肺压及膈肌功能、肺功能等。四肢及躯干运动、体位管理、早期转移、站立及床旁自行车训练都有助于呼吸肌功能重建。

3. 困难撤机　重症患者撤机的失败意味着导致机械辅助通气的疾病尚未完全缓解，或是出现了新的临床问题，如果患者首次SBT失败，且随后需要最多达3次的SBT或最长达7日来通过SBT，则视为困难脱机，困难脱机的发生率为26%～39%；如果患者至少3次SBT失败或需要7日以上的时间来通过SBT，则视为延迟脱机，延迟脱机的发生率为6%～14%。

二、病史摘要

患者，男，57岁，因"颈部外伤后四肢活动不利10周"于2021年7月入院。

病史：患者2021年5月1日车祸致全身多发软组织伤，当时自觉颈部疼痛不适，双下肢不能活动且感觉消失，当地医院颈椎CT提示C_6椎体滑脱、C_6棘突及左侧椎弓根骨折，立即予以颈椎骨折经前路减压固定融合术，术后反复出现咳痰无力，胸闷气喘，给予气管插管，呼吸机辅助呼吸，复查颈椎MRI提示颈髓水肿，2021年5月13日行颈后路C_4～T_1颈椎椎板切除减压+C_4～C_7侧块螺钉内固定术+T_1椎弓根螺钉内固定术+植骨融合术+硬脊膜修补术，其间患者继发肺部感染，行气管切开术，同时予以抗感染等对症支持治疗后好转，目前神志清楚，遗留四肢活动不利，呼吸机依赖，遂收入院继续治疗。

入院查体：体温37℃，脉搏82次/min，呼吸19次/min，血压104/64mmHg。神志清楚，精神可。口唇无发绀，伸舌居中，咽无充血，扁桃体无肿大，经鼻胃管在位。颈后部见一纵行长度约10cm的手术切口，Ⅰ/甲级愈合。颈软，无抵抗，颈静脉无充盈，气管居中，气切套管在位，甲状腺未触及肿大。胸廓无畸形，肋间隙不宽，两侧呼吸动度一致，听诊两肺呼吸音粗，双肺可闻及湿啰音。心前区无隆起，触无震颤，心界不大，心率82次/min，律齐，各心脏瓣膜听诊区未闻及病理性杂音。腹平坦，全腹软，触诊无压痛及反跳痛，肝脾肋下未触及，肝肾区无叩击痛，移动性浊音阴性，肠鸣音存在。生理反射存在，病理反射未引出。脊柱无畸形，四肢无水肿。

专科查体：球海绵体-肛门反射存在，骶尾部感觉存在，骶尾部可见2cm×1cm皮肤Ⅰ°压疮。肛门无自主收缩。感觉功能评定：双侧C_4以下轻触觉减退，双侧T_{10}以下轻触觉消失。

运动功能评定：

关键肌肌力评定：双侧肱二头肌肌力3级、腕背伸肌力0级、肱三头肌肌力1级、中指远端屈指肌力0级、小指外展肌力0级；双侧屈髋肌力0级、股四头肌肌力0级、胫前肌0级、足拇指伸肌力0级、小腿三头肌0级。肌张力评定（改良Ashworth量表）：双侧上下肢均为0级。关节活动度（ROM）评定：双侧肢体被动ROM大致正常。双侧肱二头肌反射、膝反射（+）；日常生活活动（ADL）0分。

既往史：病程中有输血史。否认食物、药物过敏史。

个人生活史：有吸烟史20余年，10支/d，偶尔少量饮酒。已婚已育，配偶及子女体健。

辅助检查：

血常规（2021 年 7 月 14 日）：红细胞计数 $2.42\times10^{12}/L$、血红蛋白 73.0g/L、血细胞比容 23.4%、白细胞计数 $11.63\times10^9/L$、中性粒细胞百分数 71.6%、淋巴细胞百分数 14.6%、高敏 C 反应蛋白 53.56mg/L。

尿常规（2021 年 7 月 10 日）：亚硝酸盐（+）、潜血（+）、白细胞酯酶（++）、白细胞定量 499.95/μl。

颈椎 CT（2021 年 5 月 1 日，本院）：$C_6\sim C_7$ 右侧上下关节突关节脱位，$C_6\sim C_7$ 左侧上下关节突骨折，C_6 椎体滑脱，C_6 棘突及左侧椎弓根骨折。

心脏二维超声心动图（2021 年 6 月 19 日，本院）：轻度二尖瓣关闭不全。

颅脑、胸部、腹盆部联合 CT（2021 年 6 月 23 日，本院）：颅脑外伤术后改变，气管插管术后改变，双侧胸腔积液伴两下肺膨胀不全（右肺为著），两下肺散在渗出，心包少量积液，腹部肠管扩张伴积气，盆腔少量积液。

颈椎 CT（2021 年 7 月 10 日，本院）：颈椎内固定术后，C_4/C_5 椎体前方低密度影，颈椎退变。

诊断：①四肢瘫，脊髓损伤（C_4，ASIA B 级）；②气管造口状态；③呼吸机辅助通气；④颈椎损伤（$C_6\sim C_7$ 右侧上下关节突关节脱位，$C_6\sim C_7$ 左侧上下关节突骨折，C_6 椎体滑脱，C_6 棘突及左侧椎弓根骨折）；⑤肺部感染；⑥压疮；⑦贫血；⑧尿路感染。

处理：给予持续心电监护，持续气囊压力监测，间断呼吸机辅助呼吸 12h/d，经鼻胃管肠内营养，保留导尿；药物给予利伐沙班片 20mg、每日一次，氨溴索注射液 60mg、每日三次，益血生胶囊 0.5g、每日三次，乳果糖口服液 10ml、每日三次等。

三、康复评定

（一）功能评定

1.感觉功能评定　双侧 C_4 以下轻触觉减退，双侧 T_{10} 以下轻触觉消失。

2.运动功能评定　关键肌肌力评定（MT）：双侧肱二头肌肌力 3 级、腕背伸肌力 0 级、肱三头肌肌力 1 级、中指远端屈指肌力 0 级、小指外展肌力 0 级；双侧屈髋肌力 0 级、股四头肌肌力 0 级、胫前肌 0 级、足拇指伸肌力 0 级、小腿三头肌 0 级。肌张力评定（改良 Ashworth 量表）：双侧上下肢均为 0 级。

3.吞咽功能评定　患者气管切开，洼田饮水试验 5 级，染料试验阳性，喉上抬幅度 1cm，30 秒吞咽次数 2 次，咽反射存在，呕吐反射存在，咳嗽反射敏感，清嗓差。

4.呼吸功能评定　膈肌超声提示：左侧膈肌活动度 1cm，右侧膈肌活动度 0.6cm。

5.认知功能评定　未建立有效的沟通渠道，无法配合认知功能评定。

（二）结构评定

颈后部见一纵行长度约 10cm 的手术切口，愈合可，气管居中，正中见气切套管在位；颈椎内固定术后改变。

（三）活动评定

1.基础性日常生活活动评定　MBI 量表 0 分。

2.工具性日常生活活动（IADL）　IADL 量表 0 分。

（四）参与评定

重度失能，无法参与社会活动以及完成评估。

（五）环境与个人因素

MBI 量表 0 分，焦虑自评量表（SAS）、抑郁自评量表（SDS）无法完成评估。

四、康复诊断

（一）功能障碍

1. 呼吸功能障碍　膈肌活动度下降。

2. 运动功能障碍　四肢瘫，暂无肢体自主功能活动。

3. 感觉功能障碍　感觉功能减退。

4. 吞咽功能障碍　洼田饮水试验 5 级，存在误吸风险；咳嗽能力差。

5. 二便功能障碍　大小便控制障碍，保留导尿管。

（二）结构异常

1. 气管造口

2. 鼻饲管置入

3. 保留导尿

4. 肺部感染

（三）活动受限

1. 日常生活活动受限　不能控制大小便，双侧上肢肌力 0～3 级，下肢肌力 0 级，日常活动完全依赖。

2. 工具性日常生活活动受限　不具备工具性日常生活活动能力，完全依赖他人。

（四）参与受限

患者重度失能，长期卧床，气管切开，呼吸机依赖，无法参与工作、社交。

（五）环境与个人因素

MBI 量表 0 分，SAS、SDS 无法完成评估。

五、康复目标

1. 近期目标　成功撤机。

2. 远期目标　实现轮椅上部分生活自理，回归家庭。

六、康复方案

1. 物理治疗

（1）截瘫肢体综合训练：肌力训练，肱二头肌、三角肌。

（2）活动度训练：保持肩、肘、腕、髋、膝、踝关节正常活动范围。

（3）电动起立床：30°，站立 20 分钟，循序渐进增加站立角度，改善心血管适应性。

（4）主被动仪器训练：维持下肢关节活动度。

（5）中频电刺激治疗：患者双下肢体股四头肌、胫前肌，预防肌肉萎缩。

2. 作业治疗　坐位下上肢残存功能的作业训练。

3. 吞咽治疗

（1）吞咽功能障碍训练：用大棉签进行患者的口腔感觉刺激，进行患者口腔内侧肌肉的牵拉放松，刷擦舌部、上颚、咽后壁进行感觉刺激。诱发患者咳嗽反射，清除痰液。诱发患者吞咽反射，增强吞咽器官功能。

（2）构音障碍训练：进行构音器官的运动感觉训练，训练唇、舌、下颌、软腭的主动运动。

（3）低频脉冲电治疗：使用低频电贴于患者舌骨上肌群处，使患者舌骨上抬，增加吞咽次数，维持正常的吞咽功能。

4.呼吸治疗

（1）体外膈肌起搏电治疗：体表距离膈神经最近的位置，上电极片贴于胸锁乳突肌下三分之一外侧缘，下电极片贴在锁骨中线与第2肋间隙交界。

（2）短波治疗：肺部，改善肺部感染。

（3）辅助呼吸肌群手法松弛：肋间内肌、肋间外肌、胸锁乳突肌的放松。

（4）体位引流：侧卧位、俯卧位引流时振动排痰。

5.营养治疗 依据间接热量测定，足量蛋白供给，制订个性化肠内营养方案。

6.康复辅具 穿戴静脉曲张袜，踝足矫形器，预防下肢深静脉血栓、关节活动异常等并发症。

7.康复护理 压疮红光治疗，紫外线治疗，体位管理。

8.心理治疗 治疗计划沟通，音乐疗法，保证充足睡眠。

七、实施康复治疗

（一）实施前评估

依据《中国呼吸重症康复治疗技术专家共识》建议，康复治疗在血流动力学及呼吸功能稳定后即可开始，建议标准如下：

1.循环稳定 心率40～120次/min，收缩压90～180mmHg和/或舒张压≤110mmHg，平均动脉压65～110mmHg，无须泵入血管活性药物或使用小剂量血管活性药支持，多巴胺≤10mg/（kg·min）或去甲肾上腺素/肾上腺素≤0.1mg/（kg·min）。

2.呼吸状态稳定 呼吸频率≤25次/min，血氧饱和度≥90%，机械通气吸入氧浓度≤60%，呼气末正压≤10cmH$_2$O。

该患者入院后连续2日监测生命体征，机械辅助通气给氧浓度40%，呼气末正压5cmH$_2$O的条件下，心率维持在90次/min左右，呼吸频率19次/min，血压100/60mmHg左右，无须血管活性药物维持，且可间断脱机，符合康复介入条件，同时还可以对患者神经状态进行评估，以帮助治疗方案的制订，该患者能正确理解和听从指令，配合治疗。

（二）治疗原则

尽管美国胸科协会和美国胸科医师学会相关指南均支持机械通气患者进行早期活动/躯体训练来促进脱机，但对脱机困难患者尚无具体治疗策略推荐，一项国内外相关指南的推荐意见汇总中建议康复介入应遵循个性化原则，结合医院情况及患者当前康复需求个性化制订活动目标与方案，并随着患者病情变化及时调整。对于治疗强度，建议依据心率、血压、血氧饱和度、呼吸频率而定，有条件的情况下依据Borg呼吸困难评分调整，每日进行2～3次康复运动，活动持续时间≥20分钟。该患者每日上下午按程序进行肢体活动、肌力训练、体位训练及引流。

（三）治疗暂停指征

除康复治疗前评估外，治疗期间仍建议持续监测患者的生命体征，如发生以下改变，应及时暂停治疗并给予相应的处置。

1.活动过程中患者生命体征波动明显或病情恶化

（1）血流动力学不稳定：心率低于年龄最高心率预测值（220-年龄）的70%或心率波动≥20%，新发恶性心律失常或新启动抗心律失常的药物治疗，新出现（伴有心肌缺血的）胸痛或心电图、心肌酶谱证实心肌梗死，收缩压 <90mmHg 或 >180mmHg，或舒张压 >110mmHg，或平均动脉压 <65mmHg 或 >110mmHg，新启动血管升压药治疗或者增加血管升压药的剂量，新发急性心力衰竭。

（2）呼吸频率或症状的改变：<5 次 /min 或 >40 次 /min，血氧饱和度 <88% 或下降 10%，机械通气吸入气氧浓度（FiO_2）≥60% 和 / 或呼气末正压（PEEP）≥10cmH$_2$O，或出现明显人机对抗或机械通气模式由自主呼吸模式改变为辅助或压力支持模式。

（3）意识变化：患者明显躁动或有攻击性，不能遵从指令，需要加强镇静剂剂量或再次昏迷。

2. 患者不能耐受活动，主观感受状态差，自行报告或经医护人员观察到出现明显胸闷、疼痛、气急、眩晕、显著乏力等不适症状。

3. 出现不良事件，如患者出现跌倒，气管切管、引流管等医疗器械脱落或故障等情况。

(四) 脱机策略

美国胸科医师学会组织的集体工作组发布指南推荐，长期机械通气（PMV）患者脱机应逐步进行。当患者满足以下标准后，应考虑开始脱机，强调频繁再评估的策略更不利于脱机，采用标准化的方案可能比脱机方法本身更重要。

一旦患者能够通过自主呼吸试验（SBT），可以逐渐延长每日 SBT 的时间。用于评估患者在自主呼吸期间耐受性的标准包括呼吸模式、气体交换的充分性、血流动力学稳定性和主观舒适感。

1. 脱机评估指标

（1）有证据表明导致呼吸衰竭的基础病因已被逆转。

（2）氧合充分（如在 PEEP ≤8cmH$_2$O 且 FiO_2 ≤50% 的呼吸机设置参数下，PaO_2/FiO_2 比值 >150～200）。

（3）pH ≥7.25。

（4）血流动力学稳定，没有活动性心肌缺血也没有临床意义的低血压。

（5）能够自发吸气。

2. 脱机训练　如果患者呼吸系统病因明显改善或已解决，血气分析及血流动力学指标良好，自主呼吸及气道保护能力好的前提下，可行早期脱机训练。

3. SBT 失败　一旦出现上述情况，需立即终止 SBT，寻找病因或待上述情况纠正或病情稳定后才可再评估。对于困难脱机患者，充分纠正基础病因后，可反复进行计划性脱机—带机训练，逐步加大脱机间隔，直至完全脱机超过 24 小时，再评估拔管指征。

该患者在机械通气 PEEP 5cmH$_2$O 且 FiO_2 40% 的呼吸机设置参数下，血气分析 pH 7.43 PaO_2/FiO_2 比值 350，进行 SBT，并在通过首次 SBT 后逐渐延长每日的脱机时间，由于患者不能发声，参照治疗暂停指征，监测心率、血压、血氧饱和度、呼吸频率的变化决定是否继续当日的脱机，依据每日上机前的血气分析结果（如 $PaCO_2$ 是否 >60mmHg）决定次日的脱机时间。

（潘化平）

第八节　重症患者的营养管理与进食管理

营养不良是指因能量、蛋白质及其他营养素缺乏或过度，导致机体功能乃至临床结局不良。危重症患者体内呈急性应激高分解状态，基础代谢率明显增加，但摄入不足、丢失过多，体内营养素贮存很快耗尽，进而导致营养不良的发生。而营养不良会带来营养风险增加，即患者的各种合并症及并发症发病率增高（肺部感染、压疮、下肢深静脉血栓、卒中再发、猝死等），以及造成住院日延长、住院费用增加等不良临床结局。

危重症患者的营养支持是治疗的重要部分，也是治疗成功的重要保障，现有的循证医学指南推荐重症患者入住重症监护病房（ICU）24～48 小时内启动肠内营养，危重症患者可以通过营养支持改善供给细胞代谢所需要的能量与营养底物，维持组织器官结构与功能；并且通过营养素的药理作用改善代谢紊乱，调节免疫功能，增强机体抵抗力，从而影响疾病的发展与转归。然而，由于医生对于病情危重、喂养不耐受及肠内营养并发症等问题非常慎重，导致仍有 30%～40% 的重症患者被延迟给予肠内营养。

一、病史摘要

患者，男，68 岁，因"右侧肢体活动不利伴吞咽困难 21 天"入院。

病史：患者 21 天前打牌时出现头痛，右侧肢体活动障碍，无恶心呕吐，无四肢抽搐，无二便失禁，无胸痛胸闷，无晕厥，被家人送至某医院就诊，急查头颅 CT 示：脑干出血。后转至另一医院急诊，给予心电监护、吸氧、气管插管、呼吸机辅助通气、化痰、维持内环境稳定等对症支持治疗，住院期间出现肺部感染，予抗感染治疗。住院期间下肢血管超声提示右侧肌间静脉血栓形成，未予抗凝治疗。10 天前患者血气分析 $PaCO_2$ 110mmHg，PaO_2 82mmHg，予气管插管。复查头颅 CT 脑干出血较前吸收，呼吸机撤机。为求诊治转入某医院康复医学中心住院。其间因患者吞咽困难，误吸，行经皮胃镜下胃造瘘术，过程顺利，目前管饲饮食无潴留。其间患者血糖升高，完善相关检查明确诊断 2 型糖尿病，予饮食及生活方式干预后监测血糖控制尚可。其间查有甲状腺功能减退症，予左甲状腺素钠治疗。患者目前神志清楚，遗留右侧肢体活动不利，吞咽困难，气管切开状态。门诊以"脑出血"收治入院。患者自发病以来，神志清楚，精神可，鼻饲饮食，二便自解，夜眠尚可，体重较入院前减轻 3.5kg。

既往史：患者既往有"银屑病"病史 3 年，病程中有右侧小腿肌间静脉血栓形成史，未行抗凝治疗；否认"高血压、糖尿病、冠心病"等慢性疾病史。否认"肝炎、结核"等传染病史及接触史。否认手术、外伤史及输血史。

个人生活史：出生并生活于原籍。否认血吸虫等疫区疫水接触史，否认性病、冶游史，否认吸烟、饮酒等不良嗜好。适龄结婚，家庭关系和睦。

入院查体：体温 36.4℃，脉搏 74 次 /min，呼吸 18 次 /min，血压 122/74mmHg。神志清楚，查体合作，发育正常，体型适中，眼球活动自如，双侧瞳孔不等大，左侧直径 3.0mm，对光反射灵敏；右侧直径 6.0mm，对光反射迟钝；双肺呼吸音粗，双下肺可闻及湿啰音。心率 74 次 /min，律齐，未闻及心脏杂音及附加音。腹平软，无压痛及反跳痛，肝脾肋下未及，肾区无叩痛。生理反射存在，右侧 Babinski 征（+）。

专科查体：神志清楚，精神可，身高 175cm，体重 62kg，BMI 20.2kg/m²，上臂围 24cm，三角肌皮褶厚度 8mm。MMSE、SAS、SDS：无法评定。洼田饮水试验 5 级，张口幅度 3.5cm，伸舌左偏，左侧舌肌萎缩，左侧软腭抬升减弱，咽反射、咳嗽反射明显迟钝。喉上抬幅度约 0.5cm，反复唾液吞咽试验为每 30 秒 1 次。上田敏评定（右上肢 - 右手 - 右下肢）11-11-11 级。肌力（MMT）：右侧肱二头肌肌力 4⁺ 级，右侧股四头肌肌力 4⁺ 级，左侧肢体肌力未见明显异常。双侧跟 - 膝 - 胫试验阳性。肌张力评定（改良 Ashworth 量表）：双侧 0 级，右侧深浅感觉减退。右侧膝反射（++），右侧 Babinski 征（+）。Berg 平衡量表：0 分。日常生活活动（MBI 量表）：20 分（大小便各 10 分）。ICF 评分：45 分（能量和驱动能力 7 分，情感功能 9 分，痛觉 0 分，进行日常事务 10 分，步行 10 分，到处移动 9 分）。

辅助检查：

血常规：WBC 5.88×10^9，中性粒细胞百分比 63.6%，Hb 141g/L。血气分析：pH 7.39，PCO_2 51mmHg，PO_2 92mmHg，BE -4.6mmol/L，HCO_3^- 30.9mmol/L。

凝血四项：PT 13.20 秒，INR 1.22。

心电图：窦性心律，心房内阻滞；$TV_2 > TV_6$；逆钟向转位。

下肢血管超声：双下肢动脉斑块形成。

超声心动图：EF 54%，左心室舒张功能异常；轻度三尖瓣关闭不全。

头颅、胸部 CT：脑干斑片状稍低密度影，脑白质深部轻度脱髓鞘改变，脑萎缩。两下肺少许渗出性改变，两下肺部分膨胀不全或并少量积液。

诊断：①脑出血、吞咽障碍、气管造口状态；②肺部感染；③下肢静脉血栓形成。

处理：

1. 一般治疗　入院后完善相关检查，监测生命体征，能全力鼻饲补充机体代谢所需热量，盐酸氨溴索化痰，山莨菪碱减少口咽部分泌物，巴氯芬缓解呃逆症状。经过 1 个月的康复治疗后患者吞咽功能未见明显好转，且持续有肺部感染，予以行胃造瘘手术，后续管饲饮食。

2. 康复治疗　偏瘫肢体综合训练及关节松动训练改善患侧肢体功能，作业治疗改善日常生活自理能力，认知能力训练改善记忆、计算力、注意力，吞咽功能障碍训练、低频脉冲电、冷疗促进吞咽功能恢复，言语、构音训练促进言语功能恢复，针灸治疗舒经通络，电动起立床改善心肺耐力。

3. 目前状况　经过 4 个月的康复治疗，患者拔除鼻饲管及气管切开套管，未再发生肺部感染。

二、康复评定

（一）功能评定

1. 感觉功能评定　右侧肢体深浅感觉减退。

2. 运动功能评定　上田敏评定（左上肢 - 左手 - 左下肢）：11-11-11 级；肌张力评定（改良 Ashworth 量表）：右侧肱二头肌 0 级，左侧股四头肌 0 级；肌力评定（MMT）：右侧肱二头肌 4^+ 级，右侧股四头肌 4^+ 级；关节活动度（ROM）评定：右侧被动 ROM 正常。Berg 平衡量表：0 分，无坐立位平衡。

3. 营养评定　NRS2002 评分 5 分，身高 175cm，体重 62kg，BMI 20.2kg/m²，上臂围 24cm，三角肌皮褶厚度 8mm。

4. 吞咽功能　口颜面功能：

整体观察：口颜面无明显面瘫；口腔内部观察：黏膜完整；下颌运动：张口幅度 3.5cm；唇舌部功能：力量减弱，伸舌左偏，左侧舌肌萎缩；软腭功能：左侧抬升减弱，咽反射、咳嗽反射明显迟钝。喉上抬幅度：0.5cm；反复唾液吞咽：每 30 秒 1 次；染料试验：强阳性。

5. 认知功能　MMSE，患者气管切开无法评定。

6. 言语功能　最长发音：1 秒；音质：低沉沙哑；自主咳嗽功能：无法完成；自主清嗓功能：无法完成。

7. 呼吸功能评定　呼吸类型：胸腹式；呼吸频率：25 次 /min；痰鸣音明显，双肺湿啰音，胸廓扩张度减弱；痰液性状：3 度黄黏痰，量多，不易咳出。

8. 心理功能评定　SAS、SDS：患者气管切开无法评定。

（二）结构评定

患者无肢体缺如，右手轻度肿胀。

头颅、胸部 CT：脑干斑片状稍低密度影，脑白质深部轻度脱髓鞘改变，脑萎缩。两下肺少许渗出性改变，两下肺部分膨胀不全或并少量积液，两侧胸膜增厚。

（三）活动评定

1. 基础性日常生活活动能力评分（MBI 量表）　20 分（大小便各 10 分），重度依赖。

2. 工具性日常生活活动（IADL）　IADL 量表 0 分。

（四）参与评定

NT。

（五）环境与个人因素

残疾程度评分（MRS）：4 分；Holden 步行能力分级：0 级。患者因气管切开，MMSE、SAS、SDS 无法评定，言语功能无法评定。

三、康复诊断

（一）功能障碍

1. 吞咽功能障碍　主要表现为舌肌肌力减弱，咽反射、咳嗽反射减退，吞咽能力下降。

2. 运动功能障碍　主要表现为左侧肢体协调性略差，右侧肢体肌力稍减退。

3. 平衡功能障碍　主要表现为无法建立坐立位平衡。

4. 言语功能障碍　主要表现为发音困难，音质低沉沙哑，无法完成自主咳嗽和清嗓。

5. 呼吸功能障碍　主要表现为痰鸣音明显，胸廓扩张度减弱。

（二）结构异常

1. 脑出血

2. 气管切开

3. 肺部感染

4. 下肢静脉血栓形成

（三）活动受限

1. 日常生活活动受限，表现为仅可控制大小便，日常生活严重依赖。

2. 工具性日常生活活动受限，表现为不具备工具性日常生活活动能力，完全依赖他人。

（四）参与受限

1. 患者目前长期卧床，日常生活严重依赖，需要他人 24 小时陪护。

2. 患者目前吞咽障碍，洼田饮水试验 5 级，进食安全性严重受损，误吸风险高，需要鼻饲饮食。

3. 患者进食量较入院前减少，进食有效性受损，NRS2002 评分 5 分，存在营养风险。

四、康复目标

1. 近期目标　提高吞咽安全性及有效性，改善营养状态。

2. 远期目标　日常生活部分自理，回归家庭。

五、康复方案

1. 物理治疗　偏瘫肢体综合训练改善肢体功能，心肺运动训练提高心肺耐力，呼吸训练改善咳嗽能力，气囊放气后佩戴说话瓣膜训练上气道功能。

2. 作业治疗　进食训练、修饰训练、如厕训练、转移训练、穿脱衣训练及步行训练提高患者日常生活自理能力。

3. 物理因子治疗　体外膈肌电刺激治疗，吞咽神经肌肉电刺激改善吞咽能力，经颅磁刺激改善认知。

4. 康复护理

（1）加强气道管理：囊内压监测每 6 小时 1 次、按需声门下吸引，生理盐水 4ml/h 持续湿化，每 2 小时翻身、拍背，咳痰机辅助排痰每日 2 次，负压冲洗式口腔护理每日 3 次。

（2）加强营养管道管理：营养液准备，体位管理，胃排空能力监测。

5. 心理治疗　为降低患者卒中后抑郁发生的概率，指导家属读书读报，给予视频通话、潮流音乐等感官刺激，对患者积极引导。

六、实施康复治疗

该患者的营养管理与进食管理主要关注以下几个方面：

（一）营养评价

1. 患者入院 24 小时内完成营养风险筛查，采用的筛查工具是 NRS2002，该筛查量表主要针对住院患者进行，通过年龄、疾病状态及营养状态三方面进行评价，总分≥3 分提示存在营养不良风险，需要进一步全面评估。该患者年龄不足 70 岁，年龄评分 0 分，有脑卒中，疾病状态评分 2 分，1 个月内体重下降 3.5kg，超过 5%，营养状态评分 3 分，NRS2002 总分 5 分，每周复评，评估营养干预效果。

2. 全面评估

（1）营养史：膳食调查与营养相关的疾病史和药物史及营养相关临床症状。患者 21 天前因脑出血继发吞咽困难，由经口普食改为鼻饲流质饮食，无口服营养补充（ONS）摄入史。

（2）人体测量及体格检查：身高及体重（计算 BMI）、三角肌皮褶厚度、上臂肌围等。

该患者身高 175cm，体重 62kg（发病前体重 65kg），计算 BMI 20.2kg/m²，上臂围 24cm，三角肌皮褶厚度 8mm，经计算上臂肌围 21.5cm。

该患者 BMI 处于正常范围，三角肌皮褶厚度及上臂肌围相当于标准值的 80%～90%。

（3）实验室检查：该患者血红蛋白、淋巴细胞数量、前白蛋白、白蛋白、总蛋白等基本正常，可以进一步评估患者体内蛋白质、脂肪、骨质及水分含量。

（4）部分患者可出现营养不良继发的肌力下降及生活质量下降，可通过肌力评定及健康调查量表 -36（SF-36）评价。

（二）营养不良的诊断标准

（1）BMI<18.5kg/m²。

（2）在无明确时间段内、体重非人为因素下降 >10%，或者 3 个月内体重下降 >5%；在此基础上，符合以下两点之一即可诊断：① BMI<20kg/m² （年龄 <70 岁）或 BMI<22kg/m²（年龄≥70 岁）；② FFMI （去脂 BMI）<15kg/m² （女性）或 FFMI<17kg/m² （男性）。

综上所述，该患者存在营养风险，目前不符合营养不良诊断。

（三）营养不良干预

1. 计算患者的总热量

（1）直接热量测算法：主要用于科学研究。

（2）间接热量测算法：测出机体一定时间内消耗的 O_2 量和 CO_2 产生量、尿氮排出量；1g 氮相当于氧化分解 6.25g 蛋白质，算出蛋白质氧化量和产热量；根据 O_2 和 CO_2 的量算出非蛋白呼吸商；查出对应的氧热价，算出非蛋白食物的产热量；算出总热量，即能量代谢率：

$$产热量 = 平均氧热价（kJ/L）× 摄氧量（L）$$

方法正确时测算结果准确度高，对于接受机械通气的危重症患者，建议采用此方法。急性疾病早期推荐应用低能量营养支持治疗（不超过能量消耗 70%），入院 3 天后，热量摄入可增加至所测能量消耗的 80%～100%。

（3）公式法（Harris-Benedict 公式）

男性：（66.5+13.8W+5.0H−6.8A4）kcal/d

女性：（65.5+9.6W+1.9H−4.7A4）kcal/d

说明：W= 体重（kg）；H= 身高（cm）；A= 年龄（岁）

（4）估算法：轻症非卧床患者能量供给 25～35kcal/（kg·d）；轻症卧床患者能量供给 20～25kcal/（kg·d）；重症急性应激期患者能量供给 20～25kcal/（kg·d）。该方法简单快捷，但准确度欠佳。

对于采用预测公式计算所需能量的患者，建议在入住 ICU 的第 1 周内应用低能量营养支持治疗（低于所需能量的 70%）；对于有严重营养不良者，尤其是长期饥饿或进食者，应严格控制起始喂养目标量，逐渐增加营养素摄入，避免再喂养综合征的发生。

患者入院后先予以估算法计算患者所需总热量为 2100kcal，70% 的总热量为 1470kcal。24 小时后完成间接热量测算，提示患者在休息状态下每日所需热量为 1850kcal。

2. 确定各营养成分的占比及热氮比

（1）轻症患者糖脂比为 7∶3～6∶4，热氮比为（100～150）∶1。

（2）重症急性应激期患者糖脂比为 5∶5，热氮比为 100∶1。

（3）蛋白摄入至少 1g/（kg·d）；分解代谢叠加的情况下应将蛋白摄入量增至 1.2～1.5g/（kg·d）；如伴有慢性肾脏病（CKD）患者，非替代治疗期间，CKD 1～2 期为 0.8～1.0g/（kg·d），CKD 3～5 期为 0.8～1.0g/（kg·d），建议补充优质小分子蛋白。

（4）肠内营养脂肪量应少于 35% 总热量摄入，其中饱和脂肪酸 <10%，单不饱和脂肪酸在保证必需脂肪酸足量摄入的前提下尽可能多，多不饱和脂肪酸 6%～11%。

（5）膳食纤维摄入应尽可能维持在 25～30g/d。

（6）水是重要的营养成分，人体每日对于水分的摄入量约为 30ml/（kg·d），可根据病情适当增减。

由于消耗每克碳水化合物供能 4kcal，消耗每克脂肪供能 9kcal，消耗每克蛋白质供能 4kcal，该患者为早期重症，合并肺部感染，糖脂比为 5∶5，热氮比 100∶1；蛋白质1.2g/（kg·d）。营养成分占比为：碳水化合物∶脂肪∶蛋白质 =150g∶67g∶75g，膳食纤维25g/d。

3. 选择合适的进食方式　参照欧洲临床营养与代谢学会（ESPEN）指南建议，营养不良患者的进食方式可采取五阶梯治疗模式，分为饮食＋营养教育、饮食＋口服营养补充、全肠内营养、部分肠内营养＋部分肠外营养、全肠外营养；当下一阶梯不能满足60%目标能量需求3～5天时，应该选择上一阶梯。在患者血流动力学稳定且具备部分胃肠功能时，不建议选择全肠外营养，根据胃肠道功能可选择全肠内营养或部分肠内营养＋部分肠外营养。肠内营养又细分为经口进食、管饲进食（鼻胃管进食、鼻肠管进食、经皮胃造瘘管进食），具体选择根据疾病情况、喂养时间长短、患者精神状态及胃肠道功能选择合适的管饲途径。管饲时间小于4周，建议鼻胃管或鼻肠管，管饲时间预期大于4周，可考虑胃造瘘。

（1）鼻饲管：鼻胃管及鼻肠管均属于此类营养支持途径，具有操作简便，技术难度不高，操作相关死亡率罕见等优势；但鼻饲管需要频繁更换，且长期放置可能导致食管炎、消化道破溃甚至压疮，若4周内不能恢复经口进食，建议行经皮胃镜下胃造瘘术。

（2）经皮胃镜下胃造瘘术：适用于胃肠功能尚可，但需要管饲时间大于4周者，具有美观、保留时间长、不需要频繁更换等优点，但操作复杂，技术难度高，操作不慎或者护理不当可能带来感染、消化道出血、胃瘘甚至死亡。

该患者存在气管切开、吞咽障碍，无法经口进食，目前病程不足4周，胃肠蠕动功能可，予以鼻饲饮食，后患者病程中吞咽功能进步缓慢，反复误吸，与患者家属沟通后予以经皮胃镜下胃造瘘术，术程顺利无不适。

4. 肠内营养液的选择　由于卒中早期患者可能胃肠功能不全，临床常用的是"序贯营养支持"治疗，首先提供短肽型肠内营养剂，逐步过渡到胃肠功能完整后提供含多种膳食纤维的整蛋白型肠内营养，待胃肠功能恢复后逐步过渡到匀浆膳（自制鼻饲流质饮食），患者吞咽功能逐步恢复后，再逐步过渡到正常普食。在肠内营养液选择过程中要关注患者的胃肠功能、基础病（有无糖尿病）、性价比等多因素。

对于急性胃损伤（acute gastric injury，AGI）Ⅱ级和Ⅲ级的患者，因大多存在不同程度的应激性胃肠功能不全，应在等渗［<901kPa（350mOsm/L）］、无渣（不含膳食纤维）的配方中选择。常规推荐整蛋白配方。对于血糖水平升高（≥10mmol/L）的患者，建议选用糖尿病配方（含缓释淀粉或高脂低糖配方）；对于需控制免疫反应（如发热、感染等）的患者，推荐富含二十二碳六烯酸（DHA）和二十碳五烯酸（EPA）的免疫营养配方；对于需控制入量的患者，可选用高能量密度配方等。

该患者入院时应用预处理的短肽型肠内营养剂，病情稳定后调整为整蛋白型肠内营养，再逐步过渡为家庭自制匀浆膳，为患者回归家庭做准备。

5. 鼻饲时机选择　专家共识建议重症患者尽可能在入院24～48小时开始肠内营养。以下情况需延迟启动肠内营养支持治疗：①在休克未得到有效控制、血流动力学及组织灌注未达到目标时，推迟肠内营养时间；在使用液体复苏或血管活性药物控制休克情况后，需尽早使用低剂量肠内营养，此时需警惕是否存在肠道缺血表现。②存在危及生命的低氧血症、高碳酸血症或酸中毒时，推迟肠内营养时间；在稳定性低氧血症、代偿性或允许性高碳酸血症及酸中毒时，可开始肠内营养。③存在活动性上消化道出血的患者需推迟肠内营养时间；在出血停止后或无症状表明存在再出血时，可开始肠内营养。④存在明显肠道缺血的患者需推迟肠内营养时间。⑤肠瘘引流量大，且无法建立达到瘘口远端的营养途径时，需推迟肠内营养时间。⑥存在腹腔间隔室综合征的患者需推迟肠内营养时间。⑦胃内抽吸量大于500ml/6h时，需推迟肠内营养时间。肠内营养治疗减少并发症应关注体位、喂养速度及患者耐受性。

该患者无血流动力学不稳定，无肠内营养禁忌证，48 小时内启动肠内营养，未见不良反应。

（四）营养评估及监测

在进行营养支持过程中需要定期评估及监测，每日关注患者进食量、进食时症状及胃肠道症状，每周进行一次营养风险筛查，监测人体测量指标及实验室指标。美国肠外肠内营养学会（ASPEN）指南推荐应用超声及 CT 技术检测患者的全身肌肉含量，以避免疾病对于传统指标的干扰。根据评估及监测结果调整治疗方案，改善患者营养状况。

（潘化平）

第九节　重症患者膀胱管理与肠道管理

神经源性膀胱（neurogenic bladder，NB）是由于神经系统调控出现紊乱而导致的下尿路功能障碍，通常需在存有神经病变的前提下才能诊断。所有累及潴尿或者排尿过程的神经系统疾病都可能表现出下尿路症状，其临床表现主要取决于神经系统病灶的部位和累及程度。脊髓损伤（spinal cord injury，SCI）患者的神经源性膀胱类型有神经源性逼尿肌过度活动（neurogenic detrusor overactivity，NDO）、逼尿肌 - 括约肌协同失调（detrusor-sphincter synergy disorder，DSD）、逼尿肌活力低下；脑血管意外患者膀胱功能障碍表现有夜尿症 - 膀胱过度活动症（overactive bladder，OAB）、急迫性尿失禁（urgency incontinence，UUI）、逼尿肌过度活动（detrusor overactivity，DO）。

神经源性膀胱常见有排尿困难、逼尿肌高压、残余尿增加、尿失禁及尿路感染等临床表现，进而导致膀胱输尿管反流、输尿管扩张、肾积水及肾脏瘢痕化等上尿路损害，严重者导致肾功能不全，甚或尿毒症。同一水平病变、不同病因、不同患者或同一患者在不同病程，其临床表现均可能有一定差异。另外，神经源性膀胱常伴随性功能障碍症状、肠道症状及自主神经功能障碍症状。

一、病史摘要

患者，男，55 岁，因"双下肢活动不利伴排尿困难 2 个月"入院。

病史：患者于 2019 年 6 月 18 日高空坠落，具体着力部位及受伤情况不详，急送至当地医院，查胸部 CT 及椎体 MRI 示"T_{11} 椎体爆裂性骨折，骨片突入椎管，T_{12} 椎体骨折，多发性肋骨骨折、肺挫伤、两侧胸腔积液"。予抢救、保守治疗。2019 年 6 月 23 日转至某医院骨科，在全身麻醉下行"后路 T_{10}、T_{11}、T_{12} 全椎板切除减压 + 钉棒腹围内固定 + 植骨融合术"，术后予抗感染、营养神经等治疗，病情稳定，复查 X 线片提示骨折在位良好。遗留双下肢运动不能，感觉异常，大小便控制障碍，2019 年 7 月 8 日行康复治疗后肢体功能较前好转，8 月 6 日因神经源性膀胱行耻骨上膀胱造瘘术。

入院查体：体温 36.4℃，脉搏 78 次 /min，呼吸 20 次 /min，血压 130/7mmHg。神志清楚，精神尚可，轮椅推入病房，被动体位，查体配合，言语正常。心率 78 次 /min，律齐，各瓣膜区未闻及病理性杂音；肺部听诊呼吸音粗，未闻及湿啰音。

专科查体：双侧 T_{11} 平面以下感觉减退，肛门深部压觉存在。徒手肌力评定：双上肢正常；双下肢肌力，髋屈肌 1 级，膝伸肌 2 级，踝背伸肌 0 级，踇长伸肌 0 级，踝跖屈肌 0 级。

双下肢肌张力评定（改良 Ashworth 量表）：双侧内收肌群肌张力 1 级，双侧屈膝肌张力 1^+ 级；双侧跟腱紧张；关节活动度（ROM）评定：双上肢主动 ROM、被动 ROM 正常，双下肢被动 ROM 正常。双侧膝反射（+++），踝反射（+++）。双侧 Babinski 征（+）。球海绵体 - 肛门反射存在。平衡功能评定：坐位平衡一级，立位不能。日常生活活动（ADL）评定：25 分。

既往史：既往体健，否认高血压、糖尿病等基础疾病史，否认"肝炎、结核"等传染病史及接触史。否认药物食物过敏史。否认重大外伤或其他手术史、输血史。预防接种随社会。

个人生活史：出生并生活于原籍。否认疫水、疫区接触史，否认工业毒物、放射性物质接触史，否认有个人不良嗜好。适龄结婚，育有 1 子 2 女体健，否认性病、冶游史。

辅助检查：

尿常规（2019-09-17）：轻度混浊，红细胞定量 113.52/μl，白细胞定量 89.75/μl，pH 5.0，隐血（++）。

胸椎 MRI（2019-06-02）：T_{11} 椎体爆裂性骨折，骨片突入椎管，T_{12} 椎体骨折，多发性肋骨骨折。

胸椎 MRI（2019-06-24）：T_{11} 椎体爆裂性骨折，骨片突入椎管，T_{12} 椎体骨折，多发性肋骨骨折。

泌尿系统超声（2019-09-15）：前列腺稍大，双肾、膀胱未见明显异常，双侧输尿管所见部分未见明显扩张。

尿流动力学（2019-08-28）：灌注 421ml，膀胱内压 $35.8cmH_2O$。

尿流动力学检查（2019-09-23）：神经源性膀胱，膀胱逼尿肌收缩无力，尿道外括约肌运动不协调。

肌电图（2019-09-20）：双下肢未见神经源性损害；下肢体感诱发电位未引出 P40，考虑传导通路受损；肛门括约肌肌电图可见自主收缩。

诊断：①脊髓损伤（T_{11} ASIA C 级），截瘫、神经源性膀胱，神经源性肠，胸椎骨折术后（T_{11}～T_{12} 椎体）；②多发性肋骨骨折。

处理：

1. 监测生命体征，予一级护理，普食，心电监护，氧气吸入，留置导尿，引流尿液色、量正常，完善术前相关检查。

2. 外科处理　排除手术禁忌后，在全身麻醉下行"后路 T_{10}、T_{11}、T_{12} 全椎板切除减压 + 钉棒腹围内固定 + 植骨融合术"。术后处理：心电监护，氧气吸入，予补液、抗感染、止血、营养神经等对症处理。

3. 药物治疗　甲钴胺营养神经，碳酸钙 D_3 改善骨质代谢，帕罗西汀调节情绪，加巴喷丁改善肢体异常感觉，氯硝西泮改善睡眠，非那雄胺、坦索罗辛治疗前列腺增生，巴氯芬降低肌张力。

二、康复评定
（一）功能评定

1. 感觉功能评定　双侧 T_{11} 平面以下感觉减退，肛门深部压觉存在。

2. 运动功能评定　双下肢肌力下降：髋屈肌 1 级，膝伸肌 2 级，踝背伸肌 0 级，踇长伸肌 0 级，踝跖屈肌 0 级；双下肢肌张力（改良 Ashworth 量表）：双侧内收肌群肌张力 1 级，双侧屈膝肌张力 1^+ 级；双侧跟腱紧张。双侧膝反射（+++），踝反射（+++）。双侧 Babinski 征

（+）。球海绵体 - 肛门反射存在。肛门外括约肌主动收缩无，肛门反射存在，肛门皮肤黏膜感觉减弱。

3. 平衡功能评定　坐位平衡一级，立位不能。

4. 肢体围度测量　右上臂（肘屈曲）30.0cm，左上臂（肘屈曲）29.5cm，右上臂（肘伸展）26.0cm，左上臂（肘伸展）24.5cm，右前臂（肘横纹下方 5cm 处）25.5cm，左前臂（肘横纹下方 5cm 处）25.0cm，右大腿（髌上 10cm）36.0cm，左大腿（髌上 10cm）37.0cm，右小腿（髌下 10cm）31.5cm，左小腿（髌下 10cm）30.5cm。

5. 心理功能评定　SAS 评分 51 分、SDS 评分 53 分。

（二）结构评定

胸背部可见长约 20cm 手术瘢痕，愈合可，无渗出渗液。

（三）活动评定

1. 基础性日常生活活动能力评分　MBI 量表，25 分（进食 10 分、修饰 5 分、转移 5 分、穿衣 5 分）。

2. 工具性日常生活活动（IADL）　IADL 量表 4 分（使用电话能力 1 分、购物 0 分、备餐 0 分、整理家务 1 分、洗衣 0 分、使用交通工具 0 分、个人服药能力 1 分、理财能力 1 分）。

（四）参与评定

生活能力方面除个人生活部分自理如进食、修饰外，余家庭事务无法完成；丧失工作能力；对时间和空间定向能力清楚；人物定向清楚；社会交往能力方面为被动接触，言谈尚可。

（五）环境与个人因素

个性内向，社交较被动。

三、康复诊断

（一）功能障碍

1. 二便功能障碍

2. 感觉功能评定　双下肢感觉障碍。

3. 运动功能评定　双下肢运动功能障碍。

4. 平衡功能评定　坐位平衡一级，立位不能。

5. 心理功能评定　情绪焦虑。

尿流动力学提示灌注 421ml，膀胱内压 35.8cmH$_2$O。尿流动力学检查提示神经源性膀胱，膀胱逼尿肌收缩无力，尿道外括约肌运动不协调。

肌电图示下肢体感诱发电位未引出 P40，考虑传导通路受损；肛门括约肌肌电图可见自主收缩。

（二）结构异常

胸背部可见长约 20cm 手术瘢痕，胸椎 MRI 提示 T$_{11}$ 椎体爆裂性骨折，骨片突入椎管，T$_{12}$ 椎体骨折，多发性肋骨骨折。

（三）活动受限

1. 日常生活活动受限　表现为大小便控制、如厕、障碍、独立活动、穿衣、上下楼梯、洗澡等障碍。

2. 工具性日常生活活动受限　表现为购物受限、备餐受限、洗衣受限、使用交通工具受限。

（四）参与受限

生活能力方面除个人生活部分（如进食、修饰外）自理，余家庭事务无法完成；丧失工作能力。

四、康复目标

1. 近期目标　坐位平衡二级，拔除造瘘管，间歇导尿，日常生活活动能力提高 10 分。

2. 远期目标　回归社会及家庭，实现生活自理。

五、康复方案

1. 物理治疗　①双下肢主动辅助活动，双髋内收、外展、前屈各（20 个 ×2 组）/d。②双侧主动踝背屈、跖屈训练，（10 个 ×2 组）/d。③仰卧位进行头颈部的抗阻训练，训练头颈部力量，（10 个 ×3 组）/d，注意组间休息。④站立训练：佩戴保护性胸腰围和天轨系统，扶助行器或拐杖，下肢用夹板、弹力绷带固定双膝关节，多人辅助下站立保持训练。站立时间根据患者耐受程度，循序渐进，避免关节损伤。⑤理疗：中频电疗法，16 个部位，1 次 /d；肩关节：双侧冈上肌、三角肌、腕背伸、股四头肌、胫前肌，功能性电刺激，时间 20 分钟。⑥下肢气压：2 次 /d，时间 20 分钟。⑦传统康复疗法：针灸，1 次 /d，时间 20 分钟。⑧器械治疗：电动起立床 70°，2 次 /d，时间 20 分钟；踩车训练，速度 20km/h，1 次 /d，时间 20 分钟。⑨物理因子治疗：骶段经颅磁刺激治疗，胫神经神经肌肉电刺激，1 次 /d，每次 20 分钟。

指导患者自我训练内容：双上肢各肌群等张收缩训练，胸大肌、肱二头肌、肱三头肌、三角肌，阻力 5kg（哑铃），（10 次 ×10 组）/d，2 次 /d。双下肢各肌群等张收缩训练，股四头肌、腘绳肌、胫前肌，（10 个 ×2 组）/d，2 次 /d。

2. 作业治疗　加强双上肢肌力、耐力训练：双上肢主动抗阻收缩，5kg 哑铃，双肩前屈、外展、屈肘、伸肘，（20 个 ×2 组）/d。

3. 康复辅具　胸腰支具固定下床椅转移及活动，踝足支具防止足下垂。

轮椅处方：扶手高度 20cm，固定式；脚踏板离地高度 6cm；靠背高度 52cm（普通），座椅到腋窝距离减 5～10cm；高靠背是座椅到肩部或后枕部高度 62cm；坐位宽度 46cm；坐位深度 41cm；坐垫到脚踏板距离 36cm；轮椅全高 93cm。

4. 康复护理　健康宣教，指导患者正确的良肢位摆放，避免关节挛缩；指导患者腹部按摩，规律排便。制订饮水计划，同时予行为训练，包括膀胱训练、定时排尿、习惯性训练和提示排尿等。

5. 心理治疗　心理疏导，引导患者制订正确的康复目标，树立康复信心。

六、实施康复治疗

（一）神经源性膀胱的治疗原则

1. 以尿动力学检查结果作为选择治疗方案的依据。

2. 建立储尿期相对低压的"安全膀胱"，通过调整达到一种膀胱尿道在功能上的新平衡，保护肾功能。

3. 积极治疗原发病，定期随访。

4. 预防和治疗并发症，改善患者生活质量。

（二）膀胱训练

膀胱训练被认为是一种治疗神经源性逼尿肌过度活动所致尿失禁的补充手段，可以减少失禁发作，并帮助患者恢复控制膀胱功能的信心（D 级证据）。定时排尿可以避免失禁而不是恢复膀胱功能，适用于膀胱容量过大患者，如糖尿病膀胱感觉受损导致尿潴留（C 级证据）。

1. 控制饮水　应限制患者每日液体摄入量，控制在 2000ml 左右，避免不规则饮水方法，早、中、晚餐各饮水 400～500ml（包括饮食水分、中药、饮料），两餐之间饮水 200～300ml，晚上 8 时至次日 6 时尽量不饮水，使膀胱有规律地充盈。

2. 刺激排尿反射　①轻叩耻骨上区，牵拉阴毛，摩擦大腿内侧，牵拉阴茎、龟头、阴蒂，牵拉肛门括约肌等方法促进出现自发排尿反射；②利用条件反射诱导排尿，如听流水声、温水冲洗会阴，亦可采用针刺中极、曲骨、三阴交穴，或者艾灸关元、中极穴等方法促进排尿；③热敷、按摩，热敷可放松肌肉促进排尿；④叩击方法：宜轻而快，避免重叩，频率约 100 次 /min，时间 15～20 分钟。

3. 经皮电 / 磁刺激　①可考虑将无创性电刺激（盆底肌肉电刺激、经皮胫神经电刺激、经皮骶神经电刺激）用于治疗各种神经系统疾病（多发性硬化、脑卒中、脊髓损伤）导致的夜尿症 - 膀胱过度活动症、神经源性逼尿肌过度活动及尿失禁（UI）（C 级证据，弱推荐）；②建议将无创性电刺激（盆底肌肉电刺激、经皮胫神经电刺激、经皮骶神经电刺激）用于治疗特发性夜尿症 - 膀胱过度活动症及压力性尿失禁（SUI）（B 级证据，强推荐）；③盆底肌生物反馈：建议采用肌电图生物反馈指导盆底肌肉训练，与神经肌肉电刺激联合使用更具临床优势（B 级证据，强推荐）；④磁刺激：推荐意见，可使用磁刺激治疗中枢系统损伤后神经源性膀胱（B 级证据，弱推荐）。

4. 指导患者进行盆骨底部肌肉的锻炼，以增强排尿的能力　①盆底肌肉训练对神经疾病（多发性硬化和脊髓损伤）所致逼尿肌过度活跃和尿失禁有治疗作用（B 级证据，强推荐）；②建议联合肌电生物反馈和 / 或神经肌肉电刺激疗法（B 级证据，强推荐）。

（三）尿流改道

该患者因持续尿失禁，于 2019 年 8 月 6 日行膀胱穿刺耻骨上造瘘术。

1. 尿流改道的目的　保护上尿路功能，提高患者的生活质量；可控性尿流改道：对于上肢残疾难以到达尿道，或尿道破坏而无法通过尿道进行清洁间歇导尿（CIC）的患者，可以使用可控性尿流转向，采用外科技术在膀胱和皮肤之间建立一个可导尿的乳头或管道，以保持导尿的间隔期间不漏尿。基于美观的考虑，人造窦道的开口处常选择脐部。

2. 对文献的系统回顾表明，对于无法通过尿道进行间歇性自导尿的神经源性膀胱患者，经皮窦道导尿是一种有效的治疗选择，本术式有一定并发症发生概率，包括瘘管狭窄（4%～32%）、新储尿囊皮瘘（3.4%）、膀胱结石（20%～25%）和膀胱穿孔（40%）等。

（四）膀胱功能再评估

1. 尿流动力学动态观察　尽管神经源膀胱的临床表现都是排尿功能障碍，但因神经损伤的部位及病程的差异，膀胱尿道解剖及功能的病理变化迥异。尿流动力检查结果是神经源膀胱分类的重要依据，神经源性膀胱处理时必须依照尿动力检查的结果，而不是仅仅参考神经系统的病史及检查。

2. 为明确该患者的膀胱功能，完善以下相关检查：

尿常规（2019-09-17）：轻度混浊，红细胞定量 113.52/μl，白细胞定量 89.75/μl，pH 5.0，隐血（++）。

肌电图（2019-09-20）：双下肢未见神经源性损害；下肢体感诱发电位未引出 P40，考虑传导通路受损；肛门括约肌肌电图可见自主收缩。

尿流动力学检查（2019-09-23）：神经源性膀胱，膀胱逼尿肌收缩无力，尿道外括约肌运动不协调。

依据肌电图和尿流动力学检查，考虑该患者为逼尿肌活动不足伴尿道括约肌过度活跃。

因此，针对该患者的膀胱处理过程，保护上尿路功能是治疗的重点，建立及维持对上尿路无损害威胁的"安全膀胱"是治疗的最主要目标，膀胱漏尿点压力（BLPP）测量值 40cmH$_2$O 就是膀胱是否处于"安全"状态下的重要指标。与恢复膀胱尿道功能不同，"平衡膀胱"并不一定是恢复生理上的平衡，而只是强调在功能上的平衡，如降低尿道阻力以适应逼尿肌收缩无力，获得膀胱排空等。因此，建议该患者可拔除膀胱造瘘管，实行间歇导尿。

（五）拔除膀胱造瘘管，间歇导尿

1. 导尿治疗　对于不能自主排空膀胱的神经源性膀胱患者而言，可以选择持续性留置导尿（包括经尿道或经耻骨上路径），或间歇性导尿（intermittent catheterization，IC），其中间歇性导尿是神经性膀胱患者治疗膀胱排空不全或尿潴留的首选方法。间歇性导尿可以降低感染、膀胱输尿管反流、肾积水和尿路结石的发生率，并可以维持膀胱规律性充盈和排空，保护膀胱血供和功能，是目前公认的最有效的保护肾功能的方法。

2. 间歇导尿的前提条件　①患者有足够的安全膀胱容量，安全膀胱容量过小者应采取药物及外科治疗扩大膀胱容量再进行间歇导尿；②规律饮水，保持 24 小时尿量 1500～2000ml；每 4～6 小时导尿 1 次，可以根据导出的尿量进行适当增减，每次导出的尿量不超过 500ml；③患者病情稳定，不需要抢救、监护治疗或大量输液治疗。

根据以上检查，考虑患者无法自主排尿，主要是逼尿肌与尿道外括约肌的肌力不协调导致，具备间歇导尿的指征，予间歇导尿；告知每 6 小时需要间歇导尿一次，每次导出尿液总量为 400～500ml，同时要求膀胱内压力不得超过 40cmH$_2$O，残余尿量约为 300ml 时，每 8 小时导尿一次；当残余尿量约为 200ml 时，每日导尿 2 次；残余尿量约 150ml 时每日导尿 1 次；当残余尿量约低于或等于 100ml 时，可以根据具体情况暂停导尿。

（六）手术处理

1. 微创治疗　采取括约肌化学去神经支配或者手术介入（膀胱颈、括约肌切开术或尿道支架）的方法，降低膀胱出口阻力可以有效保护上尿路功能，但这样也可能会导致尿失禁的发生。

推荐意见：建议行膀胱颈切开术治疗膀胱颈部纤维化（D 级证据，强推荐）。

2. 手术治疗　①膀胱扩大术用于难治性神经源性逼尿肌过度活动的治疗（C 级证据，强推荐）；②能够自我导尿的神经源性压力性尿失禁女性患者，应该选择自体尿道吊带术治疗（C 级证据，强推荐）；③神经源性压力性尿失禁男性患者，应该选择人工尿道括约肌植入术治疗（C 级证据，强推荐）。

（潘化平）

索引

B

背景性因素（contextual factors） 3

C

程序性推理（procedural reasoning） 6

创伤性颅脑损伤（traumatic brain injury，TBI） 155

F

腓总神经损伤（common peroneal nerve injury，CPNI） 191

肺癌（lung cancer） 256

肺移植（lung transplantation） 83

G

肝硬化（hepatic cirrhosis） 217

高尿酸血症（hyperuricemia） 237

高血压（hypertension） 44

个人因素（personal factors） 3

功能和残疾（functioning and disability） 2

骨关节炎（osteoarthritis，OA） 209

骨质疏松性椎体压缩骨折（osteoporosis vertebra compressed fracture，OVCF） 150

骨质疏松症（osteoporosis，OP） 231

冠心病（coronary heart disease，CHD） 42

H

环境因素（environmental factors） 3

活动和参与（activities and participation） 3

J

脊髓损伤（spinal cord injury，SCI） 161

脊柱侧凸（scoliosis） 125

脊柱骨折（spinal fracture） 89

加速康复外科（enhanced recovery after surgery，ERAS） 91

肩手综合征（shoulder-hand syndrome，SHS） 184

经皮冠状动脉介入治疗（percutaneous coronary intervention，PCI） 59

颈椎病（cervical spondylosis） 117

L

类风湿关节炎（rheumatoid arthritis，RA） 203

临床反思（clinical reflection） 1

临床决策（clinical decision making） 1

临床路径（clinical pathway，CP） 23

临床推理（clinical reasoning） 1

M

慢性肾衰竭（chronic renal failure，CRF） 249

慢性肾脏病（chronic kidney disease，CKD） 249

慢性胃炎（chronic gastritis） 213

慢性阻塞性肺疾病（chronic obstructive pulmonary disease，COPD） 73

P

帕金森病（Parkinson disease） 181

Q

强直性脊柱炎（ankylosing spondylitis，AS） 206

缺氧缺血性脑病（hypoxic ischemic encephalopathy，HIE） 193

R

桡神经损伤（radial nerve injury，RNI） 187

认知障碍（cognitive disorder） 178

S

三踝骨折（trimalleolar fracture，TF） 104

身体功能和结构（body functions and body structures） 2

深静脉血栓形成（deep venous thrombosis，DVT） 50

神经源性膀胱（neurogenic bladder） 246

神经源性肠道功能障碍（neurogenic bowel dysfunction，NBD） 244

食管癌（esophageal cancer，EC） 258

T

糖尿病（diabetes mellitus，DM） 226

痛风（gout） 237

吞咽障碍（dysphagia） 175

W

胃癌（gastric carcinoma） 265

X

消化性溃疡（peptic ulcer） 215

心脏移植（heart transplantation，HT） 63

叙述性推理（narrative reasoning） 6

Y

腰椎间盘突出症（lumbar disc herniation，LDH） 119

元认知（metacognition） 1

Z

诊断性推理（diagnostic reasoning） 6

支气管哮喘（bronchial asthma，OA） 69

终末期肾病（end-stage renal disease，ESRD） 252

重症肺炎（severe pneumonia，SP） 67

肘关节恐怖三联征（terrible triad of the elbow） 143

70